LEÇONS ORALES

DE

CLINIQUE CHIRURGICALE.

GAMA. Traité des plaies de tête et de l'encéphalite, principalement de celle qui leur est consécutive; ouvrage dans lequel sont discutées plusieurs questions relatives aux fonctions du système nerveux en général; 2e édition très augmentée, 1835, 1 vol. in-8. 8 fr.

GENDRIN. De l'influence des âges sur les maladies. (Thèse de concours pour la chaire de pathologie interne.) 1840, in-8. 2 fr.

GENDRIN. Leçons sur les maladies du cœur, recueillies et publiées sous ses yeux, par MM. Colson et Dubreuil-Hélion. 1841, 1 vol. in-8 (*souspresse*).

GIRAUDEAU DE SAINT-GERVAIS. Traité des maladies syphilitiques, ou étude comparée des principales méthodes qui ont été mises en usage pour guérir les affections vénériennes; suivi de réflexions pratiques sur les dangers du mercure et sur l'insuffisance des antiphlogistiques, terminé par des considérations hygiéniques et morales sur la prostitution, 2e édition, augmentée. 1840, 1 fort vol. in-8, avec 5 planches, fig. coloriées. 6 fr.

JOBERT (de Lamballe). Traité théorique et pratique des maladies chirurgicales du canal intestinal (ouvrage couronné en 1829 par l'Institut de France). 1829, 2 vol. in-8. 12 fr.

JOBERT (de Lamballe). Plaies d'armes à feu, Mémoire sur la cautérisation, et description du spéculum à bascule. [Paris, 1833. 1 vol. in-8, avec 2 fig. 7 fr. 50 c.

JOBERT (de Lamballe). Des Collections de sang et de pus dans l'abdomen. Paris, 1836, in-4, br. 2 fr. 50 c.

LAUGIER. Des rétrécissements de l'urètre et de leur traitement. Paris, 1836, in-4, br. 2 fr. 50 c.

LEPELLETIER (de la Sarthe). Traité de l'érysipèle et des différentes variétés qu'il peut offrir. 1836, 1 vol. in-8. 4 fr. 50 c.

LEPELLETIER (de la Sarthe). Traité de physiologie médicale et philosophique. 1839, 4 vol. in-8, fig. br. 12 fr.

LEPELLETIER (de la Sarthe). Des hémorroïdes et de la chute du rectum. Paris, 1834, 1 vol. in-8. 3 fr. 50 c.

PERCY. Manuel du chirurgien d'armée, ou instructions de chirurgie militaire, sur le traitement des plaies d'armes à feu, avec la méthode d'extraire de ces plaies les corps étrangers, et la description d'un nouvel instrument propre à cet usage. 1830, in-12, fig., br. 2 fr. 50 c.

PERCY. Pyrotechnie chirurgicale, ou l'art d'appliquer le feu en chirurgie. Paris, 1811, in-12, fig. br. 3 fr.

PIORRY. Clinique médicale de la Pitié et de la Salpêtrière. 1835, 1 vol. in-8. 6 fr.

PIORRY. Du procédé opératoire à suivre dans l'exploration des organes par la percussion médiate, accompagné de mémoires sur la circulation, les pertes de sang, le sérum du sang, la respiration, l'asphyxie, la strangulation, la submersion, la langue considérée sous le rapport du diagnostic, l'abstinence, la migraine, etc., etc. 1835. 1 fort vol. in-8. 6 fr.

SCHRADER DE BRUNSWICK. De la torsion des artères, traduite du latin, seconde édition augmentée d'un aperçu critique sur quelques procédés récemment imaginés pour obtenir l'oblitération des artères en cas d'anévrisme, sans avoir recours à la ligature; par MM. Amussat et A. Petit. 1834, in-8. 2 fr. 50 c.

SÉDILLOT. Amputations dans la continuité et dans la contiguïté des membres, leurs avantages et leurs inconvénients. Paris, 1836, in-8, br. 2 fr. 50

IMPRIMERIE DE BOURGOGNE ET MARTINET,
Rue Jacob, 30.

LEÇONS ORALES

DE

CLINIQUE CHIRURGICALE

FAITES A L'HOPITAL DE LA CHARITÉ,

PAR

M. le professeur VELPEAU,

RECUEILLIES ET PUBLIÉES

Par M. le Docteur P. PAVILLON.

TOME TROISIÈME.

INFECTION PURULENTE, CRÉPITATION DOULOUREUSE
DES TENDONS, ANGINE, PROCIDENCE DE L'ANUS, CANCER DES LÈVRES,
ADÉNITE LYMPHATIQUE, ABCÈS FÉTIDES,
ABCÈS DE LA FOSSE ILIAQUE, ABCÈS DE L'AISSELLE, NOUVELLE THÉORIE
DE LA RÉTRACTION DES DOIGTS, ÉRYSIPÈLE ET SES VARIÉTÉS,
TUMEUR SCROTALE CONTENANT UN FŒTUS, FISSURE ET FISTULE A L'ANUS,
ACCIDENTS PRODUITS PAR LA DENT DE SAGESSE, ACCIDENTS
SUITE DU CATHÉTÉRISME, RESUMÉ DE LA CLINIQUE
CHIRURGICALE PENDANT 1839-1840, ETC.

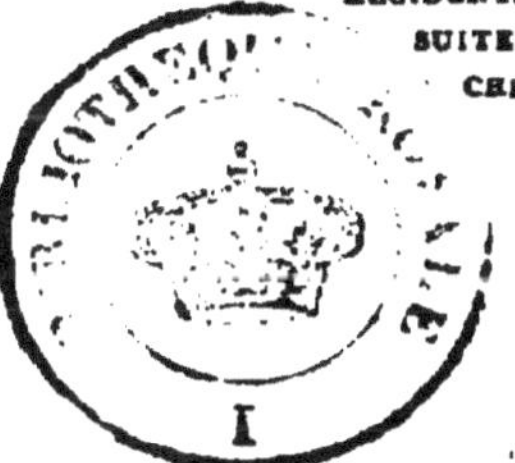

PARIS.

GERMER BAILLIÈRE, LIBRAIRE-ÉDITEUR,

RUE DE L'ÉCOLE-DE-MÉDECINE, 17;

LONDRES,	LYON.
H. Baillière, 219, Regent street.	Savy, 49, quai des Célestins.
LEIPZIG,	FLORENCE,
Brockhaus et Avenarius, Michelsen.	Ricordi et Cie, libraires.

MONTPELLIER. Castel, Sevalle.

1841

LEÇONS ORALES

DE

CLINIQUE CHIRURGICALE

FAITES A L'HÔPITAL DE LA CHARITÉ

PAR M. LE PROFESSEUR VELPEAU.

ARTICLE PREMIER.

INFECTION PURULENTE (1).

Parmi les complications qui surviennent pendant la durée des plaies résultant d'accidents ou d'opérations chirurgicales, l'une des plus redoutables est sans contredit l'infection purulente ou la diathèse purulente. La fréquence de cette complication, sa gravité, l'inefficacité à peu près absolue des diverses méthodes de traitement qui sont dirigées contre elle, les différences d'opinions qui règnent encore parmi les médecins et chirurgiens qui ont fait des recherches et écrit à son sujet, m'engagent à vous parler aujourd'hui de ce point important de pathologie chirurgicale. J'y suis d'ailleurs tout naturellement amené par l'examen des pièces d'anatomie pathologique que vous avez en ce moment sous les yeux : ce sont le foie, les poumons, le cœur, et le membre inférieur d'un individu couché dans la salle

(1) Leçon faite le 22 décembre 1839. A cette leçon, qui a été la principale que M. Velpeau a faite cette année, nous avons joint les diverses notes et fragments que nous avons recueillis à plusieurs reprises dans les autres leçons antérieures et postérieures à celle-ci, faites sur ce sujet par ce professeur.

des hommes, et qui était atteint d'une fracture à la jambe, fracture compliquée de plaie. Ce malade a vécu près d'un mois dans cet hôpital. Pendant vingt jours, il a été assez bien ; mais ce temps écoulé, il a été pris de tremblements violents qui durèrent plusieurs heures chaque jour, et qui furent suivis de sueurs abondantes et visqueuses. Ces phénomènes, qui se sont renouvelés plusieurs fois, et comme sous forme d'accès de fièvre intermittente, ont fait bientôt place à un état profond d'adynamie ; les yeux se sont excavés et couverts de chassie grisâtre ; la peau, d'abord d'une couleur terne et sale, est devenue d'un jaune foncé ; il y a eu ictère ; une douleur assez vive s'est manifestée dans la région hypocondriaque droite ; les dents et les lèvres sont devenues fuligineuses, le pouls, fréquent, dur, et de plus en plus petit et faible ; le délire et la stupeur se sont prononcés, et enfin le malade a succombé après huit ou dix jours de l'invasion des premiers symptômes. Vous vous rappellerez, Messieurs, qu'à l'arrivée de cet homme il y avait un gonflement considérable du membre. Ce gonflement était dû à une infiltration sanguine qui se remarque très souvent dans les fractures. Je vous fais faire cette remarque parce que cette infiltration, qui n'est souvent rien ou presque rien dans les fractures quand il n'y a point de plaie aux téguments, devient, dans le cas contraire, une source d'accidents terribles.

Vous voyez les lésions qu'ont présentées les viscères principaux de ce malheureux ; le foyer ou le point de départ du mal est peu étendu cependant ; il n'y a point de phlébite dans les principaux troncs veineux du membre inférieur, soit à la jambe, soit à la cuisse ; toutefois, il faudra examiner avec soin si les veines des os eux-mêmes ne sont point enflammées. Les articulations n'ont présenté aucune trace de phlegmasie et de pus. Mais vous voyez le foie ; il est le siége d'abcès multipliés. L'une de ces collections est même très considérable et fait saillie à la surface con-

vexe du grand lobe ; elle atteint le volume d'une grosse
noix. Autour d'elle, comme autour de la plupart des autres, vous voyez une teinte noirâtre ou livide dans le tissu
de l'organe. Le pus est bien évident ; il est fluide au milieu
de la collection, tandis qu'autour il est grumeleux et presque concret. Le poumon vous présente également un nombre très considérable de ces abcès ; sur quelques points
vous ne voyez que des taches livides, des espèces de pé-
téchies ; dans d'autres, ces taches contiennent à leur centre
quelques gouttelettes de pus bien manifeste ; d'autres
points, et ceux-ci sont en plus grand nombre, ne présentent que des grumeaux de pus ou de véritables collections
bien fluides, et dont quelques unes semblent même comme
enkystées. Autour de ces abcès, le tissu du poumon est très
sain ; il n'y a ni épaississement, ni rougeur, enfin aucune
espèce d'altération. Les autres organes n'ont présenté aucune lésion. La rate, les reins, le cœur, le cerveau, les
cavités séreuses se trouvaient à l'état parfaitement normal.

L'*infection purulente* se manifeste à la suite des plaies
les plus légères comme à la suite des plaies les plus graves
ou des blessures les plus étendues. La marche de cette
maladie varie beaucoup : tantôt elle s'annonce par de
violents frissons qui vont même souvent jusqu'au tremblement. Ces frissons et ce tremblement durent quelquefois plusieurs heures de suite ; tantôt ce sont de simples
horripilations, ou seulement un sentiment de refroidissement général ou borné aux extrémités. La peau devient terne, jaunâtre, bleuâtre ; quelquefois elle prend,
mais ordinairement cela a lieu plus tard, une teinte ictérique très foncée ; rarement ces symptômes sont suivis
d'une réaction franche ; la chaleur qui survient est inégale, la sueur est grasse et poisseuse. Telle est la première
période de la maladie. Elle ressemble, comme vous le
voyez, à un accès de fièvre intermittente grave. Cet accès

se renouvelle plusieurs fois à des intervalles variés et à peu près de la même manière. Bientôt ces accidents font place à un état de prostration ou d'adynamie des plus marqués. Les yeux s'enfoncent dans les orbites et se couvrent de chassie; la conjonctive jaunit, la face devient terreuse, les dents se couvrent de fuliginosités; la langue s'encroûte, mais ordinairement vers la fin seulement; le pouls devient fréquent, dur, et de plus en plus petit et faible; l'haleine est fétide et exhale quelquefois une véritable odeur de pus; la soif est généralement peu vive; enfin, il survient du météorisme, souvent de la diarrhée, toujours de la stupeur et quelquefois du délire. A ces phénomènes se joignent, chez beaucoup de malades, des signes d'inflammation dans quelques uns des principaux viscères : tantôt il y a de la toux, de l'oppression, une douleur générale dans la poitrine ou un point de côté; tantôt la douleur existe dans l'hypocondre droit, à l'épaule droite, et s'accompagne d'une teinte ictérique plus ou moins marquée de la peau; d'autres fois, les douleurs se manifestent dans les articulations, dans presque toutes ou dans quelques unes d'entr'elles seulement, et simulent jusqu'à un certain point des douleurs rhumatismales; il y a souvent envie de vomir, rougeur, sécheresse de la langue, symptômes d'inflammation du tube digestif; dans d'autres cas, on voit apparaître çà et là, tantôt sur un point du corps, tantôt sur un autre, sur le tronc ou les membres, avec une extrême rapidité, une tumeur, une collection de pus ou bien une rougeur qui se convertit promptement en escarre; en un mot, une phlegmasie gangréneuse. Quelquefois la conjonctive se boursoufle, s'injecte, et la fonte purulente d'un œil s'établit.

Pendant que ces phénomènes généraux ont lieu, les plaies subissent aussi un changement remarquable; le travail de leur cicatrisation se suspend; elles deviennent pâles, blafardes; leurs bords se décollent; le pus devient séreux

et grisâtre ; souvent même, la suppuration est entièrement
suspendue ; la plaie devient sèche ; les parties molles qui
l'entourent s'affaissent ; les muscles se détachent les uns
des autres et des os, comme si le tissu cellulaire qui les
unit avait été subitement détruit ; tout prend un aspect
cadavéreux ; des hémorragies opiniâtres se font plus tard
par la plaie, mais le sang qui les fournit est d'une extrême
fluidité et ressemble à de la lavure de chair ; enfin, les
malades finissent par succomber huit, dix, quinze, vingt
et même quarante jours après l'invasion des premiers symptômes. Je dis que le malade meurt ; en effet, la mort c'est
la règle, car la guérison est un fait exceptionnel. La mort
varie chez les sujets : tantôt elle est précédée d'une agonie
tranquille, tantôt elle arrive par une syncope ; dans quelques cas, le malade, en proie au délire, s'agite, crie, veut
se lever, et tout-à-coup retombe en rendant le dernier
soupir.

A l'ouverture des cadavres des individus qui ont succombé à l'infection purulente, on trouve des lésions très
variées. La peau présente une teinte jaune ictérique,
des taches livides, des plaques gangréneuses, des pus-
tules, des bulles purulentes (1), enfin de véritables
abcès cutanés dans l'épaisseur même de la peau et simulant des furoncles. La teinte ictérique de la peau est terne,
livide, grisâtre, persiste après la mort, et donne souvent
aux cadavres un aspect hideux.

Artères. — Le sang contenu dans les artères est peu
abondant, mais presque fluide ; les artères sont presque
vides (2).

Veines. — Les veines contiennent plus de sang que les

(1) Ces bulles ou ampoules purulentes ont été notées par M. Teissier.

(2) Le pus se rencontre quelquefois dans le sang artériel, mais bien moins
souvent que dans le sang veineux. M. Teissier dit avoir cependant plusieurs
fois constaté la présence du pus dans les caillots contenus dans la cavité gauche du cœur. (Expérience n° 50.)

artères, mais il est plus altéré. Les grumeaux qu'il présente sont, çà et là, mélangés de noir, de jaune, de blanc, de verdâtre, et ont une contexture granulée qu'on fait surtout ressortir en les coupant ou bien en les écrasant sous le doigt : ils renferment quelquefois des globules de pus, reconnaissables à l'œil nu ; il n'est même pas rare de rencontrer de véritables foyers purulents dans l'épaisseur de caillots veineux un peu volumineux contenus dans le cœur ou dans les gros vaisseaux. Toutes les parties du système veineux m'en ont offert de cette espèce : j'en ai vu dans les veines iliaques, les veines utérines, la veine cave inférieure, au-dessous du foie et à son entrée dans l'oreillette principalement, dans la veine cave supérieure et les diverses cavités du cœur. Plusieurs de ces concrétions sont encore molles et ne datent certainement que de quelques jours ; d'autres ont une telle consistance, sont tellement sèches ou friables, qu'il est impossible de leur refuser une certaine ancienneté ; aucune n'a, dans la majorité des cas, de rapport pathologique avec l'état du vaisseau dans la région qui leur correspond à l'intérieur des cavités splanchniques. C'est tout le contraire du côté de la plaie, où rien n'est plus commun que de voir les veines enflammées, en pleine suppuration, soit à l'intérieur, soit à l'extérieur, et cela dans une étendue extrêmement variable, mais de telle sorte cependant que les deux veines caves restent à peu près toujours intactes (1).

(1) Le pus mêlé au sang n'est pas toujours appréciable pour nos sens ; les expériences de Legallois fils le prouvent. Il a pris du pus, et à mesure que le sang coulait d'une veine ouverte, il a mêlé intimement les deux liquides : la proportion était d'une partie de pus sur deux de sang. Après vingt-quatre heures de repos, il a examiné avec soin le sang ainsi mélangé ; et s'il n'eût connu à l'avance qu'il contenait du pus, il lui eût été impossible d'en soupçonner la présence. Le seul indice qui pût l'indiquer était quelques points blanchâtres, presque imperceptibles, et disséminés dans les caillots.

On doit à Dance une expérience qui confirme l'opinion de Legallois fils. Il

M. *Teissier* prétend que partout où les veines sont en-

injecta une once de pus dans la veine d'un chien. L'animal mourut douze heures après l'opération. Le sang était partout noir et grumeleux sans qu'il fût possible d'y découvrir le pus. Le cadavre entra promptement en putréfac tion. Legallois fils a répété les expériences de Dance, et les résultats ont été les mêmes : le sang ne présenta aucune trace de pus.

Les observations microscopiques de MM. Donné, Mandl, etc., ont un peu dissipé l'obscurité qui régnait à cet égard.

M. Mandl décrit ainsi le pus (*Traité pratique du microscope*) : « Le pus examiné au microscope offre des globules nageant dans un fluide. Ces globules ont la forme mamelonnée ; ils offrent l'aspect d'un paquet de globules très petits réunis ou collés les uns aux autres. Leur épaisseur offre des différences ; de sorte que leur forme varie entre la sphérique et la lenticulaire. Ils sont plus ou moins transparents ; et si les uns se trouvent sur les autres, on peut distinguer leurs contours relatifs. Dans les cas où il s'en trouve un grand nombre pressés les uns contre les autres, les contours ne se voient pas bien. Il en résulte des espèces de grumeaux. La grandeur des globules de pus varie de $\frac{1}{10}$ à $\frac{1}{100}$ ou $\frac{1}{115}$ de millimètre. Cette seule mesure, ajoute M. Mandl, aurait pu décider la question de l'absorption purulente, parce que les globules de cette grandeur ne peuvent passer à travers les parois des vaisseaux. »

M. Piorry, qui a fait des recherches très intéressantes sur les altérations du sang, admettant la présence du pus dans ce liquide comme un fait positif, dit que sur le vivant le sang provenant d'une saignée faite à un individu qui se trouve sous l'influence de l'infection purulente présente les phénomènes suivants (*Altérations du sang. Pyoménée*, page 19) : « Une fois que la coagulation du sang est complète, la couenne présente des granulations grisâtres, d'apparence puriforme. Ces granulations, situées dans l'épaisseur de la couenne, sont plus près du caillot que de la surface de la couenne. Elles ont une couleur grisâtre, plus foncée au centre qu'à la circonférence ; leur teinte se confond par nuances insensibles avec celle de la couche où elles sont déposées. Leur volume varie. Quelquefois elles sont tellement petites, qu'à peine leur grosseur égale celle d'une graine de pavot. D'autres fois, il en existe de plus grosses qu'un grain de chènevis. Il est possible quelquefois de les piquer avec la pointe d'un scalpel, et de les séparer ainsi du reste de la couche pseudo-membraneuse. Ces couennes granulées indiquent, suivant M. Piorry, la présence du pus dans le sang ; mais il ne s'ensuit pas que le pus ne soit pas dans le sang quand il n'y a pas de couenne ; car, dans ce cas, le pus peut être dans le caillot. On sait qu'on a cité un assez bon nombre d'observations dans lesquelles le pus était évidemment dans les caillots trouvés dans le cœur ou les gros vaisseaux.

M. Donné, qui, pendant quelque temps, semblait avoir partagé l'opinion

flammées(1), là où il y a phlébite suppurative, il y a toujours au delà une phlébite adhésive qui met le pus contenu dans la veine dans l'impossibilité de franchir la barrière qui le sépare du torrent circulatoire (2). Chez les sujets qui ont succombé à la fièvre purulente, dit cet observateur, les veines enflammées se présentent avec une forme cylindrique, une résistance, une coloration insolites; leur calibre augmenté, leur direction plus roide, la tension de leurs parois, fixent d'abord l'attention. Pour arriver jusqu'à elles, le bistouri traverse un tissu cellulaire infiltré d'une sérosité de qualité et d'aspect variables; au lieu de cette infiltration, on peut rencontrer un phlegmon diffus. Après avoir incisé les parois de ces canaux, on trouve leur cavité remplie soit par du sang coagulé, soit par du pus, soit par une substance jaunâtre semi-liquide, pulpeuse, qui ne ressemble ni au pus, ni à la lymphe plastique. Quelquefois

de M. Gendrin, qui admet que les globules de pus ne sont autre chose que des globules du sang ayant subi une sorte de transformation, a renoncé depuis à cette opinion. Il a fait de nouvelles expériences pour distinguer au microscope le sang altéré par la présence du pus d'avec le sang normal, mais sans arriver à des résultats bien concluants. M. Mandl a réfuté aussi cette opinion de la transformation des globules de sang en globules de pus; ils se dissolvent, s'altèrent, se détruisent, mais ne se transforment pas.

En résumé, comme le dit M. Gibert dans son intéressant mémoire sur les altérations du sang, mémoire inséré dans la *Revue médicale* (1840), nous restons dans le doute sur la présence matérielle du pus dans le sang en circulation, et nos moyens d'analyse ne peuvent encore la constater d'une manière rigoureuse. Quelques essais chimiques tentés par M. Leuret n'ont donné que des résultats négatifs. Tout au plus serait-il permis de regarder comme probable la décomposition putride plus rapide du sang altéré par le pus. De nouveaux travaux, de nouvelles recherches sont encore nécessaires pour arriver à une démonstration complétement satisfaisante.

(1) Expérience n° 48.

(2) C'est du reste ce qu'avait déjà dit M. Cruveilhier (*Dictionnaire de médecine et de chirurgie pratiques*): « Le premier effet de toute phlébite, dit ce médecin, c'est la coagulation du sang avec adhérence aux parois du vaisseau. Cette coagulation du sang avec adhérence s'observe dans la phlébite traumatique comme dans la phlébite spontanée.

ces matières se rencontrent alternativement dans la même veine à de petites ou à de grandes distances. On voit encore, mais rarement, une partie de la veine détruite dans un ou plusieurs points permettre au dépôt contenu dans sa cavité de communiquer avec le pus collecté dans le tissu cellulaire ambiant; enfin, aux limites de l'inflammation, soit du côté du cœur, soit du côté des extrémités, *il existe toujours*, suivant certains observateurs, *une adhérence qui séquestre le foyer pathologique et l'empêche de communiquer avec le sang* (1). Les caillots sanguins renfermés dans les veines enflammées contiennent souvent du pus, comme je vous l'ai dit.

Vaisseaux lymphatiques. — Les vaisseaux lymphatiques peuvent contenir du pus. A ce sujet, tous les observateurs sont d'accord. La suppuration des vaisseaux lymphatiques peut se présenter sous divers états : ils peuvent être le siége d'une inflammation commençante, et ce sera surtout autour d'eux, dans la gaîne cellulo-vasculaire qui les entoure que l'on verra une injection vasculaire très prononcée, avec infiltration séreuse ou séro-sanguinolente ; quelquefois alors, leurs parois et leur cavité ne présenteront aucune altération ; d'autres fois ils seront beaucoup plus volumineux qu'à l'état normal : ils se présenteront sous la forme de chapelet, à cause des dilatations et des resserrements alternatifs de leur canal; dans ces cas, leurs parois seront plus friables, plus épaisses, colorées soit en rouge, soit en gris, et leur cavité contiendra soit du pus, soit un liquide purulent, soit des caillots membraneux grisâtres, semblables à de la lymphe coagulée. Aux limites de l'inflammation, ces caillots, suivant M. Teissier, oblitèrent le canal lymphatique, comme il arrive pour les veines dans la phlébite.

(1) Depuis que **M.** Teissier a signalé l'oblitération constante des veines enflammées et l'impossibilité du mélange du pus avec le sang, plusieurs personnes prétendent avoir trouvé des veines enflammées et suppurées sans caillots sanguins ou sans membranes obturatrices. M. Teissier pense qu'il y a eu erreur de leur part.

Les ganglions lymphatiques eux - mêmes peuvent être malades, tuméfiés, rouges, ramollis, en suppuration; le pus se trouve tantôt dans leur centre, tantôt à leur surface. Une circonstance digne d'attention, c'est que les ganglions lymphatiques peuvent être en suppuration sans qu'un seul vaisseau lymphatique présente des traces d'inflammation, et *vice versâ*.

La suppuration des lymphatiques se remarque surtout à la suite des couches, des piqûres anatomiques, des ulcères des jambes, des écorchures aux pieds, etc., etc.

Tissu cellulaire. — Dans l'infection purulente, on remarque très souvent des infiltrations séreuses ou purulentes dans les mailles du tissu cellulaire; de là des œdèmes, des phlegmons diffus ou des abcès. Dans certaines circonstances, on trouve d'énormes collections de pus, au tronc comme aux membres; ces collections sont tantôt superficielles, tantôt profondes : quelquefois ce sont de petits foyers isolés et circonscrits, d'autres fois ce sont de véritables nappes de pus, des infiltrations de toute l'épaisseur d'un membre, de telle sorte, que le membre qui en est le siége ressemble à une éponge imbibée de pus.

Muscles. — Les muscles peuvent présenter aussi des abcès dans l'infection purulente; c'est ainsi qu'on en a vu dans le diaphragme, le cœur et les muscles des membres. Ces foyers sont plus ou moins étendus; ce qu'ils ont de remarquable, c'est la rapidité de leur marche, la section brusque des fibres musculaires autour du foyer, et le peu d'étendue de l'inflammation autour de la collection purulente.

Articulations. — Dans les articulations, on trouve que les cartilages, les capsules, les ligaments, les enveloppes celluleuses ne présentent pas de traces de phlegmasie, et cependant elles peuvent être remplies de pus. Quand, par le lavage, on l'a tout-à-fait enlevé, il serait impossible de dire que l'articulation a été malade; il y a plus, c'est que

les cartilages peuvent être en partie détruits et érodés, les
membranes synoviales et les ligaments percés, sans que les
parties contiguës aient rien perdu de leur souplesse ou de
leur couleur naturelle.

Os. — Les os, qui sont quelquefois le point de départ
de l'infection purulente générale, peuvent présenter du pus
dans leur trame, dans les veines qui entrent dans leur composition, et qui sont le siége d'une phlébite ; aussi doit-on
les examiner avec soin. Dans le cas de contusion, de plaies
accidentelles, de fractures compliquées, on observe ces
suppurations du tissu aréolaire ou diploïque ; elles se remarquent dans les os plats comme dans les os longs et dans les
os courts ; elles sont fréquentes dans le tissu médullaire. La
phlébite osseuse n'a été étudiée que depuis peu de temps,
et par conséquent n'a encore été pour ainsi dire qu'effleu-
rée ; aussi les recherches doivent-elles être continuées à
ce sujet.

Viscères. —Les abcès viscéraux sont de petites collections
dont le volume varie depuis celui d'un grain de chènevis jusqu'à celui d'un œuf de poule. Ces abcès se développent le
plus souvent avec une extrême rapidité, et cependant d'une
manière latente, c'est-à-dire qu'ils ne font ordinairement
point naître de symptômes locaux. Dans le poumon comme
dans tous les autres organes, leur forme est presque constamment arrondie ; on les sent en pressant l'éponge pulmonaire à l'intérieur comme autant de tumeurs encéphaloïdes ou tuberculeuses. Le plus souvent on trouve au
centre de chaque masse un pus fluide et bien lié ; d'autres
fois, ce liquide est bleuâtre et ressemble à de la sérosité
dans laquelle nagent quelques grumeaux caséeux ; dans
presque tous la matière devient de moins en moins fluide
à mesure que l'on s'approche de la circonférence où elle
est en général tout-à-fait concrète ; là, on la voit assez souvent se combiner insensiblement, mais d'une manière intime, avec le tissu organique, qui, à quelques lignes au-delà,

reprend tout-à-coup les attributs de l'état sain. Seulement
les couches les plus rapprochées de l'abcès sont ordinairement imbibées d'une grande quantité de sang noirâtre et
de sérosité. Quelques uns de ces foyers sont aussi, mais
plus rarement, sous forme de masse concrète, même dans
leur centre, et ressemblent alors, jusqu'à un certain point,
à de véritables tubercules qui commencent à se ramollir.

Dans le foie, ces collections acquièrent parfois un volume
plus considérable que dans le poumon ; elles sont encore
plus remarquables que dans ce dernier organe (1) : on les
y observe aussi en grand nombre et aussi fréquemment.
La matière qui les constitue s'y présente sous des formes
plus variées, et les couches organiques environnantes sont
encore moins sensiblement altérées. Dans celles qui sont
tout-à-fait liquides, tantôt c'est une sérosité très fluide,
bleuâtre et mêlée de flocons albumineux ; tantôt, au contraire, c'est du pus véritable bien élaboré et d'un blanc
jaunâtre dans quelques foyers, très liquide, grisâtre ou
nuancé d'une couleur bleue ou noirâtre dans d'autres.
Celles qui forment des masses concrètes sont plus ou

(1) C'est surtout à l'occasion des plaies de tête qu'on a eu occasion de remarquer les abcès viscéraux, et principalement dans le foie. On a long-temps
discuté sur leur mode de développement : les uns ont admis une étroite sym-
pathie entre le foie et la tête ; d'autres n'ont vu dans ces affections simulta-
nées que l'effet d'une violence commune. (V. GAMA, *Traité des plaies de tête
et de l'encéphalite*, 2ᵉ éd., 1835, p. 348.) La résorption du pus en est la véritable cause. En effet, dans le cas d'abcès situés, soit entre le crâne et la
dure-mère, soit dans la substance même du cerveau, le pus trouvant dans la
boîte osseuse un obstacle presque insurmontable à se porter au-dehors, est
facilement résorbé et introduit dans le système vasculaire. Or, ces sortes
d'abcès compliquent fréquemment les plaies de tête. Dans les autres cas, le
développement du système capillaire de cette région, la direction verticale
des vaisseaux offrent au pus des voies d'introduction faciles et nombreuses ;
aussi n'est-il pas rare de voir après ces blessures, les malades mourir presque
subitement, et lorsque tout danger semblait éloigné. Il y a dans ce cas un véritable empoisonnement aigu par le pus.

moins solides, plus ou moins homogènes. Les unes, en
effet, offrent un point comme ramolli et presque liquide
dans leur centre, sont grumeleuses et de plus en plus solides, à mesure qu'on s'éloigne de ce point, de façon qu'au
moment de se confondre avec le tissu hépatique, auquel
elles adhèrent en général assez fortement, leur substance
est assez bien liée pour qu'il soit difficile de l'écraser sous
le doigt. Les autres présentent la même consistance partout, et alors elles sont, ou grumeleuses comme les premières, c'est-à-dire formées de matière caséeuse, et con-
stituées de telle sorte qu'il est facile de reconnaitre que
cette substance n'est autre chose que du pus concret, ou bien
formées de masses plus ou moins régulièrement arrondies,
homogènes, plus consistantes, offrant une coupe régulière,
une couleur blanche ou jaunâtre, et souvent une teinte légèrement bleuâtre ou noirâtre, surtout en approchant de leur
circonférence. Si on coupe une tranche mince de ces dernières, elle est demi-transparente et opaline, en sorte
qu'elles réunissent la plupart des caractères du tissu squirrheux. Toutes sont parfaitement circonscrites et comme
semées çà et là dans le parenchyme de l'organe, qui paraît très sain d'ailleurs, même dans les points les plus
voisins de ces productions pathologiques.

J'ai rencontré aussi ces collections dans le cerveau, le
cœur, les reins, etc. ; mais elles formaient là simplement
de petits abcès, dont le pus n'avait rien de remarquable,
et qui offraient seulement cette particularité, qu'aucune
trace d'inflammation ne se distinguait aux environs.

En examinant avec attention les diverses nuances que
m'ont présentées ces collections, j'ai pensé découvrir le
mécanisme que suivent plusieurs sortes de tissus, connus
sous le nom d'accidentels, dans leur développement. Ainsi
il est évident pour moi, que, entre les foyers qui étaient
pleins de pus liquide et les masses les plus solides que nous
avons notées, il n'y avait de différence que dans la forme ;

en sorte que les dernières avaient successivement présenté la consistance de toutes les autres. Or, celles du poumon m'ont offert, maintes fois, toutes les apparences des tubercules en état de ramollissement, ou même déjà fluidifiés ; j'ai observé encore plus fréquemment la même chose dans le foie, où les concrétions les plus solides étaient dans certains cas difficiles à distinguer des tubercules crus ou des tumeurs squirrheuses. J'ai la conviction, que si ces sujets eussent vécu, on eût trouvé plus tard, à l'ouverture de leur cadavre, des altérations que les hommes les plus versés dans les recherches d'anatomie pathologique n'eussent point séparées des tubercules et des squirrhes.

Il est au reste facile d'expliquer ces degrés divers de la même maladie chez les mêmes sujets : le pus d'abord fluide partout, peut rester tel dans quelques points, se concréter plus ou moins rapidement dans quelques autres et former des masses caséeuses : ou bien si ses particules s'unissent plus intimement, constituer les tumeurs homogènes dont il a été question. C'est de cette manière que je comprends la formation d'un genre particulier de tubercules sous l'influence de l'inflammation, c'est ainsi que je comprendrais aussi la production de quelques autres tissus accidentels, qu'il conviendrait à mon avis de séparer de ceux dont on ne connaît point encore l'origine ni les causes, si l'on veut s'entendre en polémique médicale, et éviter les éternelles disputes de mots. Il me paraît démontré que les fluides altérés jouent ici le principal rôle ; que la matière arrive dans ces foyers par une véritable métastase, après avoir été absorbée dans les points primitivement en suppuration ; que l'inflammation quand il s'y en développe réellement, n'est que secondaire : qu'elle est déterminée par une parcelle épanchée de ce fluide hétérogène introduit dans la circulation, et qui forme épine au milieu des parties ; qu'au moins c'est une phlegmasie toute particulière, *sui generis*, différant essentiellement des inflammations franches et par sa marche et par ses caractères.

Ces foyers purulents sont presque toujours séparés par des intervalles complétement sains pour beaucoup d'entre eux, et il semble, après en avoir ôté la matière et nettoyé le kyste, que l'organe n'ait jamais été malade, et qu'on se soit borné à y creuser mécaniquement des cavernes par écartement dans son tissu (1).

On trouve quelquefois du pus ou du mucus puriforme dans les fosses nasales et les sinus frontaux. Le larynx et les amygdales sont eux-mêmes quelquefois le siége de petits abcès sous-muqueux, et dans quelques cas, ces régions sont entourées de foyers purulents fort étendus.

La rate, les reins, l'utérus présentent, comme le foie et le poumon, des abcès dans l'infection purulente, des infiltrations de pus, des ramollissements, etc. Dance a remarqué surtout le gonflement et le ramollissement de la rate. Les voies digestives sont aussi le siége d'altérations variées ; on a noté des ramollissements blancs dans l'estomac, le gros ou le petit intestin ; des ramollissements rouges, des abcès sous-muqueux dans l'épaisseur des parois de l'œsophage, de l'estomac, de l'intestin grêle ; des ulcérations dans le gros intestin.

Obs. I. *Sujet de dix-huit ans. — Fracture compliquée de la jambe. — Accidents généraux, à partir du douzième jour. Mort le dix-huitième. — Collections purulentes innombrables et sans traces d'inflammation dans le cœur, la rate, le foie,*

(1) M. Teissier (expérience n° 50) prétend qu'on a beaucoup exagéré l'intégrité du tissu des organes au milieu desquels se trouve déposé le pus. On y remarque, suivant lui, très ordinairement des traces évidentes de phlegmasie. Le tissu pulmonaire, par exemple, présente habituellement un ramollissement très marqué. Ce qu'il dit du poumon il le dit aussi des autres organes qui sont le siége de ces abcès, de ceux du foie par exemple. Si quelques uns ne présentent autour d'eux aucun signe inflammatoire, beaucoup sont entourés par une inflammation plus ou moins étendue. Quelquefois c'est au milieu d'une large pneumonie que l'on trouve les noyaux suppurés à l'état d'infiltration ou de collection purulente.

les reins, le cerveau, les poumons. — Pus bien reconnais-
sable dans les caillots fibrineux des cavités droites du
cœur (1). — Au printemps de 1818, un jeune homme,
âgé de dix-huit ans, de courte stature, mais fort et bien
musclé, jouissant habituellement d'une bonne santé, eut
la jambe gauche fracturée par l'éboulement d'une carrière,
dans laquelle il travaillait. Transporté le lendemain à l'hôpital général (Hôtel-Dieu) de Tours, on reconnut une fracture des deux os, et une large plaie avec déchirure des
parties molles sur la face interne du membre. Cependant
le désordre ne parut point exiger l'amputation immédiate,
et M. Mignot, chirurgien en chef, pansa lui-même chaque
jour ce malade avec un soin tout particulier ; il n'y eut
point de réaction générale ; la première semaine, tout alla
bien ; mais ensuite la suppuration devint très abondante,
fluide, grisâtre, et les extrémités des fragments osseux se
dénudèrent ; le douzième ou le treizième jour, la cuisse
correspondante fut prise d'un érysipèle non circonscrit ; il
y eut quelques frissons et un peu de fièvre ; il sortit moins
de pus de la plaie ; le quatorzième, l'érysipèle était plus
étendu sans avoir produit beaucoup de gonflement : la
rougeur était comme dispersée par plaques sur toute la
face interne du membre, et la fièvre devint très forte
le soir. Déjà, le matin, au pansement, les bords de la
plaie étaient flasques et décolorés ; les os étaient à nu dans
l'étendue de deux à trois pouces, et des matières très liquides, noirâtres, d'une odeur repoussante, s'étaient échap-
pées en grande quantité. Le quinzième, la plaie ne rendit
presque rien ; il ne restait plus que quelques plaques d'un
rouge jaunâtre à la cuisse, et du délire fut remarqué le
soir. La peau était sèche et terreuse ; ce jeune homme af-
firmait qu'il n'éprouvait aucune souffrance ; mais il était
abattu, sombre, et souvent assoupi ; le pouls était petit,

(1) Thèse inaugurale, 1823 ; *Revue médicale*, 1826.

dur, peu fréquent, la langue un peu sèche et rousse, sans être chargée, ni rouge à sa pointe ; nous explorâmes la poitrine et l'abdomen sans rien trouver qui pût nous faire présumer une lésion dans ces cavités. Le 16, il y avait une fièvre ataxique complète, et le malade mourut le 18, à six heures du matin.

Nécropsie le 19 au matin. — Crâne. — Les méninges étaient dans l'état normal ; mais nous trouvâmes dans la masse encéphalique, très près de sa périphérie, quinze ou vingt foyers purulents ; la matière de ces foyers était blanche ou grisâtre, très fluide dans quelques uns, ayant tous les caractères du pus bien lié dans les autres. M. Bretonneau présidait à cet examen, et il fut impossible de découvrir la moindre trace de phlegmasie autour d'aucun de ces petits abcès, dont le volume ne dépassait pas celui d'une aveline. Ils étaient tous comme enkystés, c'est-à-dire que la substance cérébrale semblait avoir été mécaniquement écartée pour permettre le dépôt du pus, et qu'elle n'était nulle part ni plus ni moins colorée, ni plus molle, ni plus consistante que dans l'état naturel. Les ventricules renfermaient environ deux onces de sérosité limpide. Les poumons contenaient seulement huit ou dix de ces foyers un peu plus gros que ceux du cerveau, et qui n'en différaient qu'en ce que le pus en était plus épais, et qu'en ce que la substance pulmonaire de leurs parois était un peu plus rouge et moins crépitante qu'à quelques lignes au-delà.

Abdomen. — Les reins ne renferment chacun que deux ou trois de ces abcès, mais toujours avec les mêmes caractères. La rate et le foie en sont farcis. Quelques uns de ceux de ces derniers organes offrent le volume d'une noix ; partout le parenchyme de ces viscères conserve ses attributs de l'état sain, même dans les couches les plus rapprochées de la matière purulente.

Système vasculaire. — Le cœur lui-même renfermait aussi de ces collections dans sa propre substance, qui n'é-

tait pas autrement altérée que comme si on en eût artificiellement écarté les fibres pour y déposer la matière
fluide. Le ventricule et l'oreillette droite étaient remplis
par une caillot fibrineux, dans lequel il était facile de reconnaître du pus; la même chose existait dans la veine
cave inférieure. (Nous ne trouvons rien dans nos notes sur
les cavités droites et sur les artères.) Les veines du membre
malade sont pleines de pus grisâtre très fluide; elles sont
enflammées d'espace en espace, seulement jusqu'à l'entrée
de la grande saphène dans la crurale; là où leurs parois
sont évidemment altérées, épaissies et rouges, ces canaux
sont entourés de pus à l'extérieur, et le tissu cellulaire,
qui est infiltré de ce liquide, présente aussi des traces
incontestables de phlegmasie. Dans l'intervalle de ces
points, et surtout dans le ventre et la poitrine, les veines
ne diffèrent en rien de leur état habituel. Il n'y avait ni
rougeur, ni ulcère, ni aucun changement de texture dans
la membrane muqueuse de l'estomac et des intestins.

Réflexions. — Pendant huit jours point de réaction, la
suppuration est abondante, mais de bonne nature. Du 8 au
14, les caractères de cette suppuration changent, et le côté
interne, ainsi qu'une partie de la face externe et postérieure
de la cuisse, deviennent le siége d'une inflammation érysipélateuse, irrégulière, profonde; inflammation qui est accompagnée de frissons et de quelques autres troubles dans
les fonctions. Jusqu'au 17, l'érysipèle augmente d'abord et
diminue ensuite d'intensité; le délire, la sécheresse de la
langue, la céphalalgie, une sorte de coma vigil et d'autres
phénomènes ataxiques se manifestent; enfin la mort arrive
le 18, sans que jamais on n'ait pu soupçonner la maladie
d'un des organes contenus dans les cavités splanchniques.

Maintenant, quel rapport peut-il exister entre les symptômes et les altérations pathologiques observés à l'ouverture du corps ? Serait-ce l'inflammation des environs de la
plaie qui se serait transmise par continuité ou par répéti-

tion sympathique au reste du membre? Serait-ce cette phlegmasie qui aurait ensuite réagi sur tous les organes pour troubler leurs fonctions, et de manière à déterminer une inflammation à laquelle il conviendrait d'attribuer la formation de tous les petits abcès que nous avons indiqués? Il nous semble qu'une telle explication ne peut satisfaire l'esprit de personne. L'inflammation n'a pas marché graduellement de la jambe vers la cuisse, et elle n'était pas plus vive dans la plaie, le jour où elle s'est manifestée au-dessus du genou, que la veille. D'un autre côté, jamais cette phlegmasie n'a offert assez d'intensité pour produire des accidents aussi graves que ceux qui se sont développés, surtout chez un sujet d'une aussi bonne constitution. Enfin les collections de pus, si elles eussent été l'effet d'une inflammation consécutive ordinaire, n'auraient pas eu le temps de se former : elles eussent présenté d'autres caractères et fait naître d'autres symptômes.

Serait-ce, au contraire, une phlébite prenant sa source dans la solution de continuité, et qui aurait produit d'abord l'érysipèle à la cuisse, pour que celui-ci pût, à son tour, déterminer dans le reste de l'économie une foule d'inflammations partielles; ou bien, ces dernières étant admises, ne seraient-elles pas dues, comme celle du membre, à la phlegmasie des canaux veineux distribués dans les organes où étaient les abcès? Cette manière de voir nous paraît se rapprocher beaucoup plus du vrai que la précédente, et cependant elle rentre encore tout-à-fait dans le cadre du solidisme. Aussi ne pouvons-nous l'adopter complétement; d'abord, parce que les veines n'étaient enflammées que çà et là dans le membre, et surtout parce qu'elles ne l'étaient point du tout dans les cavités thoracique et abdominale; ensuite, on pourrait, à la rigueur, comprendre, par ce moyen, la formation du pus dans le tissu cellulaire du membre malade au pourtour des vaisseaux enflammés, puisqu'il y avait des traces de ce travail; mais, dans les organes splanchniques, la chose est impossible, d'après la forme de ces collections, et puisqu'il n'y avait aucune altération de texture. Nous sommes donc naturellement amenés à penser que les fluides ont joué un grand rôle dans la maladie de ce jeune homme. Voici comment nous le concevons :

Les veines auront reçu de la matière purulente, soit par les lymphatiques qui s'y ouvrent, soit par imbibition, soit par les nombreuses bouches qui devaient rester ouvertes dans la plaie. Ce pus, d'abord de bonne nature et sans qualités irritantes, aura pu circuler en plus ou moins grande proportion dans le sang sans troubler sensiblement l'organisme; mais, par suite de son contact avec l'air ou de sa plus grande quantité, il aura fini par enflammer les veines du membre. Ces veines enflammées d'espace en espace auront à leur tour déterminé l'inflammation de leur tissu cellulaire extérieur; de là, l'érypsipèle, de là, la suppuration qui entourait ces vaisseaux, et qui, peut-être, était reportée par voie d'absorption ou autrement dans leur cavité. On conçoit alors que le pus devait être facilement transporté au cœur et dans tous les organes; que le sang, fortement altéré, chargé de principes morbifiques, ne pouvait plus qu'alimenter d'une manière fâcheuse les tissus qui en reçoivent habituellement leurs matériaux de nutrition et de vie; qu'en traversant les capillaires, ce fluide aura fini par déposer ses principes hétérogènes dans les organes les mieux disposés à cet effet. Ainsi s'explique, il nous semble, sans effort comme sans difficulté tout ce qui a été relaté dans l'observation; mais, admettre que le pus peut se former dans les viscères sans travail inflammatoire préexistant, est une assertion qui doit paraître trop paradoxale pour qu'elle ne soit pas vivement repoussée; et dire que cette humeur peut circuler en nature avec nos fluides naturels pour être ensuite rejetée par exhalation ou d'une autre manière dans les tissus solides, serait se mettre ouvertement en contra-

diction avec toutes les idées reçues sur ce point. Cette
dernière proposition entraînant naturellement la première,
il convient de l'examiner avant d'aller plus loin.

Il est aujourd'hui bien reconnu que, malgré les lois de
la vitalité, tous nos tissus s'imprègnent avec une plus ou
moins grande facilité des matières liquides ou pulvérulentes
avec lesquelles on les met en contact immédiat. L'exactitude de cette assertion est prouvée par l'observation de
tous les jours, et surabondamment démontrée par les expériences d'une foule de physiologistes, de MM. Magendie,
Fodera, Ségalas, etc. On n'ose plus guère contester non
plus la faculté absorbante des veines; l'absorption de
produits plus ou moins altérés chez les phthisiques dont
les tubercules sont ramollis et en suppuration, ainsi que
chez tous ceux qui ont de vastes foyers dans un organe
quelconque; mais ce que l'on ne veut pas, c'est que ces
matériaux introduits dans le sang agissent autrement qu'en
irritant les vaisseaux ou les autres éléments solides; ce
que l'on ne veut pas, surtout, c'est que les matières absorbées puissent circuler sans changer de nature d'un organe
dans l'autre.

Cependant, si des matériaux composés, tels que l'urée,
la matière colorante de la bile, la liqueur prolifique; si de
l'alcool, le bleu de Prusse, l'huile essentielle de térében-
thine, le principe fétide des asperges, peuvent être charriés
dans tous nos vaisseaux avec le sang sans se décomposer,
pourquoi le pus n'en pourrait-il pas faire autant? Avant
les travaux importants de M. Chevreul et de quelques autres savants, la chimie animale n'était-elle pas trop peu
avancée pour qu'on pût apprécier les changements les plus
évidents que présentent quelquefois nos humeurs? Et maintenant encore, pouvons-nous nous flatter, pouvons-nous
dire que nos moyens d'analyse sont assez perfectionnés
pour arriver à des résultats positifs sous ce rapport? D'ailleurs, si l'observation simple montre que ce fluide existe

dans le sang, il devient inutile d'avoir recours à la chimie. Or, on a vu, dans le cas qui nous occupe, que les caillots fibrineux du cœur et de la veine cave renfermaient du pus, qu'il y en avait aussi dans toutes les veines du membre malade. Reste donc à savoir d'où venait ce liquide, et s'il avait circulé. Quoique celui des vaisseaux de la cuisse eût probablement été formé en partie dans ce point, il est bien difficile néanmoins de ne pas admettre qu'une grande portion en avait été prise dans la plaie, quand on remarque que ce pus était fluide, que les vaisseaux n'étaient point oblitérés ni même sensiblement rétrécis, et que beaucoup d'extrémités rompues des veines devaient nécessairement rester béantes dans les lèvres enflammées de la solution de continuité. Ensuite, celui du tronc de la veine cave et de l'oreillette n'avait bien certainement pas été sécrété par les parois de ces points du système vasculaire. Il fallait donc qu'il y eût été apporté de la périphérie au centre, et, dans ce cas, d'où venait-il, sinon des veines du membre abdominal? En outre, comment soutenir que ce pus n'a pas circulé en nature, quand il offre les mêmes caractères dans les caillots du cœur que près de la plaie, dans la veine cave que dans les veines du membre?

S'il était prouvé que le pus arrivait jusqu'au cœur, il ne faudrait pas, après cela, un grand effort d'imagination pour concevoir qu'il pût parvenir jusqu'aux capillaires par les artères, et de là dans les petites poches où nous l'avons trouvé. On nous répondra, sans doute, que dans cette hypothèse il aurait dû se déposer dans le poumon plutôt que de revenir à l'organe central de la circulation pour être rejeté ensuite dans toutes les parties du corps. Mais la circulation étant très active dans l'organe respiratoire, les capillaires artériels et veineux s'y abouchent directement, et le cours des fluides y étant encore presque en totalité sous l'influence du cœur, il n'y a rien d'étonnant que les matières étrangères mêlées au sang aient traversé ces organes sans s'y arrêter ; tandis que le système capillaire de l'arbre aortique, plus éloigné du centre, et aussi beaucoup plus fin, favorisait davantage cette espèce de dépôt. Nous savons bien qu'on peut demander encore, pourquoi les éléments hétérogènes se sont plutôt arrêtés sur un organe que sur l'autre ; mais qui ne voit aussitôt que mille causes inappréciables peuvent déterminer l'accumulation de ces éléments sur tel organe de préférence à tel autre ? D'ailleurs, ici, c'était dans le cœur, le poumon, le cerveau, les reins, la rate, le foie et le tissu cellulaire du membre blessé, que les abcès s'étaient formés : toutes parties qui reçoivent du sang en grande quantité, et qui devaient être, par conséquent, arrosées par une plus forte proportion des principes du pus. Enfin, s'il est vrai, comme il résulterait des expériences de MM. Prévost et Dumas, que les globules des divers fluides animaux ont un volume et une forme qui ne sont pas semblables pour tous, qu'y aurait-il de si extraordinaire que les matériaux du pus, quand même ils seraient intimement mêlés au sang, se retrouvassent isolés dans les capillaires d'un certain ordre, pour être, en quelque sorte, tamisés après avoir circulé dans toutes les artères ?

Il est vrai qu'en rattachant toutes les collections purulentes au travail inflammatoire de chaque organe, l'explication serait plus en rapport avec les théories médicales actuelles ; mais remarquons d'abord que la rate suppure très rarement ; qu'il en est de même du cœur, des reins, et même du cerveau ; ensuite, que la suppuration, résultat d'une phlegmasie dans le premier de ces organes, diffère considérablement de celle du second, celle-ci de celle du troisième, la suppuration du troisième de celle du quatrième ; que le poumon seul suppure, à peu près comme le tissu cellulaire ; que cependant le pus offrait partout, à peu de chose près, les mêmes caractères, et que les foyers étaient tous au même degré, malgré la marche différente que suivent les inflammations dans ces divers organes; en troisième lieu, qu'à moins d'admettre la préexistence de ces phlegmasies, il faudrait qu'elles eussent été bien aiguës pour que du pus se fût formé aussi rapidement et en aussi grande quantité; or, la santé habituelle, la constitution du sujet, ne doivent-elles pas éloigner la première de ces suppositions? Dans la seconde, la texture et les autres qualités physiques des organes affectés eussent été fortement altérées; on aurait découvert quelques unes des traces habituelles de l'inflammation, et néanmoins on a vu qu'il avait été impossible d'en rencontrer un seul indice dans l'état anatomique des viscères indiqués. Croira-t-on qu'une inflammation puisse être assez vive dans l'encéphale pour déterminer, dans l'espace de quatre ou cinq jours, la formation d'une douzaine d'abcès, sans que la substance nerveuse ou ses membranes aient éprouvé le moindre changement? En tous cas, il faudrait bien convenir du caractère insolite de ce genre de lésion; et nous pensons, de quelque manière qu'on l'envisage, que les fluides, incontestablement altérés par l'absorption du pus, ont dû jouer un rôle important dans la production de tous les phénomènes. Au surplus, nous avons exposé le fait avec soin; c'est aux médecins sages à en bien peser les principales circonstances.

Obs. II. *Fracture compliquée au coude droit. — Mort le vingt-quatrième jour, après avoir éprouvé des symptômes ataxiques et d'adynamie. — Abcès dans les membres et dans les organes internes. — Matières purulentes dans toute l'étendue du système vasculaire* (1). — Sauvage, âgé de 43 ans, voiturier, d'une constitution athlétique, fit une chute, le 22 février 1824, en essayant de monter dans sa voiture, qui, continuant à rouler, lui passa sur le coude droit. Entré à l'hôpital de la Faculté quatre heures après

______

(1) *Revue médicale,* 1826.

l'accident, le membre était déjà fortement gonflé; nous reconnûmes une fracture vers le quart supérieur du cubitus. La peau n'était pas déchirée, mais il était facile de se convaincre que les parties molles du devant de l'articulation étaient profondément altérées. (Saig. de 12 onces, 40 sangs.) Jusqu'au 1er mars, la réaction générale est peu marquée; seulement, le gonflement s'étend vers l'aisselle et fait qu'on renouvelle deux fois la saignée et que soixante sangsues sont encore appliquées sur le membre, qui n'est pas très douloureux. (Compression méthodique.) Le 3, ce gonflement est en grande partie dissipé; les ecchymoses sont beaucoup moins étendues, mais un frisson assez violent se manifeste, et l'on soupçonne la formation d'une vaste collection autour de l'articulation. (Cataplasme et bandage simplement contentif.) Le 4, le ventre est un peu tendu sans être douloureux; la langue commence à se salir; la soif est vive et l'appétit se fait sentir; néanmoins, le pouls est fort et assez fréquent; le malade se plaint d'une grande faiblesse. Le 5, un tremblement violent a lieu pendant deux heures, et la fièvre qui suit, quoique forte, n'est pas en rapport avec ce signe précurseur. La pression de l'épigastre produit une légère douleur. (30 sangs.) Le ventre se ballonne et la langue est plus sèche que la veille, roussâtre ou pâle, même à sa pointe et sur ses bords; mais il n'y a point eu de selles depuis quatre ou cinq jours. (Lavement.) L'abcès du coude s'ouvre spontanément et laisse écouler une grande quantité de matière.

Le 6, il y a eu des selles abondantes et nombreuses; la fièvre s'est terminée par une forte sueur. En somme, il y a du mieux, quoique la langue reste sèche. Le 7 et le 8, les frissons vifs et prolongés du 5 reviennent, et ne sont suivis que d'une fièvre légère; les forces s'affaiblissent, et le malade est dans une sorte de somnolence. (Vésicatoire aux jambes.) Le 9, le *facies* est moins abattu, mais la suppuration est toujours abondante et très fétide. (Pansement avec de la charpie imbibée de décoction de kina.)

Le 12, frissons, tremblement, pendant lesquels la peau de tout le corps est pâle, jaunâtre et terne; le pouls est petit, souple et peu fréquent; le malade est toujours assoupi; ses réponses sont brusques, et il paraît indifférent sur son état; la langue s'encroûte légèrement; les selles sont difficiles, et le ventre n'est sensible dans aucun point. Il y a de la toux et quelques crachats bien liés; cependant la respiration se fait bien, et le stéthoscope la fait entendre partout; les frissons continuent toute la journée, et la nuit une sueur abondante couvre toute la figure, ainsi que le thorax.

Le 11, les frissons reparaissent, le pouls bat quatre-vingts fois, les membres pelviens se gonflent, une douleur qui existait depuis deux jours au talon gauche devient beaucoup plus vive, le membre thoracique n'est presque pas douloureux; mais la suppuration est très abondante, et son foyer semble communiquer avec l'articulation. Le 12 et le 13, la faiblesse augmente. Le 14, les membres inférieurs sont assez fortement gonflés, l'adynamie fait des progrès, les réponses sont lentes, difficiles à obtenir et brèves. Cependant le malade se dit mieux. Le 15 et le 16, les frissons n'ont pas lieu; l'abattement est plus prononcé; les vésicatoires des cuisses se noircissent et se dessèchent; ceux des jambes rendent beaucoup; la respiration est suspirieuse, quoique les poumons soient libres et la toux moins fréquente. La suppuration a considérablement diminué.

Le 17, léger délire ou somnolence continuelle; le pouls est plus fort et plus fréquent que les jours précédents; quelques frissons irréguliers; le malade ne se plaint de rien; il dit ne pas souffrir. Nuit mauvaise, agitée; le 18, la bouche est très sèche et fuligineuse; la tête reste penchée en arrière, et semble céder à son propre poids; la face est pâle et terreuse; les membres abdominaux sont fortement gonflés.

Le 19, les traits de la face se décomposent, los poumons s'engouent. (Vésicatoire sur le devant du thorax.) Les lèvres pâlissent; le délire est continuel; tous les symptômes s'aggravent pendant le jour, et Sauvage meurt à huit heures du soir.

Nécropsie, quarante-huit heures après la mort. — *Crâne.* —Rien de notable dans cette cavité.

Thorax. — Adhérences celluleuses anciennes du poumon gauche, qui est, au reste, souple et crépitant partout. Abcès gros comme une noisette dans le lobe inférieur du poumon droit, près de son bord externe et du diaphragme; légère trace d'inflammation de la plèvre aux environs de ce foyer; quelques autres petites collections semblables à la précédente dans le reste de l'éponge pulmonaire de ce côté. Il n'y a pas d'hépatisation au pourtour de ces petits abcès, et le parenchyme de l'organe n'est pas autrement altéré.

Abdomen. — Le péritoine est parfaitement sain; la membrane muqueuse gastro-intestinale présente quelques plaques rosées d'espace en espace; mais il est impossible d'y remarquer la moindre trace d'inflammation ou de quelque autre lésion.

Membres et système vasculaire. — Aux environs de la fracture, la peau est molle, flasque, jaunâtre et légèrement lardacée; les chairs du devant de l'article sont déchirées ou converties en matière putrilagineuse. Au milieu de toutes ces parties se remarque un foyer qui renferme un verre d'un pus fluide et grisâtre : ce pus pénètre, d'une part, entre les fragments du cubitus qui s'en trouvent baignés; de l'autre, dans l'articulation huméro-cubitale, dont les ligaments sont presque entièrement détruits; le désordre est surtout porté très loin du côté de l'épitroklée et des bouts de l'os; cependant ils ne sont dénudés que dans une petite étendue. La traînée cellulaire des gouttières bicipitales renferme aussi çà et là de petites collections de

pus jusqu'à l'aisselle ; mais il n'y a rien de semblable an-
dessous de la fracture jusqu'au coude ; les veines superficielles sont vides et dans l'état normal. A partir du pli du
bras, la céphalique renferme en petite quantité de la matière d'un roux brun foncé, granuleuse ou concrétée, et
qui paraît être composée de sang on de fibrine et de pus ;
la basilique offre la même disposition, mais d'une manière
bien plus prononcée encore ; du pus bien distinct s'observe dans plusieurs points de sa longueur, et se mêle ensuite avec le sang d'une manière d'autant plus intime,
qu'on approche davantage du cœur. Dans tous les points
de ces vaisseaux, qui étaient en contact avec du véritable
pus, soit à l'extérieur, soit à l'intérieur, leurs parois sont
épaissies et rouges ; ailleurs elles ne sont pas altérées d'une
manière appréciable. La veine médiane profonde est rompue ; ses deux extrémités baignant dans l'abcès sont rouges
et oblitérées ; la portion supérieure de ce canal est remplie de matière purulente pure jusqu'à son entrée dans la
brachiale, qui en contient aussi, mais en petite quantité,
et de moins en moins reconnaissable à mesure qu'on se
rapproche de l'aisselle. Les tuniques de cette dernière,
d'ailleurs, ne sont ni rouges ni épaissies.

Le tissu cellulaire sous-cutané du membre pelvien droit
est rempli de sérosité rougeâtre, et les veines saphènes sont
dans l'état sain. Un abcès contenant cinq à six onces de
pus existe entre les muscles, à la partie postérieure de la
jambe, au-dessus du mollet ; la matière de ce foyer est
mal liée, très fluide et d'un gris cendré ; les fibres charnues qui l'entourent sont ramollies, très fragiles, pâles ou
grisâtres ; plusieurs petites collections de la même nature
se rencontrent dans la couche celluleuse profonde jusqu'à
l'origine du muscle soléaire. Les veines tibiale postérieure
et péronière, à partir du premier abcès jusqu'au jarret,
ainsi que la veine poplitée, sont complétement remplies de
pus ; en sorte que, vus à l'extérieur, ces vaisseaux et toutes

les veines qui traversent les points suppurés du membre sont jaunâtres, arrondis et comme tendus. Leur tunique interne est blanche, opaque, épaissie, mais non désorganisée. Depuis l'espace poplité jusque dans l'oreillette droite, on ne trouve plus de traces d'inflammation dans les veines, et néanmoins dans la fémorale, les iliaques et la veine cave, on distingue du pus en assez grande proportion, pus qui est tantôt en grumeaux isolés et purs, d'autres fois mêlé à des concrétions fibrineuses, mais bien plus souvent délayé dans le sang liquide, auquel il donne l'aspect d'un extrait de plante un peu brûlé, battu avec des œufs peu cuits; la veine porte ne contient rien de semblable, mais la veine cave supérieure et l'oreillette droite sont également remplies par cette singulière matière, qu'on suit dans l'artère pulmonaire jusqu'aux dernières ramifications de ce vaisseau, et qui, chose remarquable, se retrouve aussi dans les veines pulmonaires et même l'aorte, seulement avec des caractères moins éloignés de ceux du sang ordinaire. La surface interne de tous ces gros troncs est lisse et dans l'état normal.

Réflexions. — En cherchant à nous rendre compte de tout ce qui vient d'être noté, il est difficile d'y parvenir d'une manière satisfaisante, si l'on ne veut en accuser que l'altération des solides. En effet, point de phlegmasie dans les viscères, point de lésion manifeste dans ces organes, ou du moins rien qui soit en rapport avec les symptômes observés. L'inflammation du bras n'explique rien sous ce rapport, car elle était pour ainsi dire éteinte lors de l'apparition des accidents généraux. Celle du membre abdominal n'était évidemment elle-même que l'effet d'un autre état, et son développement s'est fait d'une manière trop sourde et trop lente pour qu'on puisse lui rattacher une réaction sympathique bien vive. La phlébite n'était pas assez étendue, en admettant même qu'elle fût primitive, pour jouer ici un grand rôle comme inflammation.

En nous reportant sur les fluides, au contraire, tout s'explique de la manière la plus claire. Le travail pathologique n'a point dépassé le bras jusqu'à la formation d'une grande quantité de pus; alors une résorption abondante est annoncée par un tremblement violent; la matière du foyer principal devient chaque jour de plus en plus irritante par suite de son contact avec l'air; chaque jour aussi son introduction dans la circulation générale produit de nouveaux ébranlements; l'économie cherchant à s'en débarrasser, la dépose dans le poumon, dans les membres inférieurs, en formant de nouveaux foyers qui deviennent de nouvelles causes de décomposition. Bientôt le sang, de plus en plus altéré, cesse d'exciter convenablement les organes, ne peut plus fournir à la nutrition, et l'adynamie la plus complète se déclare graduellement. Enfin arrive un moment où les humeurs sont trop éloignées de leur composition habituelle pour que la vie puisse se maintenir, et alors toutes les fonctions s'arrêtent.

Il serait impossible sans doute de démontrer mathématiquement l'exactitude d'une semblable manière de voir, car il n'est pas dans la puissance du médecin d'assister aux changements interstitiels qui s'opèrent dans les tissus; mais en réfléchissant à l'énorme quantité de pus que renfermaient les vaisseaux, à l'état du sang dans les gros troncs, dans le cœur, dans l'artère pulmonaire, etc.; enfin, à moins de soutenir, contre toute évidence, que le liquide contenu dans les canaux veineux des cavités thoracique et abdominale n'était pas altéré par son mélange avec le pus, ou bien que ces vaisseaux eux-mêmes avaient été enflammés, et que le pus mêlé au sang venait de leurs parois, on est entraîné presque malgré soi à convenir que cette opinion est on ne peut mieux fondée. Au reste, on a dû être frappé de l'analogie qui existe, quant au fond, entre ce fait et le précédent. D'un autre côté, gardons-nous d'accorder trop légèrement notre confiance aux explications, quelque séduisantes qu'elles soient, et continuons d'exposer les faits tels qu'ils se présentent.

Obs. III. — *Sujet de dix-neuf ans. — Amputation du second os métatarsien. — Suppuration abondante et rapide de tout le pied. — Ictère général. — Mort le dixième jour. — Vaste désorganisation au membre malade. — Du pus dans toutes les veines et dans le cœur. — Une foule d'abcès sans traces de phlegmasie dans un grand nombre d'organes, etc.* (1). — Henrius, âgé de dix-neuf ans, vannier, s'aperçut, il y a six mois environ, que la racine du second orteil de son pied droit était légèrement gonflée. Cette tuméfaction augmenta, et la tumeur s'ouvrit spontanément au bout de deux mois. Depuis lors, le fond de l'ulcère a toujours été grisâtre et la suppuration peu abondante.

Admis à l'hôpital de la Faculté le 4 mai 1826, ce jeune homme ne souffre presque pas; son ulcère est d'un gris sale et blafard dans son fond; la peau des environs est rouge, livide et amincie. Cette membrane et les autres parties molles sont altérées jusqu'à près d'un pouce en arrière de l'articulation métatarso-phalangienne; mais l'extrémité de l'orteil est saine. On reconnaît à l'aide du stylet que la première phalange est cariée et que l'articulation est prise. L'amputation est pratiquée le 7, à neuf heures du matin, dans la continuité de l'os métatarsien, et ne présente rien de particulier. On tente la réunion immédiate. Le 8, le 9, le 10 et le 11, il y a de la fièvre; mais du reste il ne se manifeste pas d'accidents, soit locaux, soit généraux, qui puissent faire redouter des suites fâcheuses. Le 12, au premier pansement, tout paraît en bon état; cependant le dos du pied, principalement à la partie externe, est déjà légèrement enflammé, et la fièvre persiste. Le 13, même état général; le dos du pied est fortement empâté, rouge et douloureux; on enlève les bandelettes emplastiques; la

(1) *Revue médicale*, 1826.

plaie n'est pas réunie, et ne présente d'ailleurs rien de particulier. Une compression légère et méthodique, établie la veille depuis la partie inférieure de la jambe jusqu'à la racine des orteils dans le but de borner l'érysipèle phlegmoneux qui s'annonçait avec des caractères graves, n'a point empêché la formation d'un foyer purulent assez vaste à la partie externe et vers le milieu de la longueur du dos du pied. Ce foyer est ouvert avec le bistouri, et plusieurs cuillerées de pus s'en écoulent. (Cataplasmes par-dessus la charpie.) Le 14, mêmes symptômes généraux; suppuration abondante, grisâtre, fétide, fournie par les plaies de l'amputation et de l'abcès; le gonflement gagne la jambe. Le 15, même état; la figure est jaunâtre et la bouche amère; le pied est fortement gonflé, empâté, ainsi que la jambe, jusqu'au-dessus des malléoles; on reconnaît que sous le foyer purulent les os du tarse sont nécrosés, et le stylet pénètre sans difficulté dans leurs articulations; au-dehors, la peau est fortement décollée jusqu'à la plante du pied. (Cataplasmes.) Le 16, l'ictère est très prononcé; pouls régulier; sueurs de temps en temps; langue pâle; abdomen ni gonflé ni sensible dans aucun sens; les selles sont rares; la respiration est libre partout; il n'y a point de toux ni la moindre douleur dans le thorax; une légère rougeur se remarque sur le dos de la main gauche, et déjà l'on sent dans cet endroit une fluctuation évidente. Le 17, cette légère teinte d'inflammation, qui n'a point été accompagnée de douleur, est disparue; cependant la peau est soulevée dans une plus grande étendue que la veille, et une assez vaste collection est manifeste : on l'ouvre, et il s'en écoule au moins deux onces de pus liquide grisâtre; d'une fétidité extrême et suffocante. Ce foyer ne paraît pas communiquer avec les articulations ni s'étendre jusqu'aux os. Le pied a fourni une étonnante quantité de matière purulente mêlée de sang, et répandant une odeur semblable à celle de la main; le gonflement est considérable jusqu'au-dessus des malléoles; mais la peau n'est pas rouge, et jamais ces parties n'ont été très douloureuses. Il y a eu du délire dans la nuit; le pouls est petit et inégal; la face est fatiguée et la respiration plus fréquente, quoiqu'on l'entende partout, et quoiqu'il n'y ait pas plus de toux que la veille. Le malade est très faible; dans la journée les dents s'encroûtent; le soir, à six heures, l'intelligence se conserve; mais une sueur abondante et comme d'expression se remarque sur toute la surface du corps; le pouls est excessivement petit et irrégulier; la respiration surtout est très remarquable : il semble que les parois de la poitrine soient comprimées et qu'elles ne puissent plus se dilater; les expirations sont courtes et très éloignées les unes des autres; l'agonie est imminente, et la mort arrive à sept heures et demie.

Nécropsie le 18, à dix heures du matin, quinze heures après la mort.—Pied.—Sur la face dorsale, la peau et la couche sous-cutanées ont complétement séparées des os et des tendons par la suppuration. Ces derniers eux-mêmes sont noirs, comme disséqués et macérés. Tous les os sont dépouillés de leurs ligaments, de leur membrane synoviale, et pour ainsi dire libres dans le pus. A la face plantaire, les parties ne sont pas décollées; elles ne sont pas même très altérées, quoique cependant il s'y rencontre quelques traînées, quelques foyers purulents. La couche graisseuse du pourtour des malléoles et d'une partie de la jambe est infiltrée de sérosité jaunâtre; plus profondément on rencontre quelques clapiers; mais les traces d'inflammation sont déjà bien moins évidentes. L'altération des os et des tendons s'est arrêtée vis-à-vis de l'articulation des os cuboïde et scaphoïde avec l'astragale et le calcanéum. L'artère pédieuse est rompue sans être gangrenée, ni rouge, ni oblitérée; c'est elle, sans doute, qui a donné le peu de sang qui s'est écoulé la veille et celui qui se trouvait mêlé au pus et aux autres matières décomposées. Les veines dorsales sont rouges à l'extérieur et à l'intérieur ; leurs parois sont fortement épaissies, et il est facile d'en suivre plusieurs jusque dans les clapiers purulents, où elles s'ouvrent librement et où leurs bouches sont même béantes. Leur cavité est d'ailleurs pleine de pus fluide et grisâtre ; les saphènes restent dans cet état jusqu'au point où la couche celluleuse cesse d'être enflammée ; mais elles n'en contiennent pas moins pour cela de la matière purulente jusqu'à leur entrée dans la fémorale, sans que leurs parois présentent le moindre épaississement, le plus léger vestige d'inflammation. Comme cette matière ne les remplit pas, elles ne sont plus tendues en manière de corde, comme au pied ; mais elles ne renferment point de sang. Les veines profondes de la partie postérieure du membre ne sont enflammées çà et là que jusqu'à la malléole interne simplement dans les points correspondants aux parties molles altérées ; cependant, elles sont également remplies de pus très fluide, et de pus seulement. Au mollet, et dans divers points de la cuisse, ce pus est aussi répandu d'espace en espace, en formant de petites collections au milieu de tissus souples, et dans lesquelles se trouvent toujours des racines veineuses gonflées, plus ou moins rouges et pleines de la même matière, sans que l'on puisse dire que le tissu cellulaire ou les autres éléments des environs soient véritablement enflammés. Les artères sont vides, ou ne renferment que quelques filaments de fibrine très jaune, de sérosité de même couleur, ou quelques grumeaux très rares de sang noir, jaune, et mêlé à du pus bien reconnaissable.

Membres thoraciques. — A l'extérieur, ils ne présentent rien, absolument rien de particulier, et n'ont d'ailleurs fait éprouver aucune douleur pendant la vie, à l'exception toutefois du dos de la main gauche. Dans ce dernier endroit, depuis la racine des doigts médius et annulaire, jusqu'à la partie postérieure du métacarpe, il existe une

sorte de poche ou de clapier, que remplissait le fluide évacué le 17; cependant la peau, le tissu cellulaire, les
tendons qui sont encore baignés par ce fluide, tous les tissus, en un mot, conservent leur souplesse naturelle, et ne
sont pas colorés différemment que dans les autres parties
du corps. Il semble vraiment que les parois de ce clapier
n'aient été formées que depuis la mort; le pus, de plus en
plus liquide et jaunâtre ou grisâtre, qui s'y trouve encore
renfermé, se confond insensiblement dans les mailles du
tissu cellulaire avec la sérosité naturelle. Un grand nombre
de traînées purulentes de même nature se voient jusque
dans le creux de l'aisselle, les unes entre les muscles, les
autres sous la peau. Partout, le pus est infiltré, fluide, fortement coloré en jaune; la gouttière bicipitale interne,
surtout, en est presque entièrement remplie, comme à la
jambe. Dans tous ces foyers, on trouve de grosses racines
veineuses, ou même quelques troncs de même nature, dont
les parois sont un peu épaissies, mais dans quelques points
seulement; entre ces abcès, les veines sont saines, à l'extérieur comme à l'intérieur, quoiqu'elles soient aussi remplies d'un pus absolument analogue à celui qui les entoure
d'espace en espace. On n'y rencontre non plus que quelques grumeaux de sang coloré lui-même en jaune, et toujours mêlé au pus. La même chose existe à droite, quoique
la main n'ait point été le siége d'un abcès. C'est à la face
interne du bras que se remarque principalement l'infiltration purulente, sans que le tissu cellulaire ait perdu de sa
souplesse, sans que les lamelles de cet élément soient épaissies ou qu'elles aient éprouvé le moindre changement dans
leurs propriétés physiques; mais l'articulation scapulo-humérale de ce côté est surtout remarquable; il n'est pas
possible d'apercevoir autour d'elle, soit dans les muscles,
soit dans les ligaments ou dans la capsule, le moindre indice d'altération; et cependant elle renferme au moins une
once et demie ou deux onces de pus. Ce pus est d'un jaune

grisâtre et très fluide ; il est filant et onctueux au toucher : on dirait qu'il a été délayé avec la matière colorante de la bile et de la synovie ; la membrane synoviale n'est aucunement rouge ; elle est très jaune, ainsi que tous les autres tissus ; mais le poli de sa surface n'est pas altéré ; on n'y rencontre ni épaississement, ni opacité ; en un mot, elle est grasse comme à l'ordinaire, et ne diffère en aucune manière de celle de l'articulation analogue du côté opposé, non plus que les cartilages et les os, qui sont parfaitement sains. Quoique le dernier foyer de ce bras finisse au-dessous de la clavicule, on en trouve encore un autre néanmoins dans la région sus-claviculaire, et un dernier, enfin, derrière l'extrémité supérieure du sternum, foyers qui offrent toujours les mêmes caractères.

Crâne. — Rien de spécial dans cette cavité, non plus qu'au cou.

Thorax. — Le poumon droit tient à toute l'étendue des parois de la cavité qui le renferme, au moyen d'adhérences celluleuses, intimes et très anciennes (une pneumonie avait eu lieu huit mois auparavant) ; le gauche est libre, souple et crépitant partout ; cependant, en le pressant avec soin, on parvient à reconnaître un certain nombre de petits noyaux dans son parenchyme, noyaux pour la plupart très rapprochés de la superficie, et qui sont au nombre de quinze à vingt, variant, au reste, pour le volume, depuis celui d'un pois, ou d'une noisette, jusqu'à celui d'un œuf de perdrix. Ces tubercules sont autant d'abcès, ou de petites poches pleines d'un pus tout-à-fait semblable à celui dont il a été question jusqu'à présent. Les lames les plus internes de leurs parois sont comme imbibées de sang et de pus ; mais l'éponge pulmonaire reprend aussitôt sa souplesse, sa perméabilité, et tous les autres caractères de l'état normal. Il n'existe pas une parcelle de ce tissu qui soit endurcie, ou changée d'aspect, sans qu'on y rencontre un petit foyer plein de pus.

A droite, il n'y a que deux ou trois collections semblables. La cavité pectorale gauche renferme aussi trois onces environ de matière très liquide, analogue à celle de l'articulation de l'épaule, matière qui graisse les plèvres dans tous les points qu'elle touche ; ces membranes, pourtant, n'ont point perdu leur transparence, et ne paraissent pas du tout avoir été malades, si ce n'est en arrière et vers le milieu de la hauteur du poumon, où l'on remarque une plaque d'albumine jaunâtre appliquée sur la plèvre viscérale. Le cœur est petit ; ouvert, ses ventricules sont vides ; ses oreillettes contiennent chacune un caillot fibrineux très jaune : celui du côté droit renferme dans son milieu près d'une cuillerée de pus liquide, qui se combine insensiblement avec la fibrine. A gauche, le fluide purulent semble bien être infiltré dans le caillot fibrineux ; mais il n'est pas possible de l'en isoler. Ces concrétions se terminaient presque subitement en entrant dans les veines ; seulement elles se prolongeaient en diminuant graduellement jusqu'à la bifurcation de la veine cave supérieure, et ce prolongement était, comme dans l'oreillette, un mélange de fibrine, de sang et de pus. Abstraction faite de cette petite quantité de matière, tous les vaisseaux de la poitrine étaient *vides, complétement vides de sang.*

Abdomen. — Le péritoine est sain ; deux petites ulcérations, anciennes selon toute apparence, se remarquaient sur la valvule iléo-cœcale. Les plaques glanduleuses de Peyer sont très distinctes sans être saillantes, et tous les follicules isolés de Brunner sont assez développés pour former de petits reliefs visibles à l'œil nu.

Du reste, la membrane muqueuse n'est ni épaissie, ni rouge, ni opaque, ni ramollie, ni autrement altérée, soit dans le gros intestin, soit dans l'intestin grêle, soit dans l'estomac. Il n'y a pas une goutte de sang dans les branches de la veine porte ; le tronc de la veine cave est lubrifié à l'intérieur par une substance fluide, jaunâtre, et qui offre

tous les caractères du pus des autres parties du corps. Au-
dessous du foie seulement, cette veine renferme un petit
cordon fibrineux irrégulier, long de trois pouces , et gros
tout au plus comme une plume à écrire ; encore, dans ce
cordon , reconnaît-on un mélange de fibrine jaune, de
sang très noir et de pus liquide. Le tronc de l'aorte , depuis le cœur jusqu'aux artères iliaques , est aussi complétement vide , si l'on en excepte un petit caillot, moins gros
que le précédent, et dans lequel tous les assistants sont
également forcés de reconnaître la présence du pus.

Tous les autres organes étaient dans l'état naturel , à
l'exception toutefois de la coloration en jaune, qui était
égale partout, même dans les os, les cartilages, le cerveau,
les muscles , etc.

Réflexions. — Si nous osions soutenir que cette énorme
quantité de matière purulente était le produit de l'inflammation simple , les apparences physiques de tous les tissus
qui environnaient les foyers s'élèveraient avec force contre
cette assertion; encore serions-nous au moins forcés de convenir qu'une telle phlegmasie ne pourrait être facilement
comprise qu'en accordant à l'état pathologique des liquides
la plus grande importance. Mais comment se refuser à l'évidence ? Quand une foule d'organes sont comme imbibés
de pus sans offrir la moindre trace de travail inflammatoire; quand on voit, pour ainsi dire, les vaisseaux prendre
ce fluide dans son foyer principal, et le transporter, par
combinaison avec d'autres liquides, dans le reste de l'économie; quand on le retrouve dans ces mêmes vaisseaux
avec tous ces caractères ; quand on en rencontre jusqu'au
centre des concrétions polypiformes du cœur ; quand, enfin, le sang avait été si complétement décomposé, qu'il
n'eût assurément pas été possible d'en trouver quatre
onces dans tout le cadavre, peut-on raisonnablement nier
que les fluides n'aient rempli le principal rôle, et que leur
altération n'ait été la source des accidents et de la mort ?

Obs. IV.— *Phlébite suite d'une saignée* (1). —Clémentine, âgée de vingt ans, bien constituée, n'ayant jamais eu de maladie grave, étant au sixième mois de sa première grossesse, se présenta le 10 janvier 1827 à la consultation publique de l'hôpital de la Faculté, en se plaignant de maux de tête et de douleurs vagues dans la poitrine. Une saignée fut prescrite et pratiquée le lendemain ; le 13 et le 14, une tumeur mal circonscrite, avec des douleurs qui se propagent le long des gouttières bicipitales, se manifestent au pli du coude. Le 15, les douleurs sont beaucoup plus vives, et le gonflement occupe presque toute la longueur du bras ; il y a de la fièvre. Le 16, la langue est rouge et sèche ; il y a de l'agitation, et les souffrances sont très aiguës. (25 sangsues sur le membre.) Le 18, l'engorgement s'étend jusqu'au thorax ; on agrandit la plaie faite par la lancette, et il n'en sort qu'une petite quantité de pus. Le 19 et le 20, l'état du bras s'améliore, mais la poitrine semble se prendre, et les symptômes généraux s'aggravent de plus en plus. (20 sangsues au-devant du sternum.) Le 21, le pouls est à 130 et petit; il y a une toux et de la soif très vive. (12 sangsues.) Le soir, mieux apparent, mais la faiblesse et l'abattement sont extrêmes. Le 22, on place un large vésicatoire sur la poitrine ; le 23 et le 24, l'adynamie fait des progrès rapides, le gonflement du bras a considérablement diminué, et la malade ne se plaint plus. Le 26, vers quatre heures, les douleurs de l'enfantement apparaissent et se succèdent avec beaucoup de rapidité ; à dix heures et demie, les dents et les lèvres sont fuligineuses, la langue noire et sèche, le pouls est excessivement petit; la malade est accablée, sans force et dans une agitation extrême. A onze heures et demie, M. Jules Cloquet, trouvant que le col utérin se dilatait avec trop de lenteur, crut devoir l'inciser dans l'étendue de quatre lignes. Enfin, cette malheureuse femme, rappelant le reste de ses forces, aida les contrac-

(1) *Archives* (1827), t. XIV.

tions de la matrice et finit par expulser un fœtus peu volumineux et qui donna quelques signes de vie pendant environ deux heures ; mais elle tomba bientôt dans un affaissement général, et mourut à deux heures après midi.

Nécropsie le 28, à neuf heures du matin. — La veine médiane basilique est presque entièrement oblitérée, et ses parois ont bien une ligne d'épaisseur ; toutes les autres veines qui viennent se rendre dans le tronc même de la basilique sont pleines d'un pus blanc et bien lié ; la céphalique n'est pas malade, non plus que les veines de l'avant-bras. Il n'y a point de suppuration dans la couche sous-cutanée ni dans la profondeur des muscles. Jusqu'auprès de la clavicule, les parois de la veine brachiale et de ses racines sont très fortement épaissies et tapissées à l'intérieur d'une couche purulente concrète très distincte ; ce vaisseau est d'ailleurs rempli d'un pus très liquide et d'une couleur roussâtre de plus en plus foncée à mesure qu'on s'approche davantage de l'aisselle ; ensuite, cette matière mêlée au sang se retrouve en forme de bouillie claire, de manière à être reconnue par tous les assistants, jusque dans l'oreillette et le ventricule droits du cœur, qui en sont entièrement remplis. L'état inflammatoire, au contraire, diminue assez rapidement, à partir de la veine axillaire, pour qu'au niveau des muscles scalènes la veine sous-clavière n'en présente plus aucune trace reconnaissable, et de telle sorte que l'intérieur du cœur et de la veine cave supérieure, après avoir été lavé, ont offert tous les caractères de l'état sain ; ce qui a été constaté en présence de M. Cruveilhier et d'un bon nombre d'élèves.

Quoiqu'il y eût des traces de pleurésie récente et un engorgement pulmonaire assez prononcé, il n'y avait pas cependant de pneumonie, et toutes les autres parties du corps n'ont rien fait voir de particulier.

Ici la maladie était incontestablement une phlébite ; mais est-ce à l'inflammation de la veine qu'il faut attribuer le mal? Je ne le pense pas ; d'abord, parce qu'il restera démontré pour toutes les personnes qui ont pu examiner les pièces sur le cadavre que cette inflammation n'avait pas dépassé la veine sous-clavière gauche ; ensuite, parce qu'une phlébite bornée au bras ne serait qu'une lésion locale incapable de faire périr aussi promptement ; en troisième lieu, parce que les accidents généraux se sont manifestés précisément au moment où l'amélioration du membre commençait à s'opérer ; enfin, parce que la nature même de ces accidents empêche de les rattacher à une simple phlegmasie, à moins d'admettre qu'elle ne se fût étendue au cœur ainsi qu'aux principaux troncs veineux ; ce qui, assurément, serait une erreur. Selon moi, c'est à l'état du sang qu'il faut rapporter, chez cette femme, le développement des symptômes du putridité et d'adynamie. Le pus, continuellement entraîné vers le cœur et distribué dans tous les organes avec le sang, a déterminé l'infection générale de l'économie, d'où s'en sont suivis les symptômes observés, puis la mort.

Obs. V. — *Fracture de côtes.* — *Abcès à l'avant-bras.* — *Résorption purulente.* — *Mort* (1). — Le 31 octobre, Châteauneuf, âgé de 21 ans, fut englouti avec plusieurs de ses camarades par l'écroulement d'une voûte sur laquelle ils travaillaient. Ce maçon est admis de suite à l'hôpital. Déjà l'avant-bras gauche est fortement gonflé, le radius est fracturé ; et quoiqu'il n'y ait pas de plaie, les chairs paraissent avoir été broyées. En outre, la poitrine et le ventre sont très douloureux. On applique vingt-cinq sangsues sur le membre et vingt-cinq autres sur le côté droit du thorax ; trois saignées sont pratiquées dans l'espace de vingt-quatre heures. Le 2, le 3 et le 4 novembre, les symptômes s'amendant, le malade paraît hors de danger ; mais, le 6 et le 7, la fièvre reparaît et les douleurs reprennent une nouvelle intensité. (Vingt sangsues sur l'hypocondre gauche.) Le 8,

______
(1) *Archives de médecine*, t. XIII (1827).

pas d'amélioration. (Saignée.) Le 9 et le 10, un peu de
mieux. Le 11, il survient du délire, qui est très fort le 12.
(Vésicatoires aux jambes, pilules de camphre et de nitre.)
Le 13, mieux sensible. (Potion camphrée.) Le soir, abattement général. (Le malade n'a pas voulu avaler de sa potion, mais il l'a prise pendant la nuit.) Le délire et l'agitation continuent ; le pouls est petit ; les pupilles ne sont pas
dilatées, la langue n'a jamais été sèche. (Même potion.)
Le 15, mieux sensible ; le délire a cessé ; mais l'avant-bras,
qui est devenu le siége d'un abcès considérable, s'ouvre
spontanément et laisse couler une grande quantité de pus ;
la peau est décollée sur toute la face postérieure et externe
du membre, depuis le milieu de l'avant-bras jusqu'auprès
du deltoïde. Le 17, la convalescence est décidée, l'appétit
se prononce, mais la suppuration reste très abondante.
(On cesse la potion.) Le 18, un frisson assez long et non
suivi de réaction a lieu le soir. Le 19, la face est jaunâtre,
un peu bouffie ; le pouls est petit et a repris un peu de
dureté ; la suppuration est devenue très fluide et grisâtre.
Le 20 au matin, *tremblement violent* qui dure près d'une
heure et n'est point suivi de fièvre, tremblement pendant
lequel les traits de la physionomie se décomposent comme
dans les accès de fièvre intermittente grave, et qui se renouvelle le 21, le 22 et le 23 avec les mêmes caractères.
La langue reste pâle et humide ; le malade s'affaisse graduellement et reste dans une grande indifférence sur son
état ; la peau du membre malade est flasque, ridée, terreuse, et la suppuration est de plus en plus fluide et de
mauvaise nature. Le 25, il s'écoule de la plaie une assez
grande quantité de sang, mais de sang pâle et comme délayé dans une grande proportion d'eau ; aucun symptôme
d'inflammation locale dans les viscères ne se manifeste ;
cependant, les frissons continuent de revenir irrégulièrement, sont suivis d'une sorte de coma le 27, et la mort
arrive le 28 à trois heures du soir.

Nécropsie le 3ɔ au matin. — Crâne. — Légère opacité de l'arachnoïde dans quelques points seulement ; environ deux onces de sérosité limpide dans les ventricules ; substance cérébrale dans l'état naturel.

Thorax. — Epanchement dans les deux plèvres de plusieurs livres d'un liquide qui semble être un mélange de sérosité, de concrétion albumineuse et de matière purulente délayée ; les poumons renferment une vingtaine de petits abcès tuberculeux, les uns fluides, les autres concrets et disposés de telle sorte, que le parenchyme pulmonaire conserve partout ailleurs sa souplesse, sa crépitance et les autres caractères de l'état le plus sain.

Abdomen. — Abcès semblables à ceux du poumon dans le foie ; seulement, ceux-ci ne sont qu'au nombre de trois, ont un volume plus considérable, et la matière qu'ils renferment, beaucoup plus fluide, est légèrement bleuâtre ; le canal alimentaire, les reins, la rate et les organes génito-urinaires n'offrent pas de traces appréciables d'altération. Le côté droit du cœur est rempli d'un sang pultacé ou concret, c'est-à-dire d'un mélange de fibrine, de sang fluide et de matière purulente. La même disposition se retrouve dans la veine cave inférieure.

Membres. — Les muscles sont réduits en putrilage ; la fracture du radius est simple ; les téguments du membre fracturé ont été disséqués par la suppuration dans tout l'espace indiqué pendant la vie ; des clapiers purulents existent dans le tissu cellulaire du bras, dans la bicipitale, et s'étendent même jusqu'au cou.

Obs. VI. — *Amputation de la jambe pour une maladie lente. — Symptômes de fièvre adynamique. — Mort le onzième jour de l'opération. — Abcès et tubercules dans le foie. — Traînées purulentes dans le tissu celluleux de la cuisse et de la fesse* (1). — Guillemin, âgé de 5ɪ ans, an-

(1) *Revue médicale*, 18ɪ6.

cien militaire, d'une haute stature, fort et très robuste, fut admis à l'hôpital de la Faculté le 3 mai 1826 ; il était affecté depuis long-temps d'une altération profonde de l'articulation tibio-tarsienne, etc., et venait à l'hôpital dans l'intention de se faire couper la jambe. L'opération fut pratiquée le 7 du même mois par la méthode circulaire, et l'on mit en contact les lèvres de la plaie. Le 8, le moignon reste douloureux, et des élancements s'y font ressentir ; la fièvre n'est pas très forte cependant. (Diète, limonade). Le 9, le pouls est plus fort et plus fréquent ; la fièvre, en un mot, est plus prononcée ; mais le soir, une sueur abondante et générale a lieu. Le 10, même état que la veille ; le moignon est chaud et sensible ; la langue est humide et non chargée. (Saignée de deux palettes.) Le 11, le pouls a moins de force, mais la langue est un peu sèche et la soif très grande ; l'état général a peu changé ; la sueur revient de temps à autre, et les élancements du moignon persistent. Le 12, on enlève le premier appareil ; la réunion n'est point opérée ; du pus s'écoule en grande quantité de la plaie ; un commencement d'érysipèle se remarque sur la peau des environs et s'étend déjà jusqu'au genou ; on remplit la solution de continuité de boulettes molles de charpie, et l'on panse simplement à plat ; dans la journée, le malade paraît mieux et plus content. Le 13, mêmes symptômes que le 11 ; la suppuration est abondante, grisâtre et très fluide ; l'érysipèle semble vouloir se borner au pourtour du genou. (Lavements, tisane d'orge miellée.) Le 15, la teinte du visage est jaunâtre, les traits de la face sont tiraillés ; la langue n'est ni plus sèche ni plus chargée que les jours précédents ; le pouls est petit et très inégal. Cet homme, questionné de toutes les manières, affirme qu'il ne ressent aucune douleur, excepté dans son moignon, qui est toujours enflammé ; l'abdomen pressé dans tous les sens et la poitrine explorée avec la plus minutieuse attention, ne donnent aucun indice de lésion des organes contenus dans ces cavités. Le 16, il s'est manifesté un peu de délire dans la nuit ; la face est grippée ; une sorte de somnolence remplace l'insomnie qui avait existé jusqu'ici ; la suppuration diminue sensiblement, et les parties molles sont flasques, grisâtres ; elles restent pendantes et comme entraînées par leur propre poids. (Vésicatoire au membre sain.) Le 17, le pouls est très petit et très irrégulier ; l'assoupissement est continuel, quoique léger ; la langue est de temps en temps sèche et rousse (il faut remarquer que ce sujet respire la bouche ouverte), mais elle n'est pas encroûtée, ni rouge dans aucun point ; la suppuration est redevenue plus abondante, plus fluide encore qu'elle n'avait été. Le 18, l'adynanie fait des progrès ; le soir, la respiration s'embarrasse, et la mort a lieu dans la nuit.

Nécropsie, le 20, à dix heures du matin. — La peau du moignon est décollée jusqu'auprès du genou ; néanmoins, les os ne sont pas dénudés ; les muscles sont comme disséqués et semblent avoir macéré dans le pus ; plusieurs traînées purulentes se remarquent dans le tiers supérieur de la cuisse, et notamment dans l'espace celluleux qui sépare la face postérieure du troisième adducteur des faisceaux charnus qui viennent de l'ischion ; les artères sont vides et présentent quelques traces d'ossification ; les veines sont pleines de pus jusqu'au jarret, où elles cessent d'être enflammées ; les ganglions de l'aine sont légèrement gonflés sans être rouges, et plusieurs d'entre eux offrent des points de suppuration à l'intérieur ; toutes les couches celluleuses de la fesse, et surtout celle qui fait communiquer la grande échancrure ischiatique avec l'excavation que nous avons décrite sous le nom de *sous-ischiatique* dans notre *Anatomie des régions*, étaient également pleines de pus non encore rassemblé en foyer, de pus qui semblait avoir été déposé dans ces parties depuis la mort du sujet par une sorte d'injection artificielle ; la même disposition se remarque dans le tissu cellulaire du bassin, où les veines sont également gorgées de matières purulentes qu'on retrouve plus ou moins distinctes, mais toujours mêlées au sang, jusque dans la veine cave et dans le cœur.

Abdomen. — Quatre abcès, de volume d'un petit œuf de poule, se rencontrent, à quelques pouces de distance, dans le foie, près de la face convexe de cet organe. Le pus en est très fluide et ressemble à de la sérosité dans le centre de quelques unes; il s'épaissit, au contraire, plus ou moins régulièrement, et finit même par se concréter dans quelques autres en approchant de leur circonférence; sa couleur est, en général, ou d'un gris bleuâtre, ou d'un blanc jaunâtre plus ou moins foncé. Les parois des petits kystes qui les renferment offrent une teinte verdâtre très prononcée, et le parenchyme de l'organe hépathique ne paraît pas être autrement altéré.

La membrane muqueuse gastro-intestinale n'a éprouvé aucun changement de texture ni d'aspect qu'on puisse apprécier, et les *fèces*, qui se trouvent en assez grande quantité dans le gros intestin, sont solides et bien liées. Les organes contenus dans le thorax et le dans crâne sont sains.

Obs. VII. — *Blessure au gros orteil avec ouverture de l'articulation.* — *Signes de résorption purulente.* — *Fièvre.* — *Mort le dix-neuvième jour.* — *Quelques traces de péritonite.* — *Masses tuberculeuses dans le poumon et le foie* (1). — Louvel, âgé de vingt-sept ans, charron, fort et bien constitué, n'ayant jamais éprouvé de maladie grave, entra, le 2 octobre 1823, à l'hôpital de la Faculté, pour une coupure qu'il s'était faite au gros orteil gauche. La plaie divisait obliquement toute l'épaisseur de la première phalange et les parties molles jusqu'à l'articulation, de manière que le bout du doigt ne tenait plus que par un lambeau de téguments. On réunit à l'aide de bandelettes agglutinatives, et le malade ne ressentit rien de particulier les quatre premiers jours. Au premier

(1) *Revue médicale*, 1826.

pansement, la réunion n'est pas opérée. Le cinquième et le sixième jour, il y a de la douleur dans la partie et un peu de suppuration. Le septième, l'inflammation se propage à toute la partie interne et supérieure du pied, qui est très douloureuse; il y a de la fièvre; la plaie présente un mauvais aspect; la suppuration est fort abondante et grisâtre. (Cataplasme émollient, saignée de trois pal.) Le huitième, la fièvre est moins forte, mais ne cesse pas tout-à-fait. Le onzième, il y a chaleur et sécheresse de la peau; l'épigastre est sensible à la pression. Le douzième au soir, une douleur assez vive se fait sentir à l'hypocondre droit; la respiration est difficile, le ventre un peu tendu; les conjonctives sont jaunâtres, la langue et la bouche sèches. (Vingt-cinq sangsues à l'hypocondre; infusion de violettes avec le sirop de gomme.) Le treizième, mieux apparent; le ventre, néanmoins, se ballonne de plus en plus. (Vingt-cinq sangsues à l'épigastre.) Le soir, continuation de tous les symptômes; délire pendant la nuit. Le quatorzième, la langue est très sèche au centre, rouge et humide sur les bords; la respiration est plus gênée, la peau plus sèche et plus chaude; le ventre est plus tendu que la veille; les douleurs abdominales augmentent jusqu'au dix-huitième jour. Le dix-neuvième, le délire est continuel; tous les symptômes persistent et s'exaspèrent. (Quarante sangsues sur l'abdomen.) Mort dans la nuit.

Nécropsie trente heures après la mort. — *Extérieur.* — Teinte jaune de la peau; cadavre d'un homme fort et bien musclé.

Membre. — L'articulation phalangienne de l'orteil blessé est en pleine suppuration et les cartilages sont altérés. Les toiles synoviales tendineuses étaient également en suppuration et divers foyers purulents existaient au pied.

Abdomen. — Intestins distendus par des gaz; le péritoine des replis mésentériques présente des traces évidentes d'inflammation, surtout vers le bord concave de l'intestin grêle. Dans les régions lombaire et iliaque droites, on trouve une couche assez épaisse de matière purulente, infiltrée. Le canal alimentaire scrupuleusement examiné, paraît sain dans toute son étendue. Tout le côté droit de la face convexe du foie est vivement enflammé et couvert d'une couenne membraniforme. Cet organe présente dans son intérieur plusieurs masses d'un blanc grisâtre, plusieurs tubercules non encore fondus et ramollis : ce sont évidemment des collections de pus concret formées dans le parenchyme hépatique. Ici la matière caséeuse est friable, blanche ou jaunâtre; là, au contraire, elle est fluide, grasse, crémeuse et d'une couleur blanche, presque grise ou verdâtre. Partout cette substance augmente de consistance à mesure qu'on se porte vers les couches organiques, qui sont altérées et comme enflammées jusqu'à quelques lignes de distance. Plusieurs de ces abcès proéminent à l'extérieur, soulèvent le péritoine et paraissent avoir été la cause première de l'inflammation de cette membrane. L'un d'eux, du volume d'un œuf de poule, adhère légèrement au diaphragme, qui est, dans ce point, dans un véritable état de suppuration.

Poitrine. — Le poumon droit offre, dans le point qui appuie le plus immédiatement sur le foie, une masse tout-à-fait semblable à celles qui viennent d'être notées, et quelques autres tumeurs moins volumineuses entourent celle-ci. Le tissu environnant est hépatisé dans l'étendue de quelques lignes, mais le reste de l'organe est sain. Le poumon gauche présente aussi à sa partie inférieure et externe une petite portion enflammée et quelques tubercules analogues aux précédents; les autres viscères sont dans l'état normal; la tête n'a pas été ouverte; les vaisseaux ne renfermaient qu'une très petite quantité de sang fluide, très noir, roussâtre ou pointillé de blanc.

Réflexions. — Les lésions pathologiques semblent, au premier coup d'œil, pouvoir se rattacher sans peine à l'inflammation simple des organes; mais, en y regardant de plus près, des objections sérieuses, des difficultés assez nombreuses ne tardent pas à se présenter à l'esprit de l'observateur circonspect. Pourquoi cette forme tuberculeuse des foyers purulents? Pourquoi cette matière concrète ou caséeuse rassemblée en masses isolées dans une phlegmasie aiguë? Comment comprendre qu'une inflammation de quelques lames des tissus hépatique et pulmonaire ait pu produire aussi promptement tous ces abcès si bien circonscrits, et l'accumulation d'une substance aussi solide? En outre, qui peut refuser d'admettre ici une liaison intime entre la blessure de l'orteil et toutes les altérations de l'intérieur?

Ce n'est pas que nous ayons l'intention de nier l'existence des traces de l'inflammation, elles étaient évidentes, seulement, nous pensons qu'en cherchant la cause de ce phénomène dans la résorption des matières fournies par la plaie du pied, tout s'explique beaucoup plus naturellement.

Sous un autre point de vue, il est clair que ces masses concrètes trouvées dans le foie et les poumons peuvent donner une idée assez exacte de la formation des tubercules qui semblent naître sous l'influence de l'inflammation. C'est cette remarque qui nous a toujours empêché de partager sur tous les points les opinions de Bayle, Laënnec, Broussais, etc., relativement à l'étiologie des tissus accidentels en général; c'est elle encore qui nous force à ne pas être tout-à-fait du même avis que M. Andral sur ce sujet, et qui nous fit admettre deux espèces principales de tubercules dans notre thèse de concours pour l'agrégation. Enfin cette idée nous paraît expliquer la cause qui divise actuellement les médecins sur ce point important de pathologie, et pouvoir concilier toutes les théories à cet égard.

Obs. VIII. — *Ulcère au pied*. — *Gangrène et amputation*

de la jambe. — Abcès à la cuisse. — Adynamie. — Mort le vingt-quatrième jour. — Un grand nombre de foyers purulents dans le foie (1). — Perein, âgé de trente-huit ans, d'un tempérament robuste, contracta la syphilis à l'âge de vingt-six ans, et en fut très bien guéri. A trente-sept ans, il fut atteint d'une nouvelle chaude-pisse, qu'il soigna fort négligemment, et qu'il portait encore le 20 août 1843. Alors son soulier le blessa à la partie externe du tarse, près de la malléole externe, et produisit une phlyctène qui se convertit en un point gangréneux quelques jours plus tard.

Lorsque le malade voulut enlever la croûte de cette blessure, il en sortit un pus blanchâtre. Depuis ce moment, l'ulcère s'est toujours agrandi. Entré à l'hospice le 15 septembre, nous observâmes chez ce sujet une solution de continuité large comme une pièce de trois livres, blanchâtre vers ses bords, et d'un rouge assez vif dans le centre. La jambe était enflée et douloureuse jusqu'au mollet. (Quinze sangsues.) Les quatre jours suivants, l'ulcère s'accroît, se recouvre de sérosité roussâtre, et qui, vers les bords gangrenés de l'ulcère, décolle l'épiderme; l'inflammation se propage à la jambe. (Saignée le matin, vingt-cinq sangsues le soir.) Sixième jour, l'ulcère s'étend en arrière et en dehors de l'articulation; sa surface est blanchâtre par points, rouge dans quelques endroits, et noire vers ses bords; même état de la jambe. Septième jour, pied gonflé, engorgement de tout le trajet de la veine saphène interne et des principaux troncs lymphatiques. Les tendons des péroniers latéraux sont dénudés et altérés. Huitième jour, propagation de l'ulcère autour de la partie supérieure et postérieure de l'articulation; des phlyctènes, qui s'étaient formées sur le devant du tarse, sont rompues; ouverture d'un abcès derrière la malléole interne; nuit sans sommeil; fièvre intense. Neuvième jour, la désorganisation continue d'envahir le membre; délire. Dixième

(1) *Revue médicale*, 1828.

jour, la gangrène se manifeste sur plusieurs points de la jambe et du métatarse; fétidité très grande. Onzième jour, même état. (Application de chlorure de sodium et bandage compressif.) Douleur un peu plus vive après le pansement. Douzième jour, même état, même fétidité, inappétence, insomnie. Treizième jour, l'ulcère de la malléole interne se gangrène; apparition d'une tumeur enflammé à la partie interne et inférieure de la cuisse. Quatorzième jour, sommeil; odeur presque nulle. Quinzième jour, la gangrène atteint le haut de la jambe; surface de l'ulcère noirâtre; dénudation complète du tendon d'Achille; langue sèche, prostration des forces, délire, évacuations alvines involontaires. Le seizième, augmentation de la fétidité, malgré l'application du chlorure de sodium; la gangrène s'étend à presque tout le pied et à une grande partie de la jambe. Le dix-septième, limite de la gangrène au quart supérieur de la jambe; insomnie complète. Le dix-huitième, cessation de la diarrhée; amputation de la jambe; ouverture pendant l'opération, de l'abcès de la cuisse; à quatre heures du soir, pouls relevé, langue moin sèche. Le dix-neuvième, fièvre, langue muqueuse, nuit agitée. Le vingtième, sortie d'une grande quantité de pus très fluide par l'abcès de la cuisse; la fièvre est tombée. Le vingt-unième, ouverture d'un autre abcès à la partie interne du moignon; assoupissement interrompu par des élancements éprouvés dans le moignon. Le vingt-deuxième, la plaie ne se réunit pas; fièvre nulle, pouls meilleur, figure assez animée. Le vingt-troisième, suppuration abondante dans tous les foyers; ouverture d'un troisième abcès à la partie interne et inférieure de la cuisse; les forces s'épuisent; nulles souffrances dans l'abdomen et le thorax. Le vingt-quatrième, évacuations involontaires; respiration courte, difficile; face pâle, terreuse; assoupissement; pouls faible, délire; mort à midi.

Autopsie, quarante heures après la mort. — Surface

du moignon gangrenée ; nulle adhérence entre l'extrémité des muscles et la peau ; les abcès de la partie supérieure et inférieure de la cuisse et celui de la partie interne du moignon ne forment qu'une fusée ; les parois de la veine saphène interne sont fortement épaissies ; à l'intérieur, ce vaisseau paraît sain ; les ganglions lymphatiques inguinaux sont gonflés et noirs à l'extérieur ; incisés, leur tissu est d'un rouge noirâtre ; quelques points sont suppurés.

Thorax. — De nombreuses et anciennes adhérences existent entre les plèvres ; les poumons sont crépitants, mais la partie postérieure et inférieure de leur surface externe est enflammée et couverte d'une couenne légère.

Abdomen. — Péritoine rouge par plaques ; une petite quantité de fluide purulent entre les circonvolutions intestinales ; les ganglions mésentériques légèrement gonflés ; la membrane interne de l'estomac assez rouge au grand cul-de-sac et près du cardia ; le reste du tube digestif ne présente rien de particulier.

L'altération principale se rencontre dans le foie, qui renferme un grand nombre d'abcès répandus çà et là dans toutes les parties de l'organe. Parmi ces abcès, les uns forment des masses d'un gris noirâtre non suppurées ; les autres se ramollissent graduellement de la circonférence au centre, ou du centre à la circonférence. Dans quelques unes, le pus est très fluide, séreux, noirâtre, et, dans toutes, il est facile de reconnaître l'aspect gangreneux de l'inflammation de la jambe. Le volume de ces différentes masses varie depuis celui d'une noisette jusqu'à celui d'un œuf de poule ; le tissu intermédiaire paraît d'ailleurs sain : plusieurs de ces foyers, visibles à l'extérieur, sont en contact avec le diaphragme, et semblent avoir déterminé l'altération qui se remarquait aux poumons. A partir des vaisseaux iliaques externes, le système veineux n'offre plus de traces d'inflammation.

La vésicule biliaire est saine.

Obs. IV. — *Couches naturelles ; sueurs abondantes ; fiè-vre ; signes de pleurésie.* — *Mort le dix-huitième jour.* — *Abcès tuberculeux dans le foie.* — *Pus dans le tissu de la matrice et dans les veines* (1). — Delaunay, âgée de dix-neuf ans, sanguine nerveuse, d'ailleurs assez délicate, vint à l'hôpital de la faculté pour y faire ses couches en février 1824. Les quatre premiers jours tout se passa bien, si ce n'est que la révolution laiteuse fut suivie d'une lé-gère éruption miliaire ; les lochies n'ont pas même été suspendues. Le 5, en même temps que des sueurs abon-dantes continuent, il survient quelques frissons dans tout le corps, et la fièvre, qui n'a pas cessé tout-à-fait, augmente sensiblement ; la peau est chaude et devient sè-che. Le septième, la langue est légèrement rouge à sa pointe et pâle sur sa face dorsale ; le ventre reste souple. (*Diète, infusion de violettes.*) Le huitième et le neuvième, même état. Le dixième, la fièvre est plus forte ; une toux légère se déclare et produit chaque fois un peu de douleur dans le thorax. Le onzième et le douzième, aucun change-ment marqué ne s'opère. Le treizième, la fièvre est vive, la face très colorée, l'épigastre sensible ; la toux est plus forte, mais il n'y a pas d'expectoration. Le quatorzième, la respira-tion est sensiblement gênée ; la douleur se fixe dans le côté droit. (*Infusion de tilleul, sirop de gomme, vingt-cinq sang-sues.*) Le quinzième, la respiration est plus courte ; la dou-leur moins vive, s'étend davantage ; il y a de la diarrhée ; un violent frisson accompagné de pâleur terreuse de la face et de décomposition des traits, a lieu le soir ; la nuit, la fièvre est intense. Le seizième au matin, mieux apparent, pouls plus souple et plus régulier ; le soir, la respiration devient plus difficile ; le pouls est serré, vite et assez fort ; la pommette gauche est très rouge ; toute la poitrine est douloureuse, mais principalement à gauche ; la fièvre et la

(1) *Revue médicale*, 1826.

chaleur sont intenses. Le dix-septième, mêmes symptômes : la langue est sèche et rouge au centre, rouge et humide sur les bords et à la pointe; diarrhée. Le dix-huitième, le délire survient dans la nuit, et la mort a lieu le 19 au matin.

Nécropsie trente heures après la mort. — Rien de remarquable à l'extérieur du cadavre; le crâne n'a point été ouvert.

Thorax. — Poumons très légèrement hépatisés, et près du diaphragme seulement; il n'y a pas de traces de pleurésie.

Abdomen. — Le péritoine hépatique est légèrement enflammé et présente çà et là des flocons albumineux. Le foie renferme une vingtaine de foyers pleins de matière caséeuse, ou de pus, qui est tantôt noirâtre et séreux, tantôt concret et blanc, et quelquefois sous la forme de masses tuberculeuses; le tissu du foie ne paraît pas malade; l'utérus est plein d'une matière noirâtre, pulpeuse ou presque fluide; cette matière se retrouve dans les veines utérines, et même dans l'hypogastrique. Au reste, il y a du pus dans le tissu propre de la matrice; les autres organes sont sains.

Réflexions. — Dans cette observation, les collections du foie sont assurément du même genre que celles qui viennent d'être décrites; en sorte que si les unes ont été la suite de l'introduction du pus dans la circulation, les autres doivent également s'expliquer par l'action de la même cause. Déjà nous entendons objecter qu'ici nous n'avons pas de foyers purulents, point de blessures, point de plaies à l'extérieur, et par conséquent point de résorption de pus possible. Voici comment nous comprenons le fait : après les couches, chez cette femme, comme chez beaucoup d'autres, la face interne de l'utérus est devenue le siége d'une sorte de suppuration, qui, mêlée aux restes de la membrane caduque, aux caillots sanguins et à tous les flaides que le resserrement de la matrice fait transsuder dans sa propre cavité, a fini par produire ce détritus, ce putrilage dont il a été parlé plus haut. Cette matière, douée de qualités plus ou moins irritantes, aura passé par imbibition, ou autrement, dans les gros et nombreux canaux veineux utérins, de là dans les branches et les troncs des veines hypogastriques, et dès lors, le reste est très facile à comprendre.

La suppuration de la matrice était-elle sous la dépendance de cette absorption? nous l'ignorons. Dans tous les cas, il n'est pas nécessaire de plier les faits pour admettre que le pus, formé d'une manière quelconque dans le parenchyme de cet organe, au milieu de tant et de si volumineux vaisseaux, qui en étaient eux-mêmes remplis, ait été versé dans le torrent général des humeurs.

Cavités séreuses. — Les épanchements purulents dans les grandes cavités séreuses, telles que l'arachnoïde, la plèvre, le péritoine, s'observent très souvent dans l'infection purulente; en quelques jours ces épanchements deviennent énormes. A peine altérée, la membrane séreuse, après avoir été vidée du pus qu'elle contient, reste enduite d'une couche plus ou moins épaisse de véritable pus, et le reste du liquide d'une teinte cendrée ou terreuse est fort loin de ressembler aux flocons et à la sérosité lactescente qu'on trouve dans les pleurésies et les péritonites ordinaires. La suppuration s'observe également dans l'arachnoïde et dans la pie-mère, tantôt à l'état diffus, et tantôt à l'état circonscrit. Le pus s'étend quelquefois en nappe à la base du cerveau et se prolonge quelquefois dans le ventricule et le remplit de pus, et on l'a vu s'étendre ainsi autour de la moelle spinale jusqu'au sacrum, de telle sorte que l'encéphale se trouvait dans un véritable bain de pus.

Obs. X. — *Suppuration étendue et abondante au membre thoracique.* — *Frissons et point pleurétique.* — *Mort*

*quatre jours après l'apparition de ces derniers accidents.
— Une grande quantité de pus dans la plèvre. — Pas
d'autres lésions dans les viscères* (1). — Petiel, âgé de
trente-neuf ans, d'une assez bonne constitution, n'ayant
jamais éprouvé de maladie grave, vint à l'hôpital de Perfectionnement le 8 janvier 1826; il avait eu le pouce droit
écrasé la veille; des abcès profonds se sont formés à la
main, au poignet, à l'avant-bras; la nécrose des tendons
et des os s'en est suivie, et une dernière ressource, l'amputation du bras, a été pratiquée le 8 février. Jusqu'au 15,
tout semble annoncer une heureuse issue; mais alors plusieurs frissons et une fièvre assez forte se manifestent; la
face se grippe tout-à-coup; la respiration devient plus
courte que de coutume et un peu douloureuse; cependant
le malade se couche également bien sur les deux côtés; il
n'y a pas de toux et la poitrine n'est pas plus douloureuse
dans un point que dans l'autre; la peau est très sèche et
terreuse. Le 16, des douleurs très vives ont lieu dans la
plaie, et s'étendent jusqu'à l'épaule; la suppuration est
moins abondante, et les chairs sont blafardes; la respiration reste courte; mais elle n'est plus douloureuse du tout;
le pouls est petit, irrégulier, peu fréquent; les yeux s'encroûtent de chassie, et la langue est humide sans être chargée. Le 17 et le 18, les mêmes symptômes persistent; la
faiblesse augmente graduellement; la bouche se dessèche,
et le malade meurt le 19.

Nécropsie le 20. — Toutes les parties molles du moignon sont affaissées, flasques, grises, et semblent être
macérées dans le pus; ainsi que le périoste, elles sont séparées de l'os dans une étendue considérable: l'encéphale
et son enveloppe sont dans l'état naturel. L'appareil digestif,
le péritoine et les organes génito-urinaires, examinés avec
soin, ne présentent également aucune trace d'altération;

_____

(1) *Revue médicale,* 1826.

mais la cavité thoracique gauche contient plus d'un litre
de matière purulente, c'est-à-dire d'un liquide roussâtre,
très fluide, gras et crémeux, absolument analogue à du
sérum dans lequel on aurait délayé une forte proportion de
pus, ne renfermant pas du tout de flocons albumineux
concrets, et différant par conséquent, sous tous les rapports, des fluides qu'on trouve habituellement épanchés
dans les plèvres à la suite des pleurésies. De plus, après
avoir fait écouler le liquide de la poitrine, on voit que
la surface libre de la plèvre est couverte d'une couche
assez épaisse de véritable pus, et qui ressemble aussi
exactement que possible à celui qui s'échappait du bras
pendant la vie, et de pus en un mot qu'il est impossible
de confondre avec la couenne inflammatoire, avec des
concrétions d'albumine ou de lymphe coagulable. Cependant, après avoir raclé cette couche grisâtre et cendrée,
le poli de la membrane séreuse n'est que très peu altéré.
Le poumon, de ce côté, est réduit au tiers de son volume;
il est engoué, jaunâtre, ridé, mais souple et non enflammé. A droite, tout est sain; dans les vaisseaux, le
sang est très liquide et en petite quantité, mais n'offre pas
d'altération déterminée.

Obs. XI. — *Amputation d'un doigt.* — *Vaste suppuration à la main et à l'avant-bras.* — *Mort au bout d'un
mois.* — *Épanchement considérable de pus dans l'une des
plèvres* (1). — L'Abbey, âgé de vingt-six ans, eut le
doigt médius de la main droite écrasé par un lourd morceau de bois, le 18 mai 1826, et de telle sorte qu'il fallut l'amputer dans la continuité de l'os métacarpien, le
5 de juin. La plaie ne fut point réunie par première intention, dans la crainte de favoriser la formation de clapiers, que l'état des parties molles permettait de redouter.
Le 6, le 7 et le 8, toute la main est très douloureuse et

(1) *Revue médicale,* 1826.

le siége d'élancements assez vifs; la fièvre de réaction est également très prononcée. Le 9, on lève le premier appareil, et la suppuration est très abondante. Le 10, l'inflammation et le gonflement s'étendent jusqu'au milieu de l'avant-bras. Le 12, toutes les parties molles du dos et de la paume de la main paraissent être décollées par la suppuration, qui est grise et très fluide; du reste, il y a peu de fièvre; le ventre est resserré, la langue est blanche et humide. Le 13 et le 14, le mal fait de rapides progrès; on pratique deux incisions en avant et en arrière du poignet, et beaucoup de pus s'écoule; la peau, légèrement nuancée de jaune, offre un aspect sale et terreux très prononcé sur tout le corps; il n'est pas possible de reconnaître de lésion dans les organes contenus dans l'abdomen et le thorax, malgré l'exploration la plus attentive de ces deux cavités. Néanmoins, le malade tombe rapidement dans l'adynamie. Le 16 au soir, un point pleurétique très étendu se déclare tout-à-coup dans le côté droit de la poitrine, et la respiration devient très courte. Cependant, le pouls n'est ni plus fort ni plus fréquent; la bouche reste humide; un large vésicatoire est placé sur la partie douloureuse. Le 17, la douleur a complétement disparu, et la respiration paraît libre; mais la poitrine donne un son mat, comme celui qu'on tire de la cuisse, surtout le côté droit, et la respiration ne peut plus y être entendue. Le 18 au matin, le malade dit qu'il va bien, et qu'il est faible seulement parce qu'on ne lui donne pas à manger. Depuis deux jours la suppuration a considérablement diminué; les parties molles du membre sont flasques et se rident comme si le sujet avait déjà cessé de vivre; le pouls est d'une petitesse extrême; à midi la respiration s'embarrasse; le râle commence le soir à six heures, et cet homme meurt dans la nuit, sans avoir jamais eu de délire, ni de diarrhée, ni la langue sèche.

Nécropsie le 13 au soir. — La main et l'avant-bras sont

entièrement désorganisés ; la peau , les tendons et les muscles macèrent ou paraissent avoir macéré dans un pus fluide et noirâtre ; les os du métacarpe , du carpe et de l'avant-bras sont séparés les uns des autres et nécrosés ; les vaisseaux profonds ne peuvent plus être reconnus dans ce détritus dégoûtant , et les veines superficielles sont vides de sang. Le système vasculaire en général ne renferme non plus qu'une petite quantité de fluide, et quelqués caillots, contenus dans le cœur et les veines caves , sont pointillés de blanc , de jaune et de noir. Quoiqu'il ne soit pas possible de dire positivement en quoi la fibrine de ces caillots est altérée, du moins est-il certain qu'elle est loin d'offrir partout des caractères naturels. Tous les organes renfermés dans le crâne et l'abdomen sont dans l'état le plus sain.

Mais la cavité thoracique droite est le siège d'un épanchement si considérable, qu'elle en est distendue et fortement bombée à l'extérieur ; la matière de cet épanchement est, plus évidemment encore que dans le cas précédent, un mélange de sérum et de pus. C'est un liquide homogène d'une couleur grise, légèrement jaunâtre, tout-à-fait analogue à celui qui sortit des abcès de l'avant-bras, lorsqu'on en fit l'ouverture pendant la vie du sujet, si ce n'est que sa fluidité est beaucoup plus grande. La plèvre contient au moins cinq livres de cette matière. La face interne de cette membrane, soit sur les côtes, soit sur les poumons, est couverte d'une couche adhérente de liquide crémeux, assez bien lié , doué de tous les caractères du véritable pus , et qui, étant enlevée, laisse la surface qu'elle tapissait rouge, comme villeuse, et fortement enflammée dans quelques points ; pâle, lisse et pas du tout altérée dans plusieurs autres. Après avoir détaché et lavé le poumon, la plèvre conserve sur cet organe tous les attributs de l'état sain.

Dans le parenchyme pulmonaire de ce côté , il existe six tubercules concrets ou purulents sans qu'il y ait de traces d'inflammation autour d'eux. Ces tubercules ont le volume d'une noix ordinaire, d'un œuf de pigeon, etc. ; les plus solides sont d'un blanc jaunâtre, et ressemblent à de la matière caséeuse qu'il est facile d'écraser sous le doigt ; les autres sont autant de petits abcès renfermant une substance semblable à celle qui était épanchée dans la plèvre, mais ayant un peu plus de consistance ; tous sont adhérents et comme mêlés aux tissus organiques ambiants par leur périphérie. Partout, au reste, l'éponge respiratoire est souple, molle et grise ; on ne trouve d'hépatisation nulle part, et la membrane interne des bronches n'est ni rouge ni altérée d'aucune autre manière. Dans le poumon gauche, nous avons trouvé trois foyers de la même nature, et tous les éléments organiques parfaitement sains : la plèvre elle-même n'était point enflammée ni le siége d'aucun épanchement.

Obs. XII. — *Extirpation de tumeurs hémorroïdales.* — *Fièvre adynamique.* — *Mort le septième jour.* — *Épanchement pleurétique à gauche.* — *Abcès tuberculeux dans les poumons et dans le foie* (1). — Rayer, âgé de quarante-cinq ans, de courte stature, quoique fort et bien constitué, fut admis à l'hôpital de Perfectionnement le 25 juillet 1826. Cet homme, sujet aux hémorroïdes depuis son jeune âge, n'a jamais éprouvé d'autres maladies. Il porte au pourtour de l'anus plusieurs tumeurs inégales, tuberculeuses, mollasses et rénitentes, qui saignent facilement et en abondance dès qu'on les frotte ou les presse d'une manière quelconque ; la partie inférieure du rectum est également remplie de tumeurs pédiculées, ayant en général le volume de l'extrémité du doigt, et offrant les mêmes caractères que celles de l'extérieur. Le malade fait remonter à huit mois seulement l'origine de ses souffrances. Étant bien constitué d'ailleurs, et ne présentant

(1) *Revue médicale*, 1826.

aucun signe de maladies internes, ce sujet est soumis à l'opération le 3o juillet.

Dans la soirée , une hémorrhagie , pendant laquelle le malade se trouve près de tomber en syncope, hémorrhagie qui est assez abondante pour pénétrer toutes les pièces du pansement, a lieu ; elle s'arrête d'elle-même cependant, et une sueur copieuse en est la suite. Le deuxième jour, le pouls est relevé ainsi que les forces en général ; il n'y a de douleur nulle part. Le troisième, il y a de la fièvre, qui persiste le quatrième ; la bouche est brûlante, la peau chaude et sèche, mais le sujet n'accuse aucune douleur. L'appareil est enlevé et la plaie ne présente rien de particulier, si ce n'est que des caillots à demi putréfiés et mêlés à la suppuration s'échappent en assez grande quantité de l'intérieur du rectum. Le cinquième, le pouls est moins fréquent et plus petit, mais la prostration est déjà très grande ; il s'est écoulé une certaine quantité de sang par l'anus ; la langue est roussâtre et commence à se sécher : cependant il y a peu de soif ; le sujet se trouve bien, et se tient facilement couché sur les deux côtés. Le sixième, l'adynamie fait des progrès ; le sentiment de faiblesse occupe seul le malade ; il y a de la sueur par intervalles, le ventre est toujours resté libre , la poitrine n'a jamais été douloureuse, et il n'y a point eu de toux. Le septième au matin, tous les symptômes se sont aggravés ; on a remarqué un peu de délire pendant la nuit, et la mort arrive à dix heures du soir.

Nécropsie.—L'encéphale et ses enveloppes sont dans l'état naturel. La membrane muqueuse gastro-intestinale n'offre non plus aucune trace d'altération, mais plusieurs ganglions lymphatiques , et le tissu cellulaire des aines et du pourtour de la vessie sont en suppuration ; des abcès, au nombre de plus de trente, de volume et de forme extrêmement variées, se remarquent dans les poumons et dans le foie. Ces foyers, en tout semblables à ceux de l'observation pré-

cédente, sont encore plus extraordinaires par l'absence plus
complète de lésion inflammatoire environnante. La plèvre
gauche est le siége d'un épanchement considérable ; ce
fluide, sans présenter tous les caractères du pus, ainsi que
la chose avait lieu dans les deux faits précédents, s'éloigne
beaucoup cependant, des apparences de la sérosité qu'on
rencontre ordinairement à la suite des pleurésies franches ;
ainsi, les flocons albumineux semblent avoir été trempés
dans du pus encore mal élaboré, la surface pleurale reste
tapissée d'une couche caséeuse peu épaisse et jaunâtre ; le
liquide épanché lui-même est roussâtre et presque analogue à la matière qui sort des abcès par congestion.

Réflexions. — Cette pleurésie, suite de l'infection purulente, nous a toujours paru très remarquable dans sa
marche, d'abord en ce que, le plus souvent, tous les
signes propres à la faire soupçonner manquent, ensuite,
en ce qu'elle se développe d'une manière très rapide sans
cause appréciable ; enfin, en ce qu'elle est promptement
et à peu près constamment suivie de la mort. Une douleur
légère, vague, et de peu de durée, est, dans la plupart des
cas, le seul indice de son existence. D'autres fois, il se déclare tout-à-coup une douleur vive dans un point du thorax, mais cette douleur disparaît en général avec une très
grande facilité, soit spontanément, soit sous l'influence
d'un vésicatoire ; et les malades, sous ce rapport, se croient
promptement hors de danger. Enfin, il n'est pas rare de
ne rencontrer ni douleur, ni toux, ni gêne de la respiration.

Pour les causes, nous pensons qu'en réfléchissant aux nombreux points de contact qui unissent ces trois dernières observations, il est difficile de ne pas admettre une liaison, un
rapport quelconque entre la maladie de la main et l'affection de la plèvre, entre la suppuration du membre ou du
pourtour de l'anus et l'épanchement thoracique. Enfin,
nous le demandons à ceux qui ont suivi avec attention la
marche de cette maladie, n'est-on pas entraîné, pour ainsi

dire malgré soi, à penser que les fluides pathologiques
formés au-dehors, et repris par absorption, sont venus se
déposer dans la plèvre par une véritable métastase? Comment comprendre autrement la production d'une aussi
grande quantité de liquide purulent? Comment expliquer
le développement de pleurésies aussi intenses, sans qu'il
soit possible d'en apercevoir, d'en soupçonner les agents
provocateurs?

Que l'on songe un moment à la nature de la matière
épanchée, à sa quantité, à la promptitude avec laquelle elle
elle s'est formée, aux symptômes obscurs qui ont annoncé
sa production, à l'état de tous les organes chez ces trois
sujets, au genre de foyers renfermés dans les poumons,
ainsi qu'aux apparences des éléments organiques qui enve-
loppaient le pus, et l'on verra qu'il est difficile de donner
une explication satisfaisante de tous ces phénomènes, sans
y faire participer l'altération très prononcée des liquides.

Ne croyez pas, messieurs, qu'en vous décrivant les
désordres variés qui se rencontrent dans l'infection purulente, il faille nécessairement que les individus qui succombent à cette maladie soient atteints de toutes ces collections à la fois, et pour ainsi dire imbibés de pus à
la manière d'une éponge; il en est au contraire un grand
nombre qui ne présentent qu'un petit nombre de ces lésions. Tantôt il n'y a de foyers ou d'abcès tuberculeux que
dans le poumon ou le foie, et point d'épanchement; tantôt
il n'existe qu'une collection de pus dans la plèvre; d'autres fois on n'en rencontre que dans les membres, soit à
l'intérieur, soit en dehors des articulations; chez plusieurs,
enfin, on n'en trouve nulle part, et on est obligé alors de
chercher la cause de la mort dans l'altération du sang seulement.

Vauquelin (1) avait constaté la présence de l'hydrosul-

(1) *Annales de chimie,* t. XVI.

fate d'ammoniaque dans le sang putréfié. Beaucoup d'auteurs ayant admis, appuyés sur l'odeur, la couleur, la rapidité de la putréfaction du sang, une sorte de décomposition de ce liquide dans les fièvres dites putrides, il était intéressant de rechercher si ce sel peut se former pendant la vie chez les malades atteints de cette maladie. M. Bonnet, de Lyon (1), s'est occupé de cette recherche : il pense que cet hydrosulfate d'ammoniaque existe chez les individus atteints de résorption ou infection purulente, et que c'est peut-être à cette substance si active que sont dus les symptômes principaux de la maladie. De nouvelles recherches sont nécessaires toutefois pour constater ce fait.

Mécanisme de l'infection purulente. — Les suppurations et les abcès métastatiques qu'on voit survenir à la suite des plaies accidentelles, des blessures ou des opérations, sont le résultat d'une altération du sang. Tel est le principe que je crois avoir posé le premier et dont je vais m'efforcer de vous prouver la vérité.

Toutes les plaies qui suppurent, quelles qu'elles soient, peuvent donner lieu à l'infection purulente : une simple incision sur le crâne, la section des varices, l'excision des tumeurs hémorroïdales, une saignée ordinaire, tout aussi bien que l'opération la plus grave, la taille, l'amputation d'un membre ou du col de l'utérus ; les exutoires, un cautère, un séton, un vésicatoire même, peuvent produire l'infection purulente. Un simple furoncle, une pustule, peuvent l'amener (2).

(1) *Gazette médicale*, 1837.

(2) Legallois fils, dans son excellent mémoire sur la résorption du pus (*Journal hebdomadaire*, nos 30 et 35, année 1829), a rapporté une observation très intéressante de cette espèce, et qu'il a fait suivre des remarques les plus judicieuses. Voici cette observation :

« Une vieille fille monomaniaque, jouissant d'ailleurs d'une excellente santé, était affectée depuis un an d'une ophthalmie très intense. On crut devoir lui faire passer un séton derrière le cou, ce qui fut fait le 3 juillet 1838.

Il y a long-temps que la plupart de ces faits sont connus ;
Ambroise Paré en avait fait mention, ainsi que Pigray. Ce

Ce séton fut très douloureux dans les premiers jours. Vers le milieu du
mois, il suppurait énormément, et les yeux étaient presque guéris. Le 24,
la suppuration était beaucoup moindre. On s'aperçut en même temps que la
malade avait de temps à autre de violents frissons, qu'elle était extrêmement
faible ; mais elle se refusait à toute investigation et continuait à manger, un
peu moins cependant que de coutume. Le 28 au matin, elle ne paraissait pas
plus mal ; elle se leva comme à son ordinaire ; seulement elle se plaignit
beaucoup pendant le pansement de son séton, dont la suppuration était entièrement tarie. Dans l'après-midi, on la trouva tellement faible, qu'on la mit
au lit. A peine fut-elle couchée qu'elle fut prise du râle de l'agonie. Elle
expira pendant la nuit.

Autopsie trente heures après la mort. — Crâne d'une épaisseur moyenne ;
injection très forte du diploé, des méninges et du cerveau ; deux onces environ de sérosité dans les ventricules et à la périphérie du cerveau, dont les
circonvolutions antérieures sont très petites et comme atrophiées ; pas d'opacité des membranes ; consistance médiocre de la pulpe. Pas d'autre lésion apparente.

Poitrine. — Fort engouement des poumons, qui cependant flottent sur
l'eau (pneumonie des agonisants).

Cœur. — Ayant deux fois le volume du poing du sujet ; dilatation légère à
droite, hypertrophie médiocre à gauche ; tissu mou et facile à déchirer ;
cavités droites et veines caves, mais spécialement la supérieure, distendues
par une grande quantité de sang noir et comme gélatineux ; pas de particules
purulentes visibles ; quelques concrétions fibrineuses à gauche.

Abdomen. — Foie noir, très volumineux ; quelques concrétions pseudo-
membraneuses et purulentes à sa surface ; le parenchyme du viscère était
mou, gorgé de sang et facile à déchirer. On y trouvait près de la surface
quatre ou cinq petites loges remplies d'un pus comme caséeux et environnées
par un tissu sain. Le tissu de la rate était sain. L'estomac était rempli d'aliments ; il n'offrait de remarquable que quelques traces noirâtres qui paraissaient être un effet de la putréfaction commençante. Il y avait une injection
capillaire de la première moitié du duodénum. Les cryptes muqueuses de
Peyer et de Brunner étaient très prononcées dans l'intestin grêle. On retrouvait des teintes noires et de l'injection dans le cœcum, qui contenait une
bouillie jaunâtre. La matrice et les ovaires étaient sains.

J'ai attribué, dit Legallois fils, la mort de cette malade à la résorption du
pus ; l'analogie des symptômes qui l'ont précédée avec ceux qu'ont présentés
nos blessés, des frissons violents, semblables aux frissons des fièvres inter-
mittentes, coïncidant avec la suppression de la suppuration du cou. La pré-

dernier avait remarqué une certaine année où presque tous les malades qui mouraient des suites d'une plaie de tête

sence dans le foie d'abcès tuberculeux tout-à-fait semblables aux abcès qu'on rencontre chez les personnes qui succombent après une résorption purulente, l'absence d'autres lésions suffisantes pour expliquer une mort si prompte, forment ici les éléments de ma conviction.

Que l'on réfléchisse maintenant à la facilité avec laquelle on prodigue les exutoires dans les hôpitaux, au grand nombre de maladies inflammatoires qui peuvent se terminer par un ou plusieurs points de suppuration, et on conviendra que je n'exagère pas en affirmant que la majeure partie des tubercules trouvés chez des individus qui n'ont pas présenté de prime-abord les signes de la phthisie pulmonaire, sont dus à une simple métastase purulente sur les poumons. Dans ce cas, comme dans beaucoup d'autres, les effets du traitement viennent compliquer ceux de la maladie. Une des affections après laquelle il n'est pas rare de rencontrer ces tubercules latents, c'est la *dothinentérie*. Il est d'usage dans certains hôpitaux de ne laisser mourir aucun des malades qu'elle atteint sans leur appliquer de larges vésicatoires à la partie interne des mollets, et cela dans la période où l'adynamie se montre, et où les forces vitales ont le moins de réaction. Qu'arrive-t-il ? Ces exutoires se gangrènent ; les vaisseaux lymphatiques et veineux, rompus par la chute des escarres, présentent autant de petites bouches béantes qui pompent la matière septique et l'introduisent dans la masse des liquides, nouvelle source d'infection, nouvelle cause de mort.

Si j'en jugeais par mon expérience personnelle, j'oserais dire qu'il est peu d'affections où les exutoires paraissent véritablement utiles, et je crois avoir cité un exemple frappant des dangers auxquels ils exposent. Pendant une année de service à la division des scrofuleux des enfants malades, je n'en ai vu aucun éprouver d'amélioration bien sensible après l'emploi de ce moyen. Je serais même peu surpris que les cavernes énormes du poumon, que la fonte tuberculeuse des ganglions bronchiques, si communes dans cet hôpital, ne fussent souvent l'effet d'une résorption purulente qui doit être d'autant plus facile que l'absorption générale est elle-même plus active dans le jeune âge. Je me rappelle aussi avoir trouvé quelques abcès tuberculeux semblables à ceux de nos blessés à la racine du poumon d'un jeune enfant, le fils du comte de ***, qui portait depuis long-temps un vésicatoire au bras, et qui mourut d'une manière presque inopinée. Je n'ai jamais pu d'ailleurs constater cliniquement l'efficacité des exutoires dans la phthisie pulmonaire. M. Bretonneau est tellement prévenu contre le danger des suppurations prolongées, qu'il n'entretient pas les vésicatoires et se borne à les mettre *volants*. M. Récamier professe dans ses Cours que chaque phlegmasie primitive qui passe à la suppuration devient une pustule génératrice d'une autre phleg-

avaient des abcès dans le foie. Morgagni rapporte avec détail plusieurs observations d'infection purulente. Dans une première observation (1), il s'agit d'un jeune homme dont on trouva la plèvre droite remplie de pus après qu'il eut reçu une blessure dans le côté gauche de la poitrine, blessure qui n'avait aucune communication avec la plèvre malade. Dans une seconde observation (2), on parle d'un autre jeune homme qui succomba en seize jours des suites d'une plaie pénétrante de poitrine, et dont les poumons étaient farcis de tubercules : la plupart laissaient écouler du pus à l'incision ; d'autres conservaient encore l'apparence d'une glande intacte. Morgagni ajoute : « Je ne dé-

masie suppurante. C'est ainsi qu'une dame à laquelle il donnait des soins eut un furoncle le long de la colonne vertébrale ; une application de sangsues n'empêcha pas le furoncle de suppurer : on l'ouvrit, et il guérit. Bientôt après, un dépôt énorme se développa dans l'une des cuisses : on l'ouvrit aussi, et il guérit. Enfin il survint dans le foie un vaste abcès qui donna lieu à tous les symptômes de l'hépatite. La malade succomba. Un autre malade eut dans le cours d'une maladie primitive un premier furoncle à la malléole droite, puis un autre à la malléole gauche ; puis successivement quatre abcès, deux sur une cuisse, deux sur une fesse, puis de nouvelles suppurations dans les lombes, d'abord d'un côté, ensuite de l'autre ; puis de nouveaux furoncles, d'abord sur chaque bras, ensuite sur chaque avant-bras. Enfin, pour se servir des expressions de M. Récamier, cet homme se fondit entièrement en pus.

Il n'est pas rare, dit Legallois fils (mémoire cité), d'observer à la suite de la vaccine des accidents analogues. On ne conçoit bien, en effet, l'action du vaccin que par une modification générale de l'économie. Or les symptômes nerveux sont trop peu de chose dans la vaccine pour avoir quelque influence sur cette modification. Ce n'est donc que par l'intermédiaire des liquides qu'elle a lieu, et la seule absorption peut l'expliquer. La piqûre vaccinale détermine d'abord un travail purement local dont la pustule est le résultat. Cette pustule, devenue purulente, peut par sa résorption déterminer, suivant Legallois, une infection purulente dans certaines circonstances particulières de santé ; aussi est-ce compromettre un moyen précieux, et quelquefois la vie des enfants, en les soumettant à la vaccine quand ils ne sont pas bien portants. Il est dangereux dans tous les cas de trop multiplier les piqûres, car on s'expose plus encore à la résorption du pus des nombreux boutons.

(1) Ep. 53, p. 14.
(2) *Id.*, p. 17.

cide pas si le pus, ayant passé de la blessure profonde dans les vaisseaux sanguins , se sera ensuite porté dans les poumons pour échauffer ces tubercules , ou si ces viscères avaient commencé à être échauffés avant la blessure reçue. Morgagni rapporte en outre, d'après Valsalva, quatre histoires de plaies de tête avec suppuration , et suivies de collection purulente dans les poumons et d'épanchement purulent dans les plèvres ; d'autres auteurs ont également observé et expliqué chacun à leur manière ces collections de pus survenues à la suite des plaies tels sont Quesnay, Col de Villars , Marchetti , Bohn , Baillou , Molinelli , J.-L. Petit, Ledran (1), etc., etc. (2).

(1) Plaies d'armes à feu , page 64. Voici ce que dit cet auteur : « On voit quelquefois un prompt reflux de la matière purulente faire des abcès sur des parties éloignées de la plaie. La matière purulente pompée par les vaisseaux sanguins est portée dans le torrent de la circulation ; elle s'arrête pour l'ordinaire au poumon ou au foie. Ce reflux est annoncé par des frissons irréguliers suivis de violents accès de fièvre, et ces frissons se succèdent souvent de fort près jusqu'à ce que les malades périssent.

(2) Boyer et Dupuytren, qui avaient observé aussi ce désordre , avaient prétendu les expliquer en disant qu'ils étaient le résultat de simples inflammations idiopathiques causées elles-mêmes par le retentissement sympathique de la partie blessée au sein des viscères, ou bien par l'existence antérieure de tubercules ou de lésions organiques inappréciées jusque là. Il est curieux de lire à ce sujet l'opinion que Dupuytren avait dans les dernières années de sa vie sur les collections de pus qu'on observe à la suite des plaies, dans le *Traité des blessures par armes de guerre*, fait sous sa direction par MM. Paillard et Marx , et formant les tomes V et VI de la seconde édition des *Leçons orales de clinique chirurgicale* , faites à l'Hôtel-Dieu de Paris par M. le baron Dupuytren , 1839. Voici ce qu'on trouve au chapitre qui traite des *abcès viscéraux et des suppurations éloignées considérées comme complications des blessures par armes de guerre.*

« Suivant une théorie indiquée par des auteurs déjà anciens, par Quesnay, et en particulier par Ledran, théorie rendue plus probable encore par les expériences des modernes sur l'absorption veineuse, et développée avec talent par MM. Ribes, Velpeau, Maréchal, etc., les abcès viscéraux sont le produit d'une véritable absorption du pus des plaies et de son dépôt dans les organes. Suivant d'autres auteurs, la phlébite ou l'inflammation des veines de la partie blessée serait la cause première de ces collections : c'est le pus provenant

Mais avant que je les eusse décrites d'une manière spéciale, elles n'avaient pas assez attiré l'attention des chirurgiens pour faire soupçonner l'importance qu'on leur accorde actuellement.

de la membrane interne des veines qui , mêlé au sang et transporté dans le torrent de la circulation, serait déposé dans les organes. Telle est l'opinion de Dance, à laquelle se sont rattachés MM. Cruveilhier, Blandin, etc., etc.

» Ceux qui soutiennent l'opinion que le pus est absorbé à la surface des plaies s'appuient sur la section que les veines ont subie, sur leur ouverture restée béante à la surface des plaies, et sur la faculté absorbante que les expériences de M. Magendie et celles plus récentes de M. Barry ont constatée ; sur la couleur, grisâtre du sang dans les veines voisines des plaies, etc., etc. Ceux qui soutiennent l'opinion de la phlébite s'appuient principalement sur la présence du pus dans les veines enflammées, sur celle des caillots purulents qu'on rencontre dans les veines voisines des blessures, et surtout dans celles de l'utérus, dans les péritonites puerpérales, sur l'étendue de cette inflammation et la hauteur à laquelle elle remonte le long du système veineux. Bordeu n'aurait pas manqué d'attribuer ce transport du pus des surfaces en suppuration à la communication qui existe entre toutes les parties du tissu cellulaire ; Mascagni n'aurait pas manqué de l'attribuer aux vaisseaux lymphatiques. Depuis que les veines ont été admises avec les vaisseaux lymphatiques au partage de la fonction de l'absorption, on a pensé que le pus était pris par les veines.

» Je ne partage aucune de ces opinions. On ne saurait nier que le pus puisse être absorbé par les vaisseaux lymphatiques , mais jamais nous ne l'avons vu au-delà des glandes lymphatiques, et là nous sommes persuadé qu'il subit une décomposition qui en change la nature. La raison admet sans doute la possibilité de l'absorption du pus par les veines, mais nous n'avons trouvé nulle part la certitude d'un fait démontré ; j'ajoute que dans beaucoup de cas on a pris pour du pus ou de la matière purulente fournie par les vaisseaux pendant la vie, une altération qui peut bien n'être qu'un effet de la mort. Beaucoup de caillots grisâtres et à apparence puriforme peuvent bien n'être qu'un effet de la stase du sang, du travail de la fièvre pendant la vie, et de la chaleur qui se continue pendant quelque temps après la mort. Nous dirons avec la défiance qui nous a toujours été inspirée par les expériences, à proprement parler, que frappé depuis long-temps de cette apparence de pus dans le sang contenu dans les veines voisines des plaies et quelquefois même de l'intérieur du corps sans qu'il y ait une plaie à l'extérieur, nous avons imaginé de renfermer dans des tubes de verre du sang veineux; nous les avons placés sous l'aisselle des malades atteints de fièvre traumatique, et nous avons vu ce sang prendre les apparences de celui qui avait frappé si vivement notre attention.

Dès le commencement de mes études médicales à Tours, je fus frappé de la fréquence du danger de ces lésions, et j'en fis dès lors le sujet de recherches assidues. En 1818, j'observai un premier exemple de ces collections de pus,

Mais admettons que le pus soit ainsi absorbé; comment se fait-il qu'au lieu de se disséminer dans toute l'économie animale, d'être mélangé avec tout le sang, et d'y être dénaturé et ensuite excrété par les divers émonctoires dont l'économie est si abondamment pourvue, il se porte sur certains organes de préférence à d'autres ? Quelle est la cause de cette triste prérogative ? Pourquoi exerce-t-il une puissance élective sur cette matière mêlée au sang ? Ces questions sont bien difficiles à résoudre, et elles le deviennent encore davantage quand on songe que du pus injecté, même en assez grande quantité, dans les veines des chiens, n'a jamais produit de dépôts purulents dans les organes intérieurs. Nous avons fait ces expériences il y a déjà un grand nombre d'années.

» Il y a toutefois, au milieu de ces incertitudes, quelques faits incontestables, et c'est à eux qu'il faut se rattacher. D'abord ce phénomène des dépôts et des infiltrations purulentes a lieu dans des circonstances où il n'y a pas eu de plaie, comme l'ont observé bien des auteurs, et Quesnay en particulier; de telle sorte qu'une plaie ne serait pas toujours nécessaire pour que ces abcès se forment, et que la fièvre traumatique serait une des causes occasionnelles principales et celles que nous avons indiquées seraient seulement des causes déterminantes.

» Comment la fièvre traumatique pourrait-elle favoriser la formation des dépôts et des infiltrations de pus ? Cette fièvre, qui survient dans les plaies au moment de leur inflammation, a pour but et ordinairement pour résultat la formation d'une plus ou moins grande quantité de pus : c'est en quelque sorte une fièvre piogénique. Elle donne aux humeurs qui affluent vers la partie malade la nature qu'elles doivent avoir pour qu'elles se convertissent en pus. Serait-il donc bien étonnant que cette disposition s'étendît au-delà des humeurs qui affluent vers la partie enflammée, et que, par l'effet d'une disposition devenue plus générale, et par suite de causes sans effets dans l'état de santé, des suppurations se fissent à l'intérieur ? Qui pourrait nier que l'état de suppuration d'une partie quelconque de l'individu n'appelle dans d'autres parties de cet individu d'autres suppurations, en un mot que la suppuration amène la suppuration, ou produit dans nos corps des dispositions particulières qui la multiplient partout où quelque point d'irritation peut exister ? Le pus engendre le pus, disaient les anciens. Nous adoptons cet axiome en l'expliquant par les dispositions générales que détermine une suppuration locale. » (*Traité théorique et pratique des blessures par armes de guerre*, tome II, page 104.)

et je crus en avoir reconnu la véritable cause (1). Depuis, les faits nouveaux que j'observai encore à Tours, puis à Paris, me confirmèrent dans mon opinion, et je me hasardai à l'émettre en 1821 et en 1822 dans des leçons publiques que je commençai à cette époque. Enfin, en 1823, j'imprimai ces idées dans ma thèse de réception : j'y dis positivement que les abcès qui surviennent si souvent dans les viscères après les plaies résultant de grandes opérations, ou des plaies accidentelles, ou des suppurations de toutes sortes, devaient être rattachées, non à autant de phlegmasies idiopathiques séparées, mais bien à une altération du sang provenant de l'entrée du pus dans le torrent de la circulation, et à son dépôt au milieu des organes.

Il était difficile de faire admettre ces idées humorales à l'époque où le solidisme régnait d'une manière presque exclusive, et où la doctrine physiologique, qui pensait avoir à tout jamais expulsé l'humorisme, était dans toute sa splendeur ; aussi furent-elles mal accueillies.

Je ne renonçai pas cependant à les faire triompher ; les nouveaux faits que je recueillis pendant mon séjour à l'hospice de perfectionnement de la Faculté de Paris, et les nouvelles recherches auxquelles je me livrai, me confirmèrent dans mes convictions.

En 1826, je publiai sur ce sujet deux mémoires dans la *Revue médicale*, dans les *Archives*, dans *la Clinique des hôpitaux*, et encore dans la *Revue médicale*. Je fis paraître aussi plus tard d'autres recherches sur le même objet ; je réussis alors à éveiller définitivement l'attention sur ce point important de la pathologie. C'est alors que parurent les travaux de Dance, Maréchal, de M. Reynaux (de Marseille), Legallois fils, de MM. Tonnelle, Rochoux, Sanson, Cruveilhier, Bérard, etc., et de beaucoup d'autres auteurs tant en France qu'à l'étranger.

(1) Voyez plus haut observation 1re.

Pendant long-temps, on confondit ces abcès métastatiques du poumon et d'autres organes avec les productions accidentelles dont ces organes sont si souvent le siége. Des hommes très versés en anatomie pathologique indiquèrent ces masses purulentes comme n'étant que des tubercules développés rapidement et tombés en suppuration par l'effet des circonstances dans lesquelles s'étaient trouvés les malades. Depuis, on s'est convaincu du contraire, et il n'existe plus guère de dissidence actuellement sur la nature de ces collections et sur la valeur du principe que je crois avoir posé le premier, savoir, que *les abcès ou collections purulentes qu'on rencontre à la suite des grandes opérations chirurgicales dépendent d'une altération du sang.*

Mais il est encore un point sur lequel les auteurs sont loin d'être d'accord : c'est la manière dont le pus pénètre dans le torrent circulatoire. Les uns, parmi lesquels nous trouvons Maréchal, Legallois fils, M. Rochoux, pensent que l'absorption du pus à la surface des plaies par les veines suffit pour expliquer les phénomènes que l'on observe ; d'autres, au contraire, tels que Dance, MM. Blandin, Bérard, Arnott, prétendent que l'inflammation des veines précède toujours l'infection générale, et que le pus qui la produit est toujours le résultat de cette inflammation de la face interne, soit des grosses veines, soit des veinules des parties molles, ou du tissu spongieux des os divisés, ou du canal médullaire. Suivant ces derniers auteurs, il n'y a point de transport du pus sans décomposition de ce fluide ; il est mélangé intimement avec le sang, qui s'en trouve profondément altéré, et laisse échapper çà et là au milieu des organes qu'il traverse quelques unes de ses parcelles devenues plus irritantes par ce mélange avec le pus. Ces parcelles irritantes, déposées dans la profondeur des organes, y font l'office d'épines qui y déterminent autant de foyers de suppuration.

Ainsi deux théories principales règnent à l'occasion du

mode d'introduction du pus dans les veines; les uns veulent qu'il y ait absorption pure et simple du pus à la surface des plaies, les autres qu'il n'y ait d'entraîné dans le torrent circulatoire que celui qui est le résultat de la phlébite. Je crois pour ma part que ceux qui ont admis la phlébite comme étant constante, se sont trompés, et que si dans un certain nombre de cas on la rencontre, et qu'elle soit devenue la cause évidente de l'infection purulente, dans d'autres circonstances on n'en rencontre aucune trace, et l'absorption du pus à la surface des foyers de suppuration a déterminé tous les phénomènes que l'on a observés pendant la vie des individus, c'est-à-dire que ce pus a circulé avec le sang, et a infecté l'organisme à la manière des poisons. En 1826 (1), j'expliquais de ces deux manières les collections purulentes, et je disais que tantôt le pus pénétrait dans les veines par absorption à la surface des plaies, et que tantôt il était simplement formé à la surface enflammée de ces canaux.

Je suis tout-à-fait d'accord avec Dance, MM. Blandin, Bérard, etc., sur les funestes effets de la phlébite sur la composition du sang; mais je diffère complétement de l'opinion de ces auteurs en ce que je n'admets pas comme eux que la phlébite est la cause première, à peu près unique et indispensable, des foyers métastatiques, et que les veines seules ont sécrété le pus qui a altéré le sang. Cette inflammation des veines se rencontre, je suis loin de le nier; elle est, je n'en disconviens pas, dans certains cas, la cause des phénomènes de l'infection purulente; mais souvent on ne l'observe pas; et le pus et autres matières morbifiques des plaies peuvent rentrer et rentrent en effet dans le torrent circulatoire, soit par l'absorption lymphatique, soit par imbibition ou par endosmose, soit par les orifices des veines restées béantes à la surface des plaies.

(1) *Revue médicale*, tome IV, 1826.

Souvent j'ai rencontré des collections considérables de pus au milieu des viscères, et néanmoins, malgré toute l'attention possible, je n'ai pu trouver, ni dans les grosses veines qui avoisinent les plaies, ni dans les veinules environnantes, ni plus loin, et dans aucun point du trajet de ces vaisseaux, de quelque calibre qu'ils fussent, aucune trace de phlogose. J'ai même fait ces observations un si grand nombre de fois depuis qu'on s'est mis à débattre vivement cette question, qu'elle est maintenant tout-à-fait jugée pour moi, et qu'il ne reste plus à son sujet aucun doute dans mon esprit.

La manière dont le pus apparaît dans les organes a encore excité la sagacité des observateurs, et est encore le sujet de différences notables d'opinion. Dance pense que le sang rendu plus fluide, altéré par le pus, commence toujours par produire une petite ecchymose, et bientôt après une véritable inflammation, avant de déterminer un abcès. Je crois bien que cela arrive quelquefois de cette manière. Oui sans doute, il peut irriter par sa présence divers points des viscères, et former ainsi autant de foyers phlegmasiques ou purulents; mais j'admets que, dans la majorité des cas, le pus traversant les tissus peut s'y déposer en nature. J'ai vu un très grand nombre de fois le cerveau, la rate, les reins, les poumons, le foie, criblés de ces foyers n'ayant pas un plus grand volume qu'un grain de chènevis, et autour desquels l'examen le plus attentif, le plus minutieux ne m'a permis de reconnaître la moindre lésion des éléments organiques qui composent ces organes. Après avoir vidé ces foyers contenus, soit dans le tissu cellulaire des membres, soit dans le parenchyme des organes, je n'ai pas trouvé, dans le plus grand nombre des cas, le plus léger vestige d'inflammation. Sans doute on trouve quelquefois enflammées les veinules qui entourent ces collections purulentes métastatiques ; il y a évidemment cette phlébite capillaire dont M. Cruveilhier a donné la description dans son grand ouvrage sur l'anatomie pathologique du corps humain ; mais je puis affirmer que cette phlébite est rare.

On conçoit facilement que si on concède qu'une molécule de pus puisse se déposer en nature dans les tissus, il n'existe aucune raison pour qu'on refuse cette possibilité à plusieurs ou à un grand nombre, de manière à constituer des collections variables en nombre et en volume. On peut admettre, je crois, sans difficulté, que le pus, qui est un corps étranger mêlé au sang, a une tendance continuelle à s'en séparer et à se porter en dehors par une voie quelconque (1). Tant qu'il est renfermé dans ses gros vaisseaux et que la circulation n'a rien perdu de son activité, il ne peut s'épancher nulle part ; mais dans le système capillaire, où le mouvement des liquides n'est plus qu'une sorte d'oscillation où s'opèrent les nutritions, les diverses sécrétions, mille combinaisons nouvelles, tant de compositions et de décompositions, ses éléments ne doivent-ils pas faire effort pour s'agglomérer, se réunir et cesser de marcher avec les autres fluides ? Cette agrégation toute chimique une fois commencée, ne va-t-elle pas constituer un centre d'attraction pour les molécules analogues ? En faut-il davantage pour amener le noyau d'un abcès ? Il en est de cette sécrétion pathologique comme de la formation de l'urine, de la salive, de la bile dans l'état physiologique ; il me semble que cette sécrétion ou exhalation n'est pas plus difficile à concevoir dans un cas que dans l'autre (2).

(1) Legallois fils (mémoire cité) pense que les fistules anales que l'on observe quelquefois chez les phthisiques ne sont peut-être occasionnées primitivement que par un simple dépôt du pus mêlé à la masse du sang. S'il en était ainsi, ajoute Legallois, de quelle utilité pourrait-il être d'imiter cette aberration de la nature en passant un séton dans l'intestin, comme on l'a tenté infructueusement il est vrai ? N'est-ce pas ajouter sans profit une infirmité de plus à toutes celles qui tourmentent les malades ?

(2) Le sang chargé de principes septiques, et du pus en particulier, cherche à s'en débarrasser par divers émonctoires dont l'économie animale se

Les pièces pathologiques que je vous présente aujourd'hui (1) sont de la plus haute importance pour la question de l'infection purulente. Elles appartiennent à un malheu-

trouve abondamment pourvue. Tous les agents d'excrétions naturelles peuvent les éliminer, mais il en est quelques uns par lesquels la dépuration humorale paraît se faire de préférence. On est généralement d'accord pour assigner ce rôle aux reins. D'excellents observateurs disent avoir quelquefois rencontré du pus dans les urines de personnes ayant des plaies en suppuration. A. Paré a vu les urines devenir purulentes après la suppression de suppurations extérieures, et reprendre leur première limpidité lorsque les plaies recommençaient à fournir du pus. M. Andral (*Revue médicale*, décembre 1826) a eu occasion d'observer un malade porteur de plusieurs abcès qui fut rendu à la santé après avoir rendu avec son urine un liquide blanc, épais, puriforme. La part que les poumons prennent à la dépuration humorale est peut-être mieux prouvée encore que celle qu'on attribue aux reins. Les expériences de M. Magendie sont fort concluantes à cet égard. La transpiration pulmonaire évacue une foule de principes septiques introduits dans le torrent circulatoire par mille voies différentes. Le foie est aussi un des agents principaux de cette dépuration. Il y a long-temps, en effet, qu'on lui a reconnu d'autres fonctions que celle de sécréter seulement la bile. Ce viscère exerce une action spéciale sur les principes contenus dans le sang, et en reçoit à son tour l'impression immédiate. Mais les voies d'évacuation des principes septiques contenus dans le sang ne sont pas bornés à ces seuls organes ; tous les organes d'excrétion doivent contribuer plus ou moins à cette fonction : la peau, par exemple, en est souvent chargée. Ne voit-on pas des malades subitement rendus à la santé après des sueurs fétides ? les glandes parotides sont souvent le siége d'une crise salutaire, de gonflements considérables, d'abcès à la suite desquels les malades se sont trouvés guéris.

A l'occasion de la présence du pus dans le sang, il est utile de faire une remarque importante : on voit des individus dont les organes internes tels que le foie, le poumon, etc., etc., sont en suppuration et désorganisés depuis de longues années, et qui ne meurent point rapidement sous les effets de cette résorption purulente, inévitable chez eux comme chez les opérés ou ceux qui ont de vastes plaies. En serait-il du pus mêlé au sang comme des autres poisons, et l'économie finirait-elle par supporter sans danger son contact quand elle y est amenée graduellement ? Il est certain que tous les chirurgiens ont remarqué que les amputations réussissent souvent mieux chez les blessés qui semblent y avoir été préparés par une longue suppuration, que celles qu'on pratique immédiatement après une plaie, une blessure quelconque, qui force à la faire immédiatement.

(1) 26 février 1840.

reux jeune homme auquel nous avons extirpé, le 29 janvier 1840, une tumeur au scrotum, tumeur qui s'est trouvée
contenir des débris de fœtus (1).

Il a été pris quelques jours après son opération, qui a
été cependant des plus simples et des plus faciles, de
symptômes de pleurésie et de pneumonie, sans avoir néanmoins offert ces frissons violents, ces tremblements qui
annoncent le début de l'infection purulente. Je reviendrai
plus bas sur ces particularités. On a trouvé à l'autopsie la
cavité gauche du thorax remplie d'un liquide séro-purulent
mêlé de matière floconneuse et de nombreuses fausses
membranes. La quantité de ce liquide a été évaluée au
moins à deux litres. Les poumons que vous avez sous les
yeux en ce moment sont criblés de petites tumeurs disséminées çà et là dans son tissu et en quantité innombrable.
Ces tumeurs sont formées par du pus, ainsi que vous pourrez vous en convaincre. Le poumon droit en contient plus
que le poumon gauche, lequel est revenu sur lui-même,
et comme atrophié par l'épanchement abondant qui existait dans le côté gauche de la poitrine. Ces foyers purulents sont entourés par un tissu pulmonaire tout-à-fait sain.
et représentent ici des corps étrangers déposés là mécaniquement, et qui ne sont pas le produit de l'inflammation.
Les uns sont gros comme une tête d'épingle, d'autres comme
des pois ou de petites noisettes; il y en a des myriades, et
il nous serait impossible de les compter.

Vous comprenez, messieurs, comment, en présence d'une
pareille pleurésie et pneumonie, les émissions sanguines
auraient été inutiles; comment les antimoniaux, les révulsifs, etc., auraient été sans puissance aucune; enfin, que
cet homme a été frappé à mort dès les premiers moments
de sa maladie.

(1) Voyez plus bas, dans le cours de ce volume, les détails relatifs à cette
opération.

Vous aurez pu remarquer, si vous avez suivi la marche de la maladie, que les symptômes de la pleurésie et de la pneumonie qu'il a présentés pendant la vie n'ont jamais été bien déterminés ; que plusieurs d'entre eux étaient très obscurs et incomplets ; qu'ils ont été accompagnés de symptômes généraux particuliers qui ne sont pas propres à ces maladies ; ainsi il y avait une prostration extraordinaire, un accablement et une faiblesse générale qui ne se rencontrent pas ordinairement dans ces maladies, une stupeur extraordinaire, etc., etc.

Jusqu'à présent, nous avons presque toujours vu que les empoisonnements purulents étaient indiqués à leur début par des frissons violents et des tremblements qui simulaient jusqu'à un certain point les accès d'une fièvre intermittente ; ici cet ordre de symptômes a complétement manqué. Il y a eu dès le début de la maladie des signes de pleurésie et de pneumonie, accompagnés de stupeur et d'adynamie, mais voilà tout. Ce fait prouve que l'infection purulente, suivie de foyers métastatiques, peut avoir lieu sans être annoncée par ces frissons et ces tremblements violents qui en sont généralement les signes caractéristiques. C'est une exception sans doute, mais il est important de la noter, car la connaissance de ce fait nous apprendra à ne pas rester dans une sécurité trop grande à l'égard de nos opérés, lors même qu'il ne surviendra chez eux ni frissons irréguliers, ni tremblements.

Un autre point fort important à étudier dans l'observation de cet individu, c'est l'état des veines de la partie opérée.

Vous ne voyez ici aucune trace de phlébite dans les veines du cordon spermatique, dans les veines iliaques, la veine cave, les veines rénales ; l'examen le plus attentif ne peut vous faire découvrir la moindre trace d'inflammation à l'intérieur de ces vaisseaux ; et notez bien, messieurs, qu'il n'en est point ici comme dans d'autres régions du

corps, qu'on ne peut avoir recours à des faux-fuyants et dire
par exemple, comme à la suite de l'amputation d'un membre, que si l'on n'a pas observé de phlébite dans les veines
des parties molles, il pouvait en exister et qu'il en existait
probablement dans des os. Rien de tout cela ne peut être
invoqué dans cette région. L'opération a été faite sur des
parties molles seulement, et il vous sera impossible, avec
la meilleure volonté du monde, d'y trouver la moindre apparence de l'inflammation des veines. Je n'ai jusqu'à présent vu aucun fait plus concluant que celui-ci en faveur
de l'existence de l'infection purulente sans inflammation
préalable de la membrane interne des veines.

Pronostic. — Il est extrêmement fâcheux. La marche
sourde et si souvent rapide des abcès et collections métastatiques permet difficilement de reconnaître leur début,
et quand leur existence n'est plus douteuse, on ne peut
généralement leur opposer rien d'efficace. Aussitôt qu'un
malade nouvellement opéré, ou qui est atteint d'une plaie
ou d'un foyer quelconque de suppuration, est pris de violents frissons, d'altération des traits du visage, de fièvre
continue, lors même qu'il n'y a pas de douleur dans une
partie quelconque du corps, on doit redouter les plus
graves accidents et une mort presque inévitable. C'est,
rappelez-vous-en bien, messieurs, et quoi que vous fas-
siez, le résultat le plus ordinaire de cette maladie. Cependant, il ne faut pas voir de suite les choses trop en noir, et
si ces phénomènes ne se renouvelaient que pendant deux
ou trois jours, et qu'après leur apparition il se manifestât
une sueur générale ou quelques autres évacuations criti-
ques, telles que diarrhées, urines abondantes, bourbeuses, etc., que la fièvre s'éteignit, il ne faudrait pas désespérer du salut de vos malades. J'ai vu quelques sujets
résister à ces frissons, à ces tremblements, aux autres
signes de l'infection purulente, et guérir très bien. Toute-

fois, ces faits sont rares et ne peuvent être considérés que comme des exceptions.

Traitement de l'infection purulente. — Le traitement de l'infection purulente n'a rien de bien fixe. On a d'abord employé contre cette terrible maladie les saignées générales, les sangsues et les ventouses simples ou scarifiées. Cette médication n'est applicable que dans les commencements et chez les individus robustes ou pléthoriques. Il faut convenir toutefois qu'elle réussit très rarement. J'ai fait usage de ces antiphlogistiques locaux et généraux chez un grand nombre d'opérés ; je les ai poussés et vu pousser aussi loin que possible, et je dois avouer que j'ai rarement pu en constater des avantages positifs. Néanmoins ils peuvent être utiles quand il y a de vives douleurs et une inflammation bien déterminée dans un organe quelconque (1).

On a conseillé les purgatifs, et je les ai employés plusieurs fois moi-même. Ils m'ont paru avoir des avantages réels quand ils étaient administrés de bonne heure. L'émétique a été employé à haute dose(2); il a été vanté par plusieurs personnes, par Laënnec, entre autres, par MM. Bres-

(1) Dupuytren avait plus de confiance dans les antiphlogistiques que dans toute autre espèce de médication. Voici comment il s'exprime à ce sujet (*Leçons orales de clinique chirurgicale*, 2ᵉ édition, 1839, tom. VI, p. 106 : « Tantôt usant de la méthode antiphlogistique, nous avons fait saigner les malades, appliquer des sangsues, et ils ont succombé comme dans les méthodes précédentes, malgré un adoucissement notable dans leurs souffrances, et pourtant il faut convenir que cette méthode est la plus rationnelle et celle qui semble promettre le plus de succès ; c'est à elle que je me suis arrêté depuis long-temps, persuadé que si elle ne guérit pas, elle est celle qui entraîne le moins d'inconvénients. »

(2) Voici une formule donnée pour ce cas par M. Sanson aîné :

     Émétique. . . . . 12 grains.
     Infusion de feuilles d'oranger. . . . . 8 onces.
     Sirop diacode . . . . 1 once.

Une cuillerée toutes les deux heures. On continue pendant un ou plusieurs jours, suivant la violence et la durée des phénomènes. (*Bulletin thérapeutique*, 1ʳᵉ livraison.)

chet, Sanson aîné, etc. (1). On a cité des exemples de succès par l'administration de cet agent thérapeutique. J'ai été moins heureux que ces praticiens, car les malades auxquels je l'ai donné sous cette forme ont succombé comme presque tous les autres. L'oxide blanc d'antimoine également à haute dose, comme un gros ou deux (quatre ou huit grammes), n'a pas produit de meilleurs résultats.

(1) Legallois fils (mémoire cité), vante les bons effets des purgatifs et de l'émétique dans l'infection purulente. Voici la théorie qu'il s'est faite de cette curation : « Le pus absorbé par les vaisseaux, mêlé à la masse du sang noir dans les veines caves, et dans les cavités droites du cœur, est porté dans le poumon par l'artère pulmonaire, et dans le foie avec le sang qui reflue constamment de la veine cave inférieure dans les veines hépatiques. Déposé dans la substance de ce dernier viscère, comment peut-il en sortir ? De trois manières, ce me semble : ou bien il se porte vers la surface de l'organe pour être versé dans le péritoine, ce que je n'ai jamais observé ; ou bien il est repris par les vaisseaux et mêlé de nouveau avec la masse du sang, ou bien encore il est absorbé par les pores biliaires et conduit avec la bile dans les intestins. Ce dernier mode d'évacuation me paraît être le plus fréquent de tous. Chez plusieurs de nos blessés, la bile était altérée dans ses propriétés physiques ; elle était blanchâtre et mal liée. Il y avait une turgescence bilieuse que l'irritation du foie fait très bien concevoir. Chez plusieurs, des symptômes d'affection gastro-intestinale se sont manifestés, et c'est ici le lieu de m'arrêter un instant sur ces phénomènes. Ils indiquent très rarement une inflammation véritable du canal digestif. Ces symptômes inflammatoires apparents sont dus au contact de la bile plus ou moins viciée, plus ou moins purulente sur la muqueuse digestive, etc., etc. La merveilleuse efficacité des émélo-cathartiques dans tous les cas de ce genre vient encore corroborer cette théorie. Je les ai vus réussir chez les blessés, et tous les praticiens ont constaté leur utilité dans les affections septiques, avec turgescence bilieuse et irritation gastro-intestinale. Voici comment je m'explique leur action. La bile épure le sang des particules purulentes ou putrides qu'il contient. Le contact de cette bile viciée sur la muqueuse digestive pourrait en déterminer à la longue l'inflammation ; les purgatifs en débarrassent l'économie... Cette bile viciée séjourne-t-elle dans son réservoir : nous y voyons une injection anormale ; pénètre-t-elle dans les intestins ; nous apercevons de suite des symptômes d'irritation gastro-intestinale... C'est donc elle qui a engendré cette série de symptômes. Ils sont consécutifs à sa présence, et l'essence de la médication consiste, non pas à les combattre individuellement, comme on l'a voulu, mais à écarter la cause qui les produit.

III.   6

Il en est de même du camphre, de l'éther, des préparations thébaïques, de l'acétate d'ammoniaque et autres
substances diffusibles ou excitantes ; loin d'être utiles,
elles m'ont paru précipiter la marche des symptômes et
hâter leur terminaison fatale.

Il n'en est pas tout-à-fait de même du sulfate de quinine.
Lorsque les intermissions sont assez marquées et qu'il n'y
a pas d'irritation dans l'estomac, il a produit quelquefois
de bons effets. MM. Marjolin et Blandin ont, par l'emploi
du sulfate de quinine, détruit la périodicité des frissons ;
mais la maladie n'a pas pour cela été entravée (1).

Les grands vésicatoires, soit aux jambes, soit aux cuisses,
soit sur les points douloureux de la poitrine et du ventre,
ne doivent point être négligés, car leur action révulsive
est puissante. On combine d'ailleurs ces révulsifs avec les
médicaments administrés à l'intérieur. M. Blandin dit avoir
réussi chez un malade par l'application successive de plusieurs vésicatoires volants sur le tronc et sur les membres,
pendant qu'à l'intérieur il donnait des diurétiques et des
sudorifiques.

Vous voyez, messieurs, que nos ressources sont bien
peu abondantes et efficaces dans l'infection purulente ; en
un mot que notre thérapeutique est très incertaine en présence de cette maladie. Cette cruelle complication des
plaies semble en effet vouer à une mort certaine presque
tous ceux qui en sont atteints. Voici néanmoins comment
je vous conseillerais d'agir lorsque vos blessés vous en
présenteront les redoutables symptômes. Vous vous em-
presserez d'attirer les fluides vers la plaie ; pour cela les
cataplasmes larges et épais faits avec la farine de graine de
lin à nu sur elle sont très avantageux. On applique en même
temps des vésicatoires aux jambes ou aux cuisses. On donne
à l'intérieur quelques sudorifiques, comme l'infusion chaude

(1) *Journal hebdomadaire*, t. II, p. 699.

de tilleul, de sureau, de bourrache, etc. Si l'individu est robuste, que le pouls soit plein et fort, on le saigne. Si une douleur vive se déclare à la poitrine, au ventre ou à la tête, on y applique des sangsues ou des ventouses scarifiées. Si la plaie est tout-à-fait sèche et blafarde, on peut la lotionner avec une décoction de quinquina ou la recouvrir de plumasseaux de charpie enduits d'onguent styrax ou de baume d'Arcéus mêlé au cérat. Vous pourrez même appliquer sur la plaie ou sur le moignon d'un membre amputé des sangsues, ou pratiquer dessus des scarifications, ou même la recouvrir d'un large vésicatoire. Ces moyens seraient surtout indiqués si des traces de phlébite se manifestaient sur le moignon. Vous pourriez dans ce cas aussi faire usage de la compression à l'aide du bandage roulé appliqué de la racine du membre vers la plaie. Ce moyen est indiqué tant que la maladie est encore locale, et qu'il n'y a pas encore infection générale de l'organisme, empoisonnement par l'introduction d'une quantité notable de pus dans le torrent circulatoire. Vous pourrez seconder ensuite l'emploi de ces premiers moyens par des révulsifs sur le canal intestinal. Si le malade ne présente pas des symptômes manifestes d'inflammation, les eaux de Sedlitz ou de Pulna, par exemple, me semblent surtout indiquées en pareil cas. Vous pourrez aussi tenter l'emploi de l'émétique à haute dose, s'il y a stupeur, météorisme, état fuligineux de la bouche. Si la faiblesse est extrême, si l'adynamie est portée à un haut degré, administrez le quinquina, le sulfate de quinine. Ce dernier moyen sera surtout indiqué s'il y a des intermissions bien marquées. Suivant le goût des malades et les symptômes prédominants, vous varierez les boissons; c'est ainsi que vous donnerez des limonades végétales, minérales, la décoction de tamarin, etc., s'il y a une soif vive; dans le cas contraire, vous donnerez des boissons sudorifiques; s'il y a diarrhée abondante, vous administrerez la décoction de riz, de ratanhia, la décoction blanche, les solutions de cachou, de kino, de diascordium, etc.

Je vous ai parlé de la compression à l'aide d'un bandage bien méthodiquement appliqué, et surtout du bandage dextriné, comme d'un moyen efficace pour prévenir ou arrêter les désordres qu'entraîne après elle la phlébite quand l'altération du sang, produite par son mélange avec le pus qui circule avec lui, n'est pas encore très avancée. Je ne saurais trop insister sur ce moyen, que je regarde comme héroïque lorsqu'il est appliqué à temps. Dans la phlébite des membres, si le mal ne dépasse pas leur racine, et s'il n'y a pas encore de collections purulentes formées, soit à l'extérieur, soit à l'intérieur, on l'arrête presque constamment par ce moyen. Quand même l'infection purulente du sang serait déjà fort avancée, on pourrait encore employer la compression, parce que, en éloignant la phlegmasie dans le membre, le bandage détruit au moins l'une des sources de l'empoisonnement, et vient de cette manière au secours de l'organisme pour triompher du reste. J'ai publié dans divers recueils périodiques, et entre autres dans *les Archives, la Clinique, la Revue médicale*, etc., diverses observations propres à confirmer ce que je viens de vous dire sur l'efficacité de la compression dans le cas où il y a imminence et même commencement d'infection purulente. Voici plusieurs de ces observations.

OBS. XIII. — Au mois de juillet 1826, M. G..., jeune chimiste distingué, de Paris, fut pris d'une douleur vive dans le membre abdominal droit, et de tous les symptômes de la fièvre dite angioténique ou inflammatoire; appelé vingt-quatre heures après les premiers accidents, je trouvai la jambe et la cuisse fortement gonflées dans toute leur étendue, excepté à la face externe de cette dernière; la peau était rouge par plaques, principalement sur le trajet de la saphène interne et en dehors de la jambe; le moindre mouvement, le moindre attouchement faisaient jeter les hauts cris au malade ; à la jambe , je ne pus sentir la veine, à cause du gonflement et de la tension des téguments ; mais à la partie supérieure de la cuisse , où l'inflammation était moins vive , la saphène formait un cordon arrondi , très sensible et facile à reconnaître au-dessous de la peau. Du reste, pouls grand, fréquent, fort ; chaleur, sécheresse à la peau ; soif, langue blanche et large ; nulle douleur dans la poitrine et dans le ventre. En recherchant la cause de ces phénomènes , j'appris que trois jours auparavant M. G... avait fait quelque effort en se baignant , et ressenti un craquement accompagné de douleur dans le bas de la jambe malade ; en outre , une petite écorchure , desséchée depuis l'avant-veille et placée en dehors du talon , avait suppuré pendant une semaine. Ce furent là les seules particularités qui me parurent avoir quelque rapport avec l'état actuel du sujet ; je prescrivis une saignée de trois palettes et soixante sangsues, placées en grande partie au pli de l'aine, dans le but de limiter l'inflammation. (Cataplasmes émollients ; bain entier.)

Le troisième jour, le pouls est moins fort, mais n'a pas perdu de sa fréquence ; la cuisse n'est pas tout-à-fait aussi gonflée, mais la jambe l'est encore davantage. (Quarante sangsues disséminées au-dessous et autour du genou ; nouveau bain.)

Le quatrième jour, l'inflammation persiste au même degré ; les douleurs sont extrêmement vives, et la jambe, qui donne la sensation d'un poids considérable, semble être le siége d'un érysipèle phlegmoneux général ; la cuisse est dans le même état que la veille, offre des plaques rouges, sur sa face interne, jusqu'à quelques travers de doigt au-dessous de l'aine, supporte jusqu'à un certain point la pression du doigt, et permet de sentir très distinctement la saphène dure et tendue jusqu'à six pouces au-dessus du genou. Les ganglions inguinaux superficiels sont légèrement gonflés et douloureux. L'état général n'a pas changé, (Vingt sangsues dans l'aine, autant sur la jambe.)

Le cinquième jour, pas d'amélioration sensible dans les phénomènes locaux ; la fièvre est un peu moins forte. M. Marjolin est appelé en consultation. Je propose le bandage compressif ; mais nous arrêtons que pendant vingt-quatre heures on essaiera l'application de compresses imbibées d'eau froide, fréquemment renouvelées, sur tous les points enflammés. Ce moyen n'amène aucun changement.

Le sixième jour, à dix heures du matin, j'entoure le membre, depuis les orteils jusqu'auprès de l'aine, d'un bandage roulé, serré modérément, et imbibé ensuite d'eau de guimauve froide. Les douleurs deviennent plus aiguës pendant trois ou quatre heures sur le cou-de-pied, ainsi qu'au-dessus de la malléole externe, et se maintiennent dans ces deux points jusqu'au lendemain ; mais dès le soir elles avaient notablement diminué dans toutes les autres parties.

Le septième jour, le malade a dormi, la fièvre est entièrement tombée, il y a eu de la sueur, la cuisse n'est presque plus rouge ni gonflée, seulement on y sent toujours la saphène qui reste dure et un peu douloureuse. A la jambe le gonflement et les autres symptômes de l'érysipèle ont diminué de plus de moitié, si ce n'est toutefois vers les deux points dont je parlais tout-à-l'heure. Là, en effet, la rougeur, la douleur et la tension n'ont pas changé, et tout annonce que du pus cherche à s'y accumuler ; cependant, comme je ne reconnais pas de fluctuation, on réapplique le bandage.

Le huitième jour, la nuit a été moins tranquille, le dos du pied et la région sus-malléolaire sont encore plus douloureux et plus tendus ; le premier de ces points offre évidemment un abcès que j'ouvre, et dont il sort environ une cuillerée de pus ; le second ne présente pas de fluctuation, je le fais couvrir de quinze sangsues. Du reste la jambe et la cuisse ne sont presque plus ni douloureuses ni gonflées ; la compression est continuée, excepté sur le point douloureux, qu'on couvre d'un cataplasme.

Le neuvième jour, la saignée locale n'a produit aucun soulagement ; mais c'est à ce point que se borne tout le mal ; le petit abcès du cou-de-pied est déjà refermé. Je n'applique le bandage que jusqu'au genou.

Le onzième jour, je crois reconnaître la présence du pus dans le foyer douloureux ; une incision est faite et pénètre jusqu'au-devant du tendon d'Achille, avant de rencontrer l'abcès qui laisse écouler environ une once de pus bien lié. Dès lors la guérison n'a plus éprouvé d'obstacles, et M. G... est revenu par degré à son régime de vie ordinaire. Toutefois la grande veine saphène est restée long-temps dure ; le membre n'a repris que lentement sa force primitive, et, malgré l'usage d'un bas lacé, il est encore parfois le siége de douleur et d'un peu de gonflement, surtout à la suite de quelque fatigue, ou quand la santé générale se dérange ; ce qui peut bien dépendre de l'oblitération, complète ou incomplète, du canal veineux superficiel et principal de cette partie.

Obs. XIV. — Un laboureur d'Azai-le-Rideau, en Touraine, fort et bien constitué, se blessa sur le trajet de la veine céphalique du pouce, avec la pointe d'une serpette, au mois d'octobre 1826. La petite plaie suppura, sans faire naître beaucoup de douleur, jusqu'au 10 novembre ; alors le pourtour de la solution de continuité devint le siége d'une inflammation assez vive qui s'étendit bientôt en rayons tortueux sur le dos de la main. M. Nivert voit le malade le 15 du même mois. Tout le réseau veineux métacarpien est d'un rouge très foncé ; l'intervalle des cordons violacés est également enflammé, mais d'un rouge simplement érysipélateux. Le gonflement n'est pas encore considérable, quoique la douleur soit fort aiguë et qu'il y ait de la fièvre. (Vingt sangsues sur la main ; cataplasme de mie de pain.)

Le 16, les veines de l'avant-bras sont prises, forment des cordons rouges extrêmement sensibles et très saillants dans toute l'étendue de cette partie du membre, qui commence à se gonfler d'une manière très prononcée; l'érysipèle occupe déjà une partie du bras, les gouttières bicipitales interne et externe notamment, sous l'aspect de plaques irrégulières; mais là, les douleurs sont beaucoup moindres qu'au-dessous du coude et surtout qu'à la main où l'engorgement est considérable. Le pouls est fort, large, fréquent; la peau brûlante, sèche; la figure colorée. (On pratique une saignée de trois palettes; les cataplasmes sont continués.)

Le 17, le pouls, un peu moins large que la veille, bat cent vingt fois par minute; la fièvre est intense; il y a du trouble dans les idées, de l'agitation. Le gonflement arrive à la dépression deltoïdienne et jusqu'au creux de l'aisselle dont les ganglions sont eux-mêmes un peu douloureux et gros. En un mot, tout le membre est le siége d'un érysipèle phlegmoneux des plus intenses, et plus vivement enflammé encore sur le trajet de toutes les veines superficielles que partout ailleurs. M. Nivert fils, étudiant en médecine, qui avait été témoin de plusieurs des faits que j'ai relatés dans les *Archives*, crut pouvoir tenter la compression; en conséquence il enveloppa tout le bras de compresses imbibées d'eau de guimauve, appliqua d'abord un gantelet, et remplit de charpie la paume de la main puis, avec une longue bande, large de trois travers de doigt, il établit une compression méthodique, exacte, régulière et modérée sur toute la main, l'avant-bras, et jusqu'à l'épaule. Le malade, effrayé par l'idée d'un bandage autour de parties si douloureuses, se plaignit assez vivement pendant trois heures, mais dès le soir ses craintes étaient en grande partie dissipées; la fièvre avait beaucoup diminué. On humecta de nouveau l'appareil, afin d'augmenter la compression sans le déplacer.

Le 18, la nuit a été parfaitement calme; cinq heures de sommeil; le pouls est à quatre-vingts; il y a de la sueur, le malade est gai, content, ne souffre que très peu; le gon

flement du membre est réduit de moitié et la rougeur diminuée en même proportion. L'aisselle surtout et les deux
tiers supérieurs du bras sont déjà presque entièrement
libres, permettent de distinguer, à l'aide du doigt, les veines
basilique et céphalique, sous formes de cordons et bosselées. La bande est réappliquée de manière que la pression soit plus forte à la main que partout ailleurs, et de
moins en moins ensuite, à mesure qu'on se rapproche de
l'épaule.

Le 20, l'amélioration a fait de rapides progrès ; il ne
reste plus que très peu d'inflammation au-dessus du coude ;
le gonflement est aussi en grande partie dissipé à l'avant-
bras ; mais le dos de la main est encore assez fortement
empâté et douloureux ; la petite plaie du pouce est cicatrisée ; on néglige le gantelet ; quelques compresses gra-
duées sont placées sur le dos du métacarpe pour favoriser
l'action du bandage, qu'on arrête immédiatement au-
dessus du coude, et qu'on imbibe d'eau-de-vie camphrée
étendue d'eau commune.

Le 21, le bras et l'avant-bras sont presque revenus à
leur état naturel ; la main seule reste encore un peu gonflée ; mais quatre jours plus tard, la guérison était complète, et cet homme n'a pas tardé à reprendre ses occupations habituelles.

Obs. XV. — M. Croly, étudiant en médecine, éprouva,
trois jours après s'être piqué au médius gauche, en disséquant, le 1er septembre 1826, de l'engourdissement et de
la gêne dans tout le membre thoracique de ce côté. Le lendemain, son doigt était rouge, douloureux, gonflé, et cet
état commençait à envahir la main. Il eut recours à l'application de vingt-cinq sangsues sur ce dernier point. Je le
vis le troisième jour : toutes les veines du métacarpe étaient
d'un rouge pourpre ; celles de l'avant-bras, un peu moins
douloureuses, étaient cependant aussi très vivement enflammées ; la phlegmasie avait déjà dépassé le coude ; la fièvre était

forte; le pouls battait cent fois; tout le tissu cellulaire du doigt malade, de la main et du poignet, participait à l'inflammation. Je proposai la compression, qui fut acceptée avec quelque répugnance. Quoique le médius seul fût fortement gonflé, je me servis cependant du gantelet pour plus de sûreté; j'appliquai ensuite la bande roulée depuis l'articulation métacarpo-phalangienne jusqu'à l'épaule, avec toute l'exactitude possible. Il ne survint aucune exacerbation. Le soir, la douleur, la chaleur et la fièvre ont considérablement diminué; on imbibe le bandage d'un mélange d'eau-de-vie et d'eau commune pour le resserrer sans être obligé de l'enlever et de le replacer.

Le quatrième jour au matin, plus de fièvre; M. Croly vint lui-même chez moi pour se faire panser. L'érysipèle avait disparu du bras et d'une grande partie de l'avant-bras; cependant toutes les veines superficielles de ce point du membre, comme aplaties, étaient représentées par des raies rouges légèrement douloureuses, et à la main le gonflement était encore assez marqué. Le même traitement fut continué le cinquième et le sixième jour. Le septième, il ne restait plus qu'un peu d'empâtement au doigt primitivement affecté, et dès le huitième, M. Croly, se trouvant complétement guéri, cessa l'emploi du bandage.

Obs. XVI. — M. F..., étudiant en médecine, portait une légère écorchure au pouce depuis quelques jours, lorsqu'il me fit appeler à la fin de l'hiver 1828. Le pouce, la main, l'avant-bras et le bras lui-même étaient douloureux et gonflés. Des stries d'un rouge livide dessinaient le trajet des veines céphalique du pouce, salvatèle, radiale et cubitale, ainsi que leurs principales branches; mais ces lignes enflammées étaient beaucoup moins larges, paraissaient moins profondément situées que dans les trois cas précédents, et les ganglions de l'aisselle étaient déjà sensibles et manifestement augmentés de volume, quoique le bras ne fût encore qu'assez légèrement affecté. Il ne me parut donc pas certain qu'il existât plutôt une phlébite qu'un inflammation des vaisseaux lymphatiques, et j'en prévins le malade. Toutefois j'employai le bandage compressif, comme il a été dit tout-à-l'heure ; je le portai depuis la pulpe des doigts jusqu'à l'épaule, et le fixai à la racine du membre par un double tour de spica. On l'arrosa le soir avec la liqueur résolutive ; dès qu'il fut appliqué, la douleur commença à diminuer. Le lendemain les ganglions axillaires sont à peine sensibles ; le bras n'est plus gonflé ; l'avant-bras et la main ne sont presque plus rouges ni douloureux. Le troisième et le quatrième jour, la compression est continuée. Le cinquième on cesse tout traitement ; la guérison est complète.

Obs. XVII. — Au mois de février 1828, M. O..., candidat en médecine, âgé d'environ trente ans, jouissant habituellement d'une bonne santé, mais ayant presque toujours les mains et les doigts bleuâtres et froids, se fit une écorchure au pouce de la main gauche, en plaçant sur la table un cadavre dont la décomposition était très avancée, et qui servait à mes démonstrations de médecine opératoire. Le premier jour, un peu de douleur dans le lieu de la blessure ; du reste, aucun accident, et M. O... y pense à peine. Le lendemain rien n'annonce que cette plaie doive s'envenimer, mais le troisième jour un frisson assez fort a lieu dès le matin. A midi, la face est pâle, les traits sont tiraillés et les yeux ternes. Le malade se sent très mal à son aise et va se mettre au lit. Déjà le pouce commence à se gonfler, et le bras est engourdi ; une syncope a lieu ; une fièvre très forte se déclare, et la nuit se passe sans sommeil. Je suis appelé le quatrième jour au matin. Le pouls est fort, dur, et bat cent quinze fois ; la peau est sèche et brûlante, la langue large et blanchâtre ; pas de souffrance dans la poitrine ni dans le ventre ; la face offre une teinte légèrement terreuse et jaunâtre ; la main et tous les doigts sont fortement gonflés et livides ; l'avant-bras et le bras

sont également pris, mais à un moindre degré; les veines
ne se distinguent pas, non plus que les lymphatiques, à
travers la peau, qui est fortement colorée jusqu'au-dessus
du coude; c'est sur le dos de la main, près de la racine
du médius et sur le pouce, que la douleur est le plus vive.
(Saignée de trois palettes, cataplasmes émollients.) Le soir,
à six heures, les accidents généraux sont les mêmes que le
matin; les ganglions axillaires participent à l'inflammation,
et l'érysipèle est arrivé jusqu'à l'épaule; la main et le poignet sont tellement engorgés et livides, qu'ils semblent
menacés de gangrène, ainsi que les doigts. J'applique moi-
même le bandage compressif, d'abord le gantelet, puis la
bande roulée jusqu'au-dessus de l'insertion deltoïdienne,
et de manière à comprimer aussi l'aisselle; mais j'omets
de rien mettre dans le creux de la main. De temps en
temps, on arrose le membre avec de l'eau de guimauve.

Le cinquième jour, la fièvre a cessé; la face a presque entièrement repris son aspect naturel; l'inflammation
est beaucoup moindre à l'avant-bras, et surtout au bras,
mais des élancements se font sentir dans toute l'épaisseur
de la main, qui est toujours livide et fortement gonflée;
l'épiderme s'est décollé, et forme une phlyctène large
d'un demi-pouce autour de la plaie. La compression est
réappliquée comme la première fois, c'est-à-dire que je néglige encore de garnir la paume de la main. On ajoute de
l'eau-de-vie aux lotions émollientes; les doigts du malade
restent en général appuyés par leur pulpe sur un coussin.
Des douleurs très vives avec des élancements continuels
et une chaleur excessive persistent dans la main toute la
journée et toute la nuit.

Le sixième jour, le bras est tout-à-fait dégagé, et l'avant-
bras encore moins rouge, moins douloureux et moins gonflé que la veille. Il n'en est pas de même au métacarpe,
dont la face dorsale fait un relief considérable et donne
l'idée d'un foyer purulent profondément situé; on agran-

dit un peu la plaie avec le bistouri, mais il n'en sort pas de pus ; je rétablis le bandage, et de manière à augmenter sensiblement la pression des doigts et du dos de la main, dont j'omets toujours de garnir la paume. Pendant le jour, M. O... a le soin de tenir son membre hors des couvertures, et le coude plus bas que le poignet. Dans la nuit, les douleurs deviennent si vives, qu'il croit devoir ôter ses bandes.

Le septième jour, il n'y a plus rien au bras ni à l'avant-bras ; la main elle-même est sensiblement moins rouge et moins gonflée, mais elle est le siége d'une douleur profonde, très fatigante, que le malade compare à celle qu'on ressent au pied long-temps comprimé par une chaussure trop étroite, ce qui me porte enfin à présumer que la plupart de ses souffrances tiennent à ce que, n'ayant pas pris la précaution de matelasser le métacarpe, la compression a principalement porté sur les deux bords de cette partie et sur la racine des doigts, dont les extrémités, libres d'ailleurs, sont froides et grisâtres. Après avoir réparé cette omission, on replace le bandage en exerçant une compression plus modérée. Les douleurs cessent dans la journée.

Le neuvième jour, la nuit a été calme ; la main est beaucoup moins enflée, et l'avant-bras tout-à-fait revenu à son état normal ; mais il s'est formé une phlyctène gangréneuse à l'extrémité de chaque doigt. Ces phlyctènes cachaient une escarre qui s'est détachée au bout de huit à dix jours, et qui n'a entraîné de difformité sensible que pour l'indicateur, dont l'ongle et une partie de la dernière phalange ont été détruits. Le reste du gonflement primitif disparut promptement par la continuation du bandage compressif, et M. O... fut complétement rétabli.

ARTICLE II.

CRÉPITATION DOULOUREUSE DES TENDONS (1).

Parmi les nombreuses maladies dont l'avant-bras peut être le siége, il en est une dont les auteurs classiques que vous avez entre les mains n'ont pas fait mention, que j'ai eu cependant l'occasion d'observer un assez grand nombre de fois, maladie dont un individu couché en ce moment au n° 43 de la salle des hommes pourra vous donner l'idée, et qui nous fournira l'occasion de la décrire, car il est important que vous la connaissiez.

Cet homme, en soulevant avec effort un tombereau par son fond, a éprouvé une douleur violente à la partie inférieure et externe de l'avant-bras. A cette douleur a succédé le lendemain ou le surlendemain une tuméfaction qui part de l'extrémité extérieure et externe de l'avant-bras, et s'étend en arrière de ce membre en le contournant en manière de spirale dans l'étendue de trois pouces en hauteur environ. Indépendamment de ce gonflement, qui a lieu du reste sans rougeur, on éprouve, quand on fait exécuter à l'articulation radio-carpienne des mouvements de flexion et d'extension, une sensation singulière tout le long de la partie inférieure externe et postérieure de l'avant-bras. C'est une crépitation, un bruit très difficile à décrire, et que je ne puis que comparer à celui que l'on éprouve en froissant de l'amidon, ou bien en marchant

(1) Leçon faite le 18 novembre 1839. En 1834, M. Velpeau a fait à la Pitié, alors qu'il était chargé d'un service dans cet hôpital, une leçon sur ce sujet. C'était au mois de septembre. M. Poulain a en partie composé son intéressant mémoire sur la crépitation des tendons d'après cette leçon, mémoire inséré dans la *Gazette médicale.*

sur de la neige bien gelée, ou en froissant une feuille de papier épaisse ou un morceau de carton. Ce bruit est caractéristique de la maladie. La douleur que cet individu éprouve est modérée, et comme la maladie est portée chez chez lui à un faible degré, elle ne durera pas long-temps. Elle se dissipera même seule ou sous l'influence de légers résolutifs (1).

Cette maladie, messieurs, n'est pas décrite dans les auteurs; elle n'est sans doute pas nouvelle, et de tout temps elle a probablement existé, mais elle a peu fixé l'attention, ou bien on s'est mépris sur son siége et sa véritable nature. Je l'ai désignée sous le nom de *crépitation douloureuse des tendons.* Ce nom donne de suite l'idée de la maladie; il a seulement l'inconvénient d'être long. Les paysans de la Gascogne donnent à cette affection le nom de *laï.*

Je croyais avoir le premier observé cette maladie en 1818 et l'avoir décrite en 1825 dans la première édition de mon *Anatomie chirurgicale* (2), mais j'ai trouvé depuis dans deux auteurs, Boyer et Desault, une mention assez fugitive

(1) Le malade est en effet sorti quelques jours après parfaitement rétabli.

(2) Voici comment s'exprime M. Velpeau dans cette première édition, à l'article des muscles de l'avant-bras : « On voit se manifester, à la suite d'un effort ou même sans cause connue, un gonflement, qui ne devient jamais très considérable, dans le trajet des muscles indiqués (long abducteur et court extenseur du pouce). Ce gonflement augmente, s'accompagne de chaleur et de douleur qui ne sont pas ordinairement bien vives, à moins que le malade ne cherche à remuer le pouce. Mais ce qu'il y a de plus remarquable, c'est que, si on embrasse la partie gonflée avec une main, et qu'avec l'autre on fasse mouvoir le pouce, on sent et on entend une crépitation bien évidente, tellement que nous avons vu un chirurgien prononcer qu'il y avait fracture et appliquer un bandage dans un cas semblable. »

Dans ce même ouvrage, M. Velpeau parle encore de la crépitation des gaines tendineuses à l'article Région tibio-tarsienne. Dans la deuxième édition du *Nouveau dictionnaire de médecine* à l'article Avant-Bras, il a encore décrit cette lésion. Dans la deuxième édition de son *Anatomie chirurgicale* en 1833, et la troisième en 1837, on la retrouve de nouveau. Dans le

de cette lésion. Desault en parle à l'occasion des fractures du radius (1); il en est de même de Boyer (2); mais ces deux chirurgiens ne disent que quelques mots de cette affection, et comme en passant. Ils n'ajoutent d'ailleurs rien sur sa nature et sur son siége précis.

M. Rognetta, ignorant mes travaux sur ce point de la science, a réclamé pour lui la priorité de la découverte dans un article publié dans la *Gazette médicale* en 1834, et qui est intitulé *Gonflement crépitant chronique de la partie antérieure de l'avant-bras*, page 596. En 1835, M. le docteur Gaube a fait dans la *Gazette médicale* de nouvelles remarques sur cette maladie, qui était décrite très incomplétement par M. Rognetta ; enfin M. Maingault a lu à l'académie de médecine (séance du 4 avril 1835) un mémoire sur l'inflammation des coulisses

n° 7 du *Journal des connaissances médico-chirurgicales*, année 1835, on trouve sur ce sujet un article qui semble avoir été puisé aux Leçons cliniques de M. Velpeau.

(1) Voici comment Bichat s'exprime à ce sujet (*OEuvres chirurgicales de Desault*, t. I, p. 192 et 193) : « Desault recommandait de ne point confondre ce dernier signe (*crépitation*) avec une espèce de bruit qui se fait entendre quelquefois dans la gaine des tendons des muscles long, court extenseur, et long abducteur du pouce, soit qu'il résulte d'une infiltration de synovie, soit qu'une autre cause lui donne naissance. Mais, outre que ce phénomène est assez rare, il est toujours facile de le distinguer de la crépitation, en ce que l'un s'obtient en pressant les parties, l'autre en faisant mouvoir l'une contre l'autre les surfaces osseuses. D'ailleurs, pour une oreille exercée l'erreur n'est pas à craindre. »

(2) Boyer dit à cette occasion (*Traité des maladies chirurgicales*, t. III) : « Les personnes qui exercent leurs mains à des travaux pénibles et fatigants sont sujettes à une affection singulière du tissu cellulaire qui environne les muscles long abducteur et court extenseur du pouce, dans laquelle ces muscles, devenus un peu plus saillants, font entendre, lorsqu'on les comprime, un bruit particulier que l'on pourrait confondre avec la crépitation, et que l'on ne peut mieux comparer qu'à celui que produit l'amidon quand on le presse entre les doigts. Cette sensation est si différente de la véritable crépitation causée par les fragments d'une fracture, qu'elle ne peut en imposer à un chirurgien exercé.

des radiaux externes. Dans ce mémoire, il s'attache à démontrer que la maladie n'a point son siége, comme le croyait Boyer, dans le tissu cellulaire qui environne les muscles court extenseur et long abducteur du pouce, mais bien dans les coulisses des radiaux externes. Depuis, M. Poulain a fait sur ce sujet un mémoire dont les idées ont été puisées dans mes leçons et a résumé à peu près tout ce qui est connu sur cette maladie (1). Tels sont jusqu'à présent les travaux qui ont été publiés sur ce sujet intéressant.

J'ai observé, comme je vous l'ai dit, cette maladie pour la première fois en 1818. C'était à Tours sur un jeune menuisier qui vint à l'hôpital pour se faire renouveler un appareil qui lui avait été appliqué à l'avant-bras pour une fracture présumée de ce membre. En ôtant l'appareil pour constater l'état du membre avant de le réappliquer de nouveau, nous acquîmes la certitude qu'il n'existait aucune fracture, et que la crépitation était produite seulement par la maladie des tendons court extenseur et long abducteur du pouce. Depuis cette époque, j'ai eu l'occasion d'observer cette maladie trente ou quarante fois au moins, non seulement à l'avant-bras, mais dans d'autres parties du corps. Mais c'est surtout à l'avant-bras qu'on l'observe. Rappelons ici quelques considérations anatomiques relatives à l'intelligence du sujet que je vous expose. Je vous parlerai spécialement de la disposition des gaines tendineuses du poignet et de celles de la région tibio-tarsienne, parties du corps où la maladie dont nous nous occupons s'observe principalement; je dis principalement, car on peut l'observer ailleurs; mais après la description que je vais vous en faire dans ces régions, il vous sera très facile, si vous connaissez bien la position, la direction d'un tendon par rapport aux parties environnantes, de reconnaître quelle sera la forme de la tumeur, sa direction, et quels

____

(1) Ce mémoire a été inséré dans la *Gazette médicale* en 1835, n° 25.

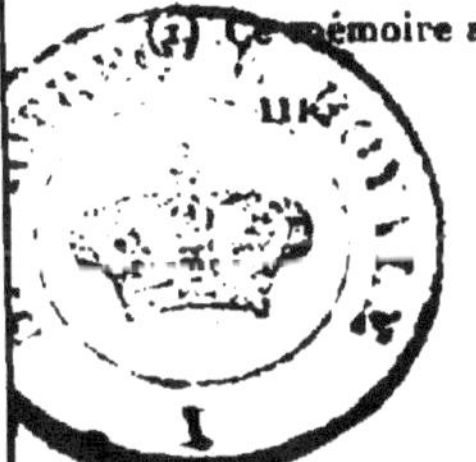

mouvements il faudra exécuter pour obtenir la crépitation quand une gaîne tendineuse quelconque sera le siége de maladie dont il est question.

Poignet. — Les tendons de la région du poignet placés en dehors du ligament antérieur du carpe sont en dedans ceux du cubital antérieur, au milieu ceux du petit et du grand palmaire. Ces trois tendons sont enveloppés par une aponévrose qui se confond avec celle des muscles de l'avant-bras, et qui peut être supposée partir du cubitus et du pisiforme ; dès ce moment elle se dédouble pour envelopper le tendon du muscle cubital antérieur et fournit une gaîne à l'artère cubitale. Ses feuillets se réappliquent au-devant des tendons fléchisseurs pour s'écarter de nouveau en enveloppant le tendon du palmaire grêle d'abord et puis celui du grand palmaire ; après quoi l'artère radiale reçoit une gaîne à son tour ; enfin, elle va se fixer sur le bord antérieur de l'apophyse styloïde du radius et se confondre avec la gaîne fibreuse dans laquelle glissent le long abducteur et le court extenseur du pouce. Inférieurement, les fibres se rapprochent, se serrent, et semblent ainsi donner naissance au ligament annulaire antérieur du carpe, au-devant duquel le muscle épitrochlo-palmaire s'épanouit et se transforme pour ainsi dire en aponévrose, ce qui le fait paraître comme formé de deux couches. Ce ligament, fixé d'une part sur l'os pisiforme et la saillie de l'os crochu, de l'autre sur la crête du scaphoïde et du trapèze, se dédouble ici pour former une gaîne au tendon du radial antérieur, qui va s'insérer sur l'extrémité supérieure du second métacarpien.

Tous ces tendons se meuvent indépendamment les uns des autres, puisqu'ils ont une gaîne chacun en particulier. Ceux que renferme l'anneau carpien ne sont pas dans le même cas ; le fléchisseur du pouce semble séparé des autres, et entraîne avec lui une portion de la bourse fibro-celluleuse qui les enveloppe tous. La membrane qui les réunit d'abord en masse, puis chacun en particulier, tapisse tout l'intérieur du canal commun. Elle possède la plupart des caractères propres aux membranes synoviales : elle est lisse, polie et lubrifiée par un fluide synovial.

En arrière du poignet, sous la peau et la couche sous-cutanée, on trouve une aponévrose qui forme une arcade rubanée très forte, destinée à brider les tendons auxquels elle fournit différentes gaines ; elle s'étend depuis l'apophyse styloïde du radius jusqu'à celle du cubitus : c'est le ligament annulaire postérieur du carpe ; les canaux auxquels il donne naissance sont : 1° en arrière et en dehors une coulisse très forte pour les tendons du court extenseur, du long abducteur du pouce, qui se dirigent en bas et en dehors ; quand une cloison sépare ce canal en deux, c'est le tendon de l'extenseur qui se trouve en arrière ; 2° une autre coulisse qui descend perpendiculairement et qui renferme les tendons des radiaux externes qui divergent un peu vers leur point d'insertion ; 3° toujours en arrière, et un peu plus en dedans, le canal fibreux qui enveloppe le tendon du long extenseur du pouce, et qui n'est complet qu'au-dessous du radius ; 4° l'anneau carpien postérieur que traversent les tendons de l'extenseur commun et de l'extenseur propre du doigt indicateur ; ici la gaine synoviale a à peu près la même disposition que celle qui existe en avant pour les fléchisseurs ; 5° une gaine pour l'extenseur du petit doigt qui se dirige un peu en devant ; 6° entre l'apophyse styloïde et la tête du cubitus, une dernière coulisse pour le tendon du cubital postérieur ; du côté de l'avant-bras ce ligament s'amincit graduellement, les fibres s'écartent, et finissent en se continuant avec l'aponévrose ; son bord inférieur se convertit en une lame fibro-celluleuse, très mince d'abord, mais qui s'épaissit ensuite en se portant vers la main.

Examinons maintenant la disposition des tendons des muscles à la région tibio-tarsienne.

Sur le cou-de-pied proprement dit, le doigt découvre de dedans en dehors : 1° un enfoncement qui sépare la malléole interne du jambier antérieur ; 2° une saillie due à ce tendon, lequel se dirige vers le premier cunéiforme où il s'insère ; 3° un second enfoncement qui le sépare du tendon extenseur propre du gros orteil ; quelquefois on remarque au côté externe, et dans la gaîne de l'extenseur commun, le tendon du péronier antérieur. En dedans, on trouve 1° le relief malléolaire ; 2° une petite excavation au-dessous de sa pointe, excavation qui sépare le tendon du jambier postérieur de celui du jambier antérieur. Le tendon du jambier postérieur se trouve appliqué sur l'éminence malléolaire interne, et de là va s'insérer sur le scaphoïde. Un peu plus en arrière se voit le tendon du fléchisseur commun, qui n'appuie pas simplement sur la malléole à sa partie postérieure, mais bien sur l'articulation tibio et calcanéo-astragalienne, d'où il suit que sa phlegmasie sera plus grave. Le fléchisseur du gros orteil, conservant quelques fibres charnues, se trouve plus en arrière encore, hors des coulisses précédentes et dans la même gaîne que les vaisseaux et le nerf. D'abord enveloppé d'un tissu cellulaire lamelleux assez souple, il s'engage bientôt aussi dans une gaîne particulière, en croisant obliquement de derrière en devant et de dehors en dedans la face postérieure de l'astragale et les tendons sus-indiqués pour venir gagner la face inférieure de la petite tête du calcanéum ; en sorte que, sans avoir une membrane synoviale particulière, il finit par s'en former une aux dépens de celle du fléchisseur commun, ce qui fait, pour le dire en passant, que l'inflammation de l'une peut facilement se communiquer à celle de l'autre. Je n'en dirai pas davantage pour ce qui regarde ces tendons, car plus loin ils ne présentent plus d'intérêt pour le sujet qui nous occupe.

La gaîne des deux derniers tendons, du fléchisseur commun et du fléchisseur propre du gros orteil, se trouve

quelquefois le siége de la maladie qui existe dans celle du
court extenseur et long abducteur du pouce à l'avant-bras;
quelquefois dans les mouvements de flexion des orteils, on
entend un bruit ou une espèce de craquement accompagné de douleurs et parfois de gonflement; toutefois c'est
moins fréquent qu'à l'avant-bras. En 1825, j'ai eu l'occasion d'observer cette crépitation douloureuse des tendons
au pied sur un malade qui était à l'hôpital de la Faculté de
Paris, alors que j'en étais le chef de clinique. Du côté de la
malléole externe, les tendons des muscles péroniers latéraux, d'abord placés sur la face externe du péroné, dans
la région antérieure de la jambe, se contournent graduellement en arrière: le long péronier contourne le bord externe du pied, traverse obliquement la plante, placé dans
une gouttière pratiquée sous la face inférieure du cuboïde,
maintenu par le ligament calcanéo-cuboïdien inférieur, et
vient ensuite se fixer en bas et en dehors de l'extrémité
postérieure du premier os métacarpien. La coulisse qui
renferme les deux péroniers latéraux ne paraît être qu'une
suite du canal aponévrotique qui les maintient isolés à la
jambe. La cloison intermédiaire, d'abord très mince, s'é-
paissit ensuite de telle sorte, qu'il est difficile de concevoir
que le grand péronier latéral qui est en arrière puisse la
rompre pour passer dans le canal du court péronier latéral.
On a cependant observé plusieurs faits de ce genre, et j'en
ai été témoin moi-même. Les membranes synoviales de
ces deux coulisses communiquent ensemble de telle sorte
que l'inflammation de l'une se communique facilement à
l'autre. Les frottements répétés qu'exercent dans la marche
ces tendons sur la face interne des gaines qui le contiennent les expose à cette crépitation dont je vous parle, et
dont j'ai eu plusieurs fois l'occasion d'observer des exemples dans cette partie du membre inférieur.

Causes de la crépitation douloureuse des tendons. — La
cause la plus commune est la tension forcée et souvent ré-

pétée des tendons ; les violences extérieures la détermiuen
aussi quelquefois. Souvent il est impossible de reconnaître
la cause de la maladie. Les professions dans lesquelles le
muscles, et particulièrement ceux du pied et de la main
sont exercés avec énergie pendant un temps plus ou moir
prolongé, sont celles qui produisent le plus souvent cett
crépitation ; c'est ainsi que les professions de buandière, d
blanchisseuse, de scieur de blé, de faucheur, de vigneroi
de moissonneur (1), fergeron, serrurier, menuisier, plâ
trier, scieur de long, charron, maçon, se trouvent ran
gées en première ligne ; de même que toutes les actio
qui exigent une forte pronation ou une flexion prolongé
et souvent répétée du poignet ou des doigts. Au pied, l
maladie se rapporte à la fatigue, à une marche forcée,
une progression sur un sol inégal ; on la rencontre souven
en effet, chez les chasseurs, les militaires, les voya
geurs, etc., enfin chez tous ceux qui fatiguent avec leur
pieds, comme ceux dont je vous ai parlé plus haut fatigue
avec leurs mains. Les exercices gymnastiques, l'action d
frotter les appartements, produisent cette maladie au pie

On a observé aussi cette affection chez un lutteur qui v
nait d'essayer la force de son poignet avec un autre, éta
tous deux assis, l'un des coudes de chaque adversaire ap
puyé sur une table et rapprochés à trois ou quatre pouce
les mains engagées l'une dans l'autre, se tenant les pouc
par leur base, et chacun cherchant dans cette position
renverser la main de son adversaire dans la supination p
des efforts opposés à la pronation.

(1) M. Gaube, dans l'article qu'il a publié dans la *Gazette médic*
(1838) a parfaitement expliqué la manière dont la maladie survient chez
moissonneurs. En effet, au temps de la coupe des blés, les moissonneurs se
très souvent atteints de cette affection, qui paraît déterminée par la fréque
des contractions forcées des m des fléchisseurs du poignet et des doigts,
par celle des abducteurs et extenseurs agissant sur des corps mises à u
pleine main.

Le siége du mal n'est plus la partie antérieure et inférieure du poignet, si les efforts ont été faits en portant la main en supination forcée, le doigt et le pouce étendus dans l'abduction, comme cela arrive chez les blanchisseurs et les blanchisseuses. Chez ces personnes, en effet, on observe la maladie en dehors et en arrière, dans le trajet des gaînes de tendons du long abducteur et du court extenseur du pouce.

Les coups portés à faux avec un instrument sur un corps très dur amènent souvent un retentissement pénible dans les tendons du poignet, et peuvent produire la maladie. C'est ainsi que les maréchaux ferrants y sont très exposés; l'action de limer le fer la produit également; aussi la rencontre-t-on souvent chez les serruriers. Les faiseurs de mottes sont bien certainement ceux qui en sont le plus fréquemment atteints : on sait combien cet état fatigue le poignet. Les relieurs, les bourreliers, les charpentiers, les fagoteurs y sont également très sujets.

Il est très probable que cette maladie existe ailleurs que dans les régions que je vous ai citées, au poignet et au pied. Elle peut se manifester dans tous les points où des tendons, glissant dans des coulisses synoviales, subissent des tensions très fortes et des frottements inaccoutumés. M. Poulain, dans son mémoire, a cité une observation d'un individu qui paraît avoir eu une crépitation dans la gaîne de la longue portion du muscle biceps à l'humérus. Cette crépitation en avait imposé à plusieurs personnes pour une fracture du col chirurgical de l'humérus. La maladie était due à un coup violent qui avait été porté sur la partie supérieure et antérieure du bras. Après six jours, la crépitation était disparue sous l'influence des émollients et des résolutifs.

On observe encore cette crépitation des tendons dans la gaîne des fléchisseurs des doigts au poignet, et même dans celle des doigts à leur face palmaire. En 1831 et

1832, j'ai observé deux femmes qui étaient atteintes de cette maladie dans les coulisses tendineuses qui se trouvent au-devant des phalanges.

Symptomatologie. — Il y a d'abord un gonflement ordinairement très sensible, mais rarement considérable; quelquefois même il est si peu apparent, qu'on ne l'aperçoit qu'en examinant les parties avec beaucoup d'attention. La douleur est généralement peu vive quand on ne fait pas exécuter de mouvements; dans certains cas, même, il n'y en a pas du tout; mais aussitôt que le malade cherche à fléchir ou à étendre la partie affectée, ou si le chirurgien la presse ou fait exécuter à l'articulation des mouvements de flexion, d'extension ou de latéralité, les douleurs paraissent ou augmentent. La chaleur est généralement peu forte ou nulle; la tumeur est allongée ordinairement et suit la direction de la gaîne qui est le siége du mal. La crépitation est le phénomène le plus remarquable que présente cette lésion. Elle en est en effet le symptôme pathognomonique. Lorsque le chirurgien fait exécuter au membre des mouvements de flexion, d'extension ou de latéralité avec une de ses mains, l'autre restant appliquée sur la partie qui en est le siége, il sent une espèce de crépitation qui ressemble quelquefois à celle que l'on entend à l'aide de l'auscultation dans la première période de la pneumonie. Cette crépitation est quelquefois assez forte pour ressembler à celle qui résulte du frottement de deux fragments osseux. C'est cette crépitation portée à ce degré qui a dû en imposer à quelques praticiens pour une fracture. Il est rare toutefois qu'elle soit portée aussi loin; ordinairement elle est faible, et, comme je vous l'ai dit en commençant, elle ressemble au bruit que produit l'amidon quand on le presse entre les doigts, ou à celui de la neige gelée sur laquelle on marche.

Cette maladie pourrait être confondue avec les tumeurs hydatiques; mais au poignet, cette dernière maladie se rencontre ordinairement à la partie antérieure du poignet, où elle constitue deux tumeurs, l'une au-dessus, l'autre au-dessous du ligament antérieur du carpe, tumeurs qui communiquent entre elles et offrent une fluctuation évidente. Du reste, dans les tumeurs hydatiques, la forme est très régulière, il y a à peine de la douleur, la marche de la maladie est beaucoup plus lente, et les causes bien souvent ignorées. On y observe, il est vrai, de la crépitation ; mais on reconnaîtra toujours qu'on n'a point affaire à la maladie crépitante des tendons si elle ne disparaît pas, ou au moins ne diminue pas en peu de jours, sous l'influence des émollients, des résolutifs ou de la compression.

On ne confondra point cette affection avec celle qui est connue sous le nom de *ganglion ;* car cette maladie siège ordinairement à la partie postérieure du poignet ; la tumeur qu'elle forme est arrondie, presque indolente à la pression, plus ou moins mobile, circonscrite, et elle s'est développée lentement.

Quant aux hydropisies des gaînes tendineuses, elles sont caractérisées par la présence de la fluctuation bien manifeste sur leur trajet, et par un gonflement beaucoup mieux limité. Il n'y a pas d'ailleurs de crépitation.

Les caractères propres aux tumeurs lipomateuses, cancéreuses, aux tumeurs blanches, aux luxations, ne permettent pas de les confondre avec la maladie crépitante des tendons.

Les entorses pourraient en imposer dans quelques circonstances pour la crépitation douloureuse des tendons. Dans certaines entorses, en effet, on observe une sorte de crépitation ; mais peut-être dans ce cas y a-t-il en même temps complication de la maladie dont nous nous occupons. En effet, on remarque dans ces cas une tuméfaction plus ou moins considérable au-devant de quelque tendon à gaîne. Au surplus une erreur serait peu grave en cette circonstance, car le traitement est le même dans les deux affections.

La maladie qui a pu être le plus souvent confondue avec la crépitation douloureuse des tendons, c'est la fracture de l'extrémité inférieure du radius quand il s'agit de l'avant-bras. C'est le cas que j'ai observé à l'hôpital de Tours en 1818.

La crépitation douloureuse des tendons, ou *faï*, comme le remarquent les paysans, et ainsi que je vous l'ai dit, s'annonce par un peu de douleur quand les malades exécutent des mouvements, et quelquefois, mais rarement, dans l'état de repos. Bientôt paraît la tuméfaction, avec les caractères que je lui ai assignés. La maladie reste stationnaire pendant un temps assez variable; quelquefois pendant six ou huit jours seulement, d'autres fois pendant vingt ou trente jours, rarement davantage. Cependant on a vu des individus ne pouvoir reprendre leurs occupations qu'après deux mois de durée de la maladie. La terminaison est presque toujours heureuse; quelquefois cependant elle a lieu par l'hydropisie des gaines des tendons; très rarement, ce qui est d'ailleurs fort heureux, par exhalation ou sécrétion de pus. Enfin, dans quelques circonstances, j'ai vu arriver une dégénérescence fongueuse des coulisses tendineuses, absolument semblable à celle des articulations dans certaines arthropathies. J'ai observé ce fait à la face palmaire des doigts et au poignet. On conçoit que cette terminaison est très dangereuse.

Cette phlegmasie peut donc, comme celle de toutes les membranes séreuses, exister à tous les degrés, et sous toutes les nuances offrir un épanchement de fluide synovial, séreux, purulent, de matière plastique, etc., ou bien ne présenter aucun épanchement; et c'est dans ce cas qu'a lieu le bruit de crépitation qui caractérise la maladie.

Quelle est la nature et le siége précis de cette affection? Boyer pensait que la maladie siégeait dans le tissu cellulaire qui entoure les muscles. Cette opinion n'est pas admissible maintenant : il suffit d'avoir observé cette maladie deux ou trois fois avec attention pour être persuadé que ce n'est pas le tissu cellulaire, mais bien la gaîne fibro-synoviale, qui en est le siége. En effet, la crépitation ne se fait point sentir au milieu ou à la partie supérieure de l'avant-bras, mais bien à la partie inférieure et dans les points correspondants aux coulisses. Est-ce la partie fibreuse de ces gaînes qui est le siége du mal ? Cela n'est pas probable non plus, car pour obtenir la crépitation il faut faire glisser le tendon dans sa gaîne, et la pression sur le trajet de la coulisse ne fait sentir cette crépitation que très incomplétement. C'est, je pense, la membrane synoviale qui tapisse la coulisse qui est le siége de la maladie. Les mouvements fréquents et violents des tendons amènent dans cette membrane une irritation qui provoque la sécrétion d'une plus grande quantité de synovie. L'inflammation survenant alors, la synovie cesse d'être sécrétée, et à sa place se fait un épanchement de matière plastique qui a lieu à la fois en dehors et en dedans de la membrane synoviale ; il y a alors sécheresse et rugosité légère de la surface interne de cette membrane. De là le sentiment de crépitation dans les mouvements et à la pression. L'inflammation de la synoviale amène un afflux de liquides dans les tissus environnants qui participent plus ou moins à son inflammation ; de là, la tuméfaction des parties qui sont sur le trajet des gaînes tendineuses, et la rougeur de la peau, qui peut participer aussi plus ou moins à cette inflammation (1).

(1) Peut-on admettre avec M. Lobstein que la petite quantité de gaz qui se trouve toujours disséminée dans toutes les mailles du tissu synovial dans l'état sain, et qui est dans la partie externe des gaines séreuses, soit augmentée dans cette circonstance et produit la crépitation ? C'est ce qu'il est bien difficile d'affirmer. Néanmoins, si on songe aux exhalations gazeuzes subites ou à peu près subites qui ont lieu quelquefois dans diverses parties des corps à la suite de certaines tractions ou violences, et comme il est arrivé de le remarquer par exemple à la suite des réductions de luxations de l'humérus, cette opinion pourrait bien ne pas paraitre si extraordinaire et si déraisonnable.

Du reste, cette phlegmasie peut, comme celle de toutes les membranes séreuses, exister à tous les degrés et sous toutes les nuances, offrir un épanchement de fluide synovial, de sérosité, de pus, de matière plastique, ou bien ne présenter aucune espèce d'épanchement; et c'est dans ce cas qu'a lieu le bruit de crépitation qui caractérise la maladie. N'y a-t-il pas analogie alors avec ce qui se passe dans certaines inflammations des membranes séreuses, du péritoine, du péricarde, par exemple, alors qu'il n'y a point encore d'épanchement, et que la membrane enflammée fait entendre un bruit, une crépitation de nature particulière, qu'on a cherché même à caractériser sous le nom de *bruit de cuir neuf?* Envisagée de cette manière, l'histoire de la maladie crépitante des tendons devient beaucoup plus claire.

On ne peut affirmer positivement, messieurs, que les choses se passent absolument comme je vous l'ai dit; car l'anatomie pathologique ne nous a point éclairé sur la nature intime de cette maladie. Elle n'est pas assez grave pour produire la mort, et il faudrait, pour avoir des idées bien arrêtées à ce sujet, qu'un individu qui en serait affecté vînt à mourir d'une autre maladie. Jusque là nous sommes obligés de nous borner à des conjectures.

Traitement. — Les remèdes, messieurs, ont généralement peu d'action sur cette maladie; ils n'entravent guère sa marche. J'ai successivement employé les sangsues, les émollients, les résolutifs, et je n'ai pas vu que ces moyens aient abrégé sa durée d'une manière notable. Un seul remède m'a semblé d'une efficacité réelle : c'est la compression aidée des résolutifs. Je ne veux pas dire cependant que les autres moyens soient absolument inutiles. Lorsque la maladie est récente, qu'il y a douleurs vives, rougeur de la peau, chaleur, etc., etc., une ou plusieurs applications de sangsues,

nable. Pourquoi une tension violente des tendons ne déterminerait-elle pas dans leurs gaines synoviales une exhalation de gaz, comme cela se voit dans le tissu cellulaire?

au nombre de douze, quinze ou vingt, les cataplasmes et les bains locaux émollients ne peuvent qu'être avantageux. Lorsque l'affection est plus légère, quelques compresses résolutives d'eau blanche, d'eau-de-vie camphrée, suffisent ordinairement. Mais la compression est surtout très efficace dans ces cas. On applique un bandage compressif fait avec une bande trempée dans un liquide résolutif. On pourrait employer le bandage dextriné comme pour le cas de fracture, afin de rendre la compression plus exacte et par conséquent plus efficace. Il est bien entendu que le malade doit maintenir son membre dans le repos le plus absolu pendant la durée de la compression.

Quand la maladie est passée à l'état chronique, on a recours alors au traitement des maladies chroniques des articulations; c'est dans ce cas qu'on emploie surtout avec avantage les vésicatoires.

S'il s'est fait un épanchement considérable dans les gaines tendineuses, il faut se garder d'y pratiquer une ponction pour l'évacuer; car d'une maladie qui est ordinairement légère, on en ferait une maladie extrêmement dangereuse. Il faut avoir recours aux frictions avec des liqueurs résolutives, faire des embrocations avec l'huile camphrée, l'eau-de-vie et le savon, le baume opodeldoch, les liniments alcalins, etc., et surtout employer les vésicatoires.

Obs. I (1). — Une femme âgée de trente ans environ, employée à la buanderie de l'hôpital de la Pitié, fut admise dans les salles de M. Velpeau au mois de décembre 1834. Elle s'était fatiguée plus que de coutume à tordre du linge. Depuis trois jours elle souffrait du poignet droit. Une tuméfaction légère avec un peu de rougeur à la peau existait à la partie inférieure de l'avant-bras, et se dirigeait en se contournant comme en spirale à l'extrémité du radius,

____

(1) Observation recueillie par M. Poulain.

depuis l'apophyse styloïde de cet os ou la racine du pouce
jusqu'au tiers moyen de la face postérieure de l'avant-bras.
En embrassant et en comprimant doucement la tumeur
avec une main, pendant que de l'autre on faisait mouvoir
le pouce, et même par la simple pression, on sentait une
crépitation tout le long de la gaîne des tendons court extenseur et long abducteur du pouce. La douleur, peu prononcée par elle-même, devenait assez vive au moment de
cette manœuvre. Une compresse graduée et un bandage
roulé furent appliqués et souvent imbibés de liqueurs résolutives. On renouvela ce bandage trois fois, et la malade
put reprendre ses occupations au bout de six jours.

Obs. II (1). — Un homme âgé de quarante-cinq ans,
robuste, d'une courte stature, plâtrier, vint à la Charité
la fin de mars 1835 consulter M. Velpeau pour une douleur qu'il avait au poignet. La maladie datait de quatre
jours. Le gonflement occupait la moitié inférieure du bord
externe de la face postérieure de l'avant-bras droit, et
s'étendait jusqu'à la racine du pouce. La crépitation s'é-
tendait, et dans le trajet des tendons du court extenseur et
du long abducteur du pouce, et dans celui du long extenseur de ce même doigt et le long des radiaux, et même sur
la ligne de l'extenseur commun, depuis la partie la plus
élevée de la tuméfaction jusque sur la face dorsale du métacarpe. M. Velpeau déclara n'avoir jamais vu la maladie
avec une crépitation aussi étendue. Du reste, le malade, qui
souffrait à peine pendant le repos, ne pouvait fléchir ni les
doigts ni le poignet sans éprouver aussitôt une assez vive
douleur. On le soumit au même traitement que la maladie
qui fait le sujet de l'observation précédente, et le résultat
en fut aussi prompt et aussi satisfaisant.

Obs. III (2). — Une paysanne de quarante-huit à cin-

(1) Observation recueillie par M. Poulain.
(2) Observation recueillie par M. Poulain.

quante ans, faisant habituellement un exercice très modéré, et surtout marchant peu, fit un jour plusieurs lieues, ayant à ses pieds des sabots. Vers la fin du jour, elle se coucha, se plaignant seulement d'une grande fatigue. Le lendemain matin, ne souffrant nullement elle voulut descendre de son lit; mais dès le moindre mouvement, elle éprouva quelques douleurs vers le cou-de-pied droit. Elle y porta la main et s'aperçut qu'il était gonflé. Aussitôt elle me fit venir et demanda mon avis. J'examinai la tumeur qui était placée au milieu du cou-de-pied, et s'allongeait vers la région antérieure de la jambe; j'obtins avec facilité dans cette tumeur une crépitation manifeste dans les mouvements d'extension et de flexion. Elle m'assura ne point avoir reçu de coup. Il n'y avait en effet aucune trace de contusion; la peau était simplement un peu chaude. Pour tout commémoratif que j'aie pu recueillir, c'est qu'au commencement de sa marche elle avait fait un faux pas qui l'avait fait tomber sur les genoux et sur les mains. Je lui prescrivis de garder le repos; j'élevai le pied, et je le comprimai méthodiquement. Deux jours après, la malade se leva, et au bout de six jours tout avait entièrement disparu.

ARTICLE III.

DES ANGINES (1).

Parmi les maladies les plus fréquentes que vous aure
traiter dans votre pratique, et dont vous voyez d'aille
dans les hôpitaux un si grand nombre d'exemples, vo
trouverez principalement les angines, les inflammations
tonsilles, du voile du palais, des gencives, en un mot de
membrane muqueuse de la bouche et du gosier. Si vo
consultez ce que les auteurs classiques vous diront à l'o
casion du traitement de ces affections, vous trouverez
prescriptions purement antiphlogistiques et révulsives. S
gnées générales et locales, ventouses, sangsues, catapl
mes émollients, boissons adoucissantes, pédiluves, vo
tifs, purgatifs, etc., voilà à peu près à quoi se réduit
thérapeutique de ces sortes de maladies. Mais souvent ce
méthode est inefficace, ou a peu de prise sur la malad
dont la guérison ou la terminaison plus ou moins fâche
a lieu sans que le traitement ait paru avoir eu une gran
influence sur elle.

Témoin autrefois, à l'hôpital de Tours, lorsque j'y é
diais la médecine sous M. Bretonneau, des succès que
médecin y obtenait à l'aide de certaines substances cat
rétiques dans plusieurs épidémies d'angines graves, je v
lus m'assurer si ces mêmes moyens n'auraient pas la mê
efficacité dans les angines franchement inflammatoires ; j
employé dans ce but l'acide hydrochlorique affaibli, le

(1) Cet article est composé d'après divers fragments de leçons faites
1837, 1838 et 1839. J'ai emprunté aussi de nombreux passages au
moire que M. Velpeau a présenté à l'Institut en mars 1835, et qui a
inséré dans la *Gazette médicale* de 1835, tom. III, n° 14.

trate d'argent et l'alun dans l'angine purement inflammatoire, comme M. Bretonneau l'avait fait dans le croup et dans l'angine maligne, et comme beaucoup d'autres praticiens l'ont fait dans diverses espèces d'angines chroniques. En 1819, j'essayai le nitrate d'argent. L'alun m'avait assez bien réussi dans plusieurs circonstances, notamment à l'hôpital Saint-Antoine en 1828 et 1829; je publiai même à ce sujet un travail dans la *Gazette médicale* en 1830, et je recommandais l'emploi de cette substance comme étant d'une grande efficacité. Je disais alors que ce qui doit encourager à généraliser de pareils moyens, c'est qu'ils ne sont pas moins applicables à beaucoup d'autres inflammations, à d'autres angines en particulier, et à la diphtérite. Je m'appuyais en outre sur l'expérience d'un médecin distingué de Nantes, portant un nom célèbre dans la science, de M. Laënnec, qui, dans un compte-rendu de sa clinique, ne craint pas d'avancer que pour les angines tonsillaires simples, les insufflations d'alun, outre qu'elles font cesser la tuméfaction avec une grande rapidité, ont l'avantage de prévenir cette tendance aux récidives, si communes quand l'angine a été traitée par les seuls antiphlogistiques; enfin MM. Toirac et Guillon, par la communication qu'ils me firent en 1826 et 1827 de leurs essais sur l'emploi du nitrate d'argent dans des cas semblables, m'enhardirent encore à poursuivre mes recherches sur ce sujet. Depuis, plusieurs mémoires publiés dans les divers journaux de médecine, sont venus confirmer les résultats fournis par la pratique de M. Bretonneau. Bennati a lu à l'Institut un travail sur l'efficacité des gargarismes alumineux dans quelques affections chroniques du gosier, mais personne ne paraît en avoir adopté l'usage pour les angines aiguës franchement inflammatoires. En cherchant la raison de cet oubli, je n'en ai trouvé d'autre que le peu de dangers de la maladie elle-même, et l'idée encore très répandue parmi les médecins que les remèdes connus sous le nom d'irritants sont très nuisibles dans les inflammations aiguës.

Sans être mortels, les maux de gorge ordinaires ne laissent pas cependant d'offrir parfois une certaine gravité. La fièvre, les menaces de suffocation qui les accompagnent, les abcès qui les terminent souvent, la difficulté d'en arrêter la marche, les inconvénients et principalement la faiblesse qu'entraînent les médications antiphlogistiques, en font cependant une affection assez sérieuse pour mériter toute l'attention du pratricien. D'un autre côté, les évacuations sanguines, il en faut convenir, en préviennent si rarement la suppuration, lorsque l'inflammation est intense, et dans tous les cas en abrégent si peu la durée naturelle, qu'on est autorisé à chercher de nouvelles médications.

Une autre question se rattache d'ailleurs à celle-ci et en accroît beaucoup l'importance. Beaucoup de médecins, en effet, éprouvent une difficulté réelle quand ils veulent appliquer au croup ou à l'angine couenneuse le traitement de M. Bretonneau, et cela parce qu'il n'est pas toujours facile de distinguer dans les premiers temps l'angine maligne de l'angine simple. Or, cet embarras cessera d'exister si l'on parvient à démontrer que le même traitement réussit également bien dans les deux cas ; que l'angine variolique, scarlatineuse, comme toute angine non spécifique s'arrête sous l'influence des applications d'alun, et que celles dont la suppuration est déjà formée sont aussi avantageusement modifiées par ce remède.

Si les expériences que j'ai faites dans ces derniers temps ne sont pas assez nombreuses encore, pour résoudre complétement le problème, elles me paraissent au moins assez concluantes pour engager les médecins à les répéter. Chez les individus que j'ai soumis à ce traitement, les résultats ont toujours été les mêmes; chez tous, l'angine était accompagnée de fièvre et s'était déclarée brusquement. La plupart ont commencé le traitement le deuxième jour, et lorsque la tuméfaction des amygdales était modérée, il y avait néanmoins rougeur vive de tout le gosier, douleur et difficulté d'avaler, langue chargée, et tous les autres symptômes de la première période des angines tonsillaires aiguës. Plusieurs en étaient au cinquième, au sixième, et même au huitième jour, avec fièvre violente, rougeur et tuméfaction au visage, gonflement considérable des amyg-dales, et fermeture presque complète de l'ithsme du gosier avec difficulté de respirer, impossibilité d'avaler, soif, chaleur, etc., etc. Enfin dans deux cas la suppuration était imminente. La médication a été la même pour tous ces malades; elle a consisté dans l'emploi du sulfate d'alumine et de potasse en poudre fine ou en gargarisme. J'ai porté la poudre d'alun avec le doigt sur le siége du mal. Après l'avoir mouillé avec de l'eau ou de la salive, on le roule dans la poudre d'alun de manière à l'en recouvrir d'une couche épaisse, puis on le dirige dans le pharynx, pendant qu'a-vec l'autre doigt ou avec le manche d'une cuiller on tient la base de la langue abaissée. On pourrait tout aussi bien di-riger l'alun à l'aide d'un pinceau de charpie ou de linge fin, ou un morceau d'éponge fixé au bout d'un petit bâton. Enfin l'insufflation à l'aide d'un tube quelconque pourrait remplir le même but. Le doigt offre l'avantage d'exiger moins d'apprêts et de moins effrayer les malades pusilla-nimes; il permet d'ailleurs, en se courbant à la volonté du chirurgien, de mieux conduire le médicament partout où on le désire, de le faire pénétrer dans toutes les anfrac-tuosités et les excavations des glandes malades et des par-ties voisines, dans tout le pharynx, derrière le voile du palais, et même jusqu'à l'entrée du larynx, en le dirigeant en bas. Avec le doigt, on appuie plus ou moins, et on frotte sur les parties enflammées en proportion de l'effet qu'on a l'intention de produire. Par le moyen du doigt enfin, un malade intelligent pourrait se médicamenter lui-même, ainsi que j'en ai eu plusieurs fois la preuve.

Lorsqu'on a placé une certaine quantité d'alun avec le doigt, on le retire, puis on le charge d'une nouvelle quantité de cette substance pour la reporter sur d'autres points, afin que toutes les parties malades puissent être en contact avec elle. Avant l'application de la poudre, il est bon que le malade se lave la bouche, et qu'il en enlève les mucosités épaissies. On renouvelle à des intervalles égaux, deux et même trois fois par jour, l'application de l'alun, si les accidents l'exigent. Enfin dans les intervalles des frictions alumineuses, le malade fait usage de gargarismes chargés d'alun. J'emploie ordinairement cette substance à la dose d'un à quatre gros pour quatre onces d'eau d'orge miellée.

Cette application d'alun d'après les procédés que je viens de vous décrire, produit ordinairement des nausées, de la toux et des efforts douloureux du pharynx; mais ces phénomènes sont très passagers, et ils dépendent en grande partie de la présence et de l'action mécanique du doigt au fond de la gorge. L'âpreté causée par l'alun, d'abord fort désagréable, ne tarde pas elle-même à disparaître. La douleur et la fièvre manquent rarement de diminuer sensiblement après la première et la seconde application. L'amélioration va ensuite en augmentant par degrés, de telle sorte que le troisième ou le quatrième jour, quelquefois même dès le lendemain, une convalescence franche et complète se décide. L'effet le plus remarquable de l'emploi de ce remède est la cessation presque subite de la fièvre et le changement qui s'opère dans le timbre de la voix : il semblerait qu'un principe délétère introduit dans l'organisme vient d'être neutralisé tout-à-coup, et que le mal se réduit aussitôt aux difficultés mécaniques en rapport avec l'excès de volume des parties.

Si l'inflammation de la gorge est légère, qu'il y ait seulement rougeur sans gonflement, le gargarisme aluminé peut suffire. Quelquefois même il réussit lorsque le mal est beaucoup plus avancé. Néanmoins il vaut mieux avoir recours à l'alun en poudre quand l'inflammation prend une marche rapide et menace de devenir un peu grave. Mais ce qu'il y a de plus digne de remarque dans le traitement de l'angine par l'alun, c'est que cette maladie a moins de tendance à se reproduire qu'il n'arrive après les autres médications. Un autre avantage de l'emploi de ce remède, c'est qu'il devient inutile de retenir les malades au lit, et qu'on peut sans inconvénient leur accorder des aliments aussitôt qu'ils se sentent de l'appétit.

Voici plusieurs observations à l'appui de ce que je viens d'avancer sur les effets avantageux de l'emploi de l'alun dans les angines.

Obs. I (1). — Lapeyrac (Jean), âgé de trente ans, charpentier, garçon, très brun, d'un tempérament sanguin, d'une santé habituellement bonne, n'ayant jamais eu de maux de gorge, éprouve, dans la nuit du 8 octobre 1833, sans avoir fait d'excès, sans avoir éprouvé aucun refroidissement, en un mot sans cause appréciable, une douleur au gosier qui s'accompagne d'un léger frisson, suivie d'un mouvement fébrile assez marqué. Depuis lors, la déglutition est restée difficile; le malade s'est abstenu de nourriture, et toute sa médication s'est bornée à de la tisane d'orge. Il entre à l'hôpital de la Pitié le 11 octobre, salle Saint-Gabriel, n° 5. Le 12, la fièvre persiste; les deux amygdales sont énormément gonflées, et cela à tel point, qu'elles se touchent et empêchent la déglutition. La gauche est plus volumineuse que la droite; du reste, toutes deux présentent une surface rouge, bosselée, couvertes de taches blanchâtres dues à du mucus concret. La luette est rouge et relevée en arrière. A l'aide du doigt indicateur, M. Velpeau porte sur l'une et sur l'autre une forte quantité d'alun en poudre. Le soir même le malade se sent mieux; la fièvre est moins forte; il y a appétit,

____

(1) Observation recueillie par M. Boullet.

et la déglutition est plus facile. Le 13, les deux amy
dales ont tellement diminué, que, loin de se toucher, el
sont distantes d'environ trois à quatre lignes l'une
l'autre. L'enduit blanchâtre continue à les recouvrir. (N
velle application d'alun matin et soir; deux soupes.)
14, le malade a mangé facilement et avec appétit; le mie
continue. (Gargarisme aluminé; alun matin et soir.)
15, le gonflement continue à diminuer; les bosselures
amygdales disparaissent, et il n'y a plus d'enduit bla
châtre sur elles. Le 16, le malade sort de l'hôpital. Le p
de gonflement qui reste gêne à peine la déglutition.

Obs. II (1). — Marguerite Antoine, fille âgée de vin
deux ans, entre, le 15 octobre 1833, à l'hôpital de la Pi
salle Saint-Jean, n° 15; elle souffre depuis trois jours,
dit avoir éprouvé trois fois le même mal, qui se term
ordinairement par un abcès et débute par une fièvre
tense. Le 16 la tuméfaction des amygdales est considéra
elles sont bosselées et d'un rouge très vif. Toute la me
brane muqueuse du pharynx présente le même de
d'inflammation, la fièvre est forte, l'anxiété assez gran
à cause de la difficulté de la déglutition. On porte une f
dose d'alun à l'aide du doigt dans la gorge : cette appli
tion est répétée le soir. Le 17, la malade se trouve mie
la fièvre est diminuée, mais il en reste encore un p
(Alun matin et soir.) Le 18, la malade a de la gaieté
déglutition est possible; il n'y a plus de fièvre. (Bouill
Le 21, l'amygdale droite est moins tuméfiée que la gauc
la malade peut avaler du pain avec facilité. Le 23,
saburral. (Purgatif.) Le 26, sortie; il reste à peine d
tuméfaction aux amygdales.

Obs. III (2). — Le nommé Nicolas entre à l'hôpita
la Pitié, le 6 novembre 1833, pour un mal de gorge da

(1) Observation recueillie par M. Boullet.
(2) Observation recueillie par M. Lebatard.

de huit jours, il est couché au n° 25 de la salle Saint-Gabriel. Ne rattachant son affection à aucune cause, il continua son travail, et ne changea rien à son régime ordinaire. Chaque soir, il fut pris d'un redoublement de fièvre: la déglutition de la salive se faisait avec difficulté et douleur. Les symptômes s'aggravant au point de gêner la respiration, le malade prit le parti d'entrer à l'hôpital. A la visite du 8, on observe une rougeur vive de la muqueuse buccale, et un engorgement des deux amygdales tellement considérable qu'elles comprimaient la luette; au centre de l'amygdale gauche, on remarque un point jaunâtre. Le doigt porté dans l'arrière-bouche sent une résistance et une apparence de fluctuation; une petite ponction est pratiquée, il n'en sort qu'un peu de sang, et l'amygdale ne diminue pas de volume. Pendant le jour, la fièvre se maintient, ainsi que la difficulté de respirer. (Gargarisme fait avec deux gros de sulfate d'alumine pour quatre onces d'eau.) Le malade use cinq fois de son gargarisme. Le soir, la rougeur est moins vive; les mouvements de la déglutition sont moins douloureux. Le 9 (même gargarisme). Le 10, les symptômes sont encore plus affaiblis. Le 11, on ajoute un gros d'alun de plus au gargarisme. Le 12, la rougeur est presque complétement disparue; les amygdales sont diminuées de volume; la respiration est plus libre, et la déglutition moins douloureuse; plus de fièvre; mieux général. Le 13, même traitement. Le 15, l'amélioration est encore plus marquée; le malade dit avaler sans douleur; il n'a pris jusqu'à présent que des potages, on lui accorde le quart. Le 16, même traitement. Le 17, les amygdales conservent encore un peu de gonflement; mais la rougeur et la tension ont disparu. Le malade demande à sortir.

Voici une observation recueillie sur lui-même par un étudiant en médecine, M. Boullet.

Obs. IV. — M. Boullet (Maximilien), étudiant en méde-

cine, eut le 16 octobre 1833, à la suite d'un refroidissement aux pieds à l'amphithéâtre, quelques légers frissons,
puis de la fièvre le soir et pendant toute la nuit.

Le 17, douleur vive à la gorge, déglutition difficile,
amygdales gonflées, surtout la droite qui présente un point
déprimé rempli de matière blanchâtre. A huit heures
M. Velpeau met de l'alun sur les parties enflammées. Malgré
le mouvement fébrile et des lassitudes des membres, je ne
changeai rien à mon régime ni à mes occupations (dissec-
tions); j'appliquai moi-même de l'alun le soir.

Le 18, le mieux est sensible; cependant la déglutition
est encore difficile et fréquemment sollicitée quoique moins
douloureuse; le mouvement fébrile a cessé. A neuf heures
je remets de l'alun. Les amygdales restent rouges et
gonflées, la droite surtout. Pas de tisane; rien de changé
à ma vie habituelle. Le soir, je sens la déglutition plus
facile: je mets moi-même de l'alun.

Le 19, la déglutition n'est ni douloureuse, ni sollicitée
comme précédemment. J'ai disséqué hier au soir pendant
cinq heures au froid et à l'humidité. Je continue mon régime échauffant.

Le 20, l'amygdale gauche est presque à son état normal,
la droite est encore un peu tuméfiée, sans que rien m'en
donne la conscience.

Obs. V (1). — Une femme entrée depuis peu de temps
à l'hôpital de la Pitié, et couchée au n° 24 de la salle Saint-
Jean, fut prise d'un mal de gorge dont elle ne se plaignit
que le cinquième jour. A l'inspection de la cavité buccale,
on remarque sur les amygdales et les parois de cette cavité plusieurs plaques couenneuses, et une rougeur vive à
toute la muqueuse; la déglutition est difficile et douloureuse; il y a de la fièvre et beaucoup de chaleur à la peau.
On envoya chercher à la pharmacie du sulfate d'alumine

(1) Observation recueillie par M. Lebalard.

et M. Velpeau en porta lui-même avec l'indicateur sur toutes les parties malades. On recommanda à l'élève de semaine d'en remettre le soir.

Le lendemain les plaques avaient perdu leur aspect jaunâtre, et la rougeur de la membrane muqueuse était sensiblement diminuée. La déglutition était un peu moins douloureuse. Le même jour on porta encore l'alun sur les amygdales, et un gargarisme aluminé fut prescrit pour la journée. A la visite du troisième jour, cette femme n'accusait presque plus de douleurs, et la rougeur de la muqueuse n'était plus que marbrée: on continua le traitement encoreq natre jours, et la malade sortit guérie le sixième.

Obs. VI (1). — M. A. G..., inspecteur des travaux du Panthéon, exposé chaque jour au froid et à l'humidité, fut pris dans le cours du mois de décembre 1833 d'un mal de gorge qui s'annonça par la gêne de la déglutition, une tension du voile du palais, une rougeur vive de toute la cavité buccale et de l'arrière-bouche, un gonflement des amygdales et un accès de fièvre. Contraint de suspendre ses travaux, M. G... me fit appeler; j'appris de lui que cette angine avait commencé depuis trois jours. J'examinai sa gorge et je distinguai quelques plaques jaunâtres disséminées sur les parois de la cavité buccale, et les tonsilles qui étaient fort rouges et gonflées.

Je prescrivis un gargarisme avec deux gros de sulfate d'alumine et de potasse pour quatre onces d'eau. Le lendemain la rougeur était moins vive, la déglutition un peu plus facile, et le gonflement des tonsilles moins considérable; la luette semblait avoir un peu perdu de l'allongement anormal qu'elle présentait la veille: j'engageai le malade à continuer. Le troisième jour, il se sentit beaucoup mieux; la nuit avait été calme, la fièvre s'était dissipée; il n'avait plus de chaleur ni d'agitation, et les douleurs qu'il

____

(1) Observation recueillie par M. Lebatard.

ressentait la veille en avalant un liquide étaient complètement disparues; la rougeur était beaucoup moins vive, les
plaques avaient perdu leur apparence jaunâtre et n'étaient
plus distinctes. M. G... continua encore quatre jours ce
même traitement, et le cinquième il put reprendre ces
travaux.

Voici encore une observation recueillie par un étudiant
en médecine sur lui-même (1).

Obs. VII. — M. Pédélaborde, étudiant en médecine,
âgé de vingt-trois ans, d'un tempérament sanguin, est sujet depuis fort long-temps aux angines tonsillaires. Le
traitement antiphlogistique, qu'il a constamment employé
pour dissiper cette inflammation, n'a jamais pu prévenir
sa terminaison par suppuration. Ayant été pris de nouveau
d'une angine intense avec céphalalgie et fièvre, il saupoudra ses amygdales d'alun, et usa, dans l'intervalle de
ses frictions, d'un gargarisme aluminé concentré. Après
vingt-quatre heures de l'emploi de ce médicament, les
douleurs vives furent presque complétement dissipées; la
déglutition, qui était devenue impossible, s'opéra sans
difficultés. L'engorgement des amygdales ne se dissipa pas
aussi rapidement; mais du reste les accidents se dissipèrent comme par enchantement. Le malade, qui jusqu'a-
lors avait toujours gardé le lit pendant plus de huit jours
dans les angines précédentes, et avait vu constamment
un abcès terminer sa maladie, en fut quitte cette fois
avant le troisième jour. Quelques jours après, l'amygdalite reparut en partie à la suite d'un excès. Le même traitement amena le même résultat. Depuis quatre mois, le
jeune homme n'a point ressenti la moindre douleur du
côté des amygdales.

J'ajouterai aux détails contenus dans cette observation
qu'en moins d'une année j'ai vu M. Pédélaborde quatre fois

(1) Par M. Pédélaborde.

en proie à l'angine tonsillaire, et qu'une saignée du bras accompagnée chaque fois d'une application de sangsues au cou ne l'ont point empêché en effet de se terminer par un abcès.

Obs. VIII (1). — M. R..., architecte, était affecté depuis plusieurs jours d'une inflammation des amygdales et des parties voisines. Il y avait fièvre, tuméfaction des glandes et difficulté assez prononcée dans la déglutition. Le traitement antiphlogistique, auquel le malade avait été soumis, resta sans effet appréciable. L'usage d'un gargarisme d'alun très concentré triompha au contraire des accidents, et dès le troisième jour les symptômes étaient entièrement dissipés.

Obs. IX (2). — M. D..., étudiant en médecine, est pris d'angine tonsillaire avec fièvre et céphalalgie. Les symptômes augmentent rapidement. Le troisième jour, la difficulté de la déglutition est très considérable, et la voix fortement altérée. Le malade se saupoudra lui-même les amygdales avec de l'alun. Les amygdales étaient tuméfiées, ainsi que les parties voisines, qui étaient vivement enflammées. Le troisième jour, tout avait disparu, et la convalescence n'éprouva aucune entrave.

M. Joannin, qui a traité par l'alun en frictions ou par les gargarismes plus ou moins fortement aluminés des angines tonsillaires, en a éprouvé les mêmes effets et obtenu des guérisons avec une rapidité surprenante. Il m'a communiqué plusieurs faits dans lesquels une seule friction avec la poudre d'alun a suffi pour faire disparaître tous les accidents.

Si de pareils succès venaient à se vérifier et à se multiplier, le traitement des angines par l'alun serait d'une importance extrême dans les épidémies. Tous les médecins,

(1) Observation recueillie par M. Pédélaborde.
(2) Observation recueillie par M. Pédélaborde.

en effet, à quelque doctrine qu'ils appartiennent, pour
raient l'employer. Ceux qui croient que l'angine maligne
et le croup ne sont que le plus haut degré d'une inflamma
tion simple, n'auraient aucune raison de le négliger dè
le commencement de la maladie. Ceux qui regardent l
diphtérite comme une maladie spécifique ou spéciale, n
craignant plus de se méprendre dans le principe sur la na
ture de l'affection, en useraient sans hésiter à l'apparitio
des premiers symptômes. Les malades n'ayant rien à re
douter de dangereux de la part d'un pareil remède, pour
raient eux-mêmes le mettre en pratique en attendant l
médecin, ou lorsqu'il est impossible d'en avoir ou d'alle
en consulter. L'alun étant une substance très commun
et d'un fort bas prix, il serait permis à tout le monde d'e
avoir chez soi. Enfin dans les campagnes, les médecin
pourraient, à l'instar de M. Joannin, en porter constam
ment sur eux à la moindre menace d'une épidémie crou
pale, et les bienfaits possibles de cette médication devier
draient immenses.

Plusieurs inflammations de la bouche cèdent égalemen
bien au sulfate d'alumine et de potasse; j'en ai souvent fai
l'expérience sur celle qui se manifeste chez beaucoup d
jeunes sujets, et même dans l'âge adulte entre les dernière
dents molaires et à la face interne des joues. Il est peu d
personnes qui n'aient éprouvé cette indisposition. Quan
les dents dites de sagesse sont peu saillantes, on observ
parfois que la portion la plus reculée de la gencive arrêté
par l'apophyse coronoïde s'avance un peu sur celle d'e
bas, de manière à être mâchée ou pincée pendant la mas
tication. La même chose a lieu pour la joue, et le gonflemen
qui en est la suite favorise le renouvellement du même acci
dent. Or cette phlegmasie, accompagnée ordinairemen
d'une certaine fétidité de l'haleine et de douleurs vives, d'un
teinte grise et d'un état fongueux et saignant des parties qu
ont été en contact avec les dents, disparaît presque subite

ment sous l'influence des applications d'alun. Seulement il faut que la poudre styptique soit portée sur tous les points de la surface malade, glissée, par exemple, sous le lambeau, en espèce de repli qui tend à recouvrir la dernière molaire d'arrière en avant, de même qu'entre le liséré gengival et le collet des autres dents, partout enfin où les gencives se trouvent malades. Ici tout dépend de la personne qui applique le médicament. Comme les malades alors n'ouvrent pas toujours la bouche sans difficultés, il arrive parfois qu'une partie de la région malade échappe à l'action de l'alun; aussi peut-il devenir utile, dans certains cas, de remplacer le doigt par un petit pinceau qui permet d'aller avec la poudre jusqu'au fond de la rainure enflammée. Pour la joue, cela n'a rien d'embarrassant, et les malades peuvent très facilement faire eux-mêmes l'application de la poudre.

A l'aide de ces précautions, une amélioration très notable est obtenue dès le premier jour, et la guérison se complète ordinairement du troisième au sixième; l'exsudation couenneuse s'efface par degrés; la douleur, la fétidité de la bouche, diminuent en même proportion, ainsi que l'engorgement sous-maxillaire, s'il existe; le mouvement de la mâchoire devient plus facile et la mastication de moins en moins pénible; les parties perdent ensuite de leur mollesse, de leur aptitude à répandre du sang, se rétractent, reprennent enfin leur état naturel, et cessent bientôt d'exiger aucun soin particulier.

Si le pansement tel que je viens de vous l'indiquer est mal fait, au contraire; si la poudre n'est pas exactement portée sur le mal, les accidents se maintiennent, et les malades en accusent le traitement, qu'ils refusent de continuer. J'ai vu souvent en ville des individus auxquels j'avais conseillé cette médication n'en éprouver aucune modification avantageuse pendant plusieurs jours; je prenais le parti de les panser moi-même, et ils étaient promptement guéris.

J'ai fait la même remarque dans les hôpitaux, lorsque j
m'en rapportais pour l'application du médicament à de
élèves qui ne s'étaient pas fait une idée bien nette de l
maladie ou de l'application du remède. Ceux qui l'emploie
ront avec le désir d'en tirer parti doivent donc se le teni
pour dit : le succès de cette médication dépend de la ma
nière dont on l'emploie bien plus que de l'étendue du mal
je l'ai essayée un grand nombre de fois , et je l'ai toujou
trouvée d'une efficacité constante.

ARTICLE IV.

PROCIDENCE DE L'ANUS.

Le sujet de notre leçon d'aujourd'hui (1) nous sera fourni par un malade qui est affecté de la maladie connue sous le nom de procidence ou chute de l'anus.

Ouillot (Louis Isidore), couché au n° 22 de la salle des hommes, âgé de cinquante-un ans, d'une assez bonne constitution, demeurant rue des Gravilliers, n° 6, ferblantier de profession, est atteint de cette maladie depuis quatorze ans. Il en rapporte l'origine à des hémorroïdes qui lui causèrent beaucoup d'incommodités et de douleurs, et pour lesquelles il entra un grand nombre de fois dans divers hôpitaux de Paris, et principalement à l'Hôtel-Dieu et à l'hôpital Saint-Louis. Des bains, des boissons émollientes, le repos au lit, quelques applications de sangsues, formaient tout le traitement qui lui était appliqué, et après quelques jours il sortait de l'hôpital pour reprendre ses occupations. La procidence de l'anus n'a lieu chez lui que lorsqu'il va à la garde-robe; hors le temps des selles elle n'a jamais lieu. La tumeur qu'elle forme est du volume du poing à peu près, elle est douloureuse, difficile et longue à réduire; le malade y parvient seul cependant, et jamais il n'eut pour cette opération besoin de recourir à l'assistance d'un chirurgien. Ennuyé toutefois de cette incommodité, Ouillot entra à l'hôpital Saint-Louis, il y a quinze mois environ, pour s'en faire délivrer. Une opération lui fut pratiquée, mais il ne peut dire en quoi elle a consisté; peut-être n'a-t-on fait que lui enlever quelques tubercules hémorroïdaux. Quoi qu'il

(1) 1er décembre 1839.

en soit, il sortit de l'hôpital guéri en apparence, et pen
dant neuf mois la chute de l'anus ne se reproduisit pa
Mais après ce laps de temps, la maladie revint comme au
paravant, et avec elle toutes ses incommodités ; c'est pou
en être traitée de nouveau, et décidé d'avance à tout pou
cela, qu'Ouillot est venu dans cet hôpital. Je l'opérer
tout-à-l'heure devant vous ; mais avant, je dois entrer da
quelques détails importants sur cette maladie et les divers
manières de la traiter.

La procidence de l'anus ou chute du fondement est u
infirmité plutôt qu'une maladie ; mais elle peut deven
l'origine de maladies diverses, telles qu'inflammations, e
coriations, ulcérations, écoulements, dégénérescences
nature variée, etc., etc. ; c'est ce qui oblige le chirurgi
à s'en occuper pour la guérir. Mais pour pouvoir le fai
sûrement et sans danger, il faut bien savoir qu'il y a pl
sieurs espèces de procidence du fondement : l'une da
laquelle il y a simplement renversement de la membra
muqueuse du rectum, et l'autre dans laquelle il y a renve
sement complet, intussusception d'une portion plus
moins étendue de l'intestin à travers l'anus. On a insi
dans l'école de Dupuytren pour prouver qu'il n'y avait q
la muqueuse qui se renversait dans la maladie connue so
le nom de chute ou procidence de l'anus. C'est en ef
ce qui a lieu le plus ordinairement ; mais il est certain q
l'organe peut quelquefois se renverser tout entier, et q
la maladie est constituée alors par une véritable invagin
tion de l'intestin. Plusieurs auteurs en ont rapporté d
exemples. M. Paillard a donné une observation de
genre dans la *Revue médicale* en 1829. M. Nelaton en
cité d'autres. J'en ai vu aussi quelques cas. M. Béra
jeune a disséqué une tumeur formée par l'invagination
rectum à travers l'anus chez une femme. Le renverseme
de l'intestin était complet, car le péritoine était comp
dans la tumeur. Cette distinction est bien important

messieurs, car les opérations que l'on pratique sur la tumeur formée pour guérir la première maladie sont tout-à-fait innocentes, tandis qu'appliquées à la seconde elles seraient très dangereuses, et pourraient même devenir mortelles.

Je ne vous parlerai aujourd'hui que de la procidence de l'anus par suite du simple renversement de la membrane muqueuse du rectum. Cette membrane, lâchement unie par un tissu cellulaire très extensible, se renverse en effet facilement seule, mais il ne faut pas croire cependant que le renversement ne consiste que dans la muqueuse seulement; il est très ordinaire de trouver avec elle une certaine épaisseur de la tunique charnue.

Chez les enfants, la procidence de l'anus est une maladie très commune : la tumeur rentre seule, ou on la fait rentrer facilement à l'aide de légères pressions ; elle guérit souvent seule par les progrès de l'âge, et sans qu'on y fasse absolument rien. Quand elle est opiniâtre, des topiques astringents en triomphent ordinairement. Chez les adultes, il n'en est plus de même : elle est extrêmement tenace, et résiste à toute espèce d'application locale. Quand la procidence de l'anus ne se montre qu'à chaque garde-robe, ce n'est qu'une incommodité fort désagréable sans doute, mais qui est sans danger. Les malades la réduisent eux-mêmes assez facilement ; mais quand la tumeur se montre hors du temps des selles, qu'elle est difficile et longue à réduire, qu'elle s'irrite, s'enflamme, s'ulcère, la maladie exige des secours chirurgicaux. La réduction est même quelquefois impossible. On a vu la tumeur s'étrangler sous l'action des sphincters, se gangréner, et tomber après avoir donné lieu aux symptômes les plus graves. MM. Sauveur et Ansiaux (1) ont vu la gangrène amener chez un malade.

(1) *Clinique chirurgicale* d'Ansiaux, 2ᵉ édition, p. 179. C'est cette destruction opérée par la nature qui a engagé M. Ansiaux à traiter par le feu la procidence de l'anus. On trouve dans la Clinique de ce chirurgien trois

la chute complète de la tumeur, et la guérison en être le résultat.

La première chose à faire contre cette maladie, quand elle n'est pas très ancienne, c'est de la réduire. Quand la tumeur n'est pas étranglée, après l'avoir nettoyée avec un liquide tiède et émollient, on la graisse soit avec du cérat ou de l'huile, ou un mélange d'huile et de vin. Le malade est ensuite couché sur le dos, le bassin plus élevé que l'abdomen, les muscles relâchés; il ne se livre à aucun effort. On entoure alors la tumeur d'un linge fin; on la comprime doucement, de la circonférence au centre et de bas en haut, entre les doigts ou la paume des mains suivant son volume. On réussit quelquefois mieux en pressant sur le centre de la tumeur avec plusieurs doigts d'une main réunis en cône, et en repoussant, comme pour entrer dans l'anus, la compresse dont la tumeur a été entourée, tandis que l'autre main entoure et maintient la tumeur pour l'empêcher de s'échapper.

Pour maintenir la tumeur réduite, il n'est quelquefois besoin d'aucun appareil; mais, dans d'autres circonstances, il faut avoir recours à divers moyens pour qu'elle ne ressorte pas presque aussitôt. On a même imaginé pour cela une foule d'appareils, une vessie remplie d'air ou d'eau froide (Blegny, Morgagni, Levret, M. Dieffenbach), un anneau (Bassins), des suppositoires astringents (Turner), des injections astringentes, des canules, une grosse mèche de charpie avec ou sans chemise, un tampon de charpie contenu dans une bourse de linge, un globe, un morceau de bois ou d'ivoire, ou de gomme élastique, de

observations de procidence opiniâtre de l'anus traitée et guérie par l'application du fer rouge sur la tumeur. Dans ces observations il s'agit de trois femmes, la première âgée de soixante-deux ans, la deuxième de trente-cinq, la dernière de soixante. Toutes les trois furent bien guéries par l'application d'un cautère octogone promené sur toute la surface fongueuse de manière à déterminer des escarres, à la chute desquelles la réduction de la tumeur fut facile.

forme olivaire, une boule de liége, le bandage en T; chez les femmes, un pessaire dans le vagin. Ces divers moyens sont bons sans doute, mais malheureusement ils sont loin de suffire toujours pour prévenir le retour de la maladie.

Quand la tumeur est étranglée, qu'il y a des accidents graves, une inflammation considérable, qu'il y a imminence de gangrène, il faut avoir recours au débridement du spincter de l'anus, tantôt d'un seul côté, tantôt des deux. On écarte la tumeur d'une main, tandis qu'avec l'autre, armée d'un bistouri, on incise de dedans en dehors d'abord le tégument, puis l'anneau charnu, en commençant dans le voisinage de l'intestin. Delpech a pratiqué cette opération dans un cas de ce genre avec un plein succès.

Pour guérir radicalement la procidence de l'anus, quand rien n'empêche la tumeur de ressortir, ou que, malgré toutes les tentatives, on ne peut la réduire, on employait autrefois, et on emploie même encore quelquefois l'ablation de la tumeur. Percy a conseillé cette opération, et elle a réussi parfaitement bien à Cowper et à Pasquier. Elle est facile; on la pratique comme si on avait à enlever des hémorroïdes, un polype ou toute autre tumeur à base un peu large de l'anus. Il est inutile toutefois d'enlever la tumeur jusque dans sa racine. Il suffirait d'en détruire les deux tiers inférieurs, et le reste rentrerait facilement et promptement. Cette opération assez douloureuse et effrayante est loin d'être toujours suivie de succès; aussi ne la pratique-t-on plus maintenant. Elle a été remplacée par une autre méthode dont je vous parlerai tout-à-l'heure, et qui réussit mieux.

On a employé, pour remédier à la procidence de l'anus, la cautérisation avec le fer rouge. Elle a été pratiquée avec succès par Ansiaux, MM. Philips, Kluyskens, Burgraave, etc., etc. C'est une méthode très ancienne, et qui avait été vantée par Marchettis, Psyter et quelques autres. Moreau employait jadis des raies de feu dans la direction des plis de l'anus pour rétrécir cette ouverture. Cette méthode aurait pu donner l'idée de celle de Dupuytren.

On a renoncé généralement aux méthodes précédentes que je viens de vous rapporter, pour s'en tenir généralement à celles de Hey et de Dupuytren.

La cause principale de la procidence de l'anus provenant de la trop grande dilatation du sphincter, ou du relâchement considérable dont la membrane muqueuse et la peau qui lui fait suite en dehors sont devenues le siége, on a imaginé, dans le but de détruire l'une ou l'autre de ces deux dispositions ou toutes les deux quand elles existent simultanément, d'exciser plusieurs des plis rayonnés de la marge de l'anus, qu'ils soient ou non garnis de tubercules hémorroïdaux. En effet, par suite du relâchement de la membrane muqueuse et de la peau, le tissu cellulaire qui les double finit par acquérir à la longue une telle souplesse, qu'il leur permet de glisser au moindre effort sur les couches qu'elles tapissent naturellement, et qu'elles se contentent de suivre dans leurs mouvements lorsqu'il n'y a pas de maladie. En enlevant une certaine quantité de la couche sous-cutanée, on change complétement cette disposition. On rétrécit l'anus, et on produit dans la couche sous-cutanée et sous-muqueuse une inflammation capable d'amener une adhésion plus ferme aux parties environnantes. Cette méthode est tout-à-fait rationnelle, et je vais l'employer chez notre malade aujourd'hui. La première idée en vint à Hey. Ce fut en 1788, à l'occasion d'un malade atteint d'hémorroïdes. L'anus restait constamment entouré, après la réduction, d'un repli cutané, mince et pendant long de huit à douze lignes, garni en dedans, vers sa base, de plusieurs tubercules mous et bleuâtres, semblables à ceux qu'on observe chez les personnes qui ont été long-temps affectées d'hémorroïdes. Hey pensa que la procidence tenait au relâchement de la muqueuse intestinale et du tissu cellulaire qui l'unit aux parties environnantes. Il crut que, pour guérir le malade, il n'avait d'autre moyen que d'augmenter les adhérences des tissus du pourtour de l'anus et l'action du sphincter. De là l'idée d'exciser un lambeau de peau et les tubercules hémorroïdaux qui y étaient suspendus. Il ne douta pas qu'une plaie circulaire ne dût amener une plus forte constriction du sphincter ; il enleva donc tout le bourrelet de peau avec les tubercules qui y étaient appendus. La guérison eut lieu sur ce premier malade. Sur un second que Hey opéra en 1790, la guérison eut lieu également ; l'excision du lambeau tégumentaire n'avait eu lieu cependant que d'un côté. En 1791, Hey modifia son procédé sur un troisième malade. Il enleva le lambeau pendant, en empiétant d'un quart de pouce environ sur la membrane muqueuse qui tapisse l'anus. Il réussit parfaitement. En 1799, il eut un quatrième succès. En peu de temps, la dame qu'il opéra en enlevant, à un certain laps de temps l'un de l'autre, deux tubercules mous qui existaient aux deux côtés de l'anus, guérit très bien. Ces succès de Hey, dont M. S. Cooper a parlé dans son *Dictionnaire de chirurgie pratique*, étaient demeurés oubliés, et en Angleterre même on n'en parlait pas, ou d'une manière si vague, que les praticiens n'en pouvaient pas tirer un grand parti, lorsque Dupuytren, qui avait conçu les mêmes idées sur la nature et le véritable siége de la maladie, fonda sur cette idée une méthode qu'il généralisa (1).

Cette méthode consiste à saisir successivement avec de bonnes pinces plusieurs plis rayonnés de la marge de l'anus, et de les exciser au moyen de ciseaux bien tranchants en commençant de bas en haut sur la marge de l'anus à

(1) Dupuytren, *Leçons orales de clinique chirurgicale*, faites à l'Hôtel-Dieu de Paris, recueillies et publiées par MM. les docteurs Brierre de Boismont et Marx, 2ᵉ édition, 1839, tom. IV, page 149.

un pouce environ du sphincter et pour finir à quelques lignes au-dessus. Dupuytren pense qu'il suffit d'enlever quatre de ces plis, un en avant, un en arrière, un à droite et un à gauche : on peut en exciser davantage sans inconvénient ; j'en ai enlevé six et même huit, pour mieux assurer la guérison. Dans ces cas, le relâchement des parties et la dilatation étaient très considérables. On donne plus ou moins de largeur à chaque ruban de peau que l'on excise, et on commence plus ou moins bas et on prolonge plus ou moins haut, au-delà du sphincter, la plaie que l'on fait. L'écoulement de sang qui suit cette opération est rarement très abondant. Hey cependant eut une hémorrhagie ; Dupuytren paraît n'en avoir jamais eu. Il est généralement inutile de faire un pansement après l'opération. Dupuytren se bornait à couvrir les petites plaies qu'il avait faites avec un plumasseau de charpie graissé de cérat, et s'abstenait de mettre des mèches dans le rectum, ou quand il en mettait, elles étaient fort petites. J'ai suivi dans quelques circonstances une autre marche : j'ai introduit dans le rectum des mèches de charpie assez volumineuses pour atteindre le volume du doigt ; j'en ai écarté les faisceaux ; j'engageai chacun d'eux dans les plaies, et je les maintins séparés à l'aide de charpie brute. Par dessus le tout, je mis un large plumasseau de charpie, des compresses, et j'assujettis l'appareil à l'aide d'un bandage en T. Le but que je me proposais était d'empêcher la réunion immédiate des petites plaies, de les faire suppurer, afin qu'il en résultât une cicatrice plus solide et une adhérence plus ferme qu'à la suite d'une réunion immédiate ; j'obtins dans ces cas ce que je désirais : la guérison eut lieu et se maintint. On peut néanmoins suivre également avec avantage la méthode de Dupuytren, c'est-à-dire ne pas faire de pansement, puisque les malades qui ont été opérés par lui ont été, pour la plupart au moins, guéris radicalement. Ordinairement la procidence de l'anus cesse immédiatement après l'opération ; quelquefois cependant elle se reproduit encore lors des premières garde-robes qui suivent l'excision, mais elle est rarement aussi prononcée qu'avant ; la tumeur rentre d'elle-même, ou avec moins de difficulté, et ne tarde pas à disparaître tout-à-fait. La liberté du ventre favorise la réussite de l'opération en évitant au malade la nécessité de faire autant d'efforts pendant la défécation, et doit en conséquence être entretenue soit par des lavements, soit à l'aide de boissons laxatives ou même de purgatifs doux.

Cette opération, si simple, si facile à pratiquer et toujours exempte de dangers, peut être considérée comme une véritable conquête chirurgicale pour qui sait combien la procidence de l'anus est une maladie difficile à guérir. Il ne faudrait pas cependant, messieurs, que vous crussiez que le succès est infaillible. Dupuytren prétendait que tous les malades qu'il opérait de cette manière guérissaient. M. Paillard, dans le compte-rendu qu'il faisait de la clinique chirurgicale de ce chirurgien, assure que cette opération, qu'il a exécutée un très grand nombre de fois depuis 1815, n'a échoué qu'une seule fois, et encore serait-il possible, ajoute-t-il, d'attribuer cet insuccès au procédé suivi. Beaucoup de chirurgiens ont suivi la méthode de Dupuytren ; tels sont en particulier MM. Maugenest, Giorgi, Lutens, Cock, Ammon, Dieffenbach, etc., et ont été aussi heureux. Quelques chirurgiens ont également bien réussi en s'en tenant à l'excision d'un pli circulaire autour de l'anus, tel est M. Henstis (*Gazette médicale*, 1834) ; j'ai eu également plusieurs succès soit à l'hôpital Saint-Antoine, soit à l'hôpital de la Pitié ; mais je dois convenir que sur un de mes opérés la maladie est revenue au bout d'un an. J'ai vu trois ou quatre autres malades opérés par d'autres chirurgiens que moi, suivant la méthode de Dupuytren, et chez lesquels la chute de l'anus s'était reproduite. Il y a quelques mois, j'ai vu un Anglais opéré par Dupuytren

lui-même, et chez lequel il y a maintenant récidive. N
croyez donc pas, messieurs, que vous guérirez toujour
vos malades en les opérant ainsi. Toutefois, il faut conve
nir que cette excision des plis rayonnés de l'anus est l
meilleure des méthodes à employer pour détruire cette in
firmité ; elle doit suffire pour les cas de procidence dus à l'é
tat de relâchement de la tunique muqueuse, des téguments
des sphincters, des tissus extérieurs, toutes les fois, en u
mot, qu'elle n'a pas pour cause une lésion organique, un
désorganisation de quelques unes des parties contenue
dans le bassin ou l'hypogastre ; aussi doit-on réserver l'a
blation de la tumeur pour les cas de prolapsus absolumen
irréductibles.

Je vous ai dit, messieurs, que très souvent une certain
portion de la tunique charnue de l'intestin rectum se trou
vait accompagner la membrane muqueuse dans la chut
de l'anus. Il ne peut pas y avoir d'inconvénients à enleve
avec la membrane muqueuse une certaine portion de l'é
paisseur de ce tissu musculaire, bien au contraire, la gué
rison n'en serait que mieux assurée, et j'ai quelque ten
dance à croire que les insuccès qui ont suivi l'emploi de l
méthode que je viens de vous décrire pourraient être du
à l'omission de cette précaution.

C'est suivant la méthode de Dupuytren que je vais opé
rer notre malade.

(Ouillot est conduit à l'amphithéâtre et mis sur un l
dans la position où on place les individus auxquels on ex
tirpe des hémorroïdes. M. Velpeau fait successivemer
l'excision de quatre replis rayonnés de l'anus, un en avan
un en arrière et un de chaque côté ; il empiète de quelqu
lignes sur la muqueuse au-delà du sphincter. Peu de sar
s'écoule après l'opération. Aucun pansement n'est fait ; o
se borne à appliquer sur l'anus un linge enduit de céra

La nuit même le malade est pris d'une abondante dia
rhée, il rend beaucoup de sang avec des matières fécale

il dit avoir été plus de quarante fois à la garde-robe. Du reste le fondement n'est pas ressorti.

Le 2 décembre, les douleurs autour de l'anus sont vives, le dévoiement est moins fort; le fondement ne ressort pas ni ce jour ni les suivants. On continue l'emploi du linge enduit de cérat appliqué sur l'anus, mais on n'introduit aucune mèche dans cette ouverture.

Le 10 décembre, le malade est fort bien, la diarrhée a a cessé; le fondement n'est pas ressorti depuis l'opération; les plaies résultant de l'excision des lambeaux suppurent assez abondamment.

Le 27 décembre, Ouillot est sorti de l'hôpital, les plaies résultant de l'opération étant cicatrisées, et, en apparence au moins, il est complètement guéri, la procidence de l'anus ne s'étant pas reproduite une seule fois depuis l'opé ration.)

ARTICLE V.

CANCER DES LÈVRES (1).

Parmi les maladies auxquelles les lèvres sont exposées, une des plus graves est sans contredit le cancer dont vous trouvez un exemple au nᵒ 14 de la salle des hommes, et qui servira de texte à notre leçon de ce jour. Il s'agit d'un garçon de vingt-trois ans (Courtillac Jean), robuste, bien portant du reste, qui n'a point éprouvé de maladie grave dans le cours de sa vie, et n'a jamais été atteint de la maladie vénérienne. Il exerce la profession de maçon, sa maladie de la lèvre date de dix mois environ; et a débuté par une gerçure ou crevasse à la lèvre inférieure. Cette crevasse a persisté avec opiniâtreté, s'est recouverte d'une croûte qui est tombée et s'est reproduite à diverses reprises. Bientôt elle a été accompagnée d'un engorgement qui lui a servi de base, et elle a constitué alors un gros bouton ulcéré qui est devenu le siége d'élancements aigus et fréquents. Ce bouton a grossi peu à peu, mais lentement, et a fini par acquérir le volume d'une petite noisette; il est situé exactement sur la partie moyenne de la lèvre et en occupe tout le bord libre, est recouvert de croûte sous laquelle on remarque une ulcération couverte de granulations qui saignent très facilement; les élancements que le malade éprouve sont fréquents, mais non pas très violents. Le traitement qu'a fait ce jeune homme pour se guérir de ce mal a été tout-à-fait insignifiant, et n'a pu modifier en aucune façon la marche et la nature du mal dont il est atteint.

(1) Leçons du 9 novembre et du 13 décembre 1839.

Cé mal léger en apparence, messieurs, est cependant bien dangereux, car il s'agit d'un bouton cancéreux.

Le cancer des lèvres a été rangé par les pathologistes dans la classe de ceux qui guérissent mieux et plus sûrement que les autres ; je suis porté à croire que non : j'ai été moins heureux. Dans les opérations que j'ai pratiquées à ce sujet dans des cas les plus simples en apparence, pour des ulcérations évidemment cancéreuses, mais très limitées, pour des cas absolument semblables enfin à celui de ce jeune homme, j'ai fait l'extirpation du mal, et il a récidivé au bout de trois, quatre mois, plus ou moins, soit dans le lieu même où je l'avais enlevé, soit ailleurs. Je n'oublierai jamais un robuste paysan qui vint me trouver à l'hôpital de la Pitié alors que j'en faisais le service. Il était atteint d'un bouton cancéreux à la lèvre inférieure. Cette maladie lui semblait tellement légère, qu'il venait de la campagne pour se la faire enlever, avec l'intention de s'en retourner immédiatement chez lui, sans séjourner à l'hôpital. Son teint était frais et vermeil ; il n'éprouvait de douleur en aucune partie du corps ; toutes ses fonctions s'exécutaient parfaitement bien ; sa santé enfin semblait excellente. J'eus peine à le déterminer à résider quelques jours dans l'établissement. Je l'opérai ; j'enlevai exactement tous les tissus malades à l'aide d'une incision en V, et je réunis par la suture entortillée. Le malade fut pris de frissons, de fièvre, de délire, et le neuvième jour il mourut. Je vous vois déjà penser à la phlébite, à une résorption purulente ; non, messieurs, il n'en était rien : à l'autopsie nous trouvâmes des centaines, des milliers de tubercules cancéreux dans le foie. Vous ne pouvez admettre que ces granulations cancéreuses dont cet organe était rempli se soient développées depuis l'opération, qui ne datait que de neuf jours ; évidemment ils étaient antérieurs. Qui nous dit que ce jeune maçon que je vais opérer tout-à-l'heure ne porte pas dans quelque viscère, le poumon, le foie ou la rate, de pareilles

tumeurs qui plus tard le feront périr ? Qui nous dit, dan
le cas où ces tumeurs n'existeraient pas dans les viscères
qu'il n'y aura pas une récidive à la lèvre inférieure elle
même dans un temps plus ou moins rapproché de l'opéra
tion ? Il y a un an que j'ai opéré dans cet hôpital, sous v
yeux, un homme affecté d'un bouton cancéreux à la part
moyenne de la lèvre inférieure, et qui se trouvait dans d
conditions de santé aussi favorables que notre jeune homm
il fut opéré très heureusement : en quelques jours il éta
guéri ; mais quatre ou cinq mois après, le cancer était r
venu à la commissure des lèvres, à une petite distance
son siége primitif.

Je pourrais vous citer dix autres cas pareils à ceux q
je viens de vous rapporter ; mais ceux-ci suffisent, je croi
pour vous engager à vous tenir en garde contre cette m
ladie si légère en apparence et qui vous prépare de
cruelles déceptions. Souvenez-vous bien que c'est à cau
de sa nature que la maladie revient ; que son principe e
disséminé dans toute l'économie, infecte toutes les h
meurs ; que la lésion locale n'est en quelque sorte que
symptôme d'une affection générale, et qu'il faut mett
beaucoup de réserve à promettre une guérison radica
quand vous opérerez un cancer chez le sujet le plus fav
rablement disposé.

Le cancer des lèvres présente du reste quelque chose
particulier : il siége ordinairement sur la lèvre inférieur
il est bien rare en effet que la supérieure en soit affect
On n'a pas donné de raisons satisfaisantes de la cause
cette prédilection, à moins qu'on ne la trouve dans l'acti
des lésions mécaniques plus fréquente à la lèvre inférieu
qu'à la supérieure. On a accusé surtout l'irritation caus
par la pipe, qui agit plutôt sur la lèvre inférieure. Du re
il est certain que les gerçures sont plus fréquentes à la lè
inférieure qu'à la supérieure, et les gerçures des lèv
deviennent très souvent le point de départ des cancers de

organes. Les ulcérations vénériennes des lèvres dégénèrent aussi souvent en cancers ; mais je dois vous dire, au sujet de ces ulcérations vénériennes, que lors même qu'elles ne sont point dégénérées et qu'elles reposent sur une base indurée, elles en imposent souvent pour des boutons cancéreux ; rien ne leur ressemble autant, et je suis persuadé qu'on a souvent extirpé des chancres vénériens à base indurée pour des boutons cancéreux. Tout nouvellement encore, j'ai vu dans la pratique en ville un cas qui aurait pu conduire à une erreur de ce genre. Un jeune homme était affecté à la lèvre inférieure d'une tumeur qui avait tous les caractères d'un bouton cancéreux : croûtes recouvrant un ulcère à granulations livides, saignant au plus léger contact, et reposant sur une base dure et douloureuse ; élancements vifs, douleurs lancinantes, etc. Ce jeune homme, dans une consultation de médecins tenue à son occasion, niait avec obstination, et je ne sais pour quelle raison, avoir jamais été atteint de maladie vénérienne d'aucune espèce. Tous les assistants tombèrent d'accord sur la nature cancéreuse de l'ulcération, et on reconnut la nécessité de l'opération, lorsque le jeune homme, se ravisant quelques jours après, convint avec un des médecins qui avait fait partie de la consultation qu'il avait eu réellement une affection vénérienne ; dès lors un traitement antivénérien fut tenté, et le malade guérit très bien sans opération. Ce fait, messieurs, doit vous mettre encore de nouveau en garde contre la nature de ces ulcérations chancreuses des lèvres, et vous engager à ne vous prononcer d'une manière définitive sur la nature cancéreuse de la maladie qu'après avoir épuisé tous vos moyens possibles d'investigation.

Autre particularité du cancer des lèvres, c'est qu'il marche avec beaucoup plus de lenteur tant qu'il ne siège que sur le bord rosé des lèvres, que lorsqu'il envahit la peau qui entoure ce bord rosé. C'est alors qu'on lui voit souvent prendre une marche très rapide ; de là l'indication de se presser de l'extirper, lorsqu'il en est arrivé là.

Le cancer des lèvres ne guérit pas plus par les topiques ou médicaments externes, que les cancers des autres parties du corps ; il n'y a de chances de salut pour les malades que dans la destruction du mal par les caustiques ou l'instrument tranchant.

Quelques caustiques, dont on fait usage dans d'autres régions du corps, ne sont point applicables aux lèvres. L'arsenic, dont on fait, ou plutôt dont on a fait autrefois un si fréquent usage pour la destruction des cancers, serait très dangereux dans ce point, car il en pourrait pénétrer dans la bouche, et un empoisonnement rapide pourrait en être le résultat. Le beurre d'antimoine pourrait aussi ne pas être là sans quelque inconvénient de cette espèce. Ceci n'est point applicable à la potasse caustique, à la pâte de Vienne, à la pâte de zinc ; mais en général l'application des caustiques est dans cette région, toutes choses étant égales d'ailleurs et en mettant de côté tout ce que l'on pourrait dire sur ce genre de traitement appliqué à la destruction des cancers, est là plus difficile et plus sujette à des inconvénients qu'ailleurs ; je dois dire cependant, que le nitrate acide de mercure m'a semblé jouir d'une efficacité réelle dans quelques variétés du cancer des lèvres ; j'en ai fait usage avec succès dans ce cas d'ulcérations cancéreuses très superficielles ou serpigineuses de cette région. En touchant ces ulcérations avec un pinceau trempé dans ce caustique et en renouvelant cette petite opération tous les trois, quatre ou cinq jours, on parvient souvent à modifier de la manière la plus heureuse et à cicatriser complètement ces ulcérations. Je viens de guérir dans cet hôpital un cancer superficiel, siégeant au nez, à l'aide de ce nitrate acide de mercure ; mais notez bien ici qu'il ne s'agit que d'ulcérations cancéreuses superficielles, car dans les cancers profonds, loin d'être utile, ce caustique serait sans action ou ne ferait même qu'exaspérer la maladie.

L'instrument tranchant est infiniment préférable pour la destruction des cancers des lèvres ; aussi est-ce lui que je vais employer chez notre malade aujourd'hui. Mais ici nous avons encore à discuter quel est le procédé que nous emploierons ; il y a deux manières de pratiquer cette extirpation : l'incision en V et l'incision en demi-lune.

L'incision en V consiste à circonscrire par deux incisions plus ou moins obliques la tumeur ou l'ulcération cancéreuse dans un lambeau triangulaire dont la base se trouve au bord libre des lèvres et le sommet dépassant les limites de la maladie, et au milieu des tissus sains. Le malade est placé sur une chaise, la tête solidement maintenue par un aide, qui comprime en même temps les artères maxillaires externes au-dessous et en avant du muscle masséter, et pousse ainsi les joues vers la ligne médiane pendant que le chirurgien embrasse la partie de la lèvre malade avec le pouce et l'indicateur d'une main, tandis que de l'autre, armée de ciseaux droits, forts et bien tranchants, il forme le lambeau triangulaire, en ayant bien soin de tailler dans les parties saines. Lorsque les deux incisions obliques sont réunies de manière à constituer le V, l'excision se trouve terminée, le mal est enlevé. On rapproche les bords de la plaie, et on les maintient réunis par un ou plusieurs points de suture entortillée.

Cette méthode est applicable à la lèvre supérieure comme à la lèvre inférieure, à la partie moyenne de ces organes comme à leurs angles ; c'est elle qu'il faut employer quand la perte de la substance qu'on est obligé de faire subir aux parties ne doit pas être trop considérable ; mais si on est obligé d'emporter plus de la moitié de la lèvre, il faut avoir recours à l'autre méthode ou incision en demi-lune.

L'incision en demi-lune paraît plus simple que la précédente ; en effet, elle consiste dans une incision semi-lunaire qui comprend dans sa concavité tout ce qu'il y a de malade dans la lèvre supérieure ou dans la lèvre inférieure.

Cette méthode que quelques chirurgiens contemporains se sont disputée, est déjà assez ancienne, car elle est mentionnée par Fabrice d'Aquapendente, Camper, Louis, etc. Elle peut être pratiquée soit avec des ciseaux droits, soit avec des ciseaux courbes sur le plat. Il résulte de cette ablation des tissus une échancrure dont la profondeur est proportionnée à la quantité de tissus qui ont été enlevés. On peut certainement bien l'employer sur la lèvre supérieure comme sur la lèvre inférieure, mais ce n'est guère qu'à la lèvre inférieure qu'elle convient et lorsque le cancer s'étend plutôt transversalement que de haut en bas. Lorsque cette opération a été faite, il en résulte une difformité très choquante, mais qui diminue peu à peu et qui se réduit à très peu de chose. Les téguments du menton, et même ceux de la partie supérieure du cou, remontent peu à peu par suite des tractions que la cicatrice exerce sur eux, et cette ascension est quelquefois portée à un tel point, qu'on voit des sujets qui ont perdu de cette manière la lèvre inférieure tout entière d'un côté à l'autre dans toute sa hauteur, et chez lesquels les parties molles environnantes finissent par arriver jusqu'à la racine des dents et même plus haut encore. On voit quelquefois la membrane muqueuse gengivale s'unir à la plaie et se renverser en dehors, de manière à simuler, par sa couleur rosée, jusqu'à un certain point la portion de la lèvre qui a été enlevée. Il n'en est pas moins vrai cependant que la difformité n'est jamais masquée complètement et qu'elle est toujours plus ou moins sensible; aussi a-t-on cherché à faire subir un perfectionnement à cette méthode. Ce perfectionnement est dû à M. Serre de Montpellier; il consiste à réunir immédiatement par la suture le bord muqueux placé à la partie postérieure de la plaie avec le bord cutané de cette même plaie. De cette manière, on a plusieurs avantages; d'abord la guérison s'obtient en trois ou quatre jours au lieu de s'effectuer en un mois environ et la cicatrice est plus souple et beaucoup moins difforme. Il est bien entendu qu'il faut, pour pratiquer cette opération, que la membrane muqueuse soit parfaitement saine. Lorsque l'étendue du cancer a forcé d'enlever la lèvre en totalité, et d'empiéter sur les parties environnantes, la difformité ne peut être guérie qu'à l'aide d'autres opérations imaginées depuis quelques années, et dont j'aurai peut-être occasion de vous parler plus tard.

(«M. Velpeau pratique sur ce jeune homme l'opération par la méthode de l'incision en V; deux incisions obliques de trois quarts de pouce environ chacune et se réunissant à leur sommet, circonscrivent tout le mal et le dépassent de plusieurs lignes. Peu de sang s'écoule pendant cette opération; la plaie est réunie à l'aide de deux points de suture entortillée; il n'est pas fait d'autre pansement. Aucun accident ne survint après l'opération.

Le mardi, 12 novembre, trois jours après l'opération, M. Velpeau ôte l'aiguille inférieure; le 13, il ôte la seconde un bandage, chargé de ramener les lèvres en avant, est appliqué pour éviter la désunion des parties. La réunion se maintient parfaitement; mais le malade est pris de mal de tête, de fièvre et d'angine tonsillaire; les ganglions lymphatiques sous-maxillaires deviennent douloureux (sangsues derrière les angles des mâchoires, diète, boissons délayantes); une escarre superficielle se manifeste sur le bord libre de la lèvre inférieure, mais l'adhésion des bords de la plaie persiste. Cet état de fièvre et de malaise a duré encore plusieurs jours sans qu'il soit possible de déterminer à quelle cause les attribuer. Courtillac sort bien guéri le 29 novembre. La réunion de la plaie est très solide, et la difformité très peu sensible. »)

J'ai insisté, dans une leçon déjà faite au sujet de ce malade, sur les erreurs de diagnostic dans lesquelles on pouvait tomber au sujet des prétendus ulcères cancéreux des lèvres; un bel exemple peut maintenant vous en être fourni,

Aujourd'hui même (13 décembre), sort de l'hôpital un jeune tailleur qui y entra il y a quinze jours environ (le 27 novembre); il était affecté d'un bouton dur, ulcéré, à douleurs lancinantes, et sur la partie moyenne du bord libre de la lèvre inférieure. Cette ulcération reposait sur une base épaisse; presque toute la lèvre inférieure participait à l'engorgement. L'ulcération était livide, à bords renversés et recouverte de croûtes. A cela se joignait une tumeur sous-maxillaire siégeant dans un des ganglions lymphatiques de cette région. Cette tumeur présentait de la fluctuation. Je crus au premier examen que l'ulcération dont était atteint ce jeune homme était de nature cancéreuse ; rien n'y ressemblait davantage. La tumeur sous-maxillaire fut ouverte ; il en sortit un pus de très mauvaise nature, sanieux, mal lié, et qui pouvait me confirmer encore plus dans l'idée que je m'étais faite de la nature dangereuse de la maladie; et le pronostic que j'en pouvais tirer était d'autant plus fâcheux qu'elle semblait arriver à un degré qui ne pouvait pas même laisser l'espérance d'en délivrer ce malheureux par une opération, car la tumeur lymphatique sous-maxillaire en suppuration indiquait une infection générale qui ne devait laisser aucune ressource. Eh bien, messieurs, cette maladie, si affreuse en apparence, s'est dissipée en moins de quinze jours. Soupçonnant chez ce jeune homme une affection syphilitique, je fis d'abord tomber les croûtes de l'ulcération par le moyen de cataplasmes émollients et d'onctions oléagineuses; je cautérisai cette ulcération avec le nitrate acide de mercure; je fis faire en même temps des frictions mercurielles sur la lèvre inférieure. Au bout de quelques jours l'ulcération changea complétement d'aspect ; elle se mondifia, devint rosée et le siége d'une suppuration de bonne nature; l'engorgement sous-maxillaire diminua, la suppuration devint meilleure. Une seconde cautérisation fut faite sur la plaie, et aujourd'hui elle est presque cicatrisée ; deux cautérisations avec le nitrate acide de mercure ont suffi. La tumeur sous-maxillaire est presque dissipée, et l'ouverture que j'avais faite pour évacuer le pus qu'elle renfermait est fermée. Quinze ou seize jours ont suffi pour opérer ce merveilleux changement.

ARTICLE VI.

ADÉNITE LYMPHATIQUE (1).

Une jeune fille de vingt et quelques années, forte et bien constituée, est conduite de la salle des femmes dans cet amphithéâtre pour y subir l'extirpation de tumeurs lymphatiques développées dans la région sus-claviculaire gauche. Ces tumeurs, suite de l'inflammation chronique des ganglions lymphatiques de cette région, sont assez nombreuses. L'une d'entre elles, résultat très probable de l'agglomération de plusieurs de ces ganglions, a atteint le volume d'un petit œuf de poule; elle est saillante, dure, et donne naissance à des douleurs aiguës qui s'étendent à tout le bras, et prennent même le caractère névralgique. Il n'y a point de changement de couleur à la peau qui recouvre cette tumeur, laquelle est d'ailleurs mobile sous les téguments. Les autres petites tumeurs placées autour de celle-ci, et au nombre de six ou sept, sont isolées et disséminées çà et là dans les divers points de la région sus-claviculaire, et ont le volume d'une noisette chacune à peu près.

On a essayé en ville contre ces tumeurs tous les résolutifs connus; ils ont échoué. Quelques chirurgiens, auxquels la malade s'est adressée, ont cru même à l'existence d'une dégénérescence squirreuse et ont conseillé de ne pas toucher au mal. Je crois qu'il ne s'agit point ici d'une affection

(1) Leçon du 18 août 1839.

de cette nature, et que la malade peut très bien guérir par l'extirpation; je me propose même de n'enlever que la grosse tumeur et de ne pas toucher aux autres petites, dans l'espérance que celles-ci disparaîtront peut-être seules ou qu'elles resteront au moins stationnaires. Cette grosse tumeur est saillante et paraît très superficielle et par conséquent facile à enlever; mais il faut se défier des tumeurs placées dans la région sus-claviculaire : elles ont souvent des racines profondes et s'étendant au loin entre les tissus variés qui se rencontrent là. C'est ici, messieurs, l'occasion de vous rappeler l'importance de la région sur laquelle je vais avoir à opérer.

Cette région, circonscrite en devant par les régions sous-hyoïdienne, sous-maxillaire et parotidienne, en arrière par le bord du trapèze, en bas par la clavicule et la première côte, constitue un triangle à base inférieure; au milieu se trouve un creux plus profond chez l'adulte que chez l'enfant, chez l'homme que chez la femme, chez les individus maigres que chez les individus gras, et qui augmente et diminue suivant que l'épaule s'élève ou s'abaisse. Ce creux est le point le plus important de la région, soit à cause des organes nombreux qu'il renferme, soit à cause des maladies qui s'y développent, soit enfin à cause des opérations qu'on peut y pratiquer. Sous la peau on trouve la couche cellulo-graisseuse, le peaucier et une lame cellulo-aponévrotique. Ces parties constituent une couche dense et forte en haut, et se transformant en bas en tissu cellulaire lamelleux et filamenteux. On rencontre dans cette couche beaucoup de filets nerveux et souvent une grande quantité de vésicules graisseuses; là se trouvent la veine jugulaire interne et diverses branches du plexus cervical. Le *fascia cervicalis* se trouve là chez les individus maigres et âgés, composé de plusieurs feuillets qu'on peut isoler dans plusieurs endroits. Diverses lames cellulo-fibreuses qui ont fourni des gaînes aux parties profondes de la région sous-hyoïdienne, s'unissent à la face interne du feuillet profond du *fascia cervicalis*; ces lames s'opposent, par leur densité, à l'isolement facile des vaisseaux et des nerfs qu'elles protègent. Beaucoup de tissu cellulaire filamenteux et des vésicules adipeuses nombreuses se trouvent mêlés à ces diverses lamelles; il résulte de là un véritable feutre cellulaire qui se continue avec le creux de l'aisselle; c'est ce qui explique comment les phlegmasies et le pus passent facilement d'une de ces régions dans l'autre en suivant les nerfs et les vaisseaux ou leurs interstices. L'abondance du tissu cellulaire et sa fusion avec l'aponévrose entre les principaux muscles expliquent la tendance des tumeurs et des abcès superficiels à devenir profonds; de là le précepte d'ouvrir de bonne heure les abcès qui se développent sous la peau. Les muscles de cette région sus-claviculaire sont le *sterno-mastoïdien*, recouvert par la veine jugulaire externe et de nombreuses branches du plexus cervical; le *trapèze*, renfermé entre deux lames aponévrotiques; l'*angulaire du scapulum*, dont la face antérieure est éloignée du haut de la poitrine et des splénius par un tissu cellulaire lâche et très extensible qui fait communiquer la région sus-claviculaire avec l'espace compris entre le grand dentelé, les muscles intercostaux et le rhomboïde. Cette communication permet au pus de fuser de l'une de ces régions dans l'autre; on trouve ensuite dans cette région le *scapulo-hyoïdien*. Ce muscle circonscrit, en remontant au-devant des scalènes, l'espace *omo-claviculaire*, qui est divisé en deux par le scalène antérieur. Dans cet espace se trouve la fin des deux veines jugulaires et de la sous-clavière, les vaisseaux vertébraux thyroïdiens inférieurs, la veine acromiale, le nerf phrénique, les artères sus-scapulaire, cervicales postérieure et ascendante, la mammaire interne, la sous-clavière, l'origine des derniers nerfs cervicaux. Dans sa partie externe se voient aussi les vaisseaux sous-claviers, les veines sus-scapulaires et cervicales trans-

verses, l'artère scapulaire postérieure, les trois derniers
nerfs cervicaux et le premier dorsal, enfin une partie du
muscle scalène postérieur et de la première côte. Avec le
trapèze et le *sterno-mastoïdien*, le muscle *omoplato-hyoï-*
dien limite un autre espace triangulaire, l'espace *omo-tra-*
pézien, dans lequel se trouvent le plexus cervical ou l'origine des branches qui en partent, la quatrième et la
cinquième paire qui vont au plexus brachial, diverses
branches des vaisseaux cervicaux transverses, et de haut
en bas, l'extrémité supérieure des muscles splénius, angulaire, scalène postérieur; enfin, plus profondément, le
petit complexus et une des anses de l'artère vertébrale.
Outre ces muscles, nous trouvons les scalènes, séparés par
un espace triangulaire, dans lequel se trouvent l'artère
sous-clavière tout-à-fait en bas et un peu en avant, le premier nerf intercostal réuni au septième, puis le sixième de
ce dernier nom; un petit faisceau charnu qui descend du
scalène antérieur sur l'extrémité costale du postérieur;
enfin, au-dessus de ce faisceau et dans le sommet du triangle, les deux premières branches des nerfs qui vont à
l'aisselle. Le côté interne du triangle se trouve longé par
le nerf du diaphragme. Là existe un espace qui sépare ce
côté interne du muscle long du cou et où se trouvent logés
les vaisseaux vertébraux.

Nous avons dans cette région des artères extrêmement
importantes, les deux sous-clavières, qui diffèrent de rapports, comme vous le savez, à droite et à gauche, la vertébrale, la mammaire interne, l'intercostale supérieure,
la thyroïdienne inférieure, la cervicale ascendante, la sus-
scapulaire, la cervicale transverse. Les veines de cette région nous offrent un égal intérêt; ce sont les veines-sous-
clavières droite et gauche, la jugulaire externe, qui tombe
dans la sous-clavière vers le milieu du creux sus-claviculaire, assez souvent après avoir reçu les veines de l'épaule;
c'est cette veine jugulaire externe que l'on saigne, et que

M. Larrey conseille, quand on l'a ouverte, de ne point cesser de comprimer avant d'avoir appliqué sur elle une compresse, dans la crainte de laisser pénétrer l'air dans le vaisseau, et de transformer ainsi une légère opération en une blessure subitement mortelle. Nous trouvons ensuite les veines *cervicales ascendante, transverse, sus-scapulaire, acromiale*, qui vont s'ouvrir dans la jugulaire interne et dans la sous-clavière. Nous trouvons enfin la *jugulaire interne*, qui n'appartient à la région sus-claviculaire que par sa terminaison, qui, à gauche, tombe dans la veine sous-clavière, un peu en dedans du point où le canal thoracique se termine et se continue à droite presque directement avec la veine cave supérieure.

La présence de ces veines devient, dans les opérations pratiquées sur cette région, un des obstacles les plus grands à la sécurité du chirurgien. Ici, nous devons redouter, en effet, l'introduction de l'air dans ces canaux vasculaires, l'hémorrhagie, l'inflammation ou la phlébite. Je vous ai déjà parlé de l'introduction de l'air dans les veines : vous avez vu quels sont ses dangers ; aussi je me propose de n'avoir recours qu'avec beaucoup de précautions, dans l'opération que je vais pratiquer aujourd'hui, à la section du pédicule de la tumeur ; dans le cas où des veines nombreuses et volumineuses se trouveraient dans ce pédicule, avant d'en faire la section, j'aurai l'attention d'en pratiquer la ligature ; de cette manière, je me mettrai à l'abri de cette entrée de l'air ; je préviendrai aussi de cette manière l'hémorrhagie veineuse, qui n'est pas aussi sans dangers dans cette région. Chez une jeune femme opérée par un des plus habiles chirurgiens de Paris, l'hémorrhagie veineuse faillit devenir immédiatement fatale, et le huitième jour la malade mourut par suite d'une phlébite. Cette dernière complication des opérations est en dehors de toute prévision ; je ne m'y arrêterai donc point.

Nous trouvons dans la région sus-claviculaire un grand

nombre de vaisseaux et de ganglions lymphatiques. Les va
seaux lymphatiques arrivent du cou, de l'épaule, et d'u
partie de l'extérieur de la poitrine. Les ganglions sont
uns sous le muscle sterno-mastoïdien et derrière les cla
cules, les autres dans la cavité sus-claviculaire; ce s
ceux-ci qui sont affectés chez la malade qui va être opér

. Les nerfs de la région sus-claviculaire sont fournis d
bord par le *plexus brachial*, ses branches *sous-maxilla*
auriculaire antérieure, mastoïdienne, spinale, sus et *sous-c*
viculaires, sus-acromiales, cervicales descendantes et *p*
fondes. Beaucoup de ces nerfs sont inévitablement divi
dans les opérations que l'on pratique dans la région s
claviculaire. C'est ce qui explique les vives douleurs que
malades ressentent pendant leur durée. Parmi ces nerfs
diaphragmatique réclame surtout l'attention du chirurgi
c'est une des branches qu'on serait le plus exposé à bles
en dedans des scalènes; sa lésion entraînerait les con
quences les plus fâcheuses. Je ne vous dirai rien du
thoracique externe ou postérieur : il ne peut, en effet,
l'objet d'aucune remarque dans cette région. Les nerfs
plexus brachial traversent aussi la région sus-clavicul
pour se rendre à l'aisselle. La disposition de ces nerfs
surtout importante à connaître quand il s'agit de fair
ligature de l'artère sous-clavière; je n'insisterai poi
leur égard. Il en est de même du nerf pneumo-gastri
et des nerfs du grand sympathique.

Le squelette de la région sus-claviculaire, composé
la clavicule et la première côte, ne peut dans la circ
stance présente nous intéresser en quoi que ce soit. Je
serai donc ce point de côté.

Je terminerai ces considérations anatomiques su
région sus-claviculaire par vous rappeler l'ordre de su
position des organes qui entrent dans sa composition :
peau; 2° une couche celluleuse peu épaisse; 3° le mu
peaucier dans la moitié antérieure de la région; 4°

autre couche cellulaire mince lamellée, qui supporte le peaucier, et dans laquelle se trouve placée la veine jugulaire externe ; 5° l'aponévrose, qui se dédouble pour former une gaîne aux muscles trapèze et sterno-mastoïdien ; 6° du tissu cellulaire, de la graisse, beaucoup de ganglions lymphatiques, les nerfs du plexus cervical, les veines et artères secondaires que je vous ai indiquées, cervicale ascendante, sus-scapulaire, etc., etc. ; tout-à-fait en bas la veine sous-clavière, le muscle omo-hyoïdien ; 7° le nerf phrénique, le muscle scalène antérieur ; 8° les nerfs du plexus brachial, l'artère sous-clavière ; 9° le muscle scalène postérieur et les vertèbres.

Vous voyez, messieurs, combien cette région est importante et combien les opérations qu'on a à y pratiquer sont dangereuses, et les ménagements que nous devons prendre dans l'opération que je vais pratiquer sur cette jeune fille. Mon intention est de pratiquer une incision en demi-lune; la convexité étant en dehors, une extrémité se trouvera près de la clavicule, l'autre derrière le muscle sterno-mastoïdien. Je disséquerai ce lambeau, que je renverserai sur sa base, et il me sera facile alors de dégager la tumeur que je veux extirper. Arrivé à son pédicule, je ne le séparerai de suite avec l'instrument tranchant qu'autant que je serai certain qu'il ne s'y trouve point de veines volumineuses dans lesquelles l'air pourrait s'introduire ; dans le cas contraire, je jetterai sur ce pédicule une ligature qui me mettra à l'abri de ce dangereux accident, et je le trancherai au-devant d'elle.

Les tumeurs lymphatiques développées dans la région sus-claviculaire ne doivent donc pas être extirpées sans nécessité. Il est difficile, en effet, de savoir en commençant l'opération si ces tumeurs se continuent ou non par des traînées de même nature jusque dans l'aisselle, ou du côté de la poitrine. Il ne faut extirper que celles qui sont bien mobiles, isolées, sans ramification aucune du côté de la

région antérieure du cou, de l'aisselle ou de la poitrine
Une autre raison qui doit encore engager le chirurgien
ne pas toucher à ces tumeurs qui se trouvent en dehors d
ces conditions, c'est que si l'entrée de l'air dans les veine
est dangereuse quelque part, c'est plutôt dans la régio
sus-claviculaire que dans toute autre. Je vous ai dit com
ment je me proposais d'opérer chez cette jeune fille : j
substituerai l'incision semi-lunaire à l'incision droite en
ou cruciale, comme plus commode.

L'incision et la dissection dans cette région sont ord
nairement très douloureuses, à cause des nombreuses bra
ches du plexus cervical qui s'y trouvent; on est souver
obligé de diviser la veine jugulaire externe; mais cet
veine est d'une trop faible importance pour qu'on hésite
en faire la section. On peut donc sans crainte la coupe
dès le commencement de l'opération, et même faire la l
gature du bout supérieur et du bout inférieur, si l'écoul
ment du sang gêne la marche de l'opération.

Le pansement qui suit l'opération mérite aussi votre a
tention. La réunion par première intention serait là, j
crois, une chose dangereuse. Malgré toutes les précaution
les lambeaux ne s'appliqueront pas d'une manière exact
par leur face interne sur toute l'étendue du fond de la c
lution de continuité. La suppuration s'établira nécessaire
ment, et comme elle n'a point d'issue pour s'échapper,
en résultera des fusées purulentes et des inflammations di
fuses redoutables. Il vaut mieux, dans ce cas, avoir recou
au pansement à l'aide de boulettes de charpie, de ling
troué et de plumasseaux; la cicatrisation définitive de
plaie n'en est pas beaucoup retardée, et on est à l'abri
toutes ces craintes.

(L'opération est pratiquée comme vient de le dire M. Ve
peau. Elle ne présente aucune particularité. La dissecti
est facile, prompte, et aucun accident ne se manifeste pe
dant en durée. Le malade donne seulement des signes d'u

vive sensibilité. Il n'y a pas eu de ligature à jeter sur le pédicule, l'existence de grosses veines capables d'inquiéter
n'ayant point été remarquée.)

2° *Tumeurs lymphatiques en général, ou Adénite lymphatique.* — La maladie pour laquelle je viens d'opérer cette
jeune fille est une inflammation chronique des ganglions
lymphatiques de la région sus-claviculaire, inflammation
qu'on observe dans un grand nombre de régions du corps.
Cette malade va me fournir l'occasion de vous entretenir
de ce point intéressant de la pathologie chirurgicale.

Mieux connue et plus souvent observée que celle des
vaisseaux, l'inflammation des ganglions lymphatiques ne
me paraît pas cependant avoir été suffisamment étudiée.
D'une fréquence extrême, point de départ d'une foule de
tumeurs et d'engorgements, elle réclame une large place
dans les cadres nosologiques, et mérite toute la sollicitude
des praticiens. Il n'est d'ailleurs aucune région du corps où
on ne l'observe. Sous la peau, entre les muscles, dans la
profondeur des membres, autour des viscères, dans les cavités splanchniques, partout enfin où le système lymphatique existe, on peut en redouter le développement.

Les causes de l'adénite lymphatique sont de deux ordres,
directes ou *indirectes*. Les causes directes agissent moins
souvent sur les ganglions que sur les vaisseaux lymphatiques. Cette différence dans l'action des causes tient à la
contexture des parties. En effet, les vaisseaux lymphatiques sont si grêles et si souples, qu'ils échappent presque
toujours aux contusions, aux écrasements et à presque
toutes les violences extérieures. Il n'en est pas de même
des ganglions qui se présentent sous la forme de corps distincts, d'un volume assez considérable, et qui offrent de la
prise à l'action des agents extérieurs. C'est ainsi qu'ils peuvent être, et qu'ils sont souvent en effet coupés, piqués, déchirés, écrasés seuls ou en même temps que les parties qui
les entourent. Mais ce sont surtout les causes indirectes

qui agissent principalement dans l'inflammation des ganglions lymphatiques. Celle-ci peut leur être transmise de trois manières : 1° par les couches organiques contiguës ; 2° par les vaisseaux lymphatiques qui ont été eux-mêmes enflammés ; 3° enfin par l'arrivée de quelque principe irritant puisé à une certaine distance dans quelque organe ou région malade. Le premier ordre de causes, c'est-à-dire la propagation de l'inflammation par le moyen des couches organiques contiguës, est le moins fréquent. Sous son influence, le mal se développe de la périphérie au centre ; le tissu cellulaire ou quelque autre organe malade du voisinage des ganglions finit par réagir sur ces organes, et en amène le gonflement et l'inflammation. Le second ordre de causes indirectes est très fréquent. L'inflammation, née dans un point quelconque des régions voisines, s'étend aux vaisseaux lymphatiques qui en sont voisins ; elle les envahit peu à peu, et finit par arriver aux ganglions. Ce phénomène se remarque presque constamment dans l'angioleucite ou inflammation des vaisseaux lymphatiques. La maladie, comme dans le premier ordre de causes, s'est propagée de la circonférence au centre ; mais il y a ici cette différence qu'une fois développée dans les ganglions, elle s'effectue du centre à la surface et des ganglions aux tissus environnants.

Le troisième ordre de causes indirectes est sans contredit le plus fréquent de tous ; c'est sous son influence que naissent les adénites vénériennes, cancéreuses, tuberculeuses, etc., etc. Les vaisseaux lymphatiques provenant du point irrité, enflammé, ulcéré, suppurant, amène l'adénite ou inflammation des ganglions dans lesquels ils se rendent, sans qu'il soit nécessaire qu'ils s'enflamment eux-mêmes, en transportant les principes qu'ils ont pris dans la région malade. Je ne discuterai point ici la question de savoir si les vaisseaux lymphatiques peuvent absorber ; que ce soit par absorption ou autrement qu'ils se sont chargés des principes morbifiques, il est certain que c'est par leur moyen que ceux-ci arrivent aux ganglions, qu'ils irritent et enflamment. Il n'y a pas de partie du corps où cette lésion ne puisse survenir. D'autres maladies peuvent aussi causer l'adénite. Toute maladie, en effet, qui change la nature des fluides d'une partie peut en devenir cause. Ces fluides altérés, repris molécule par molécule par les vaisseaux lymphatiques, arrivent aux ganglions, en troublent les fonctions, les irritent et les enflamment. C'est ainsi qu'une piqûre, un bouton, une écorchure, une brûlure, une engelure, une plaie, un ulcère superficiel ou profond, une dartre, un érysipèle, la teigne, le zona, le pemphigus, une inflammation du tissu cellulaire sous-cutané ou intermusculaire, sous-aponévrotique, sous-séreux, sous-muqueux, un vésicatoire, un séton, un cautère, etc., peuvent amener une adénite.

On a méconnu pendant long-temps ces diverses causes d'adénite; elles sont cependant très importantes à connaître, car elles donnent la clef d'une foule de lésions qu'on ne sait le plus souvent à quoi rapporter. Lorsque les ganglions s'enflamment ou se gonflent par ce mécanisme, ils peuvent rester long-temps malades et seuls malades après la guérison de l'affection qui en a été le point de départ. Comme il n'y a point eu de changements appréciables, pas de signes d'inflammation des vaisseaux lymphatiques qui vont des parties malades aux ganglions, les malades et les médecins eux-mêmes oublient facilement le point d'origine de la maladie, et se bornent à constater ses effets; ils ne voient aucun rapport entre ces glandes ou tumeurs et la maladie qui leur a donné naissance. Il est des cas où on est d'ailleurs très embarrassé pour lever tous les doutes qui peuvent exister à cet égard. S'il y a eu lésion assez légère pour que le malade s'en soit à peine occupé, et que des semaines, des mois, ou même des années se soient écoulés depuis sa guérison, on conçoit qu'il sera bien difficile de découvrir la vérité. On ne songe plus au mal qui a été l'origine de l'engorgement ganglionnaire; s'il s'agit d'un enfant, on a bien vite oublié ce qui lui est arrivé, les parents eux-mêmes peuvent ne plus s'en souvenir, et on reste dans une grande incertitude sur les causes des tumeurs qu'on est appelé à traiter. L'inflammation, la plaie, l'écorchure, l'ulcération, qui ont été la source du mal, ont seules fixé l'attention; ce n'est que long-temps après qu'on s'est aperçu de l'engorgement ganglionnaire, et on ne sait plus à quoi le rapporter. On ne peut croire qu'il y a véritablement rapport entre la maladie présente et la maladie passée; on ne peut établir aucun rapprochement entre elles. En effet, la maladie qui a donné naissance à l'engorgement des ganglions a été si peu intense, qu'on n'a pu en tenir aucun compte; elle était quelquefois cachée dans la profondeur des membres, et on a pu même ne pas s'en apercevoir. Très souvent aussi, l'engorgement des ganglions existe depuis très long-temps sans que le malade s'en soit aperçu, et quand le médecin le remarque, il lui est impossible de s'assurer, soit par l'examen des parties éloignées, soit en rappelant les souvenirs du malade, du point de départ de l'affection. Enfin il est une circonstance qui peut encore tromper le médecin, c'est quand l'engorgement est le résultat d'un travail morbide interstitiel latent ou obscur dans le principe. Ici, en effet, l'engorgement des ganglions est la première altération appréciable; elle sert ainsi de prélude à certains érysipèles. C'est aussi de cette façon qu'elle se montre à la suite de marches forcées, de fatigues, de refroidissements, etc., etc. Lorsque la maladie qui a déterminé cet état de choses s'est développée à son tour à l'extérieur et est devenue manifeste, on la perd de vue, parce qu'on l'en croit indépendante, et parce que assez souvent on la voit rétrograder. Si donc on la retrouve au bout de quelques mois, sa cause réelle échappe d'autant plus facilement qu'elle s'est

montrée sous la forme d'une phlegmasie intercurrente,
qu'elle ne semble être survenue là que pour compliquer,
pour entraver la marche de l'engorgement des ganglions
lymphatiques. Les inflammations aiguës ou chroniques,
les ulcères et les altérations variées des membranes muqueuses, telles que les écoulements, les irritations catar-
rhales, sont une cause très fréquente d'engorgements des
ganglions lymphatiques. Les inflammations des membranes
séreuses, les maladies des articulations deviennent aussi
causes de l'adénite en transmettant aux vaisseaux lymphatiques des principes irritants qui s'arrêtent dans les glandes et les enflamment. Enfin, messieurs, tout ce qui peut
modifier, soit directement, soit indirectement, la nature
des fluides qui traversent les vaisseaux lymphatiques peut
amener l'adénite ; de telle sorte que nous pourrions admettre que certaines alimentations, certaines boissons,
certain régime, certains travaux, certaines habitudes,
peuvent être rangés parmi les causes de cette affection ;
néanmoins, les lésions qui produisent le plus facilement
l'adénite, quand elle n'est pas primitive, sont les maladies
de la peau, des membranes muqueuses, du tissu cellulaire
sous-cutané et sous-tégumentaire, de celui du pourtour
des vaisseaux, de l'intermusculaire, du sous-séreux; enfin
les maladies du tissu cellulaire en général, des muscles,
des articulations, des os, des viscères ; d'où il suit qu'elle
trouve sa source dans presque toutes les autres maladies,
et que, toute locale qu'elle paraisse ordinairement, elle
doit être souvent une des plus faciles à généraliser. Une
autre conséquence à tirer de là, c'est qu'il est très peu de
sujets qui n'aient été soumis, à une période quelconque de
leur vie, à l'influence d'une des causes que je viens de re-
later, et que les engorgements des ganglions lymphatiques
pourraient être presque tous rattachés à quelque autre lésion plus ou moins éloignée. D'après ce que je viens de
vous dire, ne pourrait-on pas soutenir que les tumeurs

scrofuleuses se développent toujours de cette manière ? Chez les individus d'un tempérament lymphatique, les fluides blancs sont composés de telle sorte que, sous l'influence de causes très légères, ils subissent une altération qui amène très promptement des engorgements des ganglions et des lésions très variées dans diverses parties du système lymphatique. Chez les nombreux scrofuleux que j'ai eu l'occasion d'observer et d'interroger sur l'origine do leur mal, j'ai constaté dans presque tous les cas que des inflammations et des suppurations de la peau ou du tissu cellulaire avaient précédé les engorgements ganglionnaires (1). S'il était prouvé que c'est toujours ainsi que se développe la maladie scrofuleuse, c'est-à-dire que les tumeurs dites scrofuleuses ne sont que le symptôme d'un travail phlegmasique plus ou moins éloigné de l'endroit où elles se développent, il serait tout-à-fait inutile d'admettre, pour expliquer les phénomènes de la maladie, un vice particulier, un principe morbide héréditaire ; on comprendrait facilement les influences sous lesquelles ils apparaissent, et les états organiques des individus. Les enfants et ceux qui ont les tissus mous et pâles ont un système tégumentaire plus facile à impressionner, et leurs fluides blancs sont très aisément modifiés. La misère, une mauvaise alimentation l'exposition au froid, à l'humidité, altèrent et vicient les fluides blancs ; de là une source très active d'engorgements ganglionnaires. Les ulcérations de la peau autour des oreilles, la teigne, les gourmes, les coryzas, les inflammations des

---

(1) M. Velpeau, dans son deuxième mémoire sur les maladies du système lymphatique (*Archives de médecine*, 1836, t. X, p. 12), dit que sur 900 scrofuleux qu'il a interrogés, il a pu constater que chez 730 d'entre eux, des phlegmasies, des suppurations du système tégumentaire ou cellulaire avaient précédé l'apparition des tumeurs lymphatiques ; sur 95, il n'a pu obtenir aucun renseignement positif ; sur les 95 derniers, il s'agissait d'enfants nés dans la misère, et dont les parents avaient eu si peu de soin, qu'une de ces causes éloignées peut être hardiment supposée.

gencives pendant la dentition, les diverses espèces de stomatites dans l'enfance, les angines, etc., etc., expliquent facilement les adénites cervicales et sous-maxillaires. Los bronchites, si fréquentes dans le jeune âge, expliquent aussi bien les engorgements ganglionnaires de la poitrine que les phlegmasies intestinales expliquent à leur tour les adénites du mésentère. Le gonflement du nez et de la lèvre supérieure ont été, comme vous le savez, regardés comme signes des scrofules. On pourrait, d'après ce que je viens de dire, regarder ce gonflement comme la suite ou le point de départ de la maladie : comme point de départ, attendu que de pareilles lésions suffisent pour causer l'engorgement des ganglions voisins; comme suite, parce que les ganglions une fois malades doivent gêner le cours des fluides blancs dans les parties d'où ils tirent leurs vaisseaux. Je ne veux pas dire pour cela qu'on doive rejeter les causes prédisposantes, car tout ce que je vous ai dit plus haut ne s'applique qu'aux causes occasionnelles.

En résumé, messieurs, il est possible de conclure de tout ce qui précède, 1° que toute tumeur lymphatique est une maladie symptomatique; 2° que, rigoureusement parlant, il serait possible de faire naître artificiellement ces tumeurs; 3° que chez les sujets scrofuleux elles se développent par le même mécanisme que chez tout autre individu : 4° qu'on naît plus ou moins disposé aux tumeurs scrofuleuses, de même qu'on peut naître plus ou moins disposé à contracter la pneumonie, mais que los engorgements des ganglions lymphatiques se produisent de la même manière et sous l'influence des mêmes causes déterminantes, à tous les âges, dans toutes les régions du corps et quelle que soit la constitution des individus; 5° qu'au fond, il n'y a réellement pas de maladie spéciale qui mérite le nom de maladie scrofuleuse.

Passons maintenant au développement de l'adénite. Il a lieu de plusieurs manières : tantôt il est lent, tantôt il est

rapide, et il revêt les caractères d'une phlegmasie aiguë;
d'autres fois la maladie reste à l'état de sub-inflammation;
enfin, elle peut consister seulement en un travail d'hypertrophie depuis le commencement jusqu'à la fin du mal.

Quand il y a *adénite aiguë*, le ganglion lymphatique se
gonfle, se durcit et devient douloureux; les douleurs sont
profondes, sourdes, lancinantes et augmentées par la pression et par les mouvements de la partie. Souvent des frissons irréguliers, de la fièvre et de l'agitation précèdent
l'apparition de l'adénite. La peau, chaude et quelquefois
brûlante, n'est pas toujours rouge dès le commencement:
c'est de l'intérieur à l'extérieur que cette rougeur se montre
quand elle survient. La région malade proémine bientôt
sous la forme d'une tumeur irrégulière et mal circonscrite;
la douleur ressemble quelquefois à celle du phlegmon. A
mesure que le mal fait des progrès, les symptômes deviennent de plus en plus tranchés; l'inflammation se propage
bientôt du ganglion au tissu cellulaire environnant, et il résulte de là, un mélange de caractères qui appartiennent à
l'inflammation des glandes et au phlegmon proprement dit;
de là, une apparence de bosselures que les doigts retrou-
vent jusqu'à la fin dans la tumeur, au travers de la peau,
qui finit elle-même par s'amincir et par revêtir une teinte livide ou bleuâtre. Au bout de six, huit, dix ou quinze jours,
la masse enflammée se ramollit sur un, et quelquefois sur
plusieurs points à la fois, ou sur plusieurs points successivement; c'est alors qu'on sent la fluctuation circonscrite et superficielle ou profonde, et étendue, d'une
manière obscure ou manifeste, souvent comme inégale et
disséminée çà et là dans des foyers parfaitement distincts
Le pus de ces foyers, soit qu'ils s'ouvrent spontanément
ou que l'art leur donne issue, est ordinairement homogène
et bien lié, et n'est pas en rapport, par son abondance,
avec le volume de la tumeur. Souvent il en sort beaucoup
moins qu'on ne pensait; dans d'autres circonstances, c'est

tout le contraire. Quand il y a peu de pus, c'est lorsque le foyer s'est établi entre les ganglions et la peau ; quand il y en a beaucoup, c'est qu'il s'est établi entre les ganglions malades eux-mêmes ou entre les ganglions et les parties profondes. Dans le premier cas, le point le plus saillant de la tumeur semble s'être vidé seul ; dans le second, la tumeur paraît s'être affaissée sur sa base. Quand le pus s'est écoulé, jamais la tumeur formée par les ganglions ne disparaît complétement ; la résolution ne se fait que lentement, et la tumeur ne diminue que par degrés. L'engorgement du tissu cellulaire extérieur aux ganglions, et qui s'était fait le dernier, est le premier à se résoudre ; vient ensuite l'engorgement du tissu cellulaire situé sous les ganglions, qui se dissipe le second ; l'engorgement ganglionnaire se résout ensuite, de telle sorte que les ganglions semblent s'isoler de plus en plus au milieu de ce travail avant de revenir à leur état naturel. Vous ne confondrez pas, messieurs, la marche de l'inflammation dans ces deux ordres de tissus, elle est fort distincte dans chacun d'eux ; en effet, elle est plus rapide et plus franche dans le tissu cellulaire que dans les ganglions lymphatiques, quelles que soient les périodes pendant lesquelles on l'observe.

L'adénite se termine par la résolution, la suppuration, ou l'état chronique ; la gangrène est extrêmement rare. La résolution est une terminaison très commune ; on peut l'espérer quand la lésion éloigné, qui a été le point d'origine du mal a été guérie ou heureusement modifiée avant que la phlegmasie ait passé des ganglions dans le tissu cellulo-graisseux environnant. Il en est de même dans le plus grand nombre des cas où l'inflammation persiste au-delà de quelques jours dans les ganglions ; c'est ce qu'on voit, par exemple, dans les engorgements lymphatiques, qui compliquent dès le début certains érysipèles, certaines angines, et un grand nombre de phlegmasies aiguës diffuses de la peau et des membranes muqueuses ; alors les gan-

glions lymphatiques, qui, quoique gonflés, chauds, et douloureux, étaient restés mobiles, perdent de leur sensibilité
et de leur chaleur, reviennent peu à peu, et quelquefois
très rapidement, sur eux-mêmes, tout en conservant pendant long-temps, chez le plus grand nombre de malades,
un peu plus de volume que dans l'état naturel. La résolution de l'adénite se remarque encore, quoique plus rarement, dans les cas où le mal a déjà gagné le tissu cellulaire
lui-même; mais on ne doit guère compter sur cette terminaison quand la peau est devenue rouge et les couches
sous-jacentes fortement engorgées. Quand il est encore
possible d'obtenir la résolution dans ces cas, les téguments
n'ont perdu qu'en partie leur mobilité; on sent bién au-
dessous une masse enflammée, mais il y a dans cette masse
quelque chose de spongieux et de ferme tout à la fois,
qu'il est plus facile d'apprécier au lit du malade que de
décrire, et qui ne se remarque pas lorsque la suppuration
est inévitable. Toutefois, quand le mal est arrivé à ce degré, la résolution ne s'opère qu'avec lenteur, et reste le
plus souvent incomplète. Quand l'adénite est le résultat
d'une plaie en suppuration, ou que du ganglion l'inflammation s'est étendue aux parties voisines, on doit craindre
la suppuration de ce ganglion; elle est presque certaine
si la peau est rouge et empâtée. La suppuration se montre
sous deux formes très différentes; il est très important de
bien distinguer ces deux formes : tantôt, en effet, les ganglions seuls entrent en suppuration; alors, leur tissu s'in-
filtre de pus plutôt qu'il ne devient le siége de véritables
abcès. La suppuration des ganglions eux-mêmes est rare;
cependant, c'est ordinairement le tissu cellulaire qui suppure; de là, des foyers, des collections comme dans le
phlegmon, avec cette différence cependant, que les ganglions engorgés servant de noyau à la masse enflammée
détruisent la régularité des clapiers, et font que la suppuration parait plus superficielle ou plus profonde, plus abon-

dante ou moins abondante que la forme et le volume de la tumeur ne l'eussent fait présumer. D'autres fois, ce n'est ni le tissu cellulaire seul, ni les ganglions seuls, mais bien le tissu cellulaire et les ganglions en même temps qui suppurent. Dans le premier cas, la tumeur reste mobile, bien circonscrite, et donnerait plutôt l'idée d'une masse fongueuse que d'un dépôt ; si on incise alors les téguments, la tumeur tend à s'échapper, et s'échappe, en effet, quelquefois par l'ouverture sous la forme d'un champignon rougeâtre. La coupe de cette tumeur est pointillée de blanc, de jaune, de gris, de rouge, et parfois comme criblée de gouttelettes de pus ; elle se laisse écraser en partie sous les doigts, et son tissu se rapproche jusqu'à un certain point du tissu encéphaloïde, qui commence à se ramollir ; enfin elle est généralement facile à séparer des parties voisines. Quand les ganglions et le tissu cellulaire suppurent en même temps, le pus s'accumule sous les ganglions, dans leurs intervalles, autour d'eux, ou entre eux et la peau ; de cette façon, il ne forme presque jamais de collection bien régulière ; les brides cellulo-vasculaires lui servent en quelque sorte de filtre pour se porter d'une couche à l'autre. La contexture filamenteuse du tissu cellulaire ambiant en gêne d'ailleurs la diffusion périphérique, et fait que l'érysipèle phlegmoneux est assez rarement la suite de pareilles inflammations. Ici, les ganglions conservent une grande partie de leurs adhérences avec les tissus voisins ; ils sont moins gros, plus rouges, ou d'un gris rougeâtre plus régulier, plus homogène que dans le cas précédent ; leur tissu est plus terne et plus vasculaire ; on ne les voit pas sortir avec la même liberté par les plaies de la couche cutanée, qui, de son côté, montre alors moins de dispositions à se décoller, à s'user et à s'altérer.

Dans le troisième cas, il y a combinaison des deux ordres de phénomènes que je viens de vous décrire. La suppuration, moins abondante que si le tissu cellulaire seul en était le siége, finit pourtant par se manifester; elle devient ordinairement plus fluide et plus grise que dans les autres cas, la peau est plus vite disséquée; néanmoins, les ganglions tendent un peu moins que dans les cas précédents à se boursouffler, à végéter au travers des ouvertures des téguments qui se sont ulcérés spontanément ou qui ont été incisés.

L'adénite se termine souvent par l'état chronique; on voit alors, comme dans la terminaison par résolution, la chaleur, la douleur, la rougeur, et le gonflement cesser de faire des progrès avant la période de suppuration. L'infiltration phlegmasique ne tarde pas ensuite à diminuer, et avec elle les autres phénomènes de l'adénite aiguë. Les tissus altérés, les ganglions surtout, se durcissent; mais la turgescence sanguine une fois dissipée, les choses en demeurent là. Il reste seulement quelques douleurs et un peu de chaleur dans la partie, et une augmentation de volume plus ou moins considérable. Il y a dans cette terminaison de la maladie une résolution incomplète, une résolution en quelque sorte avortée. La phlegmasie, éteinte ordinairement dans la peau et le tissu cellulaire, se concentre sourdement dans les ganglions. Quand on examine ces organes sur le cadavre, on les trouve d'un jaune sale un peu rougeâtre, homogènes, difficiles à écraser, et d'un aspect qui les rapproche du tissu cérébroïde non ramolli; des grumeaux de pus concret ou demi-liquide sont mêlés à ce tissu. De petits foyers de fluides et de matières variées sont disséminés çà et là dans les ganglions.

Le pronostic de l'adénite aiguë ou phlegmoneuse varie suivant le nombre et l'importance des ganglions affectés. Il est donc fort difficile de l'établir d'une manière générale; toutefois on doit dire qu'elle ne constitue pas une maladie dangereuse. Renfermée dans une étendue assez peu considérable, elle amène moins de désordres que l'érysipèle et le phlegmon diffus; néanmoins elle exerce plus de réaction que ces deux affections sur les organes voisins. Rarement elle guérit sans laisser de traces; elle devient souvent la cause de suppurations prolongées, de décollement de la peau, de fistules, etc.; elle peut se compliquer d'érysipèle, de phlegmon diffus, de phlébite, de gangrène, etc. Le dérangement qu'elle apporte dans la circulation lymphatique rend souvent ses suites fort longues et fort désagréables. Enfin elle devient très souvent l'origine de tumeurs variées, et qui par leur poids, leur volume, la difformité qu'elles causent, ou les dégénérescences qu'elles subissent, forcent à avoir recours à des opérations.

Chez certains sujets et dans certaines régions on observe souvent que l'adénite est suivie, après l'ouverture du foyer, d'une végétation très active. Cela s'observe principalement chez les sujets jeunes et lymphatiques. On voit alors le ganglion s'échapper par la plaie peu à peu, se renfler sous la forme d'un champignon sanieux, rouge, blafard, plus ou moins douloureux. La peau qui entoure le pédicule de la tumeur est amincie, pâle et décollée. Si on incise le ganglion, on y trouve les caractères anatomiques que je vous ai indiqués plus haut. Lorsque cette végétation active a lieu, la résolution, sans être impossible, se fait beaucoup plus difficilement que dans les cas ordinaires. Occupons-nous maintenant du traitement.

Quand l'adénite est aiguë et à son début, on emploie avec avantage les saignées abondantes, générales et locales, les cataplasmes émollients, les bains généraux; mais cette médication, exclusivement employée par un grand nombre de praticiens, échoue très souvent. Les mouchetures, les scarifications, les ventouses scarifiées, sont à peu près dans le même cas. La compression, les incisions prématurées, qui ont de si grands avantages dans les phlegmasies du tissu cellulaire, ne réussissent pas dans l'adénite aiguë. Les frictions avec l'onguent mercuriel à haute dose ont été recommandées à la fois comme résolutives et comme antiphlogistiques. On renouvelle ces frictions trois fois par jour. On doit faire usage de ce moyen surtout après les émissions sanguines et chez les sujets faibles. Plusieurs malades jeunes et robustes, qui l'ont employé pour tout traitement, ont guéri plus vite et plus complétement, il est vrai, que d'autres qui avaient été plus largement saignés. Mais une plus longue expérience n'en est pas moins encore nécessaire pour constater au juste la valeur de ce moyen dans la période aiguë de l'adénite.

On a vanté ensuite les vésicatoires volants. Je les ai souvent essayés, et dans nombre de cas j'ai remarqué qu'ils faisaient rétrograder l'inflammation, et produisaient les mêmes résultats que l'onguent mercuriel. Dans d'autres circonstances, ils bornaient seulement l'inflammation, circonscrivaient le foyer, et le resserraient en quelque sorte autour des ganglions. Souvent aussi la suppuration, quand cette terminaison était inévitable, se trouvait notablement accélérée. J'en couvre toute la région tuméfiée, et quand le vésicatoire est sec, je le remplace par des cataplasmes émollients, ou j'en reviens aux frictions avec l'onguent mercuriel. J'y reviens de nouveau suivant les circonstances. A l'aine, où les ganglions lymphatiques sont très superficiels, les vésicatoires volants m'ont paru jouir d'une grande efficacité. L'emploi que j'en fais depuis quatre ou cinq ans m'a prouvé que c'était le meilleur résolutif que l'on pû opposer aux bubons syphilitiques, lorsque ceux-ci ne sont pas encore à l'état de suppuration. J'ai soin, en employant ces vésicatoires, qu'ils dépassent la circonférence de la tumeur. Quand un premier vésicatoire est sec, j'en applique un second. Il est ordinairement inutile d'avoir recours plus de trois vésicatoires successifs.

En définitive, vous voyez, messieurs, que l'adénite aiguë doit être traitée de la manière suivante : Saignées générales, si l'état du malade et du pouls l'indique ; sangsues ventouses scarifiées, renouvelées suivant la violence et l'étendue de l'inflammation ; bains généraux, frictions mer

curielles à la dose de deux ou trois gros chaque fois ; enfin ,
vésicatoires volants renouvelés deux ou trois fois au plus ;
tels sont les moyens qui m'ont paru les plus propres à obtenir la résolution de l'adénite aiguë. A cela joignons la
sévérité du régime que l'on met en rapport avec l'intensité de l'inflammation, de la fièvre, et l'état des organes
digestifs.

Lorsque, malgré l'emploi de ces moyens continués avec
persévérance pendant cinq ou six jours, ou bien, si on a
été appelé trop tard, la maladie marche, la suppuration est
presque inévitable, il faut alors user d'autres ressources.
On n'a recours aux antiphlogistiques que pour modérer certains symptômes ; on se borne aux cataplasmes émollients
afin de favoriser la suppuration. Quand celle-ci est définitivement formée, plusieurs questions importantes se présentent. Faut-il abandonner l'ouverture du foyer à la nature ? ou bien faut-il que l'art vienne à son secours en divisant
les tissus ? et, dans ce dernier cas, doit-on employer l'instrument tranchant ou le caustique ? faut-il ensuite ouvrir
le foyer de bonne heure ? ou bien faut-il attendre qu'il soit
sur le point de s'ouvrir seul ?

Si on abandonne l'ouverture du foyer à la nature, le pus
se fait souvent jour, il est vrai, et la guérison n'en est pas
toujours ralentie ; mais en général, on court risque de voir
la peau se dégarnir de tissu cellulaire, se décoller, se dés-
organiser à tel point, que plus tard il sera nécessaire pour
obtenir la guérison de fistules intarissables d'en exciser de
grandes portions. Si la suppuration est profonde, elle pourra
fuser au loin, gagner dans toutes les directions, isoler, disséquer les organes avant d'arriver à l'extérieur. Les ouvertures spontanées sont ordinairement trop étroites, trop
irrégulières, trop mal placées pour l'écoulement facile et
complet des matières épanchées. Ainsi, pour moi, messieurs, il n'y a pas de doute sur ce premier point : il faut
ouvrir le foyer. Maintenant se présente une autre question

importante. Comment faut-il ouvrir les foyers? est-ce avec l'instrument tranchant ou avec le caustique?

Les caustiques, tels que la potasse ou le cautère actuel, ne doivent être, je crois, employés que dans un très petit nombre de cas. Quand la peau est amincie, livide, décollée et dénudée de son tissu cellulaire, on a l'avantage, en ayant recours à ces agents, de la détruire d'un seul coup, et d'avoir une plaie qui se cicatrise vite. Mais, dans les autres cas, il vaut mieux avoir recours au bistouri. On peut même, à l'aide de cet instrument, obtenir les mêmes résultats qu'avec les caustiques, quand ceux-ci sont utiles; car rien ne s'oppose en effet à ce qu'on excise sur-le-champ les téguments décollés quand ils doivent l'être. Enfin, règle générale, l'instrument tranchant vaut infiniment mieux que la cautérisation, surtout quand on adopte comme principe d'ouvrir de bonne heure les foyers purulents provenant des adénites. Maintenant parlons de l'époque à laquelle on doit ouvrir ces foyers.

Certains chirurgiens attendent que la suppuration soit aussi complète que possible; ils s'appuient, je crois, sur de mauvaises raisons. Pendant que la fonte des tissus, que la maturité qu'ils attendent, s'effectuent, une dissection sourde et étendue des ganglions et de la peau peut s'opérer. En se conduisant d'après ce principe, on s'expose aux mêmes inconvénients qu'en laissant le foyer s'ouvrir de lui-même. Par la méthode contraire, en ouvrant aussitôt que la fluctuation n'est plus douteuse, on rencontre moins de liquide, à la vérité, et le dégorgement immédiat est moins manifeste; mais aussi la peau reste épaisse, doublée de sa couche cellulo-graisseuse; les autres tissus conservent leurs rapports naturels, et les ganglions eux-mêmes ne subissent presque aucun décollement. Si la résolution de la tumeur tarde un peu plus à se terminer, on a en compensation une plaie qui se cicatrise également sans autres secours particuliers. Les foyers secondaires qui se forment quelquefois autour du premier ne seraient point ici une objection, car ils se montrent tout aussi bien après la première méthode qu'après la seconde.

Non seulement il vaut mieux ouvrir de bonne heure que d'attendre quand l'adénite aiguë est suivie de suppuration, mais encore il vaut mieux alors faire des incisions longues et multipliées que de simples ponctions rares et étroites. Si plusieurs points de la tumeur paraissent ramollis, se laissent déprimer comme sur autant de foyers distincts, je les incise dans toute leur longueur séparément. Je m'en tiens à une seule ouverture, au contraire, quand il n'y a évidemment qu'un foyer, et quand les téguments ne présentent pas de plaques isolément amincies. Alors je fais cette ouverture plus longue, et de manière qu'une de ses extrémités dépasse un peu les limites inférieures de la collection. J'ai pour principe enfin, toutes les fois que l'abcès est superficiel, de l'ouvrir assez largement pour que le pus ne puisse stagner nulle part. S'il est profond, et que les parois n'en soient pas amincies, une grande incision est encore nécessaire; mais on a droit d'espérer que l'élasticité, la résistance des aponévroses ou de la peau, suffiront pour forcer les matières à fuir par la voie qu'on leur a pratiquée.

Deux modes de traitement nouveaux ont été vantés pour la guérison des tumeurs lymphatiques chroniques : ce sont l'*écrasement* et le *séton*.

Écrasement. — Cette méthode a été proposée et mise en pratique par M. Malgaigne. Quand les ganglions sont broyés, morcelés, réduits en bouillie sous les téguments demeurés intacts, la tumeur qu'ils forment se trouve dans des conditions à peu près semblables à celles d'une tumeur formée par des grumeaux de sang épanché. Une compression permanente que l'on fait succéder à l'écrasement accélère encore cette résorption. Nous devons dire cependant que le broiement ou l'écrasement a l'inconvénient de faire passer quelquefois l'adénite chronique à l'état aigu , et de transformer la tumeur en un véritable abcès. Cet écrasement ne peut d'ailleurs pas toujours être effectuée , car les tumeurs formées par les ganglions engorgés ne sont pas toujours extérieures , et ne reposent pas souvent sur quelque point d'appui solide qui permette de faire cette opération. M. Malgaigne , pour pratiquer l'écrasement, employait le pouce ou les pouces appliqués avec force ou directement d'avant en arrière sur chaque tumeur. En procédant ainsi, on est obligé d'employer souvent une force très considérable , et souvent même on échoue. On pourrait d'ailleurs blesser des organes sous-jacents importants , par exemple l'artère fémorale sur l'aine. Là, comme à l'aisselle, sous la mâchoire, au cou, j'ai trouvé plus convenable , lorsque la disposition des parties le permet, de saisir la tumeur entre les doigts ou bien entre deux plaques émoussées d'un bois souple, et de la comprimer avec une force suffisante sur les côtés et par tous les points de sa circonférence successivement. J'ai vu par ce moyen se résoudre très promptement des adénites chroniques très anciennes, et contre lesquelles tous les moyens employés jusqu'à présent avaient échoué. Je dois vous dire cependant que cette méthode de traitement est loin d'être infaillible, et qu'elle ne doit être employée que dans un petit nombre de cas.

Le *séton* a été proposé il y a peu de temps contre les adénites chroniques par un chirurgien de Toulon, M. Lavanier, qui dit avoir obtenu de cette manière la guérison rapide d'engorgements ganglionnaires inguinaux très anciens : ce sont de simples fils qu'on passe au moyen d'une aiguille à travers toute l'épaisseur du ganglion, dans lequel on les laisse pendant quatre, cinq ou six jours, et d'où on les retire afin d'en placer de nouveaux dans des directions différentes. Un, deux ou un plus grand nombre de fils sont ainsi passés, soit dans la même séance, soit à quelques jours d'intervalle; la suppuration qui s'établit dans le trajet de chacun de ces fils amène bientôt le dégorgement du tissu ganglionnaire; et l'absorption moléculaire ou interstitielle de la tumeur continue ensuite de se faire sans interruption jusqu'à la fin. Je ne puis avoir encore une opinion bien arrêtée sur la valeur de cette méthode de traitement, ne l'ayant mise en usage qu'un trop petit nombre de fois; je la crois néanmoins digne d'être tentée, surtout pour les ganglions peu volumineux, dans les régions où l'extirpation serait dangereuse, et chez les individus qui redoutent par trop l'instrument tranchant.

L'extirpation des ganglions lymphatiques dans l'adénite chronique est la seule ressource qui reste au chirurgien pour en débarrasser les malades quand les moyens que je vous ai décrits ont échoué. Cette extirpation, que j'ai pratiquée devant vous sur cette jeune fille, n'a été jusqu'à présent mise en usage que par un petit nombre de chirurgiens. Cela tient à deux choses : 1° Les ganglions lymphatiques ne s'engorgent ou ne dégénèrent presque jamais que sous l'influence de causes éloignées ; en sorte qu'il y en a presque toujours un certain nombre de malades en même temps, et qu'il est rarement possible de les enlever tous. 2° On les a regardés comme un caractère positif de la maladie dite scrofuleuse; ils ont paru n'être qu'un symptôme de cette affection, de telle sorte qu'on a pensé qu'il devenait tout-à-fait inutile de les enlever, attendu qu'on ne remédierait à rien ou presque à rien en n'enlevant que la partie la moins importante du mal. Sans doute on ne doit pas tenter l'extirpation des ganglions lymphatiques si l'engorgement des ganglions lymphatiques se rattache réellement à un état maladif général : il faut détruire la cause de la maladie avant d'attaquer son ombre; on ne doit pas non plus les extirper s'ils sont nombreux et disséminés çà et là dans diverses parties du corps. Mais quand il n'y en a qu'un seul ou un petit nombre seulement, ou qu'ils sont agglomérés en un seul paquet, et que ce paquet soit facile à isoler, à disséquer, on doit pratiquer l'opération, surtout si la constitution de l'individu est bonne, et qu'il soit dans un état satisfaisant de santé. Comme je vous l'ai déjà dit, il arrive souvent que l'enlèvement des ganglions lymphatiques engorgés les plus malades favorise la résolution de ceux qui le sont moins, et auxquels on ne touche pas. Plusieurs fois j'ai extirpé une seule ou quelques unes des tumeurs lymphatiques, sachant très bien que je respecterais les autres. Je me suis contenté d'enlever celles qui étaient ulcérées ou les plus saillantes, et j'ai vu les autres, ou rester dans le même état, et souvent diminuer de volume et disparaître; rarement j'ai vu les ganglions que j'avais respectés prendre un grand accroissement après l'opération. On peut, du reste, quand les plus dégénérées de ces tumeurs sont détruites par l'instrument tranchant et la plaie de l'opération cicatrisée; on peut, dis-je, traiter celles qu'on n'a pas cru nécessaire d'extirper par la médication topique dont je vous ai déjà entretenus. D'ailleurs peut-on mettre en balance les inconvénients passagers de l'extirpation avec ceux qui résultent de la suppuration des ganglions lymphatiques, de leur ulcération, des fistules, des décollements et des cicatrices difformes qui en résultent, alors que la maladie guérit sans aucune opération?

L'extirpation des ganglions lymphatiques exige peu de préparations : quand la peau qui les recouvre est saine, on se borne à des incisions simples des téguments; mais quand ceux-ci sont altérés, désorganisés, ou décollés de manière à ne pouvoir espérer leur retour à l'état naturel, il faut les enlever à l'aide d'une incision elliptique plus ou moins allongée, comme pour l'extirpation des autres tumeurs.

Je vous ai déjà plusieurs fois parlé du genre d'incisions que je veux substituer aux incisions en T ou cruciale qu'on emploie généralement, surtout quand il s'agit de tumeurs un peu volumineuses. Je la crois avantageuse dans ce cas; on taille ainsi un lambeau qu'on renverse du bord libre au bord adhérent, et qui donne au chirurgien une grande liberté pour tous les détails de l'opération. Quand les téguments sont incisés, on procède à la dissection de la tumeur : on l'accroche avec une érigne simple ou double que l'on confie à un aide; on la sépare avec précaution des parties environnantes. Comme ces parties ne sont ordinairement que collées autour des ganglions et qu'elles leur adhèrent peu, il est généralement assez facile de les en détacher et de les isoler; c'est ce qui fait que l'énucléation avec le doigt ou le manche du scalpel peut être substituée ici à l'instrument tranchant partout où l'on peut craindre de blesser de gros vaisseaux ou de gros nerfs. Je vous ai dit qu'on pouvait ne pas enlever minutieusement tous les ganglions affectés, et que l'on pouvait se contenter d'enlever les principaux, ceux qui causaient le plus de gêne ou de difformité, les autres demeurant stationnaires ou revenant plus tard à leur état naturel; ainsi il devient inutile dans ce cas de rechercher minutieusement tous les ganglions engorgés. Il n'y a pas ici, comme dans les cancers, à craindre la prompte repullulation du mal, si on en laisse quelques racines; c'est ce qui fait que partout dans le cours de la dissection le bistouri doit être porté sur les limites exactes ou la circonférence de la tumeur plutôt qu'au-delà, ainsi qu'on le fait quand on extirpe les cancers. On peut, par la même raison, se servir des doigts pour détacher, arracher même les dernières racines du ganglion malade quand il est profondément situé, ou qu'il se trouve mêlé à des organes qu'il serait dangereux d'inciser. Dans le cas où de grosses veines, de grosses artères se trouvent à la base des tumeurs lymphatiques qui ont été isolées autant que possible par la dissection, et que l'on craint de léser ces vaisseaux; c'est le cas d'étrangler le pédicule de ces tumeurs avec une ligature pour y interrompre toute circulation, et les faire tomber en gangrène ou les exciser.

Quand l'extirpation des tumeurs lymphatiques a été faite, que les vaisseaux capables de fournir une hémorrhagie ont été liés, on procède au pansement. Je ne conseille pas, après cette opération, d'avoir recours à la réunion par première intention, rarement elle réussit ; elle pourrait même amener des accidents ; la plaie résultant de l'opération étant presque toujours inégale et sinueuse, offrant des cavités et des culs-de-sac plus ou moins profonds, on ne pourrait obtenir que très difficilement un adossement des surfaces. De là, des foyers de sang, de lymphe, de pus, et tous les accidents que vous pouvez facilement prévoir. Aussi n'ayez pas recours à la réunion immédiate, à moins que vous n'ayez enlevé qu'un ganglion unique, que la plaie ne soit régulière et ne présente pas d'anfractuosité. J'ai déjà pratiqué un grand nombre de fois l'extirpation des ganglions lymphatiques au cou, à l'aine, à l'aisselle, à la région sus-claviculaire, etc., etc., et je n'ai pas eu d'accident quand j'ai eu recours à la réunion médiate, tandis que j'ai au contraire vu survenir des inflammations, des abcès, des fusées purulentes, des érysipèles phlegmoneux, etc., etc., chez le plus grand nombre de ceux chez lesquels j'avais tenté la réunion immédiate. Voici donc comment je panse les opérés : je place au fond de la plaie et dans toutes ses anfractuosités des boulettes de charpie très fine; je les remplis entièrement, puis je recouvre la plaie d'un linge fin troué et cératé; par-dessus je mets des plumasseaux de charpie, des compresses et un bandage simplement contentif. Lorsque je n'ai aucune hémorrhagie à craindre, je mets un petit nombre de boulettes de charpie ; dans le cas contraire, je les y entasse de manière à ce qu'elles puissent exercer une sorte de compression sous le bandage. Trois ou quatre jours après, on enlève les pièces extérieures de l'appareil jusqu'au linge troué. Un ou deux jours après, les boulettes de charpie étant suffisamment

imbibées de liquide, on les enlève facilement et sans douleurs. A dater de ce moment, on dépose chaque jour dans le
fond de la plaie de nouvelles boulettes de charpie, dont on
diminue graduellement le nombre. La cicatrisation est rapide, car les malades sont ordinairement guéris dans l'espace de trois semaines à un mois au plus tard.

Nous allons parler maintenant des tumeurs lymphatiques
des diverses régions du corps où elles se développent le
plus ordinairement, et des manières de procéder à leur extirpation. Je vous ai parlé des tumeurs lymphatiques sus-
claviculaires, je vous parlerai donc seulement de celles du
cou, de l'aisselle et de l'aine.

Tumeurs lymphatiques du cou. — Les ganglions lymphatiques du cou sont en si grand nombre et disséminés sur
tant de points différents dans cette partie du corps, que
partout ils peuvent y donner naissance à des tumeurs.

Il s'en développe derrière le muscle sterno-mastoïdien,
et ils semblent reposer sur la face externe du trapèze; il
s'en développe aussi quelquefois au tiers supérieur du cou,
ou dans le voisinage de la région occipito-mastoïdienne,
en arrière du muscle sterno-mastoïdien. J'en ai extirpé
plusieurs fois derrière le muscle sterno-mastoïdien, entre
ce muscle et le trapèze; une simple incision les met à découvert. Aucun organe important n'étant à ménager dans
cette partie, on peut y procéder largement, rapidement,
et à grands coups de bistouri.

Tumeurs lymphatiques parotidiennes.—Ces tumeurs sont
très fréquentes; leur développement considérable, et par
suite l'atrophie qu'ils déterminent dans la glande parotide
ont fait croire à beaucoup de chirurgiens qu'ils avaient extirpé la parotide, tandis qu'ils n'avaient réellement enlevé
que des ganglions lymphatiques dégénérés. Si on en croyait,
en effet, les faits rapportés par plusieurs auteurs du siècle
dernier, rien ne serait aussi facile et aussi simple que l'extirpation de la parotide; mais si on examine ces faits avec

attention, on verra que la plupart sont soin d'être concluants, et que cette opération est au contraire extrêmement
difficile. Quelques auteurs recommandables, au milieu
desquels nous trouvons Boyer, nient même la possibilité de
cette extirpation. La plupart des faits cités par les auteurs
Heister, Scultet, Verdier, Palfin, Gooch, Garengeot, et de
beaucoup d'autres encore, se rapportent évidemment, pour
la plupart au moins, à l'ablation de tumeurs lymphatiques
dégénérées, et qui étaient développées dans la profondeur
de l'espace parotidien, ou à des kystes soit salivaires, soit
purement séreux, et non de la parotide elle-même. Je ne
veux pas dire que la glande n'a jamais été enlevée, car
Béclard a positivement démontré que cette glande pouvait
être complétement enlevée sur le vivant, ainsi que MM. Gensoul, Carmichaël, Lisfranc, Mott, Chélius, Weinhold,
Hendricks, Warren père, Warren fils, etc., je veux dire
seulement que très souvent on se trompe ou qu'on s'est
trompé en croyant extirper la parotide : on extirpe des tumeurs qui lui sont étrangères. Il y a, en effet, dans l'épaisseur même de la parotide une grande quantité de ganglions
lymphatiques. Ces organes peuvent devenir et deviennent
en effet quelquefois tuberculeux, cancéreux, se transforment en tumeurs bosselées qui étalent, aplatissent, dénatu-
rent le tissu glandulaire et trompent sur la nature réelle des
parties qu'on enlève. J'ai pratiqué un grand nombre de fois
des opérations pareilles, et je suis arrivé jusqu'à mettre à
nu toute l'excavation parotidienne ; j'avais presque la conviction que j'avais enlevé la parotide. Il fallait que je me li-
vrasse ensuite à une dissection attentive de la tumeur pour
m'assurer que j'avais affaire à une dégénérescence des ganglions et non point de la glande. Des tumeurs mélicériques,
lipomateuses, fibreuses, mélaniques, encéphaloïdes et autres, peuvent en imposer, comme les ganglions dégénérés,
pour une dégénérescence de la parotide.

Tumeurs lymphatiques sous-maxillaires. — Les engorgements des ganglions lymphatiques sous-maxillaires se remarquent ordinairement dans l'espace mylo-hyoïdien ; mais on en rencontre aussi directement sous le menton, sous l'angle de la mâchoire, sur la face externe de cet os, au-devant du muscle masséter. Sur la ligne médiane, elles sont souvent cutanées, du moins en avant des muscles, et ne sont avoisinées par aucune artère volumineuse. L'artère sous-mentale est le seul vaisseau capable de fournir du sang et de réclamer une ligature.

Sous l'angle des mâchoires, les ganglions lymphatiques engorgés peuvent acquérir le volume d'une noix, d'un œuf, du poing, et plus encore même. Placés dans cet endroit, en dehors du muscle digastrique, de la glande sous-maxillaire, au-devant du muscle sterno-mastoïdien, ils sont trop voisins de la veine jugulaire interne et des artères carotides internes pour ne pas inspirer quelque crainte quand on pratique leur extirpation. J'en ai souvent enlevé dans cette région, et j'ai rarement trouvé de grandes difficultés pendant l'opération. Voici comme j'y procède : le malade étant incliné du côté sain, et le menton un peu relevé, est bien fixé par des aides dans cette situation. L'épaule du côté malade est en même temps un peu abaissée. Si la tumeur est d'un volume médiocre, on la découvre à l'aide d'une incision courbe, moulée en quelque sorte sur la courbure de la région sous-maxillaire. Si la tumeur est au contraire d'un assez grand volume, je fais une incision semi-lunaire très prononcée, et j'obtiens ainsi un lambeau que je relève de bas en haut et d'arrière en avant, du côté de la mâchoire ; je dissèque ensuite la tumeur. A mesure que le bistouri divise les parties, le doigt les écarte et distend et achève l'énucléation de la tumeur quand on arrive près des parties profondes, s'il y a là des organes qu'on craint de blesser. L'opération étant achevée, on panse la plaie comme je vous l'ai dit, c'est-à-dire qu'il convient mieux d'avoir recours à la réunion secondaire qu'à la réunion immédiate.

Quand on enlève les ganglions lymphatiques de la face externe de la mâchoire, on doit s'attendre à blesser l'artère faciale ou maxillaire externe, car elle est souvent comme enveloppée par les tumeurs. Au surplus, il est facile de la tordre ou de la lier; il faut pratiquer cette ligature ou cette torsion sur le bout inférieur et sur le bout supérieur; car le reflux du sang se fait facilement par les artères angulaire et coronaire. Après l'enlèvement des ganglions sur la face externe de la mâchoire, on peut réunir la plaie immédiatement, parce qu'elle repose sur un plan fixe, que son fond ne présente pas autant d'anfractuosités que dans d'autres régions, et qu'il est plus facile à cause de ce plan fixe de les faire disparaître.

Tumeurs lymphatiques mylo-hyoïdiennes. — La région mylo-hyoïdienne, qui contient la glande sous-maxillaire, renferme un assez grand nombre de ganglions lymphatiques, qui deviennent souvent malades et acquièrent quelquefois un volume très considérable. C'est principalement sous l'influence des maladies de la figure, de la partie antérieure du crâne, de l'intérieur de la bouche, des dents, des gencives, de la langue, etc., que ces ganglions s'engorgent. Les tumeurs lymphatiques de cette région sont globuleuses, généralement ovoïdes, mobiles, dures ou élastiques et très saillantes au-dessous des mâchoires. Si on les presse par la bouche ou par la région sus-hyoïdienne en même temps, on semble les rendre presque sous-cutanées ou sous-muqueuses. Mais il ne faut pas s'en laisser imposer par cette sensation, car ces tumeurs sous-maxillaires sont toutes sous-aponévrotiques, et il faut aller les chercher assez profondément pour les enlever exactement. Du reste, l'opération se fait soit à l'aide d'une incision droite ou parallèle au bord inférieur de la mâchoire, ou d'une incision en T si la tumeur est très volumineuse, ou mieux encore à l'aide d'une incision en demi-lune; on taillerait alors un lambeau qui permettrait de découvrir toute la région cutanée de la tumeur, et qui par son propre poids retomberait sur le fond de la plaie. Le malade est couché la tête renversée en arrière et inclinée du côté sain, l'incision des téguments est prolongée en avant sans aucune crainte, car il n'y a de ce côté aucune artère importante ; mais en arrière il faut procéder avec plus de précaution. On trouve de ce côté la veine faciale, la veine maxillaire externe même, qui peuvent être soulevées et rendues plus superficielles que dans l'état ordinaire, et qu'on pourrait léser. C'est ce qui fait qu'on doit procéder à la dissection de la tumeur par en haut, par en bas ou par sa moitié antérieure. On l'accroche ensuite avec une érigne ; on la dégage autant que possible du fond de la région mylo-hyoïdienne avec le doigt ou le manche du bistouri, et on en complète ainsi l'extraction. Si on coupe l'artère faciale, ce qui arrive assez souvent, on en fait la ligature. Il faut vous souvenir dans cette circonstance qu'on croit souvent avoir ouvert cette artère, quand on n'a intéressé qu'une de ses branches, la maladie des ganglions lymphatiques donnant lieu à un développement très considérable de ces branches ; il n'est même pas très rare de les voir acquérir le volume d'une plume de corbeau.

Les tumeurs lymphatiques de la région milo-hyoïdienne s'étendent quelquefois très loin en arrière, et on est obligé de pousser la dissection jusque sur les côtés du larynx et au-devant des artères carotides. C'est ainsi que j'ai vu au fond d'une caverne profonde occupée par la tumeur que je venais d'enlever, caverne assez profonde pour loger le poing, battre les artères linguales en dedans, la carotide interne en arrière, l'artère maxillaire en dehors. Ce n'est point, comme vous le voyez, le cas de fermer la plaie par la réunion immédiate ; on doit la remplir de boulettes de charpie molle, et tamponner légèrement, comme je vous l'ai dit en parlant du pansement qui suivait ces opérations en général. Au bout de huit ou dix jours, quand les boulettes de charpie deviennent inutiles, vous ferez bien atten-

tion que la lèvre supérieure de la plaie a une grande tendance à se relever du côté de la face; ceci réclame du soin
pour éviter des difformités. Il faut, avec une bandelette
de diachylon placée en dehors le long du bord inférieur
de la mâchoire, retenir cette lèvre supérieure et la refou-
ler par en bas pour en prévenir le renversement. Cette
bandelette devient encore plus nécessaire pour s'opposer
à ce renversement quand on a fait l'incision en demi-lune
au lieu de faire une incision simple ou une incision en T.

Tumeurs lymphatiques de la région carotidienne. — Dans
le sillon sterno-carotidien, les engorgements des ganglions
lymphatiques sont extrêmement fréquents. Après la région
parotidienne et le creux mylo-hyoïdien, c'est là où on les
rencontre le plus souvent. Depuis l'angle de la mâchoire
jusqu'à la fossette sus-sternale, il existe une longue traînée
de ces ganglions, dont les uns se trouvent sur la face antérieure et autour de l'artère carotide et de la veine jugulaire, les autres sur la face interne, d'autres enfin sur le
bord postérieur du muscle sterno-cléido-mastoïdien, et il
y en a même qui se prolongent jusque sous la face postérieure du pharynx et de l'œsophage.

Quand ces tumeurs lymphatiques sont nombreuses et
profondes, mais peu saillantes, qu'elles se bornent à soulever le muscle sterno-mastoïdien au lieu de proéminer du
côté de la nuque ou du côté du larynx, il faut les laisser
et se borner à les attaquer par les topiques ou les médications générales. Mais quand elles forment des bosselures
mobiles faisant relief entre le muscle sterno-mastoïdien et
le milieu du cou, si elles n'enlacent pas l'artère carotide
ou la veine jugulaire interne, et ne se prolongent pas du
côté de la poitrine, on peut les extirper. Enfin tant qu'on
peut ménager les gros vaisseaux et les nerfs de cette région,
on peut tenter l'opération. Pour la pratiquer, le malade
est couché sur le dos, la tête étant fortement relevée, afin
que le muscle sterno-cléido-mastoïdien soit tendu, déjeté

en arrière, et que les tumeurs soient repoussées en avant,
ce qui les rend d'ailleurs plus superficielles et plus fixes en
même temps. Le chirurgien fait sur la peau une incision
de haut en bas, et qui dépasse les limites de la tumeur de
dix à douze lignes environ. Il dissèque les deux lèvres de
la plaie, saisit la tumeur avec une érigne, qui est confiée
à un aide pendant qu'il continue la dissection. Lorsqu'il
est arrivé près du fond de la région carotidienne, il procède avec beaucoup de précaution, et fait toujours précéder du doigt la pointe du bistouri, que l'on dirige toujours
avec attention vers la tumeur, afin de bien ménager les
gros vaisseaux qui se trouvent en arrière. En procédant par
énucléation, je suis parvenu à dégager des lobules très
profondément situés, et qui s'étaient engagés derrière la
carotide ou la veine jugulaire, ou entre ces deux vaisseaux. Dans cette opération très délicate, car on met souvent à nu la veine jugulaire interne, l'artère carotide, le
nerf pneumo-gastrique et le nerf grand sympathique, on
conçoit combien il est important de ne blesser aucun d'eux.
Lorsque quelques uns des prolongements des tumeurs lymphatiques proéminent vers le bord postérieur du muscle
sterno-cléido-mastoïdien, on les voit souvent s'incliner en
avant, et se cacher en quelque sorte sous le muscle à mesure qu'on en extirpe les bosselures antérieures. Aussi
vaudrait-il peut-être mieux les attaquer à part au moyen
d'une incision indépendante de la première, avant de commencer l'autre partie de l'opération. C'est ce que j'ai fait,
et j'ai vu alors la tumeur antérieure, débarrassée de toute
adhérence en arrière, se porter librement en avant, et être
enlevée très facilement à l'aide de tractions légères. Si par
hasard la tumeur lymphatique était très épaisse et étranglée par le muscle sterno-cléido-mastoïdien, je n'hésiterais
pas à couper ce muscle en travers pour la découvrir entièrement et en faire plus facilement la dissection ; je trans

formerais alors la plaie en une large incision en T, dont l
tige serait placée en travers.

Après l'enlèvement des ganglions lymphatiques de l
région carotidienne, on procède au pansement. Ici, plu
encore que dans la région sous-maxillaire et le creux mylo
hyoïdien, on doit se garder de faire la réunion par premièr
intention. L'état lamelleux des tissus, la mobilité naturell
et inévitable de plusieurs d'entre eux, la multiplicité o
l'importance des vaisseaux qui ont pu être ouverts, les an
fractuosités des cavités d'où les ganglions ont été ex
traits, etc., etc., ne peuvent point permettre d'espérer l
réunion primitive. D'ailleurs, la crainte des fusées puru
lentes dans diverses directions, et surtout du côté de l
poitrine, doit éloigner de cette idée. Vous panserez don
dans ce cas comme je vous l'ai dit, c'est-à-dire en rem
plissant la cavité avec des boulettes de charpie, et e
tamponnant très légèrement; on se met aussi, par c
moyen, plus à l'abri des érysipèles, et on n'en obtient pa
moins, dans l'espace de quinze jours à un mois, une gué
rison solide.

Vous ayant déjà parlé en commençant ces leçons, de
tumeurs lymphatiques sus-claviculaires, je passe mainte
nant aux tumeurs lymphatiques de l'aisselle.

Tumeurs lymphatiques de l'aisselle. — Le creux de l'ai
selle est une des régions dans lesquelles les ganglions lym
phatiques s'engorgent le plus souvent; des maladies tr
variées du sein et du membre supérieur sont le point
départ de ces engorgements des ganglions. Le chirurgie
est très souvent obligé de respecter ces tumeurs et de
point en tenter l'extirpation, à cause de la nature des ma
ladies dont elles ne sont que le symptôme, et qui ne perm
pas de regarder l'affection des ganglions lymphatiqu
comme purement locale. Tels sont, par exemple, les squi
rhes et cancers du sein, qui donnent presque toujou
naissance à des engorgements des ganglions dans l'aissell

L'extirpation des ganglions de l'aisselle est du reste une opération délicate ; il y a dans cette région des organes importants et qu'il faut absolument ménager ; ainsi, la veine axillaire et les branches qu'elle reçoit peuvent donner lieu à des hémorrhagies abondantes ; l'introduction de l'air peut encore se faire par elles. Nous trouvons ensuite l'artère axillaire et les nerfs si nombreux et si volumineux du plexus brachial. Ajoutons à cela, la profondeur de la région, la difficulté que l'on éprouve pour manœuvrer le bistouri , géné qu'il est par la disposition ou les rapports des muscles pectoraux en avant, de l'épaule en arrière et en dehors , de la poitrine en dedans , et on s'expliquera la réserve que l'on met généralement dans l'enlèvement des tumeurs ganglionnaires de la région axillaire. Néanmoins, l'occasion s'étant souvent présentée à moi d'enlever ces ganglions engorgés de l'aisselle, j'ai dû surmonter la répugnance que j'avais pour cette opération ; je l'ai pratiquée dans des cas très nombreux et très diversifiés , et j'ai acquis la conviction qu'elle est plus effrayante en apparence qu'en réalité. Plusieurs de mes malades avaient même d'énormes tumeurs qui soulevaient le muscle grand pectoral , qui entouraient les nerfs du plexus brachial ou les vaisseaux axillaires , et qui se prolongeaient même dans le creux sous-claviculaire, après avoir rempli tout le creux de l'aisselle ; je suis parvenu à les extirper. J'ai arraché tous les ganglions lymphatiques les uns après les autres, et j'ai perdu très peu de malades ; la plupart même se sont rétablis avec une grande promptitude.

Cette extirpation des ganglions de l'aisselle est suivie de quelques inconvénients qui ne sont pas sans quelque gravité : 1° la circulation lymphatique se fait mal , et il en résulte des infiltrations et des engorgements du membre supérieur ; 2° le resserrement qui se fait dans le creux de l'aisselle amène une gêne plus ou moins grande dans les mouvements de l'épaule et dans l'écartement des bras du tronc.

Il y a , du reste, deux manières de pratiquer cette opération : la première par le creux de l'aisselle, la seconde
par devant cette région.

Extirpation des ganglions par le creux de l'aisselle. —
Le malade est placé sur un lit plutôt que sur une chaise,
le bras maintenu écarté par un aide qui le lui éloigne du
tronc et le relève; un autre aide est prêt à comprimer
l'artère sous-clavière sur la première côte, si cela est nécessaire. Le chirurgien fait alors une incision comprenant
tout le grand diamètre du creux de l'aisselle, et qui s'étend
de la racine du bras au-dessous de la tumeur et jusque sur
les côtés de la poitrine. Si une seule incision peut suffire,
elle doit être placée plutôt en arrière qu'en avant et trop
près du bord antérieur de l'aisselle ; dans le cas contraire,
quand on est obligé de la convertir en incision en T,
comme c'est sur la lèvre postérieure qu'on pratique cette
seconde incision, il vaut mieux l'établir tout-à-fait en
avant. On peut du reste remplacer avec avantage l'incision
simple, si elle ne suffit pas, ou l'incision en T, ou l'incision
cruciale, par l'incision en demi-lune, dont on aurait alors
le soin de tourner le bord libre, soit en arrière, soit en
dehors. Lorsque les téguments ont été incisés, ainsi que le
fascia sous-cutané, et l'aponévrose, on porte dans la plaie
un doigt qui sert de guide à l'érigne simple ou double avec
laquelle on accroche la masse qu'on va enlever; on continue alors la dissection de la tumeur en avant, puis en arrière, puis en dedans, et enfin de bas en haut, à mesure
que l'aide l'entraîne, tantôt dans un sens et tantôt dans un
autre. Lorsque le chirurgien a disséqué jusque dans le
creux de l'aisselle et du côté du bras, on réussit souvent à
détacher complétement la tumeur à l'aide de petits coups
de bistouri, pendant que l'indicateur de la main gauche,
dirigé en arrière et profondément, soulève le plexus brachial
et les vaisseaux, et les préserve de toute atteinte. Cette
dissection au milieu de parties si importantes est très déli-

cate. Si les lobules de la tumeur se prolongent trop loin du côté de la clavicule ou du cou, et s'entremêlent trop avec les vaisseaux ou les nerfs, il vaut mieux les détacher, les déchirer doucement avec le doigt que d'employer exclusivement l'instrument tranchant. Si les ganglions engorgés ne se prolongent que par un pédicule en haut et en dehors, on peut étrangler ce pédicule avec un fil et exciser au-dessous de lui tout le reste de la tumeur. Quand on use de toutes ces précautions, on enlève assez promptement et assez facilement les tumeurs dont le volume n'est pas plus considérable que celui d'un œuf, et celles qui se présentent sous l'aspect de grappes, principalement quand elles occupent la paroi thoracique de l'aisselle ; les dangers et les difficultés ne se rencontrent que pour les tumeurs qui sont placées près de l'articulation scapulo-humérale, ou quand, dépassant la racine du bras, elles se prolongent jusqu'au-dessus de la clavicule.

Les artères que l'on peut ouvrir pendant l'extirpation des tumeurs ganglionnaires par le creux de l'aisselle sont peu nombreuses : ce sont des branches de la mammaire externe, des thoraciques antérieures, de la scapulaire commune, et rarement de la circonflexe interne. On peut, si l'on veut, en faire la ligature ou la torsion à mesure qu'on les coupe, ou bien se borner à fermer leur orifice béant à l'aide du doigt jusqu'à la fin de l'opération, et les lier ou les tordre ensuite. Si on avait eu le malheur d'ouvrir l'artère axillaire, comme on en cite quelques cas, celui de M. Wolf, par exemple, qui est rapporté dans le tome VII du journal de Græfe et de Walter, on en ferait immédiatement la ligature.

L'hémorrhagie veineuse est un des accidents les plus fréquents et des plus incommodes pendant l'extirpation des tumeurs de l'aisselle. Le reflux veineux n'est pas tout-à-fait anéanti dans cette région, et rend l'écoulement du sang par les veines divisées très abondant et opiniâtre ;

toutefois la fermeture des ouvertures par les doigts d'un aide pendant le cours de l'opération, un tamponnement et une compression légère même après elle suffisent pour arrêter l'hémorrhagie. J'ai vu cette compression réussir très bien dans le cas de l'ouverture de la veine axillaire elle-même.

Lorsque l'extirpation des tumeurs lymphatiques de l'aisselle est achevée, il reste une caverne large, anfractueuse, irrégulière, qui ne permet en aucune façon de songer à la réunion par première intention ; on panse donc, comme je vous l'ai dit, avec des boulettes de charpie molle dont on remplit bien la caverne, et de manière à établir une compression suffisante pour mettre obstacle à l'écoulement du sang veineux. Par-dessus ces boulettes, on met un linge troué et cératé, de la charpie molle, et le bandage ordinaire de l'aisselle.

Extirpation des tumeurs lymphatiques par le devant de l'aisselle. — Lorsque la situation des tumeurs lymphatiques de l'aisselle ou leur volume empêchent de les enlever par le creux de l'aisselle, ou si elles se trouvent développées, ainsi que je l'ai vu avec M. Bérard jeune et Jules Cloquet, entre les deux muscles pectoraux ou très rapprochées de leur face postérieure, il vaudrait mieux inciser, diviser la paroi antérieure de la région axillaire que d'opérer par le creux de l'aisselle. Dans un cas de ce genre, j'incisai les tissus obliquement de haut en bas et d'avant en arrière, depuis le tiers interne de la clavicule jusqu'au bord inférieur du muscle grand dorsal ; je fis ensuite une autre incision parallèle au bord postérieur de l'aisselle, et je circonscrivis ainsi quatre lambeaux, dont deux petits que je renversai en bas et en arrière, et deux très larges que je disséquai en les renversant, l'un du côté du sternum, l'autre du côté de l'épaule. Ces deux derniers comprenant toute l'épaisseur des muscles pectoraux, me permirent de détacher peu à peu du devant et du côté de la poitrine la totalité de la tumeur,

qu'il fallut isoler ensuite en arrière du muscle sous-scapulaire, en haut et en avant du bord de la clavicule, en dehors de tout le plexus brachial, et déraciner à la fin du
creux sus-claviculaire, où elle se prolongeait par une racine
assez volumineuse. Au lieu de faire une incision cruciale,
on pourrait faire une incision en T ; la branche horizontale
du T étant placée en arrière, parallèlement au bord postérieur de l'aisselle, mettrait à même de faire tomber sur
elle une incision verticale ou plus ou moins oblique, qu'on
ferait partir du devant de la clavicule. Les deux lambeaux
triangulaires étant circonscrits de cette manière, donneraient toute la facilité possible pour pratiquer l'extirpation
et faire ensuite le pansement. Si la tumeur était plus saillante en avant qu'en haut, on pourrait la découvrir plus
facilement encore, à l'aide de l'incision semi-lunaire, que
l'on taillerait sur une courbe plus ou moins profonde, plus
ou moins allongée, suivant le cas, et dont on tournerait le
bord convexe du côté de l'aisselle, ou du sternum, ou du
bras, suivant la forme, la position et la conformation de
la tumeur. En relevant ce lambeau sur sa base, on pourrait disséquer facilement la tumeur jusque dans ses racines
les plus profondes. L'incision des fibres musculaires ne
présente absolument rien de grave. Quand l'extirpation
des tumeurs lymphatiques par le devant de l'aisselle a été
faite, on rapproche les lambeaux de manière à leur faire
recouvrir aussi complétement que possible la paroi antérieure de l'aisselle et à combler le vide opéré par l'extraction de la tumeur. On peut tenter, si on veut, la réunion
par première intention ; mais je préfère mettre une mèche
ou quelques rouleaux de charpie entre les lèvres de la partie inférieure de la plaie pour laisser un écoulement aux
liquides. Si on voulait absolument obtenir une réunion
immédiate, on pourrait employer les bandelettes, aidées
de la position, ou même de la suture.

L'opération étant achevée, on maintient le bras immo-

bile et un peu relevé du côté de l'épaule ; on a soin d'éviter
que les matières ne stagnent dans la plaie, et de leur donner issue dès qu'on s'aperçoit qu'elles se réunissent en
foyer. Pour prévenir cet accident, on doit éviter la réunion trop prompte de la partie inférieure de la plaie ; on
écarte alors un peu le bras du tronc, on fait usage des cataplasmes émollients, enfin on a recours aux injections
émollientes et détersives dans la caverne. Vous n'oublierez
pas, messieurs, que dans l'extirpation des tumeurs lymphatiques de l'aisselle, comme de celles d'autres parties
du corps, on n'est pas obligé d'enlever scrupuleusement
tous les ganglions engorgés, comme lorsqu'on procède à
l'extirpation de tumeurs de nature maligne, des tumeurs
squirrheuses, cancéreuses, encéphaloïdes, etc., dont il ne
faut pas laisser échapper la moindre parcelle sous peine de
récidive. Vous pourrez extirper ces tumeurs lymphatiques
ganglionnaires ou tuberculeuses, et voir votre opération
couronnée de succès, lors même que vous seriez dans la
nécessité de laisser dans le creux de l'aisselle ou au-dessus
de lui quelques ganglions malades.

Extirpation des tumeurs lymphatiques du bras. —Les tumeurs lymphatiques se développent quelquefois sur le trajet de la veine céphalique et dans la région deltoïdienne ;
mais c'est ordinairement, et presque uniquement même,
à la partie interne du bras qu'on les voit. Elles peuvent se
trouver sur tous les points du trajet de l'artère brachiale ;
elles siègent le plus souvent à un ou deux pouces au-dessus
de l'épitroklée. Leur extirpation est facile ; pour la pratiquer, on écarte le bras du tronc et on tient l'avant-bras
dans la supination. Une incision longitudinale commencée
au-dessus de la tumeur et qui se termine un peu au-dessous
d'elle, suffit ordinairement et permet de disséquer complétement la tumeur et d'arriver à son pédicule, pendant
qu'un aide, après l'avoir saisie avec une érigne, l'attire
convenablement au-dehors, et qu'un autre comprime l'ar-

tère brachiale du côté de l'aisselle. Ces tumeurs ganglionnaires ont souvent des rapports intimes avec l'artère brachiale et les nerfs médian et cubital; c'est ce qui oblige
quelquefois, dans la crainte d'intéresser ces organes importants si elles envoient des prolongements entre eux et
qu'il parût trop difficile de les dégager avec les doigts ou
le bistouri; ce qui oblige, dis-je, d'en étrangler le pédicule avec une forte ligature.

Après l'extirpation des tumeurs ganglionnaires du bras,
on peut tenter la réunion de la plaie de l'opération par
première intention, car elle présente dans cette région des
chances de succès; mais, comme je vous l'ai déjà dit, le
pansement à l'aide de boulettes de charpie, du linge troué,
des gâteaux de charpie, de compresses carrées, et d'un bandage roulé modérément, amènent presque aussi promcte-
ment à la guérison; le membre est d'ailleurs placé dans la
demi-flexion sur un coussin ou un oreiller jusqu'à ce que
la période des accidents primitifs soit passée.

Tumeurs lymphatiques de l'aine. — Les tumeurs lymphatiques de l'aine sont extrêmement communes; elles
présentent trois variétés capitales et qu'il faut bien se garder de confondre. En effet, les unes sont dues à une cause
vénérienne, les secondes tiennent à une maladie du pied
ou de la jambe, les troisièmes sont de nature cancéreuse.

Lorsque les tumeurs lymphatiques de l'aine sont de nature syphilitique, il faut toujours, avant de les extirper,
soumettre les malades qui en sont atteints à un traitement
antivénérien. Lorsque les tumeurs lymphatiques doivent
leur origine à une maladie du membre inférieur, et que
cette maladie existe encore, il faut tenter d'abord sa guérison avant d'avoir recours à l'opération. Quand tous les
moyens ont échoué, que toutes les médications générales
et locales ont été vainement employées, on peut procéder à
l'opération. Quand l'engorgement des ganglions de l'aine
est de nature cancéreuse, on ne doit pas pratiquer d'opé-

ration; cela est encore plus certain si les ganglions qui existent dans la fosse iliaque participent à la maladie, car l'opération serait alors sans profit pour le malade : l'affection cancéreuse ne tarderait pas à se reproduire.

L'enlèvement des ganglions lymphatiques de l'aine est une opération très délicate; en effet, le voisinage de l'artère et de la veine fémorale, des branches volumineuses et nombreuses qui en proviennent, de la veine saphène interne, du nerf fémoral, la rendent en effet à la fois difficile et dangereuse. Toutefois, les dangers de cette opération ne sont pas les mêmes dans tous les cas. Je dois vous rappeler ici, messieurs, la disposition des ganglions de l'aine.

Ils forment deux groupes bien distincts : l'un placé dans le fascia sous-cutané, l'autre sous le feuillet superficiel du fascia lata et dans le canal crural. Le premier reçoit les vaisseaux lymphatiques des parties génitales externes, ceux qui rampent dans le fascia sous-cutané de l'abdomen, et presque tous les superficiels des membres pelviens; il est facile alors d'expliquer la rapidité de l'infection vénérienne qui leur arrive pour donner naissance aux bubons; alors il y a deux ordres de phénomènes pathologiques : les uns primitifs, produit de la cause spécifique, se passent dans les ganglions eux-mêmes; les autres, secondaires, se comportant comme s'ils dépendaient d'une toute autre cause, ont leur siége dans le tissu cellulaire ambiant. Au nombre de six ou huit, rassemblés dans le creux inguinal, autour de la veine saphène ou aux environs de l'ouverture de l'aponévrose, ils occupent les points où se montrent ordinairement les hernies crurales. Quand ils sont le siége d'un gonflement chronique indolent, il ne serait pas difficile de les confondre avec l'une de ces tumeurs, si on n'y faisait une grande attention. Sabatier fit, en effet, appliquer une fois un bandage herniaire sur un bubon vénérien. Rendus immobiles par une inflammation et au-devant des vaisseaux fémoraux, ils peuvent être soulevés par les battements artériels et faire croire à l'existence d'un anévrisme.

Les ganglions lymphatiques qui reçoivent les vaisseaux du pénis et des organes sexuels étant tous dans le pli de l'aine ou sur le devant du ligament de Falloppe, suffisent en s'engorgeant pour prouver que le mal a son siége dans les organes génitaux ou l'abdomen, et pour faire soupçonner qu'il est de nature syphilitique. Les autres, placés au-dessous et en dedans, ne se gonflent que sous l'influence d'une maladie du membre abdominal, au contraire, et n'indiquent rien de syphilitique par eux-mêmes.

Les ganglions profonds de l'aine, au nombre de trois, quatre ou cinq, entourent l'artère fémorale, siègent entre les deux feuillets du *fascia lata*, et communiquent avec les précédents à l'aide d'artérioles, de veinules et de vaisseaux lymphatiques. Ce sont ces moyens de communication qui peuvent transmettre aux glandes profondes les maladies des autres. Ceux qui sont dans le canal crural sont fortement serrés dans ce canal; quand ils sont enflammés, ils peuvent y faire naître des symptômes plus ou moins alarmants, comme gonflement, engourdissement de toute l'extrémité inférieure, et quelquefois même les phénomènes de l'étranglement de la hernie, de telle sorte que plus d'une fois ils ont porté à pratiquer l'opération que réclame cet accident. Ces ganglions, placés dans le canal crural, peuvent en même temps coiffer le sommet d'un sac herniaire; il serait facile alors, en supposant qu'on voulût en lier le pédicule, de comprendre une portion d'intestin dans la ligature. M. Panis (Thèse, Paris, 1829) a rapporté un cas de ce genre. Ces ganglions profonds, plus immédiatement adossés que les superficiels à l'artère fémorale, recouverts par une couche fibreuse très épaisse qui en empêche la mobilité, peuvent aussi, en se développant, en imposer pour une tumeur anévrismale. En se gonflant et s'enflammant autour de la hernie crurale, ils compliquent l'opéra-

tion d'une manière fort embarrassante ; ils peuvent même
devenir le siége de petits abcès qu'on est obligé de traverser pour arriver au sac. J'éprouvai en 1831 ce genre de
difficultés pour découvrir l'artère fémorale affectée d'anévrisme.

D'après ces dispositions anatomiques, vous voyez que
l'extirpation des glandes lymphatiques de l'aine ne doit pas
être faite à la légère. Les dangers qu'entraîne cette extirpation ne sont pas, du reste, les mêmes dans tous les cas
tant qu'il ne s'agit que des ganglions sous-cutanés, il es
en effet possible, avec un peu d'adresse et de connaissance
anatomiques, de l'effectuer sans crainte ; mais si les ganglions profonds constituent la tumeur, on y renoncerait
on se résoudrait à lier les vaisseaux du côté de la fosse
iliaque, car il serait bien difficile de ne pas les léser dan
l'opération.

Si on enlève les ganglions placés dans lo fascia sous-cu
tané, on peut trouver deux cas fort distincts ; tantôt, e
effet, ce sont les ganglions sous-inguinaux qu'on attaque
d'autres fois ce sont les ganglions de la rainure inguinal
elle-même.

Extirpation des ganglions sous-inguinaux. — Les gan
glions sous-inguinaux n'ont point de rapports avec les vais
seaux fémoraux ; ils en sont séparés par le muscle couturie
et l'aponévrose fascia lata. Cette extirpation est donc faci
et sans dangers.

Le malade est couché sur le dos, la cuisse un peu flé
chie et renversée en dehors. L'opérateur fait avec un bis
touri ordinaire une incision à la peau ; cette incision e
d'une longueur proportionnée au volume et à l'étendue de
tumeurs à enlever. On peut aussi employer avec ava
tage l'incision semi-lunaire, et dans ce cas il faut plutôt e
tourner le bord libre en dedans qu'en dehors. Si on ava
fait une incision longitudinale et qu'on voulût la couvert
en incision en T, c'est sur le bord interne plutôt que s

le bord externe qu'on ferait l'incision transversale. On peut sans crainte pénétrer jusqu'à la couche sous-cutanée, car il n'y a là aucun organe important à ménager. Le chirurgien dissèque ensuite la tumeur, qu'il fait soulever par un aide avec une érigne. Cet aide suit attentivement tous les mouvements de l'opérateur, afin de hâter la dissection. Quand celle-ci a été faite jusqu'à la racine des tumeurs, on la détache par petits coups de bas en haut, afin de ménager la veine saphène interne, sur le trajet de laquelle ces ganglions sous-inguinaux sous-cutanés se trouvent ordinairement. Au surplus, si cette veine était ouverte par hasard, ou qu'on ne pût faire autrement que de l'inciser pour enlever les tumeurs, il suffirait de la faire comprimer au-dessous, et on terminerait facilement et promptement l'opération. Il ne faut pas oublier que dans le cas de section des veines un peu volumineuses dans cette région, elle est suivie très souvent de l'écoulement de sang par le bout supérieur de ces vaisseaux, et que dans quelques cas cet écoulement est assez opiniâtre pour exiger une forte compression, et même la ligature de la veine. On doit ensuite, quand on procède à la dissection des tumeurs sous-inguinales, commencer cette manœuvre par le côté interne d'abord, puis par le côté externe, ensuite de bas en haut, et la terminer par leur extrémité inguinale; de cette manière, rien n'empêcherait, si les ganglions paraissaient se continuer au moyen d'un pédicule dans le canal crural et du côté des vaisseaux, d'en étrangler la racine avec une ligagature avant d'en opérer la section.

On peut tenter avec avantage la réunion par première intention après l'extirpation des tumeurs sous-inguinales sous-cutanées. Ici la plaie est ordinairement régulière, et la réunion immédiate réussit bien, si on n'a dû se servir que de l'instrument tranchant, et non pas des doigts, pour arracher, énucléer les glandes engorgées, et s'il n'y a ni ligature des vaisseaux à faire, ni compression ou tamponnement à exercer pour arrêter l'écoulement sanguin ; dans le cas contraire, on les réunit immédiatement, comme je vous l'ai déjà dit.

Extirpation des tumeurs lymphatiques de la rainure inguinale. — Ces tumeurs siègent tantôt en dedans et du côté de l'épine du pubis, tantôt en dehors et du côté de l'épine iliaque, d'autres fois sur le trajet même de l'artère crurale. Il faut bien tenir compte de ces différences de siége, car, d'après elles, l'enlèvement des ganglions lymphatiques constituera une opération très simple ou une opération très difficile. Dans tous les cas, le malade est placé comme dans le cas d'extirpation des tumeurs sous-inguinales ; on fait, suivant les circonstances, tantôt une incision longitudinale, tantôt une incision semi-lunaire. Si une incision simple suffit, on la fait dans le sens du grand axe de la tumeur ; si on fait une incision semi-lunaire, on met en dehors et en bas le bord libre du lambeau ; si on croit devoir préférer l'incision en T, c'est sur la lèvre externe de l'incision longitudinale qu'on fait la seconde incision. On dissèque les tumeurs inguinales internes comme les tumeurs sous-inguinales, d'abord en dedans, puis en dehors, et enfin de bas en haut. Les tumeurs externes sont isolées d'après une règle tout-à-fait opposée, afin de réserver pour la fin de l'opération l'isolement de la tumeur sur le point le plus rapproché des vaisseaux ; de cette manière, on peut arriver jusqu'au ligament de Poupart et même jusqu'au niveau du sommet de la fosse iliaque. Quand les ganglions lymphatiques engorgés sont au milieu de l'aine, on les dissèque et on les isole successivement des deux côtés par en haut et par en bas, de manière à ne dégarnir le pédicule qu'en dernier lieu. On peut être dans la sécurité tant qu'on n'est point obligé de traverser l'aponévrose, et que la tumeur ne se prolonge pas dans le canal iliaque ; mais quand on craint que le pédicule de la tumeur ne s'étende vers le tronc de la saphène interne, il faut, après l'avoir isolé le plus possible, l'étrangler avec un fil avant d'exciser la tumeur qui reste en dehors. Sur une femme que j'opérai en 1836 d'une tumeur lymphatique de l'aine, je découvris ainsi la veine saphène jusque dans son entrée dans la veine fémorale ; je disséquai horizontalement la tumeur, et je pus l'isoler même complétement sans être obligé d'appliquer de ligature. En agissant de cette manière, et avec cette prudence, on peut poursuivre des tumeurs lymphatiques jusque dans la fosse iliaque si elles s'y prolongeaient ; on pourrait même diviser le ligament de Falloppe et énucléer, arracher avec le doigt ces ganglions sans courir le risque de blesser des branches artérielles importantes. Mais, messieurs, ainsi que je vous l'ai dit, cette opération ne devrait plus être tentée s'il s'agissait de tumeurs cancéreuses, ou si les vaisseaux fémoraux étaient entourés par les ganglions lymphatiques, ou s'il y avait lieu de croire à l'existence de tumeurs dégénérées du côté de la région lombaire.

La réunion primitive est bien rarement indiquée après l'extirpation des tumeurs lymphatiques de la rainure inguinale ; les tissus de cette région sont peu homogènes, et la peau y est d'ailleurs mal disposée pour cela ; néanmoins, si la plaie était unique et dans le sens de la rainure inguinale, on pourrait tenter la réunion immédiate ; il suffit alors de maintenir la cuisse un peu fléchie pour mettre en contact les deux lèvres de la plaie. Dans le cas contraire, il faut avoir recours à la réunion médiate à l'aide des boulettes de charpie, de linge troué et cératé, de gâteaux de charpie, de compresses, etc.

ARTICLE VII.

TUMEUR SCROTALE CONTENANT UN FOETUS (1).

Parmi les tumeurs nombreuses et variées du scrotum, il n'en est point d'aussi étrange peut-être que celle dont je vais vous entretenir aujourd'hui, et que porte dans cette région le malade couché au n° 43 de la salle des hommes, et dont voici l'histoire.

Gallochat, âgé de vingt-sept ans, né à Esternay, d'une bonne et forte constitution, est entré à l'hôpital de la Charité le 18 février 1840. Il est affecté d'une tumeur au côté droit du scrotum. Cette tumeur est du volume du poing à peu près; elle est congénitale. Quelques détails ont été fournis par le médecin du pays où il est né, M. Senoble, qui l'a vu quelques jours après sa naissance. Ce médecin, appelé pour donner son avis sur cette tumeur, a dit qu'il crut y reconnaître un pneumatocèle ou un petit phlegmon, mais aucun caractère dangereux. Trois ou quatre ans après, il apprit, en revenant visiter un autre malade dans le voisinage, que cette tumeur avait toujours persisté, et qu'elle avait continué à grossir. M. Senoble perdit depuis l'enfant de vue. Ces détails fort incomplets, comme vous le sentez bien, ne nous éclairent en aucune façon sur l'état des choses à cette époque de la vie de Gallochat. Quoi qu'il en soit, cette tumeur a toujours persisté, et paraît n'avoir pris aucun développement bien manifeste avec l'âge. Voici actuellement quel est son état.

Sur le côté externe du scrotum, du côté droit, existe une tumeur du volume du poing environ; elle est assez exac-

(1) Leçons faites le 28 janvier et le 10 février 1840.

tement arrondie, couverte d'une peau très blanche, sur laquelle existe un grand nombre de poils fins, courts et placés de distance en distance. Ces poils ne présentent aucun des caractères des poils du scrotum. La coloration de la tumeur tranche du reste parfaitement bien avec celle du scrotum; cette dernière est d'un brun foncé, et la transition entre la coloration de ces deux parties est tout-à-fait brusque. La tumeur et la peau qui la recouvre ne donnent aucun signe de sensibilité, soit qu'on les presse, soit qu'on les pique. La sensibilité du scrotum est au contraire très exquise. Cette transition douloureuse est aussi brusque que celle de la coloration. Pressée dans divers sens, cette tumeur offre la consistance d'une tumeur fibreuse; cependant sur divers autres points elle paraît moins dure et comme fluctuante. En arrière, on sent même un corps dur situé dans l'intérieur de la tumeur, et qui semble donner la sensation d'une concrétion osseuse. Il existe sur la tumeur et en arrière plusieurs ouvertures fistuleuses; il s'écoule par ces ouvertures une matière grasse qui ne ressemble ni à du pus ni à de la sérosité. Gallochat a souvent fait sortir lui-même de ces ouvertures par la pression, ou à l'aide de divers instruments, une certaine quantité de cette matière glaireuse ou grumeleuse. Par une de ces ouvertures ou sorte d'ulcère, il sort une mèche de poils très fins, et qui existaient là bien avant que le malade en eût observé sur le pubis. Au fond d'une des autres ouvertures, on remarque un tubercule rougeâtre.

Les rapports de la tumeur avec le testicule sont les suivants : le testicule et l'épididyme placés en dedans paraissent sains; ils semblent cependant légèrement hypertrophiés. Le cordon des vaisseaux spermatiques est sain également. Ces organes fonctionnent bien. Le malade n'a jamais, à ce qu'il affirme, été atteint de maladie vénérienne.

Tel est, messieurs, l'état de notre malade et de sa tu-

meur. Le diagnostic de celle-ci me semble bien difficile.
Cette tumeur, dans laquelle il n'existe aucun travail pathologique, qui est insensible à la pression, que l'on peut inciser, piquer, traverser de part en part sans aucune souffrance, ne ressemble à aucune de celles qui se développent
ordinairement dans cette région ; il ne s'agit ni d'une hydrocèle, ni d'un sarcocèle, ni d'un éléphantiasis ; ce n'est
point une tumeur fibreuse, osseuse, ni un kyste séreux ou
hydatique, ni un lipôme, ni une dégénérescence tuberculeuse, squirrheuse, cancéreuse ou encéphaloïde ; aucun des
caractères propres à ces diverses maladies ne se retrouve
ici. Dans l'impossibilité où je suis de me fixer à ce sujet,
je me suis arrêté à une idée que vous allez sans doute trouver fort singulière, c'est qu'il pourrait bien s'agir ici d'une
tumeur fœtale ou d'un produit de conception qui est venu
se fixer pendant la vie intra-utérine sur le scrotum de notre
malade, et qui a continué d'y vivre et de s'y développer.

Que cette idée ne vous paraisse point ridicule ; des
faits qui existent en assez grand nombre dans la science
peuvent bien la légitimer ; et d'ailleurs l'opération que
nous allons pratiquer tout-à-l'heure sous vos yeux vous
convaincra peut-être de sa réalité. En effet, si nous par-
courons les auteurs, nous trouverons rapportées un assez
grand nombre d'histoires de tumeurs existant sur des individus vivants, et qui contenaient des débris de fœtus. Il
s'agit ici d'un phénomène qu'on peut concevoir assez facilement. Deux ovules se développent en même temps dans
la matrice ; l'un d'eux, par suite de circonstances que nous
ne pouvons apprécier, peut prendre un peu plus tôt, un
peu plus tard de la prédominance sur l'autre. Dès lors ce
germe prédominant se développera progressivement jusqu'à ce qu'il ait atteint son plus haut point de perfection ;
il grandira, étouffant pour ainsi dire son congénère, qui,
arrêté dans son développement et dans ses progrès organiques, restera à l'état rudimentaire accolé ou inclus dans

le corps du premier germe. Ces tumeurs se trouvent donc développées, tantôt à la surface du corps, dans la peau, ou plus profondément, soit immédiatement sous la peau, soit dans les couches celluleuses ou même musculaires qui doublent le tégument externe; ou bien elles ont leur siége dans les viscères eux-mêmes. De là la division des *monstruosités par inclusion* en interne et en externe, qui a été adoptée par M. Geoffroy Saint-Hilaire. Ces tumeurs sont toujours congéniales. Parmi les tumeurs internes existant chez des individus vivants, et qui contenaient un fœtus ou des débris de fœtus, une des plus remarquables est celle qui a été relatée par Dupuytren.

Obs. II (1). — Amédée Bissieu, fils de M. Bissieu, propriétaire à Verneuil, département de l'Eure, naquit en 1790 d'une femme jeune, bien portante, et déjà mère d'un autre enfant, bien conformé et d'une bonne constitution. Dans la nuit où sa mère présume qu'il fut conçu, une de ces alarmes, alors si fréquentes en France, causa une violente agitation dans la ville, et fit courir en tumulte les habitants aux armes. Pendant sa grossesse, madame Bissieu éprouva quelques chagrins et de fréquentes indispositions; néanmoins son accouchement fut heureux. On croit avoir remarqué que pendant le travail, il s'écoula une grande quantité d'eau par le vagin. Immédiatement après sa naissance, le jeune Amédée fut remis entre les mains d'une nourrice, qui, l'ayant trouvé faible et mal portant, parut désespérer pendant quelque temps de réussir à l'élever. Ramené ensuite à la maison paternelle, cet enfant se plaignit, dès qu'il put balbutier, d'une douleur au côté gauche de la poitrine et du ventre. Il avait dès lors cette partie d'un volume qui fit craindre qu'il ne fût attaqué du carreau; mais ce volume était d'ailleurs tellement variable,

(1) *Leçons orales de clinique chirurgicale* faites à l'Hôtel-Dieu de Paris par M. le baron Dupuytren, recueillies et publiées par MM. Marx et Brierre de Boismont, 2ᵉ édition, 1839, tom II, page 196.

qu'on se détermina par la suite à lacer sa culotte, afin de
l'accommoder plus aisément à ces variations. Cependant,
à mesure qu'il grandit, les craintes qu'on avait conçues du
carreau se dissipèrent ; mais l'habitude du corps du jeune
Bissieu resta grêle, sa figure maigre et blême ; et il est remarquable qu'il ne cessa de se plaindre de temps à autre,
quoique faiblement, de douleurs au côté, et qu'il fut toujours sujet à des appétits fort irréguliers, souvent fantasti-
ques, et à des indigestions fréquentes. Un jour on s'aperçut
en l'habillant qu'il avait les dernières côtes gauches plus
élevées et plus saillantes que les autres ; ce qu'on attribua
à l'habitude qu'il avait de sucer le pouce de la main droite
en inclinant son corps du même côté. On donna d'autant
moins d'attention à cette circonstance, que le jeune Amédée se faisait alors remarquer par sa gaieté, par sa vivacité,
et par une intelligence au-dessus de son âge. Il fut en-
voyé dans une pension à Rouen ; c'est là qu'après un séjour
de dix-huit mois environ, pendant lequel il ne s'était plaint
d'aucune indisposition nouvelle, il fut subitement pris
d'une douleur aiguë au côté et dans l'hypocondre gauche,
et de fièvre continue avec des redoublements et un sentiment d'oppression. A la douleur et à la fièvre se joignait
une tuméfaction très grande du bas-ventre, dans le lieu
où existait auparavant l'élévation et le sentiment habituel
de la douleur. Le malade fut saigné et même purgé. La
fièvre continua, et la tuméfaction fit des progrès. Au septième jour de la maladie ; M. Blanche, chirurgien, sentit
distinctement dans l'abdomen une tumeur dure et très
douloureuse, s'étendant en longueur des fausses côtes à la
crête de l'os des iles, arrondie d'un côté à l'autre, et du
volume d'un gros melon. On fit dès lors usage d'applications émollientes, de lavements adoucissants et de boissons
délayantes ; on employa même par la suite de légers fon-
dants. Cependant les douleurs ne diminuèrent qu'après
qu'il fut survenu un dévoiement abondant de matières pu-

riformes et fétides. Le calme des souffrances et l'affaissement de la tumeur n'empêchèrent pas le jeune malade de dépérir et de tomber dans le marasme ; et au bout de plusieurs mois d'un traitement inutile, il fut renvoyé au sein de sa famille. A son arrivée, MM. Guérin et Bertin Desmardelles reconnurent la tumeur dure et grosse placée dans l'hypocondre gauche ; mais malgré leurs soins, le mal ne continua pas moins à faire des progrès. Bientôt à une toux continuelle et opiniâtre, accompagnée de crachats purulents et infects, se joignit un dévoiement de matières fétides, au milieu desquelles on trouva, six semaines avant sa mort, un paquet de poils roulés sur eux-mêmes. Enfin cet infortuné jeune homme, parvenu au dernier degré de marasme, périt le 25 prairial an XII, dans la quatorzième année de son âge, et six mois après l'invasion des premiers symptômes de sa maladie.

La singularité de l'affection à laquelle il avait succombé, les poils qu'il avait rendus par les selles, et les soupçons vagues auxquels des circonstances aussi extraordinaires avaient donné lieu faisaient vivement désirer, de ses parents mêmes, l'ouverture de son corps ; elle fut faite le lendemain par MM. Guérin et Bertin Desmardelles. Ces médecins découvrirent dans l'hypocondre gauche, au-dessous de rate, une très grande poche membraneuse, épaisse, adhérente à toutes les parties environnantes, et particulièrement à l'un des gros intestins qu'ils présumèrent être le colon, et dans cette poche, au milieu d'une matière purulente, épaisse et jaunâtre, deux masses principales, à peu près égales en volume, situées transversalement au-devant de la colonne vertébrale, appliquées l'une à l'autre et néanmoins bien distinctes. De ces deux masses, l'une, placée inférieurement, était composée d'une forte poignée de cheveux entrelacés ou feutrés ; autour de celle-ci étaient deux petits pelotons de poils semblables en tout à celles que le malade avait rendues par les selles six semaines avant sa mort. L'autre, située plus haut, consistait en une masse allongée, charnue et osseuse, et recouverte par de la peau; on voyait à l'une de ses extrémités une tête informe avec des poils, des dents, une ébauche de nez, une sorte d'orbite d'un côté et d'oreille de l'autre; à l'extrémité opposée on voyait un appendice en forme de membre, terminé par quelques languettes armées d'ongles; enfin, de la partie moyenne de cette masse, qui semblait tenir lieu de la poitrine et du ventre, partait un ligament épais et très court qui allait s'insérer aux parois du kyste. MM. Guérin et Bertin Desmardelles, jugeant ce cas digne des recherches les plus attentives, enlevèrent sans l'entamer cette masse charnue du bas-ventre, et l'emportèrent avec l'estomac, la rate et une partie du gros intestin; ils constatèrent ensuite qu'il n'existait ni à l'intérieur ni à l'extérieur aucune trace d'organes féminins, et que le sexe d'Amédée Bissieu était vraiment et exclusivement masculin. Enfin, ils trouvèrent, en poursuivant la dissection du reste du corps, 1° que le foie était très volumineux, bien qu'il eût été comprimé et repoussé par elle dans l'hypocondre droit; 2° que les poumons étaient blanchâtres et qu'ils contenaient du pus infiltré dans leur substance.

Vingt-deux jours après, on procéda à l'exhumation du cadavre pour vérifier les faits qui viennent d'être racontés; MM. les docteurs Delzeuze et Brouard, qui furent chargés de ce soin, ne trouvèrent aucun vestige d'organes sexuels étrangers à ceux qui caractérisent le sexe masculin. La vessie fut séparée avec précaution; les vésicules séminales furent mises à découvert et examinées avec attention; le rectum lui-même fut vu tant à l'extérieur qu'à l'intérieur, et rien d'extraordinaire ne s'offrit aux regards; enfin, les parties extérieures de la génération ayant été examinées avec soin, on trouva les testicules, les canaux déférents, ainsi que la verge, dans une parfaite intégrité et sans aucun vice de conformation, mais d'un développement très petit et relatif à la faiblesse du sujet et à l'état de souffrance dans lequel il avait vécu.

Un fait aussi extraordinaire méritait de fixer les attentions de l'homme de l'art; aussi M. Blanche s'empressat-il d'apporter la pièce à la Faculté de médecine de Paris, où je fus chargé, dit Dupuytren, de faire un rapport sur cette grande anomalie des lois de la nature.

Le premier fait que je constatai relativement à la position du fœtus, c'est qu'il était dans un kyste du méso-colon transverse, lequel n'avait communiqué que fort tard avec la cavité de l'intestin par l'effet de la destruction d'une cloison qui les séparait. En continuant cet examen, je constatai que la masse organisée contenue dans le méso-colon transverse avait plusieurs traits de ressemblance avec un fœtus, mais qu'elle offrait une foule de dispositions particulières, dont les unes tenaient essentiellement à des vices de conformation, et dont les autres semblaient être liées à des déformations successivement amenées par le temps et par le séjour qu'elle avait fait dans le kyste du méso-colon.

Il était, au reste, un moyen plus sûr de déterminer le véritable caractère de cette production, c'était la dissection de cette masse. Je la fis avec un très grand soin, et je découvris la trace de quelques organes des sens : un cerveau, une moelle de l'épine, des nerfs très volumineux, des muscles dégénérés en une sorte de matière fibreuse, un squelette composé d'une colonne vertébrale, d'une tête, d'un bassin, et de l'ébauche de presque tous les membres ; enfin, dans un cordon ombilical fort court et inséré au méso-colon transverse, hors de la cavité de l'intestin, une artère et une veine ramifiées par chacune de leurs extrémités du côté du fœtus et de l'individu auquel il tenait.

L'existence des organes précédents suffisait certainement pour établir l'individualité de cette masse organisée, quoique d'ailleurs elle fût dépourvue des organes de la digestion, de la respiration, de la sécrétion des urines et de la génération ; l'absence de ces parties pouvait tout au plus la faire regarder comme un de ces fœtus monstrueux destinés à périr au moment de leur naissance.

Nous ne nous arrêterons pas sur les suppositions plus ou moins hasardeuses qui ont été données de la présence de ce fœtus dans le corps du jeune Bissieu ; nous ferons seulement remarquer qu'il n'est pas rare de voir des jumeaux naître accolés par le dos, par le ventre, par la tête ou par plusieurs parties en même temps. Une compression plus ou moins forte, exercée par les organes de la mère sur des embryons extrêmement mous, pendant la conception ou peu de temps après, peut produire ces monstruosités. Dans d'autres cas, qui ne sont pas très rares, les jumeaux sont tellement identifiés que plusieurs organes manquent à chacun d'eux, et sont remplacés par des organes communs qui servent à la fois à la vie des deux. Dans le premier cas, la monstruosité est due à une cause mécanique, et dans le second elle tient à un vice primitif de l'organisation des germes.

L'une de ces explications admise, le sexe de l'individu qui a si long-temps servi de mère à notre fœtus devenait indifférent ; ce fœtus s'est dès lors comporté comme tous les produits des conceptions extra-utérines ; en effet, à quelques parties que s'attachent des germes fécondés, leur mode de nutrition est le même. Ils puisent dans toutes, à l'aide de vaisseaux qui leur sont propres, des liquides nourriciers ; ils se développent et s'accroissent jusqu'au terme marqué par la nature pour leur expulsion ; et s'ils ne peuvent être expulsés lorsque ce terme est arrivé, ils se putréfient et se convertissent en gras, se dessèchent, s'ossifient ; ou bien ils végètent jusqu'à ce que leur présence, en irritant les parties voisines, détermine la formation d'abcès et provoque leur sortie. C'est, en effet, ce qui paraît être arrivé dans le fait qui nous occupe.

Il serait nécessaire, ajoute Dupuytren, pour compléter notre travail, de déterminer le degré d'importance de ce phénomène ; mais on sent qu'il faudrait pour cela que sa véritable cause fût connue ; alors seulement on pourrait juger de son importance par les lumières plus ou moins vives qu'il jetterait, tant sur l'œuvre naturelle de la génération que sur les irrégularités de cette fonction. Au reste, en ne le considérant que comme un fait extraordinaire, il n'en mérite pas moins une grande attention à cause de son extrême rareté.

Ce fait curieux, rapporté avec détails par Dupuytren, et d'autres encore plus ou moins singuliers qu'on trouve dans les auteurs et qui appartiennent à la classe des tumeurs renfermées dans les cavités splanchniques (1) sont plus du ressort de la pathologie interne que de la chirurgie. Celle que nous allons avoir à opérer appartient aux tumeurs externes, et c'est de celles-là que je dois vous entretenir spécialement.

On trouve dans les auteurs (2) un assez bon nombre d'observations de ces espèces de tumeurs. On en cite qui étaient placées au cou, à l'épigastre, au pubis, au sacrum, au scrotum, au périnée. La plupart de ces tumeurs étaient mobiles ; elles étaient riches en vaisseaux sanguins et fluctuantes ; quelques unes même laissaient sentir des corps durs placés dans leur intérieur, et c'est ce que nous distinguons dans la tumeur que je vais extirper aujourd'hui ; on sent évidemment des parties très dures qui me semblent être des os.

(1) On cite de ces tumeurs contenant des fœtus plus ou moins bien développés et conservés dans le médiastin antérieur, dans l'ovaire, dans la matrice, bien avant que la conception ait été possible. (Young, Hyghmore, Lentin, Ruysch, etc., etc.)

(2) M. Szukalski, qui a inséré dans les *Archives* (mois de mars 1840) un mémoire fort intéressant sur ce sujet, porte à dix-neuf le nombre d'observations connues de tumeurs contenant des débris de fœtus, et qui étaient situées à l'extérieur du corps.

Il ne faut pas confondre ces tumeurs, contenant d'une manière très positive des débris de fœtus, avec des productions pathologiques survenues pendant la vie extra-utérine, et qui peuvent avoir une ressemblance plus ou moins grande avec les produits de la conception (1). Il y a, en effet, certains états pathologiques des organes dans lesquels peuvent se développer des dents, des os, des cheveux (2). C'est ainsi que M. Ollivier d'Angers a paru envisager le cas suivant dans le rapport qu'il a fait sur une tumeur pileuse et dentifère développée dans le testicule d'un enfant, et qui avait été adressée à l'Académie de médecine par M. le docteur André de Péronne (3).

(1) Duverney, en 1666, avait dit, à l'occasion de ces tumeurs scrotales, qu'il peut se trouver dans le scrotum des masses polypeuses auxquelles le hasard ou des circonstances inconnues pourraient donner une fausse apparence de fœtus.

(2) M. Szokalski (mémoire cité) établit comme caractères constants et invariables de ces tumeurs les suivants :

1° Elles sont toujours congénitales. Il n'est, en effet, dans les annales de la science, aucune observation bien constatée qui nous prouve que les tumeurs contenant des débris de fœtus puissent se développer spontanément pendant la vie extra-utérine de l'individu qui les porte. Ce caractère est constant, mais il n'est pas toujours de grande utilité pour le diagnostic, car il arrive très souvent que le malade ne peut affirmer s'il a apporté cette tumeur en naissant, ce qui a lieu surtout dans les cas d'inclusion interne.

2° Le second caractère, plus concluant et véritablement pathognomonique, consiste dans l'expulsion au-dehors des matières contenues dans la tumeur, des os, des cartilages, de la matière cérébrale, des dents, des cheveux, etc., etc. Il est certain que si ces éléments sont arrangés de telle sorte qu'ils rappellent exactement la structure du corps humain, il sera impossible de les méconnaitre ; mais si ces mêmes éléments, isolés, sans harmonie aucune, au nombre d'un seul ou de quelques uns tout au plus, se présentent dans une tumeur, pourront-ils nous autoriser à déclarer que cette tumeur contient des débris de fœtus? Assurément non. Morgagni a trouvé dans la tente du cervelet un kyste rempli de graisse et de cheveux ; Barnes nous fait l'histoire d'un autre kyste contenant une dent et qui siégeait dans l'orbite. Étaient-ce donc là des débris de fœtus? Qui voudrait le supposer?

(3) Voyez *Mémoires de l'Académie royale de médecine*, année 1833, tome III.

Obs. III. — Ovide Émile Caze, de la commune de Templeux-Laforce, arrondissement de Péronne, parut à naissance très bien conformé et bien portant. Au bout d'un an environ, ses parents s'aperçurent que le testicule droit était plus volumineux que le gauche, et six mois plus tard l'enfant fut opéré pour une hydrocèle par le docteur Capon. L'opération fut suivie de l'écoulement d'un peu de sérosité; mais il paraît qu'après cette évacuation, le testicule conserva plus de volume que dans l'état normal, ce qui fit dire deux ans après au chirurgien du lieu qu'une nouvelle opération serait un jour nécessaire. Du reste, l'enfant ne souffrait aucunement.

Il y a dix mois environ que le jeune Caze, aujourd'hui (15 janvier 1834) âgé de sept ans, commença à se plaindre de la tuméfaction du testicule, qui devint sensible au toucher. A la suite de l'application répétée de topiques émollients sur la tumeur, une petite ouverture se forma à la partie antérieure du scrotum, donnant chaque jour issue à une petite quantité de pus blanc et épais. Ce fut alors que le docteur André vit le jeune malade; le testicule était triplé de volume, de forme irrégulière, adhérent à ses enveloppes, sensible à la pression, qui déterminait l'écoulement d'un peu de pus; les ganglions lymphatiques de l'aine étaient tuméfiés. Au bout d'un mois, on vit sortir de la petite plaie du scrotum un tubercule charnu de la grosseur d'une cerise, au centre duquel on remarquait trois points osseux, dont le poli et la blancheur étaient analogues à ceux de l'émail des dents. En écartant ce tubercule, on aperçut dans l'ouverture des téguments plusieurs poils longs, et quelques uns furent extraits.

Ces diverses particularités firent penser à M. le docteur André que cette tumeur était formée par les débris d'un fœtus enté sur le testicule, opinion qui fut partagée par MM. les docteurs Legros, Coquin, Renard, Coquille, d'Hervilly, lesquels pensèrent qu'il fallait se borner à seconder le travail d'élimination qui ne pouvait manquer d'entraîner la séparation spontanée de la tumeur.

Six semaines plus tard, une nouvelle portion avait franchi la plaie étroite de la peau du scrotum, qui seule des enveloppes de la tumeur n'y était pas adhérente. Cette partie de la tumeur avait huit lignes de longueur, quatre lignes de diamètre ; elle était séparée par un collet circulaire du tubercule charnu primitivement sorti de la plaie. Quoique d'apparence charnue, on reconnaissait au toucher qu'elle n'était pas formée seulement de parties molles ; elle portait un second étranglement au voisinage de la peau, sous laquelle on sentait un bourrelet circulaire de six lignes environ de diamètre, qui parut formé par l'adhérence de la tumeur au testicule. La santé générale de l'enfant était d'ailleurs très bonne.

La tumeur devenant de plus en plus gênante par son accroissement et par les aspérités de sa surface, une ligature fut appliquée sur elle à sa sortie de la plaie du scrotum, là où elle était aussi plus rétrécie et plus voisine de son implantation sur le testicule. Le premier effet de cette constriction fut la chute du tubercule charnu qui surmontait la tumeur, et dans l'épaisseur duquel étaient implantées les trois dents. Le reste se sphacéla et fut emporté avec le bistouri quelques jours plus tard.

Après l'opération, dit M. le docteur André, désireux de connaître la composition de la tumeur principale, j'ai fait une incision en écartant des deux côtés le tissu graisseux ; j'ai découvert un petit corps plus dur, osseux, que je regarde comme un petit embryon ; j'ai remarqué que l'enveloppe de cette partie osseuse n'était pas partout adhérente, et qu'il y avait apparence d'un kyste, qui peut-être contenait autrefois le liquide obtenu par la ponction faite il y a six ans ; peut-être aussi ce que je regarde comme dépendant d'un kyste particulier n'est-il qu'une portion des enveloppes du testicule, devenues adhérentes depuis l'opération de l'hydrocèle. Aujourd'hui, quinzième jour après l'ablation de la tumeur, le testicule a diminué de volume ; il est insensible même à la pression ; le bourrelet circulaire qui indique l'adhérence est moins saillant, mais la petite plaie n'est pas entièrement cicatrisée. On y voit encore une petite excroissance charnue traversée par quelques poils, dont deux, longs de deux pouces, ont pu être extraits. Je crois cependant qu'il reste peu de ces corps étrangers, et que bientôt la guérison sera complète.

En adressant cette observation à l'Académie royale de médecine, M. le docteur André, de Péronne, y avait joint la tumeur dont je viens de vous donner la description. Nous l'avons disséquée avec soin, et nous avons reconnu que le corps osseux qu'il regarde comme un petit embryon n'est autre chose qu'une grosse molaire dont la couronne est formée par un tissu éburné, dépourvu d'émail, et dont la configuration est très irrégulière ; la portion qui représente la racine est formée par un tissu osseux spongieux, et creusé à son centre de telle sorte que son extrémité a beaucoup de ressemblance avec celle des racines des dents de la première dentition. Cette production osseuse faisait saillie à l'intérieur d'un kyste fibro-celluleux dont nous avons retrouvé les vestiges dans la portion de la tumeur formée par le tubercule charnu primitivement sorti ; nous avons trouvé trois dents, dont deux très petites, irrégulières, composées d'une couronne sans racines, tandis que la troisième, plus grosse, en est pourvue, et offre tous les caractères d'une dent canine ; la couronne des deux plus grosses est recouverte d'émail.

Dans les débris que nous avons soigneusement examinés, nous n'avons pas remarqué de poils. Le tissu fibro-celluleux dans lequel toutes ces dents étaient implantées ne présentait aucun des caractères anatomiques de la peau. A la vérité, l'immersion prolongée de la tumeur dans l'alcool avait condensé et racorni ce tissu de manière à ne laisser reconnaître que difficilement sa véritable nature; mais nous rappellerons ici que M. le docteur André parle seulement d'un tissu graisseux qu'il divisa pour découvrir le corps osseux qu'il avait pris pour un embryon, et tout porte à penser que le tissu fibro-celluleux dont nous venons de parler n'est que ce même tissu cellulo-adipeux durci et altéré par l'alcool.

Quels étaient les rapports de la tumeur avec le testicule? Etait-elle simplement accolée et adhérente à cet organe ou contenue dans son épaisseur? C'est un point qui n'a pu être éclairci, ainsi que vous venez de le voir par les détails de l'observation. Faut-il admettre avec le docteur André que cette tumeur était formée, comme il le dit, des débris d'un fœtus enté sur le testicule? Examinons cette question avec quelques détails avant d'y répondre. Disons d'abord que, dans le genre de monstruosité par inclusion auquel se rattacherait le fait observé par notre confrère, la production fœtale est ordinairement composée de parties très imparfaitement développées, mais que cependant on y reconnaît toujours des fragments de squelette ou des portions d'organes qui représentent en partie les éléments constitutifs d'un embryon. Ainsi, dans le cas observé par Saint-Donat, chirurgien à Sisteron, communiqué à Duverney en 1697, et rapporté avec détail par Amand (1), la masse contenue dans le scrotum était formée de pièces osseuses dont plusieurs constituaient un crâne incomplet, creusé de deux orbites qui renfermaient deux yeux à l'état rudimentaire. Dans le fait observé par Prochaska, il existait plusieurs parties très reconnaissables d'un fœtus incomplétement développé. Dans l'observation de Dietrich, professeur d'accouchements à Glogaw, les débris contenus dans le testicule se composaient des os du bassin et d'une extrémité

---

(1) *Nouvelles observations sur la pratique des accouchements*, etc., etc. Paris, 1715, in-8, 2ᵉ édit., page 80.

pelvienne. Enfin , dans le cas rapporté par le professeur Ekl, la tumeur scrotale était formée par les côtes, le rachis , les deux orbites et les deux fémurs d'un fœtus.

En rapprochant ces différents exemples du fait rapporté par M. André, on trouve entre eux quelque analogie sous plusieurs rapports. Ainsi, à l'exception de Saint-Donat, chez tous l'existence des débris du fœtus était congénitale. Dans tous ces cas, sans exception, le développement de la tumeur scrotale a été rapide, après avoir été stationnaire un certain temps. Dans chacun de ces cas , il est évident que l'inclusion scrotale a succédé à une inclusion primitivement abdominale, c'est-à-dire que les débris organiques situés d'abord dans la cavité abdominale avec le testicule , l'ont suivi dans sa progression au-dehors du ventre ; qu'ils ont franchi l'anneau avec lui pour parvenir dans le scrotum. Dans cette tumeur présentée par M. le docteur André, ajoute M. Ollivier (d'Angers) dans son rapport, nous n'avons trouvé que quelques poils et quatre dents implantées dans une masse cellulo-fibreuse ; du reste, aucun débris qui eût la moindre analogie avec quelque partie des organes d'un embryon. C'est pour cela qu'il ne pense pas qu'on puisse assimiler cette tumeur pileuse à celles qui sont décrites par Saint-Donat, Prochaska, Dietrich et Ekl , et la considérer comme le résultat d'une conception double , mais imparfaite. Les exemples nombreux du développement simultané de dents et de poils dans certaines tumeurs , dans quelques kystes et dans divers organes, viennent à l'appui de l'opinion d'après laquelle on considère les uns et les autres comme le produit d'une véritable sécrétion pathologique (1).

Nous allons maintenant procéder à l'extirpation de la

____

(1) Voy. Meckel, mémoire sur les poils et les dents qui se développent accidentellement dans le corps de l'homme. (*Journal complémentaire du Dictionnaire des sciences médicales*, tome IV, pag. 218.)

tumeur de Gallochat, et nous assurer ainsi de la valeur de notre diagnostic.

(« M. Velpeau procède à l'opération de la manière suivante : la tumeur fut circonscrite par une incision circulaire pratiquée sur la peau du scrotum ; à l'aide d'une dissection assez minutieuse et assez laborieuse, la masse morbide fut séparée des parties voisines ; une incision pénétrant dans un kyste donna issue à une petite quantité de sérosité ; le testicule et même la tunique vaginale purent être respectés ; ils étaient à l'état sain. L'opération n'offrit d'ailleurs rien de particulier ; il s'écoula une assez grande quantité de sang. Trois ligatures furent appliquées sur des vaisseaux qui fournissaient l'hémorrhagie. Les lèvres de la plaie furent exactement réunies au moyen de quatre points de suture.

La malade supporta l'opération sans pousser aucune plainte.

Nous n'insisterons pas sur les détails relatifs aux suites de l'opération ; elles devinrent funestes au malheureux jeune homme : il fut bientôt pris de symptômes d'infection purulente, et succomba rapidement à cette fatale complication des plaies. Ce qui nous importe dans cette circonstance, c'est la connaissance de la structure intime de la tumeur. »)

Dissection de la tumeur (1). — La couche extérieure est évidemment de nature cutanée ; sa substance principale est un mélange de lamelles et de fibres qui donnent l'idée des tissus celluleux, adipeux, fibreux et musculaire. Dans son intérieur, on trouve deux petits kystes remplis de matière analogue à l'albumen ou à l'humeur vitrée ; un autre kyste large comme un œuf de perdrix contient une matière d'un jaune verdâtre et demi-liquide, comme le méconium ; dans le quatrième sac existe une masse grumeleuse, d'un

---

(1) Présentée le 10 février 1840 à l'amphithéâtre de l'hôpital de la Charité, et le même jour à l'Académie royale de médecine. Une note sur cette tumeur a été insérée dans la *Gazette médicale*, le 15 février 1840.

jaune sale, concrète et entourée de poils : cette matière, analysée, examinée au microscope par M. Darcet, s'est montrée avec tous les caractères de la matière sébacée et des écailles épidermiques. Étudiés par M. Mendl, les poils de ces kystes ont paru ne pas avoir de capsule à leur extrémité. De l'un de ces kystes, celui qui était plein de matières verdâtres, sortait la mèche de poils qu'on voyait à l'extérieur ; si bien qu'il existe là une ouverture ayant quelque analogie avec l'anus. Enfin, au milieu de tous ces éléments, on trouve de nombreuses portions de squelette parfaitement organisées, appartenant incontestablement à de véritables os, et non à des productions accidentelles. Ces os, qui sont enveloppés d'une sorte de périoste, dont les pièces diverses, mobiles les unes sur les autres, offrent des articulations réelles, peuvent être divisées en trois catégories : le premier groupe est essentiellement composé de trois pièces, dans lesquelles je crois reconnaître la clavicule, le scapulum et une partie de l'humérus ; le deuxième groupe, beaucoup plus volumineux que le premier, semble appartenir au bassin ou bien à la base du crâne ; c'est le corps du sphénoïde ou bien le sacrum qui en constituerait la partie centrale ; la troisième série, enfin, paraît comprendre des portions de vertèbres ou des fragments d'os indéterminés.

Quoi qu'il en soit du nom que doivent porter les différentes pièces que je viens d'indiquer, toujours est-il qu'elles appartiennent à un produit de fécondation, à un fœtus déjà fort avancé dans son développement. L'existence du fait est absolument sans réplique ; resterait maintenant à en donner l'explication : or je ne trouve point que ce genre de monstruosités ait encore occupé les tératologistes. Dans la monstruosité dite par inclusion qu'ont établie Dupuytren, MM. Geoffroy et Ollivier, l'un des fœtus absorbé par l'autre s'est toujours trouvé enveloppé d'un kyste, et à l'état de corps étranger dans les tissus du fœtus qui a con-

tinué de vivre. Dans les exemples relatés par Saint-Donat,
Prochaska, Dietrich, Ekl, des débris de fœtus trouvés dans
les bourses, il est toujours question de tumeurs enkystées,
d'os nécrosés, de parties organiques dénaturées par la suppuration ou en état de décomposition. Dans le cas que vous
avez sous les yeux, tout, au contraire, avait continué de
vivre. La tumeur anormale avait sa couleur, sa consistance,
sa sensibilité propre, tout-à-fait indépendantes de l'individu qui la supportait; une ligne nette, bien tranchée, en
séparait les téguments de la peau du scrotum. Je l'ai pincée avec toute la force possible; je l'ai piquée au moyen
de divers instruments : le jeune homme y avait lui-même
enfoncé plusieurs fois un couteau sans faire naître la moindre sensation douloureuse, et cependant toutes les plaies
qu'on y établissait saignaient abondamment, s'enflam-
maient, se cicatrisaient comme celles de toute autre région
du corps : rien d'ailleurs n'indiquait chez elle le plus léger état maladif. Le corps et tous les éléments qu'on y a
trouvés ont donné l'idée de tissus ou produits normaux,
sans qu'on ait pu y constater l'existence d'aucun cartilage
altéré, de la moindre production fongueuse.

Quand d'un autre côté on remarque que la tumeur avait
le volume du poing, que le chirurgien qui la vit à l'âge de
quatre mois y fit à peine attention, qu'on la prit d'abord
pour un pneumatocèle, puis plus tard pour un petit phlegmon qui se termina par résolution, il est difficile de croire
que son volume fût aussi considérable à la naissance du
sujet qu'au moment où je l'ai vue. Une masse pareille chez
un enfant de quelques mois, eût certainement attiré à un
haut degré l'attention et du médecin et de la famille; il
faut se rappeler en outre qu'au dire de M. Senoble, cette
tumeur a continué de croître au moins jusqu'à l'âge de six
ou sept ans, et que le jeune homme, qui prétend l'avoir
toujours portée avec les mêmes caractères, ne peut guère
faire remonter ses souvenirs qu'à cette même période de sa

vie. Il faudrait donc en conclure que les portions du fœtus que vous avez en ce moment sous les yeux *ont vécu et se sont développées en même temps que l'individu qui les portait, qu'il y avait là deux êtres accolés l'un à l'autre.*

Maintenant comment le fait a-t-il pu s'établir? Est-ce que, pendant la vie intra-utérine, une partie d'un fœtus dont le reste aurait disparu se serait collée au scrotum de manière à y rester sous forme de bourgeon ou de greffe? ou bien seraient-ce les restes d'un fœtus d'abord entré dans le ventre de l'autre, puis descendu par la tunique vaginale, qui aurait à la fin usé de dedans en dehors les enveloppes du scrotum pour s'épanouir à l'extérieur, etc., etc.? Toutes ces questions ne peuvent être résolues dans l'état actuel de la science; aussi m'en tiendrai-je vis-à-vis de vous, messieurs, à l'exposition pure et simple de ce fait singulier.

Le malade ayant succombé quelque temps après l'opération aux suites d'une infection purulente, nous devons examiner aujourd'hui (1) avec soin l'état des parties sur lesquelles a été pratiquée l'opération, afin de nous assurer s'il n'existe pas quelques traces du passage de cette tumeur fœtale, traces qui nous prouveraient qu'elle n'a pas toujours occupé la région d'où nous l'avons extraite, et si de la cavité abdominale elle est venue peu à peu avec le testicule dans le scrotum. Voici les pièces : le bassin, les reins, la vessie, le cordon et l'anneau inguinal, et une portion assez étendue des parois abdominales. Malgré l'examen le plus attentif, nous ne trouvons aucune trace de communication plus ou moins ancienne entre la tumeur que nous avons enlevée et le canal inguinal. Nous trouvons seulement ici un petit sac herniaire dans lequel il y avait un petit prolongement de l'épiploon, mais aucune cicatrice, aucune trace de rupture. Le testicule du côté où l'opération a été

(1) 26 février 1840.

pratiquée est parfaitement sain, quoique un peu atrophié.
Il aurait pu remplir ses fonctions. La tunique vaginale a
été retrouvée, mais épaissie et tout-à-fait dénaturée. En
voici quelques débris seulement.

ARTICLE VIII.

ABCÈS DE LA RÉGION ILIAQUE (1).

Plusieurs malades atteints d'abcès dans la région iliaque
et qui sont dans ce moment dans nos salles, vont nous
fournir l'occasion de traiter ce point de la pathologie qui
est mal connu, et dont l'étude et l'histoire sont à refaire
complétement, malgré les travaux assez récents de quelques auteurs modernes, entre autres, de Dupuytren (2),
Dance, de MM. Menière, Grisolle, etc.

Nous avons dans ce moment quatre malades atteints de
cette affection, deux femmes, l'une au n° 12, l'autre au
n° 13. Deux hommes, l'un au n° 52, et l'autre au n° 44 (3).
Ce dernier est arrivé au dernier terme de l'épuisement, et
nous fournira très prochainement l'occasion d'examiner,
à son autopsie, les désordres que certaines variétés de cet
abcès peuvent déterminer.

Les causes des abcès de la région iliaque sont innombrables. Elles résident tantôt dans les parties molles, tantôt dans les parties dures. Les inflammations des muscles,
du tissu cellulaire, celles du péritoine et des os de cette

(1) Leçons faites les 11, 12, 13 et 14 novembre 1839.

(2) *Leçons orales de clinique chirurgicale*, 2ᵉ édition, 1839, tome III,
page 516.

(3) Ce malade succomba le jour même de cette première leçon, 11 novembre.

région peuvent donner naissance aux abcès iliaques comme
celle de parties fort éloignées. C'est ainsi que les maladies du rein, de l'intestin cœcum à droite, de l'S iliaque
du colon à gauche, peuvent amener des suppurations dans
la cavité iliaque et des foyers plus ou moins étendus. Les
perforations, les squirres, les cancers de ces intestins, les
maladies du testicule et du cordon, les hernies et surtout
les hernies étranglées; les opérations que ces maladies nécessitent, les maladies de la vessie, du col de cet organe,
de la prostate, de la portion spongieuse et bulbeuse de l'u-
rètre, peuvent amener des abcès iliaques. Les maladies de
l'aine, de la cuisse, peuvent aussi les déterminer; c'est
ainsi que l'inflammation de la bourse synoviale des muscles psoas et iliaque, celle de l'articulation coxo-fémorale, en sont des causes très communes, soit par la propagation de la maladie par le fond de la cavité cotiloïde, ou
par le trou sous-pubien, ou par la bourse synoviale des
muscles psoas et iliaque. Les maladies des organes génitaux de la femme sont très fréquemment le point de départ
des abcès de la région iliaque. Ainsi, les maladies de
l'ovaire donnent naissance à deux variétés de ce genre
d'abcès. Si l'ovaire est enflammé à sa surface péritonéale,
le pus, quand il s'en forme, est dans la cavité du péritoine. Si, au contraire, c'est le parenchyme de l'ovaire
qui a été le siége principal de l'inflammation, le pus sera
en dehors de cette cavité; c'est, je crois, le cas de la
malade placée au n° 13 de la salle des femmes. Elle me
semble avoir eu une inflammation de l'ovaire, et être actuellement menacée d'un abcès dans l'épaisseur de cet organe. La péritonite est éteinte maintenant, mais on sent
dans la région iliaque gauche, une tumeur douloureuse à
la pression. Il existe chez cette malade une particularité
qui mérite votre attention, et que je dois vous faire remarquer en passant; elle a une constipation très opiniâtre, et,
malgré l'emploi de plusieurs purgatifs, elle n'est point allée

à la garde-robe. Cette tumeur, dans la région iliaque gauche pourrait n'être, à la rigueur, qu'un amas de matière stercorale (1).

Les maladies de la matrice, ses inflammations et ses dégénérescences squirreuse ou cancéreuse, peuvent amener et amènent souvent en effet des abcès dans la région iliaque. Cela est même assez facile à comprendre. Dans la métrite, l'inflammation s'étend facilement du tissu cellulaire extra-utérin, à celui qui est contenu dans l'épaisseur des ligaments larges, et de là dans celui de la région iliaque. C'est à cette dernière espèce que je dois rapporter l'abcès dont est affectée dans la région iliaque la malade du n° 12. Cette femme est accouchée il y a deux mois à peu près; la nuit même de son accouchement, elle fut prise de symptômes de métro-péritonite, qui furent arrêtés par un traitement approprié. Mais depuis cette époque elle a ressenti des douleurs dans la région iliaque gauche. Il s'y est développé une tumeur qui s'est accrue peu à peu et que j'ai ouverte; c'était en effet un abcès énorme développé dans la région iliaque, et qui est très certainement, suivant moi, le résultat de la métrite dont elle a été affectée, et qui s'est communiquée du tissu cellulaire extérieur de la matrice, à celui du ligament large, et de là, à celui de la fosse iliaque.

On conçoit tout aussi facilement les fusés purulentes qui arrivent dans la fosse iliaque à la suite des ulcérations du col de la matrice, du sommet du vagin, etc.

Les maladies des os sont des causes très communes des abcès iliaques, et c'est à cette classe qu'il faut rapporter l'abcès iliaque du malade du n° 44, qui est mort hier. C'est ainsi que les caries de l'os coxal, des vertèbres, des côtes, y donnent très souvent lieu.

(1) De nouveaux purgatifs ayant été donnés à la malade depuis, des selles abondantes ont eu lieu, mais la tumeur de la région iliaque gauche a persisté. Il est donc positif que la malade a un abcès iliaque.

Les bubons de l'aine amènent aussi les abcès iliaques. C'est le cas d'un malade couché au n° 52. Ce jeune homme, étudiant en médecine, a été affecté d'un bubon qui, après avoir été traité par les antiphlogistiques d'une manière énergique, a cependant fini par suppurer. Il y a eu orchite, inflammation du cordon des vaisseaux spermatiques. Le bubon est resté en suppuration, des fistules ont persisté ; par suite des voies de communication qui existent entre les ganglions de l'aine et ceux de la fosse iliaque, l'inflammation s'est propagée à ces derniers, et de là au tissu cellulaire qui les entoure. Celui du canal y a participé également ; de là, un abcès énorme que j'ai ouvert ce matin ; le pus qui s'en est écoulé était crémeux, bien lié, et très abondant ; le canal inguinal a été transformé en un vaste sac purulent.

Après avoir énuméré les causes si nombreuses des abcès de la région iliaque, je dois maintenant vous parler de leurs variétés de siége. Cela est d'une extrême importance; en effet, les abcès peuvent siéger : 1° dans la paroi abdominale qui recouvre la région iliaque; 2° dans la cavité iliaque et sous le péritoine; 3° dans cette même cavité, mais sous l'aponévrose fascia-iliaca.

1° *Abcès situés dans la paroi abdominale iliaque.* — Les inflammations des ganglions inguinaux en sont souvent le point de départ. Les inflammations du cordon des vaisseaux spermatiques, les hernies étranglées et même les hernies non étranglées, les opérations pratiquées sur cette région, celles du varicocèle, du sarcocèle, de la hernie étranglée, peuvent les déterminer. Les abcès de la paroi abdominale iliaque sont de trois sortes : 1° Ils peuvent être situés entre les téguments, et l'aponévrose du muscle grand oblique; dans ce cas ils peuvent devenir diffus, et constituer des phlegmons très étendus. Quelques maladies de l'urètre peuvent déterminer ces inflammations phlegmoneuses. C'est ainsi qu'une ulcération de l'urètre à la portion spongieuse ou bulbeuse, amène une infiltration urineuse qui produit une vive inflammation, laquelle traverse le scrotum sans s'y arrêter, gagne l'aine, et s'étend dans la paroi abdominale et jusqu'au flanc ; cela n'est même pas très rare.

2° L'abcès peut siéger dans le canal inguinal.

5° Il peut enfin être situé à la face externe du péritoine, entre lui et le plan musculaire postérieur de l'abdomen.

Ces trois sortes d'abcès peuvent exister à la fois et être superposées.

Ces distinctions sont très importantes ; car, ainsi que vous le verrez, messieurs, la manière de les traiter n'est pas la même pour chacune de ces variétés de siége.

2° *Abcès de la cavité iliaque.* — Ils sont toujours déterminés par l'inflammation du péritoine ou par celle des organes génitaux, et ils présentent aussi des variétés importantes à connaître sous le rapport du siége. Tantôt, en effet, l'abcès est sous le péritoine ; tantôt il est en dehors de cette membrane ; d'autres fois enfin, il est sous l'aponévrose fascia-iliaca. Quand l'abcès est sous-péritonéal il fuse avec une grande facilité, et s'étend promptement vers le flanc ou dans la paroi abdominale ; quelquefois même ces abcès, après avoir ainsi fusé dans la paroi abdominale, passent par le canal inguinal. Quand les abcès sont dans le péritoine, ils y restent ordinairement, ils ne fusent pas au loin comme les précédents ; mais ils ont une tendance dangereuse à s'épancher dans le péritoine, où ils déterminent une péritonite générale promptement mortelle.

Les causes des abcès sous-péritonéaux de la cavité iliaque sont extrêmement variées. Les maladies du rein, inflammations, suppurations, squirre et cancer de cet organe, sont souvent leur point de départ ; il en est de même des caries du rachis, du bassin et des côtes, des maladies de la matrice, du sommet du vagin et du col de la vessie.

La troisième variété des abcès de la cavité iliaque ou la

variété sous-aponévrotique est tout-à-fait distincte des précédentes; dans ce cas, l'abcès se trouve sous le fascia-iliaca.
Ce feuillet fibreux, partant du ligament cintré et de l'arcade fibreuse qui embrasse l'origine des psoas, s'épaissit
insensiblement en descendant vers la fosse iliaque. Se dé-
doublant près de la côte coxale pour envelopper l'artère
circonflexe antérieure, il se continue dans cet endroit avec
le fascia-transversalis; son épaisseur, diminuant sur la portion charnue, augmente, au contraire, sur la portion tendineuse du psoas; bridant les muscles psoas, il se fixe entre
eux et les vaissaux sur le détroit du bassin avant de se continuer avec le fascia pelvia; inférieurement le fascia-iliaca
s'épaissit encore, se relève un peu dans sa moitié externe
pour s'attacher au ligament de Fallope, depuis l'épine iliaque jusqu'à environ huit lignes en dehors de l'artère crurale et sur la crête pectinée avant d'arriver à l'épine du pubis. Le ligament de Poupart paraît ainsi donner naissance
à deux membranes, dont l'une est le fascia-transversalis, et
l'autre le fascia-iliaca. Ce fascia-iliaca, appliqué ainsi sur
la fosse iliaque, constitue la moitié antérieure du canal
iliaque dans lequel sont logés les muscles psoas et iliaque;
l'os coxal en constitue le plancher; ce canal se rétrécit en
bas pour se continuer avec la cuisse. L'ouverture supérieure
de ce canal inguinal est limitée en arrière par le ligament
ilio-lombaire, l'apophyse transverse et le côté du corps de
la dernière vertèbre, de manière que, pour y pénétrer sans
déchirer l'aponévrose, il faudrait porter le doigt entre le
carré des lombes, le psoas et la courbure postérieure de
la crête iliaque. Les muscles psoas et iliaque, bridés dans
ce canal, peuvent se contracter sans imprimer de mouvement aux organes digestifs placés au-devant. Ce feuillet
fibreux qui recouvre le psoas réunit le fascia-iliaca au ligament cintré du diaphragme, et il résulte de ces dernières
dispositions un long trajet continu depuis le diaphragme
jusqu'au petit trochanter. Cette disposition rend compte de

phénomènes qui résultent de la présence du pus dans ce canal inguinal. Quand ce pus y est déposé par l'inflammation du tissu cellulaire de la fosse iliaque, ou qu'il provient d'une partie plus ou moins éloignée, il est renfermé là comme dans une espèce d'étui ; son trajet se trouve déterminé d'avance : si le pus descend entre le péritoine et le fascia-iliaca, il sortira par le canal crural ou par le canal inguinal, et l'abcès sera superficiel. A la suite des psoïtis, de la carie profonde des vertèbres, de la région lombaire surtout, il s'engage le plus souvent, au contraire, sous le fascia-iliaca, et suit le canal iliaque ; aussi, ces abcès sous-aponévrotiques sont-ils profonds et longs à faire saillie. S'ils ne se rendent pas à la cuisse, le long des muscles psoas et iliaque, ils remontent vers le flanc et la région lombaire. Tout cela ne doit s'entendre cependant que d'une manière générale ; car, par suite de l'usure, de l'éraillure du fascia-iliaca, ces abcès sous-aponévrotiques peuvent se combiner avec l'abcès iliaque sous-péritonéal. Au surplus, les abcès sous-aponévrotiques sont presque toujours des abcès de mauvais augure, car ils dépendent presque constamment d'une lésion des parties dures, des vertèbres, des côtes ou de l'os coxal ; c'est ordinairement à ce genre que se rapportent les abcès de l'articulation coxo-fémorale, qui de cette cavité font irruption dans la bourse synoviale qui existe entre la capsule articulaire, le corps du pubis et le tendon iliaque. Cette bourse muqueuse communiquant souvent par une large ouverture, soit naturelle, soit accidentelle, avec l'articulation coxo-fémorale, elle peut lui transmettre ses propres altérations ou celles qui lui viennent de la colonne vertébrale et du bassin, de même qu'elle peut en recevoir à son tour les maladies et les porter dans le ventre ou la fosse iliaque ; aussi n'est-il pas rare de trouver l'articulation du fémur altérée en même temps que les vertèbres à la suite des abcès par congestion.

Le canal iliaque, faisant à la cuisse suite à la fosse iliaque, donne la solution de la différence de profondeur des abcès par congestion dans le haut de la cuisse chez les divers sujets. Si les matières ont été transportées dans l'aine à travers le canal crural, l'abcès est sous-cutané; tandis que si elles fusent au-dessous du fascia-iliaca, et par conséquent dans le canal inguinal, il reste sous ce feuillet profond de l'aponévrose. Distendant alors cette lame avec lenteur, il repousse les vaisseaux en avant et en dedans, forme une saillie plus ou moins prononcée à la partie interne et antérieure de la cuisse, et laisse en général le pli de l'aine assez libre. Perçant la cloison qui sépare les muscles iliaque et psoas du pectiné ou celle qui est placée entre le premier de ces muscles et le droit antérieur, le pus peut également se porter dans l'excavation sous-obturatrice, glisser entre les adducteurs, au-dessus du premier surtout, et former une tumeur sous l'ischion; de même qu'en dehors il s'échappe quelquefois entre les muscles fessiers, triceps et fascia-lata pour proéminer au-dessous du grand trochanter. On voit par là comment le liquide de ces collections peut se promener par toute la cuisse; comment il est possible d'expliquer l'apparition successive d'un nombre plus ou moins considérable de dépôts par congestion, dans différents points de la circonférence du membre, ainsi que la forme bosselée qu'ils présente assez fréquemment; comment enfin on pourrait deviner, d'après leur position profonde ou superficielle, s'ils dépendent d'une altération des os du rachis ou d'une psoïtis, ou bien s'ils sont simplement le résultat d'une phlegmasie du tissu cellulaire sous-péritonéal. Du bassin le pus peut venir dans l'aine à travers le trou sous-pubien, par l'arcade crurale, et même à travers la cavité cotyloïde perforée, comme il peut y remonter de cette cavité simplement cariée; de même encore qu'il peut entrer de la cuisse dans le bassin en passant par les mêmes voies. J'ai vu plusieurs cas de ce genre. En 1852, j'ai vu sur un individu un foyer ayant son point de départ sous les aponévroses derrière la cavité cotyloïde et dans la fosse iliaque, et qui passait à la fois par le canal inguinal, le canal crural et le trou sous-pubien, qui glissait ensuite entre les muscles adducteur et pectiné, pour contourner la gorge du fémur et venir faire saillie au tiers supérieur externe de la cuisse. Chez un autre, le pus provenant de la cavité cotyloïde, et ayant fait le même contour, était remonté jusqu'au bord postérieur du muscle tenseur de l'aponévrose.

Diagnostic. — Il est très important de l'établir, parce que la différence dans le diagnostic en entraîne d'abord une très grande dans le pronostic ; ensuite, parce que le traitement n'est pas du tout le même, ainsi que vous le verrez. Vous trouverez un exemple d'un abcès sous-péritonéal chez la malade du n° 12. Chez cette femme, il y a eu métro-péritonite, et bientôt on a constaté une tumeur s'étendant du pubis au flanc. Il n'y avait pas de prolongement à la cuisse, il n'y a aucune tumeur dans le bassin, le toucher l'a indiqué positivement ; la fluctuation est obscure, une grande épaisseur de parties molles séparant la collection de pus de la main qui explore la tumeur. Ces caractères distinguent déjà suffisamment l'abcès sous-péritonéal de celui qui est contenu dans la cavité du péritoine ou abcès intra-péritonéal. Dans ce dernier cas, l'abcès est plus superficiel ; on le sent bien plus distinctement : c'est le cas de la jeune femme du n° 13 ; c'est l'ovaire qui est malade chez elle. Cet organe est encore mobile ; mais bientôt il se formera des adhérences, et l'abcès se prononcera d'une manière plus évidente. Je vous engagerai toutefois, messieurs, à être réservés dans votre diagnostic à l'occasion de ces abcès iliaques. Le malade qui était couché au n° 40, et qui était agonisant quand j'ai commencé à traiter la question des abcès iliaques, est mort. Voici les pièces pathologiques. J'avais diagnostiqué, comme vous vous le rappelez, un abcès iliaque par congestion et provenant d'une carie lombaire ou de l'os coxal. Cet abcès était indolent, et s'étendait dans la fosse iliaque et dans le flanc. Une ponction très étroite fut faite ; l'abcès se vida, et il n'en résulta d'abord aucun accident. Je fis appliquer un grand vésicatoire volant sur le foyer pour aider à la résorption du liquide qui s'y trouvait. Quelques jours après, la petite ouverture de la ponction se rouvrit ; un érysipèle survint, et fut efficacement combattu par le topique dont nous faisons un usage si avantageux depuis quelque temps contre cette affection ; néanmoins le malade succomba. Eh bien ! messieurs, l'autopsie est venue me prouver que notre diagnostic était faux. Les vertèbres étaient saines, ainsi que l'os coxal ; une très petite portion seulement de cet os était dénudée. L'abcès était idiopathique. Ce malade aurait pu parfaitement bien guérir de son abcès ; son indolence m'avait trompé. Vous voyez que, dans les maladies les plus évidentes, il faut toujours porter beaucoup d'attention, et ne pas s'en laisser imposer par un seul symptôme, et qu'il faut les examiner tous et les poser avec soin avant de se prononcer.

Pronostic. — Quand on connaît bien l'espèce d'abcès auquel on a affaire, il devient facile d'établir son pronostic. L'abcès diffus présente tous les dangers ordinaires du phlegmon diffus. S'il est dans le canal inguinal, il y a danger de rupture du péritoine et d'épanchement dans la cavité de cette membrane. S'il est situé entre le péritoine et la couche musculaire et aponévrotique la plus profonde, le danger est plus grand encore. L'abcès intra-péritonéal est fort dangereux par lui-même ; car la rupture des adhérences qui l'isolent de la cavité est possible, et on a à redouter les accidents d'une péritonite générale, et surtout d'une péritonite purulente. L'abcès sous-péritonéal peut sortir de la région iliaque et se porter à la cuisse ; il peut s'ouvrir dans le vagin, le rectum, et la guérison s'en fait très bien ; il peut se porter au flanc, à l'aine, où il est possible de l'ouvrir et de le vider, et de le guérir parfaitement bien. Quand l'abcès est sous-aponévrotique, son pronostic est subordonné à sa cause ; s'il provient d'une altération des os, il est très grave ; dans le cas contraire il peut guérir.

Traitement. — Il varie suivant l'espèce. Je n'ai tant insisté sur les causes et les espèces de ces abcès que parce qu'elles entraînent des différences importantes dans la manière de les attaquer.

Abcès iliaques dependant d'une maladie des os. — Est-il nécessaire de vous rappeler que si l'abcès dépend d'une maladie des articulations ou des os ; que si c'est un abcès par congestion en un mot, la terminaison de cette maladie sera fâcheuse, que, quel que soit leur siége dans la paroi abdominale au-dessous du péritoine ou sous l'aponévrose fascia-iliaca, vous aurez très peu de chose à faire ; car la thérapeutique est très pauvre dans ces sortes d'affections ?

Abcès iliaques dépendant d'une maladie de l'intestin cœcum ou colon. — Mais si, au lieu d'un abcès provenant d'une maladie des os, vous avez affaire à une maladie de l'intestin cœcum ou de l'S iliaque du colon, traiterez-vous ces abcès comme ceux par congestion ? Non certes, messieurs ; sans doute le pronostic, comme terminaison de la maladie, n'est guère plus favorable ; s'il y a dégénérescence, cancer, ou ulcération de l'intestin, sans doute vous ne sauverez pas votre malade, il succombera tout aussi bien que lorsqu'il y a abcès par congestion ; mais il y a dans le cas d'abcès iliaque stercoral une circonstance aggravante, c'est la présence des matières et des humidités stercorales qui amènent promptement une inflammation de la plus mauvaise nature, et qui se termine avec rapidité par gangrène. Si vous ouvrez un abcès par congestion, il se développera bientôt des accidents graves ; la suppuration prendra bientôt un mauvais caractère, et le malade succombera par épuisement au bout d'un temps qui n'est pas ordinairement très long. Il ne faut donc pas en général ouvrir les abcès par congestion, ou ne les ouvrir que le plus tard possible.

Au contraire, dans les abcès iliaques dépendant d'une perforation intestinale, quelle qu'en soit la cause ulcérative, simple, cancéreuse ou autre, il faut se hâter de les ouvrir, sans quoi la phlegmasie gangréneuse fait des progrès rapides, et la mort arrive promptement ; tandis que les progrès de la maladie qui a amené la perforation sont ordinairement lents : enfin, par cette ouverture qui donne issue à des matières excessivement irritantes, on prévient une mort immédiate.

Abcès iliaques dépendant d'une maladie du rein. — Quand il y a abcès iliaque dépendant d'une maladie des reins, les accidents ne sont pas aussi redoutables que ceux qui dépendent d'une maladie de l'intestin. S'il y a cancer de cet organe, sans doute la terminaison de la maladie sera également fatale ; mais s'il n'y a qu'une inflammation suppurative de la substance corticale du rein, sans pénétration dans les calices et les bassinets, il pourra n'en résulter qu'une suppuration phlegmoneuse guérissable ; mais dans le cas où il y a communication avec les calices et les bassinets, la présence de l'urine, qui est aussi irritante que les matières stercorales, détermine des phlegmasies gangréneuses aussi graves que celles-ci ; de là, des abcès urineux, qui marchent avec autant de rapidité et présentent autant de dangers que les abcès stercoraux. Ainsi, messieurs, distinguez bien ces deux classes d'abcès iliaques provenant du rein, ceux du parenchyme rénal, et ceux des conduits urinaires. Dans le premier cas, vous avez des abcès phlegmoneux, dans le second, des abcès urineux. Ces derniers doivent être ouverts aussi promptement que les abcès stercoraux. Pour les abcès phlegmoneux il faut attendre, employer auparavant les antiphlogistiques, les saignées, les sangsues, les cataplasmes émollients, le régime des inflammations aiguës en un mot : je dis qu'il faut attendre, parce que l'abcès finit par se circonscrire, et on a l'espérance de le voir faire saillie dans un point où on l'ouvrira facilement, soit dans le flanc soit dans l'aine.

Abcès iliaques provenant des maladies des organes génitaux. — Ces abcès sont très fréquents chez les femmes nouvellement accouchées ; on les observe cependant aussi chez les autres femmes, et je les ai quelquefois observés chez de jeunes filles qui n'avaient jamais été enceintes. Ils proviennent, comme je vous l'ai déjà dit, de l'inflammation de l'ovaire, de l'utérus, de la vessie, du vagin ou du péritoine, qui recouvre les organes internes et génitaux urinaires.

Abcès intra-péritonéaux. — Si ces abcès proviennent du péritoine, le traitement que vous avez à leur opposer est celui de la péritonite. C'est le cas d'insister avec énergie sur les antiphlogistiques, les émollients et les résolutifs. On a recours ensuite aux vésicatoires, qui constituent d'excellents résolutifs ou de très bons maturatifs. J'ai, par devers moi, un bon nombre d'exemples d'abcès déjà formés et assez volumineux, qui ont été résorbés sous l'influence de ces vésicatoires. C'est donc un moyen fort bon à employer ; car, de deux choses l'une, ou il faut que le pus soit résorbé s'il y en a, ou qu'il fasse saillie et se montre quelque part, s'il n'est pas résorbé. On peut seconder, du reste, l'action des vésicatoires par des purgatifs et des frictions d'onguent mercuriel. Enfin, on a recours à l'ouverture du foyer quand l'abcès est bien formé et qu'il est bien circonscrit par des adhérences solides ; en un mot, on n'ouvre ces abcès iliaques intra-péritonéaux que le plus tard possible.

Abcès sous-péritonéaux. — Quand les abcès sont sous le péritoine, il n'en est pas de même ; le pus se porte tantôt sous le ligament de *Poupart*, d'autres fois à la crête iliaque et dans le flanc. On voit dans cette région saillir bientôt un bourrelet plus ou moins volumineux, et où la fluctuation se fait sentir d'une manière plus ou moins manifeste. Ces abcès doivent être ouverts de bonne heure; mais avant de le faire, si c'est chez une femme que la maladie existe, il faut pratiquer le toucher, car souvent on sent une tumeur avec fluctuation dans le vagin; elle s'y ouvre spontanément, et la guérison se fait rapidement, parce que l'ouverture existant dans un point fort déclive, l'abcès se vide avec une grande facilité. Il en est de même du rectum, dans lequel ces abcès s'ouvrent quelquefois. Mais si on ne sent aucune tumeur dans le vagin ou dans le rectum, et que l'on ne pense pas qu'elle puisse bientôt apparaître dans ces conduits, il ne faut pas temporiser, ouvrez de bonne heure dans la région où l'abcès fait le plus de saillie. Mais comment faut-il ouvrir ces foyers? Est-ce par une ponction, ou bien en incisant couche par couche, et avec précaution, les tissus situés au-devant d'eux? L'ouverture par ponction est plus facile, plus prompte, moins douloureuse sans doute; mais la question est de savoir si elle est plus dangereuse que l'incision couche par couche : je ne le crois pas. Quand on a quelque doute sur la présence du pus dans l'aine, ou aux environs de la crête iliaque, en enfonçant dans le point où on croit sentir de la fluctuation, une aiguille à cataracte, on pratique une ponction exploratrice qui lève tous les doutes : le pus qui s'écoule, dans le cas où il en existe, prouve que l'on ne s'est point trompé, et dans ce cas, on fait la ponction avec sécurité. D'ailleurs, le chirurgien instruit sait où sont les vaisseaux qu'il doit éviter. Ces vaisseaux sont l'artère épigastrique, et l'iliaque antérieure. Lors donc que je me suis assuré de l'existence de la fluctuation, j'y plonge perpendiculairement un bistouri étroit pour y faire une ponction, puis à l'aide d'un stylet ou d'une sonde canulée, je pénètre dans le foyer pour hâter l'écoulement du pus, que je facilite du reste par des pressions modérées.

Traitement des abcès iliaques sous-aponévrotiques. — Ces abcès sont fort embarrassants à traiter. D'abord ils paraissent fort tard, à moins que le fascia-iliaca ne soit érodé et qu'ils aient fusé dans le tissu cellulaire sous-péritonéal. Il faut donc attendre, et quelquefois pendant très long-temps, avant de pouvoir agir chirurgicalement contre eux. S'ils viennent à faire saillie dans le flanc, on peut les ouvrir là. S'ils ont fusé vers la cuisse, en suivant le trajet du canal inguinal, il est à craindre que l'os iliaque ne soit dénudé ou altéré, et qu'il n'en résulte une suppuration assez prolongée pour amener des accidents généraux, l'épuisement, le marasme ; enfin, tous les phénomènes que déterminent les abcès par congestion. Néanmoins, il faut ouvrir ces abcès après avoir épuisé tous les moyens résolutifs et abortifs. On les ouvre là où ils font saillie, à la cuisse, au flanc ou à l'aine.

Quant aux abcès iliaques provenant de la dégénérescence des organes génitaux et urinaires, des squirrhes, cancers, ulcérations de l'utérus, du haut du vagin, du col de la vessie, etc., je n'ai rien à vous en dire, car ils ne sont que le symptôme d'une désorganisation absolument incurable, et contre laquelle il n'y a rien à faire.

Traitement des abcès iliaques de la paroi abdominale. — Il me reste encore à vous parler des abcès iliaques qui siègent dans la paroi abdominale. Vous savez quelle est la distinction que j'ai établie entre eux :

1° Les *abcès diffus* ;

2° Les *abcès intra-pariétaux* ;

3° Les *abcès sous-péritonéaux.*

Il faut faire des distinctions entre ces variétés pour le traitement. Si l'abcès diffus est entre la peau et l'aponévrose, il faut l'ouvrir de bonne heure, parce que l'inflammation peut s'étendre beaucoup dans ce tissu cellulaire sous cutané. S'il est placé en-dehors du canal inguinal, il y a peu de danger à l'ouvrir, car on n'a aucun organe important à blesser. Il n'en est pas de même quand il se trouve en dedans, car on a à ménager le cordon des vaisseaux spermatiques ; on ouvre ces abcès soit par ponction , soit par incision des couches qui les recouvrent.

Si l'abcès se trouve dans le canal inguinal, il se présente une autre question. D'abord le diagnostic est très difficile. L'inflammation et le gonflement du cordon, l'étranglement d'une hernie épiploïque , un kyste purulent, etc., peuvent en imposer pour un abcès dans l'intérieur du canal. Il faut donc s'assurer d'abord si on a à traiter un abcès ou une autre maladie. Quand on est certain de l'existence de l'abcès dans le canal inguinal, il s'agit de savoir ce qu'on doit faire relativement à son ouverture. Si on ne la pratique pas de bonne heure, on a beaucoup d'accidents à redouter. D'abord il y a de très vives douleurs, et on peut craindre que le pus ne fuse dans le flanc. D'un autre côté, il y a quelques craintes en ouvrant l'abcès de léser quelques unes des parties constituantes du cordon chez l'homme; chez la femme , on a cet accident de moins à redouter ; mais en définitive, comme entre deux inconvénients on doit choisir le moindre, il faut ouvrir les abcès qui siègent dans le canal inguinal, aussitôt qu'on a la certitude de la présence du pus. Lorsqu'il y a une douleur vive , une tuméfaction avec empâtement œdémateux des parties environnantes , la sensation d'une fluctuation sourde profonde, alors vous ouvrirez l'abcès. En incisant sur la moitié interne du trajet du canal inguinal , on évitera l'artère épigastrique , car elle se trouve située en dehors de cette moitié interne. D'ailleurs, cette artère se trouve en arrière du foyer, et pour l'atteindre , il faudrait traverser celui-ci dans toute son épaisseur, ce qu'il est tout-à-fait inutile de faire. Quant à la lésion du canal déférent, en procédant avec précaution , en incisant couche par couche , on évitera de la produire, et d'ailleurs qui prouve que les blessures de ce conduit ne se cicatrisent pas, sans interruption de sa continuité ?

Quand l'abcès de la région pariétale est sous-aponévro-

tique, c'est-à-dire placé entre le péritoine et les couches
diverses musculaires et aponévrotiques qui constituent la
paroi abdominale, on ne doit pas l'ouvrir avant qu'il n'ait
acquis une certaine extension, et qu'il ne fasse saillie, soit
dans le flanc, soit en avant, dans la paroi abdominale ;
car si on voulait l'ouvrir de trop bonne heure et aussitôt
qu'on croit sentir le pus, on risquerait d'ouvrir l'artère
épigastrique qui se trouve nécessairement en avant de lui.
On n'a du reste que rarement l'occasion d'ouvrir ces sortes
d'abcès avant qu'ils n'aient acquis un grand volume, et
qu'ils ne s'étendent beaucoup dans le flanc ou en avant

ARTICLE IX.

ÉRYSIPÈLES (1).

Les érysipèles constituent un genre de maladie à l'égard duquel il règne encore une extrême confusion , et qui nécessite, comme pour les ophthalmies (2), une réforme complète. Si vous parcourez en effet vos auteurs classiques, les traités, les monographies, les dissertations, les dictionnaires, etc. , vous ne trouverez qu'incertitude et contradiction sur la nature, le siége, la marche et le traitement de cette maladie ; c'est un véritable chaos : tout est à refaire à cet égard. Je vais m'efforcer, dans une série de leçons, de fixer vos idées sur ce point important de la pathologie.

On a confondu, sous le nom d'érysipèle, des maladies fort diverses, ayant une nature, un siége et un degré de gravité tout-à-fait différents.

Ces maladies sont au nombre de quatre : 1° *L'angio-leucite* ; 2° *La phlébite externe* ; 3° *Le phlegmon diffus* ou *l'érysipèle phlegmoneux* ; 4° *l'érysipèle* proprement dit, ou *érysipèle légitime.*

Ces quatre phlegmasies sont très différentes les unes des autres. Je vais m'attacher à vous les faire bien distinguer.

1° *Angio leucite.*

L'*angio-leucite* a été confondue par presque tous les pa-

(1) Leçons faites au nombre de douze, en avril et mai 1840. Au mois d'août 1839, M. Velpeau en faisant le résumé des maladies observées pendant l'année scolaire 1838-1839 avait déjà traité cette question des Érysipèles ; mais il ne lui avait pas encore donné autant d'extension que cette année.

(2) Voyez tome I.

thologistes, soit avec l'érysipèle proprement dit, soit avec la phlébite. Elle s'en distingue cependant par des caractères bien tranchés.

Comme tous les autres tissus, les vaisseaux lymphatiques sont susceptibles de s'enflammer de diverses manières et à différents degrés. On y observe, comme partout ailleurs, des phlegmasies par cause directe et par cause indirecte, par suite de contusion, de solution, de continuité qui ont porté sur les vaisseaux ou les ganglions lymphatiques eux-mêmes; mais ces inflammations n'en sont pas moins le plus souvent causées par des maladies d'abord étrangères aux organes dont il s'agit en ce moment. Presque toutes les maladies du système lymphatique tiennent à ce que des fluides altérés ou produits par l'inflammation y ont pénétré, soit par absorption, soit par imbibition, et après l'avoir parcouru y ont été retenus.

Je n'admets sans doute pas avec Mascagni, MM. Fohmann, Lauth, Panizza, etc., etc., que les vaisseaux lymphatiques constituent à eux seuls la presque totalité du tissu cellulaire et de ses composés; mais on est forcé cependant de convenir que ces canaux existent en assez forte proportion, au milieu des différentes couches organiques de l'économie animale. D'un autre côté, il est certain que les vaisseaux lymphatiques ont la faculté d'absorber. De là il résulte que ces vaisseaux entourent, traversent tous les foyers morbides, et que dans tous les points où il y a maladie ils peuvent se charger de matières hétérogènes capables de les enflammer. L'observation au lit des malades le prouve d'ailleurs d'une manière bien évidente. Ici on doit reconnaître deux variétés très distinctes dans l'inflammation des vaisseaux lymphatiques : 1° le foyer morbide qui est l'origine de l'angio-leucite, est à l'abri du contact de l'air; 2° les liquides altérés peuvent avoir primitivement ou secondairement subi l'action de ce fluide. Cette distinction est très importante à faire.

Quand il n'y a point de plaie d'ulcère, d'excoriation aux téguments, les molécules altérées par l'inflammation ou un travail morbide quelconque ont rarement des propriétés aussi nuisibles que celles qui proviennent des plaies en général. Ces molécules peuvent donc entrer en grande quantité dans les veines sans les enflammer et sans faire naître des phénomènes évidents d'empoisonnement. La même chose a certainement lieu pour les vaisseaux lymphatiques, lesquels seraient sans cela affectés de phlegmasie chez presque tous les malades. J'ajouterai encore que, n'étant ni contus, ni déchirés, ni coupés, que se trouvant en quelque sorte protégés par le travail inflammatoire des autres tissus, ces canaux sont peu disposés à se laisser pénétrer par les liquides environnants. C'est tout le contraire dans les autres cas. Pour s'en convaincre, il suffit de se rappeler qu'à la surface des plaies tous les produits de l'inflammation, tous les matériaux venus de l'intérieur ou de l'extérieur, éprouvent rapidement de nombreuses modifications ; qu'en réagissant les uns sur les autres, sous l'influence de l'air, leurs éléments les transforment quelquefois en produits nouveaux, comparables, dans certains cas, à de véritables poisons. En se fluidifiant, ces matières stagnant d'ailleurs sur des porosités ou des extrémités de vaisseaux divisés, deviennent ainsi, dans la plupart des circonstances, et plus âcres et plus pénétrantes. Il est donc tout simple qu'elles rentrent plus fréquemment dans le torrent circulatoire, et qu'elles irritent plus fortement les vaisseaux qui les reçoivent que dans la supposition précédente. On conçoit quelquefois que l'angio-leucite puisse se développer sans qu'il y ait solution de continuité antérieure, par le même mécanisme que dans le cas de suppuration traumatique : je veux seulement dire, que toutes choses égales d'ailleurs, elle est alors beaucoup plus rare.

La maladie se produit de trois manières :

1° *Par continuité de tissu*, ou de l'extérieur à l'intérieur du canal, c'est-à-dire que, traversant des organes enflammés, les vaisseaux lymphatiques finissent par s'enflammer eux-mêmes dans le point correspondant, avant de présenter la moindre trace de phlegmasie ailleurs; 2° *Par obstruction* ou par trouble de leur circulation; c'est-à-dire que, resserrés, fermés d'une manière ou d'une autre, au milieu des tissus malades, ils peuvent s'enflammer au-dessous, à cause de la distension que les fluides, dont le mouvement est ainsi dérangé, leur font éprouver; 3° *Par absorption*, ou de dedans en dehors; c'est-à-dire que, soit par leurs porosités latérales, soit par leurs racines, ils prennent, dans la partie malade, une assez grande quantité de principes irritants, pour s'enflammer à la manière des veines, ou comme ils le font quand le mal prend sa source dans une lésion de la peau. Dans ce dernier cas, la phlegmasie des vaisseaux lymphatiques peut naître aussi de trois façons : 1° *de proche en proche*, ou comme dans les organes membraneux, c'est-à-dire que, partant de la blessure, l'inflammation envahit les vaisseaux lymphatiques, et semble se porter avec rapidité vers leur origine ou leur terminaison, sans que pour cela ils aient nécessairement dû se charger au préalable de produits morbifiques; 2° *par irritation interne* ou par *infection*; c'est-à-dire que celles de leurs bouches ou de leurs racines qui plongent dans le foyer pathologique venant à se charger de molécules hétérogènes, ils peuvent supporter mal le contact de pareilles matières, et s'enflammer secondairement de l'intérieur à l'extérieur sur un point ou un autre de leur trajet. C'est là le mécanisme de l'angio-leucite dans le plus grand nombre de cas. 3° Enfin, elle peut marcher de l'extérieur à l'intérieur ou par contiguïté de tissus, comme dans les circonstances où la peau est parfaitement saine.

Vous voyez, messieurs, combien les causes de la phlegmasie des vaisseaux lymphatiques sont nombreuses et variées. En prenant la première espèce que je vous ai signalée, ou celle qui naît sans solution de continuité extérieure, on voit que l'inflammation en général, soit aiguë, soit chromique, soit diffuse, soit circonscrite, en est une occasion incessante, tant qu'elle existe dans les parenchymes, dans les glandes, sous la peau, entre les muscles, autour des os, dans les articulations, et dans toutes les formes que peut revêtir le tissu cellulaire. Il en est de même du pus, soit qu'il reste à l'état d'infiltration, soit qu'il se présente sous forme de collection, d'abcès phlegmoneux, d'abcès froid, d'abcès par congestion. Ce que je dis du pus, sous ce rapport, s'applique également au sang et à tous les autres fluides épanchés, pour peu qu'ils aient subi d'altération dans le foyer ou dans les foyers qui les recèlent. Les tubercules, les cancers de toute sortes, la plupart des dégénérescences et des productions morbides enfin, sont encore dans le même cas.

La deuxième espèce trouve sa source dans toutes les solutions de continuité qui, de près ou de loin, communiquent avec l'atmosphère. Ainsi, il n'est peut-être pas une maladie de la peau qui ne l'ait quelquefois produite. Les affections psoriques, lichénoïdes, eczématiques, varioliques, etc., etc., les ulcères, les engelures, les écorchures de toutes sortes, les plaies de toutes les formes, les tumeurs, les plaques ou les tubercules syphilitiques, les masses squirrheuses encéphaloïdes, mélaniques et autres, en sont fréquemment le point de départ. Les fistules, les abcès ouverts, les fractures, les luxations avec déchirure des téguments et suppuration, les plaies diverses qui résultent des amputations ou de quelque autre opération que ce soit, n'y exposent guère moins. Si de la peau et des tissus sous-jacents on passe aux membranes muqueuses, on ne tarde pas à faire les mêmes remarques; c'est-à-dire que les inflammations, les éruptions, les ulcérations, les lésions, quelles qu'elles soient, de ces tuniques ou de leur doublure, qui impriment une altération morbide aux fluides, dont elles s'imbibent, ou avec lesquels elles sont en contact, déterminent très souvent aussi l'angio-leucite.

Ce qui doit surtout étonner, après cette énumération de causes si nombreuses, c'est la rareté proportionnelle de l'inflammation des vaisseaux lymphatiques; mais on cessera d'être étonné si on réfléchit que ces causes si variées ne sont le plus souvent que des causes prédisposantes, et que des conditions d'un autre genre sont encore nécessaires dans presque tous les cas, pour les porter au degré de causes occasionnelles. Toutes semblent avoir plus d'énergie, jusqu'à la puberté, et dans la vieillesse que chez l'adulte et dans l'âge mûr, quand le tissu cellulaire et les fluides blancs prédominent, que chez les sujets à fibres sèches et nerveux ou fortement musclés, lorsque la constitution est usée par les excès, un mauvais régime ou de longues maladies, que si la santé est bonne d'ailleurs, et l'individu robuste. Il faut ensuite que les matières altérées pénètrent en assez grande quantité ou soient douées de certaines qualités pour produire de l'effet; aussi s'en fait-il dans quelques cas une absorption considérable, sans inconvénients manifestes; tandis que dans plusieurs autres, quelques molécules suffisent pour déterminer l'inflammation la plus vive et la plus étendue. C'est même à l'aide de cette particularité qu'on explique pourquoi l'angio-leucite est si peu commune, comparée à la fréquence de sa cause, dans les phlegmasies ou autres affections soustraites à l'action de l'air; tandis que la plus petite écorchure, la plus légère piqûre, la plus simple ulcération des téguments, la font si aisément naître. J'ajouterai encore qu'une foule d'actions moléculaires, qui amènent spontanément l'angio-leucite, sont probablement encore soumises à beaucoup d'autres influences, et que dans l'état actuel de la science, nous ne pouvons connaître encore tous les éléments du problème relatif à cette inflammation.

Symptômes de l'angio-leucite. — Les symptômes de cette maladie sont de deux ordres, locaux et généraux.

Les symptômes locaux de l'angio-leucite sont différents, suivant que la phlegmasie porte sur le plan superficiel ou sur le plan profond des vaisseaux lymphatiques. Je dois donc les examiner successivement sous ces deux points de vue. Quand le mal débute par les vaisseaux lymphatiques sous-cutanés, en cherchant bien, on en trouve à peu près constamment la cause dans une solution de continuité, une inflammation ou une suppuration d'un point de la peau ; il s'est fait un changement dans l'état de cette lésion. L'inflammation s'y est accrue, ou la suppuration qui existait s'est brusquement tarie, dénaturée, ou s'est augmentée subitement. Un érythème vient de se montrer autour des plaies, des ulcères qu'on traitait par des bandelettes emplastiques, par des cataplasmes mal préparés, mal conservés, ou bien ces solutions de continuité étaient restées couvertes de croûtes. Des stries, des rubans, des plaques, qui varient pour la couleur du rouge clair ou rosé au rouge vineux ou violacé, ne tardent pas à se montrer sur quelque autre point de la région malade. Ces rubans sont tortueux, irréguliers, entrecroisés de manière à circonscrire des îles de peau saine, et suivent le trajet des vaisseaux lymphatiques. Ce n'est pas toujours sur les points les plus rapprochés de la blessure qu'on les observe d'abord : les premiers qu'on aperçoit se montrent même souvent à une grande distance au-dessus. Des plaques érysipélateuses de même couleur viennent bientôt s'y entremêler, au moins dans une certaine étendue de la région affectée. Comme disséminées çà et là dans le principe, ces plaques finissent par se grouper, se confondre, et par constituer un véritable érysipèle. Le pourtour ou les environs de la partie lésée en sont en général affectés les premiers ; de là elles gagnent de proche en proche à la manière des inflammations ordinaires ; mais il est rare qu'il ne s'en manifeste point d'autres sur des régions plus ou moins éloignées, à tel point que le malade semble être pris simultanément de plusieurs érysipèles réunis par de simples stries rougeâtres. Une douleur âcre et comme brûlante se fait sentir partout ou la rougeur existe; assez souvent les malades s'en plaignent avant l'apparition des rubans inflammatoires; le moindre attouchement l'exaspère comme dans l'érysipèle : elle n'est ni pulsative, ni lancinante, ni pongitive; elle ressemble plutôt à celle que produit l'insolation. Le gonflement est d'abord peu considérable; entre les rubans et les simples stries, on n'en remarque presque aucun; souvent il en existe à peine sur le trajet de ces bandelettes elles-mêmes qui restent parfois fort souples, et qui sont loin d'offrir toujours à la pression l'aspect de cordons indurés que l'œil semblerait indiquer. Les plaques peuvent rester aussi quelque temps sans être compliquées de gonflement sous-cutané; le plus ordinairement c'est le contraire, et la tuméfaction de la couche sous-cutanée suit de très près le développement des traînées ou des taches phlegmasiques; la diffusion de ce gonflement est rarement complète; il s'étend irrégulièrement en profondeur autant qu'en surface, et se développe peut-être plus par noyaux que par plaques; la raréfaction qui le produit semble d'ailleurs porter sur la peau, le tissu cellulaire sous-cutané et les couches voisines tout ensemble, au lieu de ne comprendre qu'un de ces plans; partout enfin il semble s'attacher aux canaux, aux plexus, aux ganglions lymphatiques, bien plus qu'à la disposition anatomique du tissu cellulaire proprement dite.

Quand c'est le plan des vaisseaux lymphatiques profonds qui est atteint le premier, ainsi que cela se voit quelquefois dans le cas d'ulcères ou de plaies qui pénètrent au-delà des aponévroses, puis dans le cas de contusions, de phlegmasies, de suppurations centrales, les accidents se montrent sous un jour un peu différent. La douleur est d'abord

le symptôme qui fixe l'attention ; cette douleur est profonde
alors, pongitive ou lancinante, et se fait sentir sur un point
où elle se fixe et peut rester long-temps. Si le mal prend
de l'extension, elle se montre bientôt dans d'autres régions,
soit simultanément, soit successivement. On ne peut pas
dire qu'elle manque absolument dans l'intervalle des foyers
qui en sont le siége principal ; mais elle y est du moins assez
faible pour ne pas occuper beaucoup le malade. Cette douleur n'est ni rayonnante, ni linéaire, ni diffuse ; elle ne
revient pas par accès ; elle est fixe et disséminée comme par
foyers et d'une intensité inégale dans les différents points.
Après la douleur, on observe le gonflement qui naît presque en même temps qu'elle et dans les mêmes lieux. C'est
du centre à la circonférence qu'il marche et se développe ;
on l'observe sous forme de masses plus ou moins étendues,
de noyaux épais autant que larges, et non avec l'aspect de
plaques, comme dans le cas de lésion du plan superficiel.
On reconnaît assez facilement qu'il a son point de départ
sous les aponévroses, et que les tissus sont d'autant moins
denses, qu'on se reporte davantage vers la peau, qui conserve long-temps de la souplesse et une certaine mobilité.
Si l'angio-léucite se généralise, ses premiers caractères n'en
persistent pas moins jusqu'à la fin ; c'est-à-dire que, malgré la tuméfaction générale, on peut encore retrouver çà
et là des régions plus gonflées et sensiblement plus denses
que les autres. La rougeur ne se montre qu'après la douleur
et le gonflement ; elle est moins superficielle que dans l'inflammation du premier plan, et ne se laisse pour ainsi dire
apercevoir que par transparence, sous la forme de plaques
irrégulières et non de rubans et de stries. On dirait qu'elle
est plus intense et plus étendue à mesure que l'art la cherche plus profondément. La peau d'ailleurs tendue et comme
amincie ou raréfiée est luisante et plutôt blanche ou d'un
rose pâle, comme infiltrée de petit lait trouble, que véritablement rouge, dans l'intervalle des foyers inflamma-

toires. Ce sont les ganglions lymphatiques profonds qui se tuméfient et deviennent douloureux. L'infiltration est plus rapide, et acquiert plus facilement une grande extension ; aussi l'ensemble des accidents de l'angio-leucite profonde fait-il naître, dans beaucoup de cas, l'idée d'un œdème inflammatoire bien plutôt que celle d'une phlegmasie disséminée ou d'un érysipèle phlegmoneux.

Ne croyez pas cependant, messieurs, que les plans superficiels et lymphatiques profonds puissent être long temps affectés l'un sans l'autre. Ordinairement au contraire, l'inflammation du plan superficiel ne tarde pas à s'étendre au plan profond, et réciproquement il en résulte que, dans la première variété, l'engorgement, l'infiltration et la douleur, finissent souvent par comprendre toute l'épaisseur de la partie ; de même que, dans la deuxième, on voit plus tôt ou plus tard se manifester à la peau des stries rouges et de véritables plaques érysipélateuses; cela fait aussi que les ganglions superficiels et profonds se prennent presque toujours dans les deux cas.

On explique du reste facilement cette marche de l'inflammation des vaisseaux lymphatiques. Les ganglions s'engorgent, parce que des matières altérées leur sont apportées à la place des fluides qui les traversent ordinairement. Les rubans et les stries rouges sont dus à ce que la phlegmasie s'est transmise à l'enveloppe cellulaire de chaque vaisseau malade. C'est à l'endroit où ces vaisseaux s'abouchent ou semblent s'entrelacer que se voient des plaques, des noyaux plus durs et plus rouges, parce que là plusieurs rayons inflammatoires ont pu se confondre de bonne heure et prendre de l'extension l'un par l'autre au moyen du tissu cellulaire interposé. Le gonflement et la tuméfaction sont dus ici comme dans toute autre inflammation à l'afflux et à la stagnation de différents liquides; mais ils sont et plus considérables et plus souvent accompagnés d'infiltration, parce que les vaisseaux lymphatiques ne peuvent pas être long-temps enflammés sans perdre de leur calibre, sans troubler le cours de la lymphe, sans forcer une partie des fluides blancs à s'épancher dans le tissu voisin, à stagner hors de leurs voies naturelles: enfin, la maladie passe d'une place à l'autre, parce qu'il existe de nombreuses communications entre eux, et parce qu'en troublant les fonctions de l'une la maladie doit presque nécessairement réagir sur l'autre. On doit ajouter encore que si des érysipèles, des phlegmons de toutes les nuances, succèdent souvent à l'angio-leucite, c'est qu'en retenant les liquides dans les couches environnantes, cette maladie devient une cause puissante d'inflammation sur les confins du lieu qu'elle occupe elle-même; c'est que les fluides qu'elle empêche de rentrer dans la circulation générale ne tardent pas à faire l'office de corps étrangers entre les petits canaux primitivement affectés.

Tels sont les symptômes locaux que présente l'angio-leucite. Passons maintenant aux symptômes généraux.

Les symptômes généraux de l'angio-leucite ne sont pas modifiés autant que les symptômes locaux, par la profondeur du plan qu'elle a d'abord envahi; de simples horripilations en annoncent quelquefois le début; plus souvent elle est précédée de frissons irréguliers, d'un véritable tremblement, comme s'il s'agissait d'une fièvre intermittente, ou de l'inflammation d'une grande membrane séreuse. Ces frissons, ce tremblement alternent fréquemment avec une grande chaleur et beaucoup de sécheresse à la peau, dont la teinte rosée augmente plutôt qu'elle ne diminue, au moins dans les premiers jours. Le pouls, toujours fréquent, est tantôt fort et large, comme dans la fièvre dite inflammatoire, tantôt petit et inégal, comme dans les fièvres par infection. Une soif vive tourmente la plupart des malades, qui éprouvent en même temps de l'anxiété précordiale, et sont pris de nausées et de vomissements réels. Quoique le délire ne se montre que rare-

ment d'abord, il y a cependant presque toujours de l'insomnie, de l'agitation et une altération manifeste dans les
fonctions du système nerveux. Les sécrétions ne sont pas
toujours troublées; une partie, et même l'ensemble de
ces divers accidents peuvent exister deux ou trois jours
avant l'apparition des phénomènes locaux. L'état fébrile
se comporte alors à peu près comme dans les phlegmasies
exanthématiques, avec cette différence seulement qu'il ne
cesse pas, qu'il semble plutôt s'aggraver après le développement de l'angio-leucite. La langue, qui se charge
bientôt d'un enduit jaune ou grisâtre, reste lisse et rougit
à peine vers la pointe ou sur les bords; elle ne se dessèche
qu'assez tard, à moins que le mal n'acquiert une grande
intensité. Dans ce cas, c'est généralement la pointe, puis
la région médiane qui commencent par s'encroûter. Il est
des cas néanmoins où elle prend l'aspect d'une râpe sur
toute sa face dorsale en même temps. En se séchant, elle
ne perd pas toujours sa couleur grise ou roussâtre; c'est
son propre tissu qui semble se durcir autant que la couche
limoneuse dont elle pourrait être chargée. Plus tard, elle
devient tout-à-fait croûteuse et fendillée, comme dans
la dothinentérie. Dès ce moment, les gencives et le
reste de la bouche se couvrent aussi de fuliginosités.
Au total, l'angio-leucite donne cependant lieu à une réaction générale, qui en imposerait plus facilement pour
une fièvre ataxique, que pour une fièvre purement adynamique.

Les symptômes que je viens de décrire peuvent s'expliquer facilement en les partageant en deux groupes :
1° celui qui produit l'inflammation; 2° celui qui détermine
l'infection du sang. Le développement, la force, la fréquence du pouls, la chaleur, la coloration de la peau, la
soif, appartiennent au premier groupe. Les frissons, l'agitation, les nausées, l'état de la bouche, se rapportent au
second. Quand l'inflammation est violente et très étendue,

la réaction générale est d'abord très forte : les ganglions et l'oblitération des vaisseaux altérés gênent, il est vrai , l'entrée du pus , ou du principe irritant dans le sang, mais ils ne l'empêchent pas absolument. Tant que la circulation lymphatique continue à se faire , il est presque impossible qu'une partie des fluides dénaturés par l'angio-leucite , ne finisse pas par entrer dans les veines, et je m'étonne qu'on ait eu la pensée de le contester. On ne peut nier pourtant que cette infection ne se fasse avec une grande lenteur, et en quelque sorte molécules par molécules. Aussi les accidents qui s'y rapportent paraissent-ils comme perdus dans le principe , au milieu des symptômes de réaction phlegmasique ; tandis que, plus tard, ils finissent quelquefois par prédominer.

L'angio-leucite peut se terminer par résolution ; cette terminaison est assez fréquente ; la suppuration en est aussi une suite très ordinaire , souvent aussi elle se termine par la mort. La dégénérescence éléphantiasique est souvent un de ses modes de terminaison. La résolution a lieu ordinairement quand la phlegmasie ne comprend qu'un petit nombre de vaisseaux, et quand elle n'a pas dépassé le plan superficiel. Il en est de même quand le foyer qui produit la maladie est de nature à s'éteindre promptement de lui-même, ou bien à se laisser facilement modifier, améliorer par l'art. Dans les autres circonstances, la suppuration est presque inévitable ; il faut s'attendre à la voir survenir toutes les fois que de nombreuses plaques rouges, tendant à se confondre, couvrent la partie, et qu'il y a au-dessous des noyaux douloureux d'une certaine épaisseur. Elle est d'ailleurs longue à se former. On l'observe sous deux aspects différents : à l'état d'infiltration et sous forme de collections plus ou moins vastes. Le pus reste infiltré sous les stries rouges , entre les couches musculaires et le sang des vaisseaux. Les abcès se montrent particulièrement sous les plaques , et de manière que les prin-

cipaux noyaux enflammés deviennent le centre d'autant
de dépôts purulents. Quelquefois aussi, l'abcès est large et
presque diffus, comme dans l'érysipèle phlegmoneux. Qu'ils
soient profonds ou superficiels , la fluctuation ne s'y laisse
apercevoir que très tard. Quand on les ouvre , ils donnent
une plus grande quantité de pus qu'on ne l'eût supposé
d'après leur volume apparent. Rarement il s'en développe
un seul ; le premier en annonce à peu près constamment plusieurs autres, qui paraîtront successivement à
quelques jours d'intervalle et sur des points différents. J'en
ai vu survenir ainsi jusqu'à quinze chez la même personne
ils restent ordinairement entourés d'un empâtement, de
bords durs qui ne persistent pas aussi long-temps dans les
dépôts phlegmoneux simples; leur intérieur ne présente
ni brides ni cloisons ; ils se détergent et se cicatrisent
parfois assez vite, quoique le pus en soit souvent très
fluide et mal lié. La terminaison par induration, sans suppuration, est assez rare; elle appartient presque exclusivement à l'angio-leucite chronique. M. Alard a déjà donné
une description assez exacte de cette angio-leucite terminée par induration. Quelques autres médecins, qui s'occupent spécialement des maladies de la peau, en ont aussi
publié quelques observations. Elle n'a lieu par suite de
l'inflammation aiguë, qu'accidentellement; que si un vice
de constitution ou un traitement incomplet est venu en
entraver la marche; la lymphe retenue, infiltrée dans les
mailles celluleuses, est alors assez peu dénaturée, assez
concrescible pour tendre sans cesse à se combiner avec les
tissus qu'elle gonfle, qu'elle *hypertrophie*, qu'elle transforme
en couches ou en masses lardacées.

L'angio-leucite peut se terminer par la mort au moment
où la réaction inflammatoire est la plus vive, et vers la fin
quand la suppuration se prolonge. On a lieu de la redouter dans le premier cas , lorsqu'un délire intense , avec
sécheresse de la bouche , nausées , coïncidant avec un

phlegmasie très étendue, se maintient après les huit ou dix premiers jours de la maladie. Elle est encore à craindre dans les cas où l'inflammation est à la fois large, profonde et vive, surtout si le sujet est très âgé ou mal constitué, et si la suppuration semble devoir être d'abord vaste ou très abondante. Plus tard, elle dépend de la répétition sans fin des collections purulentes, de l'épuisement causé par l'abondance de la sécrétion du pus, de la formation de nouveaux foyers dans les viscères, ou d'épanchement dans les cavités séreuses, et de l'altération du sang par son mélange avec le pus ou les matières absorbées. C'est alors que des frissons, avec décomposition des traits, des apparences de fièvre intermittente, de la diarrhée, des sueurs irrégulières, le ballonnement du ventre et quelques douleurs, quelques embarras du côté de la poitrine ou de la tête en sont les préludes ordinaires.

En résumé, la marche et la durée de l'angio-leucite sont très variables; tantôt elle naît et se développe avec assez de rapidité, pour que dès le huitième jour, la suppuration ne soit plus douteuse; tantôt au contraire, elle parcourt ses périodes avec tant de lenteur, qu'on ne sait point encore au vingtième jour quel en sera le genre de terminaison. Chez certains sujets, les phases en sont parfaitement régulières du commencement à la fin; tandis que chez d'autres, tous ses groupes de symptômes sont comme saccadés ou distribués, comme s'ils appartenaient à plusieurs inflammations distinctes et successives. Quand la résolution doit avoir lieu, c'est du quatrième au dixième jour qu'elle s'effectue. La suppuration peut exister dès le huitième jour, mais souvent aussi elle n'est évidente que le quinzième ou le vingtième. C'est également du huitième au vingtième que la mort arrive quelquefois. Hors de ce stade, elle n'est plus guère à redouter qu'après le trentième ou le quarantième jour, époque à laquelle l'induration est possible à son tour, où que les foyers in-

ternes, où l'infection du sang, où la diarrhée, sont surtout
à craindre.

Les altérations que laisse à sa suite l'inflammation des
vaisseaux lymphatiques sont de trois ordres : les unes portent sur les vaisseaux eux-mêmes ; les secondes appartiennent aux tissus interposés ; les troisièmes doivent être
cherchées dans les viscères, dans le sang, et dans les régions
éloignées.

Comme ils sont très petits , les vaisseaux lymphatiques,
même après avoir été vivement enflammés, ne sont pas
toujours faciles à examiner sur le cadavre. Ceux qu'on parvient à isoler offrent une surface interne , légèrement to-
menteuse, et d'un blanc laiteux plutôt que rosé. A l'extérieur ils sont entourés d'un tissu cellulaire facile à écraser,
et plus ou moins infiltrés de lymphe trouble et demi-con-
crète. Leurs parois sont manifestement épaissies. Je me
suis assuré que, même alors, leur perméabilité peut s'être
maintenue. C'est à. l'endroit de leur entrecroisement et
vis-à-vis de leurs valvules, qu'ils sont le plus malades. C'est
là que leur enveloppe celluleuse est souvent infiltrée de véritable pus, qu'ils sont fréquemment fermés, que des noyaux
lardacés se remarquent comme au centre d'un phlegmon
avorté , et qu'il faut chercher le point de départ d'une partie des abcès observés pendant la vie. La peau , qui se
couvre souvent de larges phlyctènes, présente quelquefois
çà et là des escarres, des plaques mortifiées. Ces plaques
ont ceci de particulier, qu'elles sont grises, d'un blanc jaunâtre , ramollies, comme boursouflées, et dans un état de
fonte purulente , plutôt que de gangrène ; leur aspect a
quelque analogie avec le bourbillon du furoncle ou de
l'anthrax. Au-dessous des téguments, on trouve la couche
celluleuse, tout-à-fait saine dans certaines régions, plus ou
moins endurcie et comme lardacée dans d'autres, infiltrée
de pus ou de sérosité trouble sur quelques points, fondue,
comme détruite par ulcération là où s'étaient établies des

collections purulentes, et généralement épaissie partout ailleurs. Les aponévroses, les muscles, les cordons nerveux, ne sont que peu altérés. C'est le tissu cellulaire interstitiel qui est le siége de presque tous les désordres. Entre les muscles, autour des vaisseaux, partout enfin, il est infiltré, endurci, épaissi ou détruit, d'espace en espace, comme sous la peau. A moins d'exceptions rares, on ne remarque aucun tissu mortifié au-dessous des aponévroses. Les artères et les veines sont parfois comme endurcies ou augmentées de volume ; mais en les disséquant, on voit que ces apparences sont dues à l'épaississement, à l'infiltration de leur couche cellulo-graisseuse extérieure, et à ce que, dans leur voisinage, rampent les vaisseaux lymphatiques les plus volumineux. Si la maladie a duré long-temps, le sang est habituellement très fluide, chargé de sérum, de couleur un peu rousse, plutôt que franchement noire. Les caillots qu'on remarque dans le système veineux, sont diffluents et souvent mêlés de grains jaunâtres. Quand il existe des concrétions polypiformes dans le système artériel, elles sont aussi plus friables que chez les sujets morts de lésions purement inflammatoires. Leur homogénéité est également moindre, et on y observe fréquemment un mélange de grumeaux jaunes, noirs, bleus et roux. Je n'y ai cependant jamais rencontré de pus reconnaissable, pas plus dans les ventricules que dans les oreillettes, dans les oreillettes que dans les gros troncs vasculaires. Les organes parenchymateux ne sont que très rarement le siége d'abcès métastatiques. Ceux que j'ai pu découvrir dans le foie et le poumon étaient plus remarquables par le nombre que par le volume ; des masses concrètes en tiennent souvent lieu, lorsque l'angio-leucite a pris sa source dans une affection cancéreuse ; des épanchements séro-purulents dans les plèvres, dans le péritoine, dans les articulations ; des inflammations viscérales partielles, avec hépatisation et infiltration de pus, se voient

aussi chez beaucoup de sujets. L'encéphale n'est presque
jamais altéré; il n'y a dans l'estomac et les intestins que
de faibles traces de phlegmasies. Les follicules et les plaques agminées de Peyer ne sont ni dévelopées ni ulcérées.
Si on remarque des ulcères, c'est plutôt vers le gros intestin, et surtout dans le rectum, à moins que la maladie n'ait
débuté par-là. En somme, les lésions internes qu'il est
possible de constater sur le cadavre, sont loin d'être toujours en rapport avec les accidents éprouvés pendant la
vie. J'ajouterai que l'état local n'exclut pas absolument la
même remarque. On a pu voir en effet que les traces d'inflammation peuvent être assez légères dans les régions où
l'angio-leucite avait semblé le plus intense, et que l'érysipèle phlegmoneux en laisse de bien plus importantes quand
il vient à causer la mort.

Vous voyez par tous ces détails, messieurs, que l'angio-
leucite est une maladie sérieuse et qui mérite toute l'attention des hommes de l'art. Les dangers qu'elle entraîne
varient suivant une infinité de circonstances ; d'abord selon
l'importance de la partie affectée ; ensuite selon qu'elle est
profonde ou superficielle ; puis selon la nature du principe
morbifique qui l'a causée ; enfin, selon les dispositions
spéciales de chaque individu. On conçoit en effet que, toutes choses égales d'ailleurs, elle doit être plus grave dans
les cavités splanchniques qu'à l'extérieur ; que celle qui a
son siége exclusif dans la peau sera moins dangereuse que
celle qui envahit toute l'épaisseur d'un membre ; la présence d'une plaie, d'une solution de continuité quelconque, la rend aussi plus redoutable. Celle qui dépend de
l'absorption d'un principe septique, comme on l'observe
souvent à la suite des piqûres anatomiques, est une des plus
fâcheuses. Elle est ensuite d'autant plus grave, que le foyer
qui lui sert de racine est lui-même plus dangereux. Quand
elle vient du fond d'une fracture, d'une articulation ouverte, d'une caverne purulente située au milieu de ten-

dons, etc., etc.; elle compromet plus ou moins la vie du sujet; tandis que celle qui vient d'une solution de continuité des téguments ou de la couche sous-cutanée, est généralement plus disposée à se terminer heureusement. Dans l'enfance, elle expose davantage aux indurations et moins à la mort. Chez les adultes bien constitués, c'est la suppuration qui est le plus à craindre. Les accidents ataxiques ou adynamiques, et la gangrène, plus fréquente chez les individus maladifs et dans la vieillesse, la rendent alors infiniment plus grave. Ajoutons que les dangers dépendent en outre des complications qui peuvent se joindre à la maladie première, et que par suite de toutes ces particularités, rien ne doit être si difficile à généraliser que le pronostic de l'angio-leucite.

Traitement. — Toutes les médications qui ont été proposées contre la phlébite, l'érysipèle, le phlegmon, ont été employées contre l'inflammation des vaisseaux lymphatiques. Il est vrai qu'on avait jusqu'à présent confondu presque toujours l'angio-leucite avec l'une ou l'autre de ces inflammations; et d'ailleurs une inflammation, comme il était constaté que c'en était une, semblait devoir naturellement trouver son remède dans la médication dite antiphlogistique. On a donc fait usage des émissions sanguines, des émollients, des vésicatoires volants, des incisions multipliées, des frictions mercurielles ou iodurées, de la compression, des purgatifs. Mais l'expérience a démontré l'inefficacité ou l'insuffisance de ces ressources, ou bien qu'elles pouvaient toutes être utiles; en un mot, que pour s'entendre sur la valeur de chacune d'elles, il fallait isoler l'angio-leucite des autres maladies avec lesquelles elle avait été confondue.

La saignée générale qui convient au début, quand le sujet est jeune ou fort, et qu'il y a de la fièvre, ne sert à rien s'il n'y a que peu de réaction, et nuit au contraire, à partir de la période de suppuration, de même qu'à toutes les époques, chez la plupart des vieillards et des individus dont la constitution est délabrée. Les sangsues, appliquées une ou plusieurs fois, en grand nombre, sur les foyers inflammatoires principaux, sont utiles ou nuisibles dans les mêmes circonstances, quoique généralement elles soient efficaces.

Les cataplasmes émollients, sur la solution de continuité et des compresses trempées dans un liquide émollient, et appliquées sur les stries ou les plaques érysipélateuses, seuls topiques convenables, tant qu'on s'en tient au régime affaiblissant, n'ont par eux-mêmes que peu d'efficacité.

J'ai souvent employé les vésicatoires volants, et j'ai acquis la conviction qu'ils étaient incapables d'éteindre ou de faire rétrograder l'inflammation. Leur action se borne à hâter, à décider une suppuration ou une résolution jusque là incertaine, quand on les applique sur le point culminant des masses indurées.

Les incisions multiples dans l'épaisseur de la peau, avant que la suppuration soit établie, sont tout-à-fait inutiles. Mais quand la présence du pus n'est plus douteuse, il faut au contraire ne pas les ménager. Leur but alors est de livrer issue aux matières secrétées, et non plus, comme dans l'érysipèle phegmoneux, de prévenir la suppuration. Les pommades iodurées ne sont avantageuses que vers la fin et quand l'induration est à craindre.

Quand les douleurs sont très vives, on fait avec avantage des lotions chargées de laudanum, ou de quelque autre principe marcotique. Mais ces moyens sont purement palliatifs ; l'eau froide ne m'a pas paru avoir d'efficacité contre l'angio-leucite ; je ne l'ai employée, du reste, que chez deux malades. La région malade fut couverte de compresses eu plusieurs doubles, soutenue par une bande pendant deux jours ; le tout fut continuellement imbibé d'eau, à la température ordinaire ; mais les douleurs et le gonflement augmentèrent tellement, qu'il fallut y renoncer. Le raisonnement indique d'ailleurs qu'une phlegmasie, qui se compose de tant de foyers distincts, de plaques, de filaments et de noyaux, situés à des profondeurs si diverses, ne doit céder que rarement à de simples topiques réfrigérants.

Quand l'angio-leucite est superficielle ou beaucoup plus étendue en surface qu'en profondeur, une compression bien faite peut l'éteindre ou la résoudre en quelques jours, quand il est possible de commencer cette compression au-dessous et de la prolonger au-delà des points affectés, et tant qu'il n'y a point encore de suppuration. Dans les autres cas, elle reste ordinairement impuissante et pourrait même aggraver le mal. Son efficacité ne peut plus être révoquée en doute, au contraire, lorsque les foyers purulents ont été ouverts, et que le gonflement ou l'empâtement phlegmasique commence à revêtir quelques uns des caractères de l'œdème. Cherchant à concilier les résultats si contradictoires que divers observateurs disent avoir obtenus des onctions mercurielles employées dans le traitement de l'érysipèle, je crus bientôt en avoir trouvé le moyen, en admettant que, réellement avantageuse quand il s'agit d'une inflammation des vaisseaux lymphatiques, cette médication pourrait bien être complétement inutile dans les phlegmasies de la peau ou du tissu cellulaire proprement dite. Sous ce rapport mes présomptions n'ont encore été qu'imparfaitement justifiées par les faits. La tuméfaction des ganglions, les stries, les rubans rosés de la peau et la douleur de toute la partie ont constamment diminué dès le premier jour sous l'influence de l'onguent mercuriel. Il en a été de même de la tuméfaction générale et des autres phénomènes inflammatoires chez trois sujets où la résolution a véritablement semblé dépendre de ce médicament; mais dans douze autres cas la suppuration a fini par s'établir, comme on le voit à la suite des autres traitements vantés dans la pratique. Peut-être pourrais-je conclure

de mes essais cependant que la pommade mercurielle agit
comme résolutif puissant sur les vaisseaux et les ganglions
lymphatiques enflammés, tandis qu'elle n'est que d'un
assez faible secours contre les phlegmasies concomitantes
des tissus interposés. Néanmoins je dois avouer que là-
dessus l'expérience a besoin encore d'être consultée.

En définitive, messieurs, voici la thérapeutique qui m'a
paru le mieux réussir jusqu'à présent dans l'angio-leucite.
S'il existe une plaie ancienne ou récente, on la couvre d'un
épais cataplasme. La réaction artérielle est-elle manifeste,
on pratique une large saignée, puis on prescrit un bain
tiède d'une heure. Des sangsues seront appliquées au
nombre de vingt ou trente autour de la blessure s'il s'y est
développé de la rougeur, du gonflement ou de la douleur.
La compression par le bandage roulé vint ensuite, et pour
en aider l'action, on imbibe l'appareil plusieurs fois le jour
d'une liqueur résolutive. L'eau froide conviendrait peut-
être sous cette forme. Si la compression ne réussit pas,
les onctions mercurielles sont indiquées. J'en fais faire trois
de deux gros chaque dans les vingt-quatre heures sur toute
l'étendue, et même un peu au-delà des régions douloureuses. Lorsque la peau en est trop chargée, on l'en débarrasse à l'aide d'un peu d'huile, et l'on donne un nouveau bain. Aussitôt que de la fluctuation, quelque obscure
qu'elle soit, se manifeste, le bistouri devient nécessaire, car
tous les abcès de ce genre doivent être ouverts largement et
de bonne heure ; on peut ensuite en revenir aux cataplasmes
sur les noyaux abcédés, et à la compression si la forme de la
partie le permet. Quand la résolution ne s'opère pas, et que
la suppuration tarde trop à se montrer, il est permis de recourir aux vésicatoires. On les place successivement ou
même simultanément sur les points qui ont été le plus enflammées et qui sont encore le plus engorgés ; plus ils sont
larges, mieux ils valent ; ils forment un des meilleurs maturatifs et des meilleurs résolutifs à la fois que je connaisse ;

j'en ai retiré d'excellents effets en pareil cas ; des masses, des indurations qui semblaient interminables, ont fini
par se dissiper ou par se liquéfier en peu de temps
sous leur influence. Un purgatif tous les trois ou quatre
jours, pendant une semaine ou deux, peut être fort utile
pendant cette période ; il faudrait s'en dispenser cependant
s'il y avait de la diarrhée ou quelque autre signe d'irritation
dans les entrailles. Plus tard encore, c'est-à-dire au moment
où les plaies cessent de suppurer, il est parfois indispensable de songer aux frictions avec les pommades iodurées,
à cause de l'empâtement et de l'induration, qui tendent souvent à persister sur plusieurs points. L'onguent mercuriel
à petites doses devrait être préféré si le point à résoudre
offrait une grande étendue. La compression vaudrait encore
mieux si elle pouvait être appliquée ; des bains seraient
associés à tous ces moyens.

Depuis le commencement de la maladie jusqu'à la fin,
on a soin de mettre les boissons et le régime en rapport
avec l'état des voies digestives et le degré de réaction générale. Les plaies, les ulcères, les escarres, suite de l'angio-
leucite, réclament les mêmes soins que dans toute autre
circonstance.

2° *Phlébite externe* (1).

On pourrait croire, d'après tout ce qui a été écrit sur la
phlébite, que cette maladie est parfaitement connue ; il y a
néanmoins beaucoup à dire encore à son sujet. Il existe des
différences énormes entre les signes et les dangers de la
phlébite quand cette inflammation attaque la membrane
externe, la membrane moyenne ou la membrane interne
des veines. La phlébite interne, en effet, est une des maladies les plus dangereuses qui puissent atteindre l'homme ;
aussi est-elle la seule dont on parle ; la phlébite externe

(1) Leçon du 8 avril 1840.

III.   17

et la phlébite moyenne sont cependant également dignes d'attention. Toutefois j'insisterai plus particulièrement ici sur la phlébite externe, la phlébite moyenne se combinant ordinairement avec l'interne ou l'externe de manière à se confondre avec l'une ou l'autre de ces affections.

Je regrette, messieurs, d'être obligé de me servir de ces expressions *phlébite externe* et *phlébite interne*, car sous ces noms on désigne ordinairement l'inflammation des veines des membres ou bien celle des veines contenues dans les cavités splanchniques. Ces expressions amènent un peu de confusion ; mais il suffit de nous entendre bien à cet égard, et de vous bien rappeler que j'entends par ces mots *phlébite externe* l'inflammation de la membrane externe des veines, et par *phlébite interne* l'inflammation de leur membrane interne, que cette inflammation se développe aux membres ou dans les cavités splanchniques.

Causes de la phlébite externe. — Comme toutes les inflammations, la phlébite externe peut être spontanée, mais cela est très rare. Ordinairement elle est le résultat de blessures, d'écorchures, de plaies, de piqûres, de contusions, de saignées, etc., etc.

Symptômes. — Quelle que soit la cause de la phlébite externe, les signes en sont les mêmes. Ils sont d'abord *locaux*, et peuvent rester ainsi pendant toute la durée de la maladie, si elle ne prend pas trop d'extension. Il y a chaleur et douleur dans la partie qui en est le siége ; ces phénomènes s'étendent le long des veines enflammées ; des plaques rouges, disséminées d'une manière irrégulière, inégale, se développent sur les membres qui sont le siége de la phlébite externe ; ces plaques correspondent à des noyaux, à des engorgements, à des bosselures formées par les veines enflammées à leur surface externe. Cet engorgement est plus considérable que ne peut le faire supposer le calibre de la veine enflammée ; mais ce phénomène s'explique aisément par le développement que prend le tissu cellulaire qui entoure immédiatement le vaisseau.

A ces phénomènes locaux se joignent souvent, si la phlébite externe est étendue, de la fièvre, de la chaleur à la peau qui devient halitueuse ; la langue est pâteuse ; il y a inappétence, malaise général, etc., etc.

La phlébite externe suit à peu près la marche du phlegmon, et en réalité il s'agit ici d'un véritable phlegmon à foyers multiples. Pendant sept, huit, dix ou douze jours, les symptômes vont en s'accroissant, puis il se forme des abcès isolés. Si les points intermédiaires aux plaques se prennent à leur tour, la maladie se convertit en érysipèle phlegmoneux. Enfin quelquefois l'inflammation traverse toute l'épaisseur de la veine, arrive à la membrane interne ; alors, se manifestent les symptômes de la phlébite interne, et promptement ceux de la résorption purulente. (*Voyez* *infection purulente.*) Les abcès qui résultent de la phlébite externe terminée par suppuration sont successifs au lieu d'être simultanés. Quand on les ouvre, ils ne fournissent pas autant de pus qu'on pourrait le soupçonner d'après leur volume. Du reste, ils se mondifient et se cicatrisent très rapidement. Quand la maladie se termine par un phlegmon diffus, on observe tous les symptômes propres à cette affection, suppuration abondante, mortification du tissu cellulaire, etc., etc. Quand la phlébite externe marche seule et sans se combiner ou se convertir en phlegmon diffus ou en phlébite interne, c'est en général une maladie peu grave et qui parcourt ses périodes en trois semaines ou un mois à peu près.

Traitement. — Il est celui de toutes les inflammations celluleuses superficielles ou profondes. Ainsi, il consiste principalement dans l'emploi des saignées générales et des applications de sangsues en grand nombre sur les bosselures et les engorgements qui correspondent aux points enflammés des veines. A ces émissions sanguines, générales et locales, on joint la diète, les boissons délayantes, les lavements, les cataplasmes émollients, les bains émollients, etc., enfin toute la série des moyens désignés vulgairement sous le nom d'antiphlogistiques. Lorsqu'il n'est plus possible d'employer ces moyens avec autant de hardiesse, il y en a quelques autres qui sont encore d'une efficacité réelle.

L'*onguent mercuriel* à haute dose en frictions sur les points enflammés est un résolutif puissant et dont on peut faire usage avec un grand avantage. Un autre remède également d'une grande efficacité, c'est la *compression* aidée des résolutifs. Lorsque cette compression est bien faite, et que la suppuration ne s'est point encore emparée des noyaux engorgés, c'est un des meilleurs moyens que l'on puisse mettre en usage contre la phlébite externe.

Le *vésicatoire volant monstre*, que j'ai ainsi nommé à cause de l'étendue considérable que je lui donne, est encore d'une grande ressource quand la maladie est déjà très avancée, et qu'on ne peut avoir recours aux moyens précédents, ou bien quand ces moyens ont échoué. Je l'ai employé nombre de fois avec un grand succès.

Enfin, messieurs, un dernier moyen qui jouit aussi d'une grande vertu, mais qui plaît généralement fort peu aux malades, consiste dans l'emploi des incisions multiples dirigées obliquement et de manière à croiser les veines enflammées. J'ai vu ces incisions superficielles, et pratiquées dans l'épaisseur de la peau par Beauchêne, produire dans deux ou trois cas des effets réellement merveilleux. Je les ai employées moi-même avec un grand succès dans deux cas.

Quand les abcès se sont formés, tous les moyens que je viens de vous indiquer ne peuvent plus être mis en usage ; il faut alors avoir recours seulement aux cataplasmes émollients et aux sangsues, que l'on applique sur les bosselures les plus enflammées ; on peut encore employer les grands vésicatoires ; mais il ne faut plus songer à la compression ni à la scarification ; ces moyens seraient tout-à-fait inutiles.

Quant au traitement des abcès résultant de la phlébite, il nécessite certaines précautions pour leur ouverture. Lorsqu'il s'agit d'abcès franchement phlegmoneux, on peut attendre pour les ouvrir qu'ils soient parvenus à leur maturité, ainsi qu'on le dit vulgairement. C'est là une règle générale de thérapeutique, et dont je conteste néanmoins l'avantage ; car, ainsi que j'ai déjà eu l'occasion de vous le dire plusieurs fois, je crois que plus tôt on ouvre les abcès phlegmoneux, plus tôt on les guérit ; mais quand il s'agit d'abcès provenant de phlébite externe, je crois, au contraire, devoir poser en principe qu'il faut les ouvrir aussitôt qu'on y reconnaît la présence du pus. Ce fluide étant évacué, l'engorgement au milieu duquel il était placé se résorbe sans se fondre en suppuration. Cette ouverture pratiquée sur une ou plusieurs bosselures devient souvent même, ainsi qu'il m'a semblé plusieurs fois, la cause de la résolution d'autres bosselures. D'ailleurs, une autre raison doit engager à ouvrir de bonne heure ces abcès ; c'est la crainte de voir fuser le pus le long des lamelles celluleuses qui entourent les veines, et de produire ainsi une phlegmasie diffuse.

L'ouverture de ces abcès doit être faite avec une certaine prudence, car ils ne sont pas toujours sous-cutanés ; ils sont en effet placés quelquefois sous les aponévroses, et ils ont d'ailleurs des rapports souvent très importants avec de grosses artères et de gros nerfs ; mais comme en général ils proéminent du côté de la peau, et que les vaisseaux et nerfs sont généralement au fond du foyer, il est facile, avec des connaissances anatomiques précises, de l'habitude et de la prudence, d'éviter les organes qu'il est important de ne pas blesser. Du reste, il serait possible de se mettre à l'abri de toute crainte en ouvrant ces foyers couche par couche, comme lorsqu'on procède à l'extirpation des tumeurs. On conçoit l'importance qu'il y a de ne point blesser la veine en ouvrant ces abcès ; car l'introduction du pus dans le vaisseau ainsi ouvert serait possible, et on aurait à redouter les résultats de l'empoisonnement purulent.

Quant au genre d'ouverture des abcès, il est inutile de lui donner de grandes dimensions, à moins que la peau ne soit décollée et amincie; car le noyau de l'engorgement au milieu duquel le pus se trouve déposé se résout ordinairement. Il suffit donc de vider l'abcès.

Les abcès, suite de phlébite externe, étant ouverts se cicatrisent généralement assez vite. Mais il reste une induration qui peut quelquefois devenir le siége de nouveaux abcès. Alors pour prévenir le retour de la maladie et pour compléter la guérison, il faut renouveler les moyens que l'on a employés pour arrêter les progrès de la maladie à son début, c'est-à-dire les sangsues sur les points indurés, les frictions mercurielles, les vésicatoires, la compression, etc., etc.; c'est alors qu'on peut employer avec avantage les purgatifs pour dériver sur les intestins, etc.

Pour combattre avec avantage les roideurs des articulations qui avoisinent les parties qui ont été le siége des phlébites externes, il faut avoir recours aux bains, aux onctions gélatineuses, etc., etc. Un des résultats les plus communs de la phlébite externe après la terminaison de la maladie, c'est une grande tendance à l'œdème qui persiste dans le membre pendant un temps assez long, deux ou trois mois, et même davantage.

La phlébite externe exige un traitement qui varie suivant les régions qui en sont le siége.

Aux jambes, la phlébite externe se présente avec tous les caractères que j'ai déjà décrits. Ici, il n'y a guère que la saphène ou quelques rameaux de ce vaisseau qui puissent en être le siége. La maladie reconnaît alors pour cause tantôt une saignée de pied, tantôt un ulcère, une écorchure ou une plaie quelconque de la partie inférieure du membre. La lésion est superficielle, et n'offre en conséquence que peu de dangers. La *compression* est dans ce cas toute puissante, et l'ouverture des abcès n'offre aucune difficulté. Le traitement est d'ailleurs le même que celui que j'ai indiqué plus haut. J'ajouterai ici, messieurs, qu'aux jambes, la phlébite externe laisse le plus souvent à sa suite une prédisposition à l'œdème de cette partie du membre inférieur.

A la cuisse, la phlébite externe constitue une affection plus grave, et offre quelques particularités qu'il importe de signaler. Les symptômes locaux que je vous ai indiqués se maintiennent ici à la partie interne et un peu antérieure du membre, là où se trouve le tronc veineux principal de ce membre. On sent avec les doigts, et quelquefois même on aperçoit à l'œil sur cette partie de la cuisse, une espèce de cordon plus ou moins volumineux, sur le trajet duquel se développeront, si la maladie n'est pas arrêtée dans sa marche, des tumeurs semblables de tous points à celle dont il a déjà été question. Autour de ce cordon, on observe quelques plaques rosées disséminées; mais la partie externe du membre reste intacte. La couche cellulo-graisseuse étant plus épaisse que dans le cas précédent, et les anastomoses des veines superficielles avec les veines profondes étant plus directes, il en résulte que la maladie doit être, toutes choses égales d'ailleurs, plus grave que lorsqu'elle occupe les jambes.

Le traitement de cette variété de phlébite externe doit être assez énergique; une ou deux émissions sanguines générales, proportionnées à la constitution du sujet et à l'intensité du mal, des sangsues, en assez grand nombre sur le trajet de la veine saphène, des frictions mercurielles et quelques irritants à l'intérieur, constitueront la base du traitement. La compression n'est point indiquée ici. Les abcès doivent être ouverts dès que la fluctuation se montre. C'est à la cuisse surtout qu'il importe de ménager la veine principale dans les ouvertures d'abcès, car on s'exposerait alors à produire une phlébite interne des plus graves.

La phlébite externe du bras existe, tantôt sur les vei[nes] superficielles, tantôt sur les veines profondes intermusc[u]laires ; ces derniers cas sont beaucoup plus rares, et il [est] toujours facile de les distinguer ; le traitement est d'aille[urs] le même qu'à la cuisse. Je dois dire cependant que la co[m]pression est ici indiquée, et qu'elle m'a procuré plusieurs [fois] de très heureux résultats.

La phlébite externe se montre aussi sur les veines [du] bassin et dans les autres cavités splanchniques ; mais [la] maladie rentrant ici dans le domaine de la pathologie [in]terne, je ne dois pas m'en occuper.

3° *Érysipèle phlegmoneux ou phlegmon diffus.*

L'érysipèle phlegmoneux s'entend de l'inflammation [du] tissu cellulaire sous-cutané, et présente cette différe[nce] avec le phlegmon, qu'au lieu d'être par plaques circ[on]scrites ou noyaux, comme dans cette dernière phlegma[sie,] elle est en nappe et sans délimitation bien précise. C[ette] définition n'est peut-être pas encore très exacte. car je [ne] vois pas pourquoi l'inflammation en nappe du tissu ce[llu]laire sous-aponévrotique ne mériterait pas aussi bien [le] nom d'érysipèle phlegmoneux, que celle du tissu cellul[aire] sous-cutané. Quoi qu'il en soit, on réserve ce nom à l['in]flammation de la couche de tissu cellulaire lamelleux [qui] se trouve sous la peau, inflammation à laquelle cette m[em]brane prend part également.

Cette phlegmasie marche avec une extrême rapidité. [En] quatre ou cinq jours, il y a déjà des fluides anorma[ux] exhalés dans le tissu cellulaire sous-cutané. D'abord, [c'est] une espèce de sérum, mais bientôt on aperçoit dans c[e li]quide une certaine quantité de pus ; il est très abonda[nt,] et quand on incise la peau et le tissu cellulaire sous[-cu]tané, il s'écoule comme d'une éponge ; cette exhalatio[n de] sérosité et de pus est bientôt suivie de la mortificatio[n] tissu cellulaire, qui arrive presque aussi vite que l'exhalation du fluide séro-purulent. Cette gangrène a un caractère singulier : le tissu cellulaire s'isole très promptement, il tombe en lambeaux, et est semblable à de l'étoupe, ou à des morceaux de linge qui auraient macéré dans du lait ; ils sont plus ou moins grisâtres, rougeâtres ou jaunâtres. Cette gangrène continue à s'étendre en même temps que l'inflammation ; l'une suit l'autre.

Les premiers symptômes de cet érysipèle n'ont rien de spécial : ce sont ceux de l'inflammation. Il y a ordinairement, mais pas toujours de la réaction. En effet, quand l'érysipèle n'est pas très étendu, il peut ne point y avoir de réaction ; quand elle a lieu, c'est avec les symptômes de la fièvre angéioténique ; il y a de la soif, de la chaleur, de la force et de la fréquence dans le pouls ; la langue est limoneuse, etc., etc. Bientôt les caractères locaux se dessinent, la rougeur paraît ; elle est vive, en nappe, diffuse, et se fond insensiblement avec les parties non enflammées ; elle est continue et non pas par plaques comme dans l'angioleucite. Il est impossible de fixer la limite des parties saines et celle des parties malades, comme dans l'érysipèle simple ou légitime, ainsi que nous le verrons. Cette rougeur disparaît à la pression, ou diminue considérablement, ainsi qu'il arrive d'ailleurs dans toutes les inflammations érysipélateuses ; la peau est tendue, comme plus fine et plus régulière ; quelquefois il y a des phlyctènes, mais c'est quand il y a imminence de gangrène ; la douleur est plus vive au milieu du point enflammé, que dans celui où l'inflammation cesse. Le gonflement général de la partie est toujours considérable, et il en empêche les mouvements. Au-dessous du gonflement, on sent de l'empâtement, de la résistance. La douleur n'augmente pas en raison de la pression qu'on exerce sur les points malades ; elle diminue même à la longue. Cet empâtement augmente aux limites de la rougeur plutôt qu'au milieu, où on éprouve bientôt la sensation de quelque chose de mollasse ; la peau y est plus molle, et une fluctuation vague s'y fait remarquer (1).

Tels sont les symptômes caractéristiques généraux de l'érysipèle phlegmoneux ; mais il présente des variétés. Ainsi l'inflammation peut devenir sous-aponévrotique, inter-musculaire. Cette propagation de l'inflammation de la couche celluleuse sous-cutanée aux couches celluleuses profondes, est très facile à concevoir par le moyen des communications nombreuses qui existent entre elles. On observe alors les symptômes propres à ces maladies, dont nous n'avons point à nous occuper ici. La gangrène de la peau est un phénomène qui se remarque très souvent dans l'érysipèle phlegmoneux ; ce symptôme trouve une explication facile dans la destruction des vaisseaux qui vont du tissu cellulaire sous-cutané se rendre à la peau et l'alimenter ; ces vaisseaux étant compris dans la mortification du tissu cellulaire, la peau ne peut plus alors recevoir de matériaux de nutrition, et meurt nécessairement dans les points

(1) MM. Bérard jeune et Denonvilliers (*Compendium de chirurgie pratique*, 2e livraison, pag. 211) admettent quatre périodes dans la marche du phlegmon diffus.

Première période. — Caractérisée par l'infiltration dans les aréoles du tissu cellulaire d'une sérosité fluide, limpide, ou légèrement colorée en rouge s'écoulant abondamment des incisions. A la fin de cette période, cette sérosité est louche et plus fortement colorée en rouge et est devenue moins fluide.

Deuxième période. — Matière blanche, demi-fluide, adhérente au tissu cellulaire, de telle sorte qu'elle ne s'écoule pas de la surface des incisions.

Troisième période. — Transformation de la matière infiltrée, qui redevient fluide, blanche, rougeâtre, verdâtre ; c'est du pus infiltré dans de grandes cellules lamelleuses qui s'ouvrent les unes dans les autres. La peau est décollée de l'aponévrose, mais lui tient encore par un assez grand nombre de points.

Quatrième période. — Gangrène du tissu cellulaire, qui tombe par lambeaux dans la matière purulente qui l'enveloppe de toutes parts ; ces lambeaux se présentent aux ouvertures de la peau faites par l'art ou par la nature ; Dupuytren comparait ces lambeaux à des paquets de filasse, Dance à des morceaux de peau de chamois mouillée.

où elle en est privée. Vous pouvez, messieurs, vous convaincre de la rapidité avec laquelle marche cet érysipèle en observant deux malades actuellement dans nos salles; l'un d'eux est un jeune homme, et l'autre un vieillard, tous deux atteints d'érysipèle phegmoneux à la verge et au scrotum. Chez le premier, l'invasion de la maladie date de trois jours seulement, et déjà il existe des plaques gangréneuses nombreuses et très étendues à ces parties. Le second, qui est ici depuis un assez long temps, a eu la verge presque entièrement dépouillée; une portion de la peau de cet organe et du scrotum a été détruite par la gangrène en quelques jours (1).

Causes. — L'idée que j'ai cherché à vous donner de cette maladie, a dû provoquer en vous la pensée qu'il devait y avoir en elle quelque chose de spécifique. C'est surtout cette rapidité extrême avec laquelle se développe la gangrène qui a pu vous le faire croire; mais les observations nombreuses d'érysiplèles phlegmoneux que l'on possède, semblent nous prouver que les symptômes de cette maladie doivent leurs caractères à la nature des tissus dans lesquels siége l'inflammation.

L'érysipèle phlegmoneux peut être déterminé par une foule de causes; rarement il est spontané. Souvent l'érysipèle simple ou légitime, dont j'aurai bientôt à vous parler, se complique de l'érysipèle phlegmoneux par le passage de l'inflammation de la peau à la couche lamelleuse celluleuse sous-cutanée. Les anthrax donnent, par la même raison, quelquefois lieu au développement de cette maladie, qui se manifeste aussi sous l'influence des blessures, des écorchures, des piqûres, des déchirures de la peau, des opérations sanglantes de toutes sortes, des plus simples, comme des plus compliquées.

Pourquoi cette phlegmasie produit-elle si rapidement la

(1) Leçon du 22 avril.

gangrène du tissu cellulaire sous-cutané et de la peau
tandis que le phlegmon la produit si rarement? Cela tien
à ce que, dans ce dernier, le noyau celluleux qui s'en
flamme est composé de lamelles organiques qui, étan
infiltrées des matériaux du sang, se les approprient; le
tissus ne se mortifient pas, et les liquides se convertissen
en foyer purulent, autour duquel il se forme une inflam
mation adhésive. Dans le phlegmon diffus, au contraire
il y a exhalation de fluides dans une très grande étendue
il ne se développe pas d'inflammation adhésive pour limi
ter cette phlegmasie; les petits vaisseaux contenus dans l
tissu cellulaire, et de ce tissu se rendant à la peau, son
détruits; de là, la mortification des parties celluleuses e
de la peau, pour l'explication de laquelle il n'est pas be
soin d'admettre l'existence d'une cause spécifique; ca
toutes les classes d'individus, toutes les constitutions, tou
les âges et les deux sexes y sont également exposés, et che
ces divers individus les conséquences sont exactement le
mêmes. Ce n'est point qu'on soit autorisé à nier l'influenc
des circonstances particulières au milieu desquelles peu
vent se trouver les individus, et qu'on ne puisse invoque
ici les lois de la pathologie générale. C'est ainsi que che
les vieillards et les enfants le phlegmon diffus est trè
grave, qu'il devient facilement et promptement gangré
neux; dans certaines parties du corps, au scrotum, il s
termine plus rapidement par gangrène que dans d'autre
régions. Dans certaines conditions atmosphériques particulières, cette terminaison est également plus facile e
plus prompte que dans d'autres. D'autres causes peuven
encore la hâter. C'est ainsi qu'on y voit très exposées le
parties qui baignent continuellement dans l'urine, comm
cela s'observe au scrotum des individus atteints d'incontinence d'urine, ou de fistules urinaires; le tissu cellulair
sous-cutané des parties affectées d'œdème, et sur lesquelle
une légère inflammation se manifeste, se mortifie avec un
extrême rapidité.

Pronostic. — Celui de l'érysipèle phlegmoneux est nécessairement très grave : il l'est incomparablement davantage que celui du phlegmon, de la phlébite et de l'angioleucite ; il compromet toujours la partie qui en est le siége et très souvent la vie de l'individu.

Si le phlegmon diffus est étendu, il y a une réaction considérable qui a déjà sa gravité. Quand le tissu cellulaire de la partie affectée est détruit, il y a toujours difformité, altération plus ou moins grande dans les mouvements de cette partie ; la suppuration abondante qui a lieu à la suite de l'érysipèle phlegmoneux, peut épuiser le malade ; elle peut produire l'infection purulente, dont vous connaissez tous les dangers. (Voyez plus haut *infection purulente.*)

La gravité du pronostic du phlegmon diffus est variable d'ailleurs, suivant son siége. Au scrotum, à la vulve, aux paupières, partout où la couche celluleuse sous-cutanée est souple et abondante, l'érysipèle phlegmoneux est très dangereux ; il amène promptement la destruction de cette couche celluleuse et de la peau, et en dépouille rapidement ces régions. Au crâne, il marche aussi très vite, et, indépendamment du danger provenant de la destruction du tissu cellulaire sous-aponévrotique et de l'énorme suppuration qui en résulte, on doit redouter dans cette région la propagation de l'inflammation aux méninges. Un érysipèle phlegmoneux au crâne est une maladie presque nécessairement mortelle. Au tronc elle est très dangereuse aussi, car l'inflammation peut gagner la membrane séreuse qui tapisse les grandes cavités splanchniques, et vous connaissez tous la gravité des phlegmasies étendues du péritoine, de la plèvre, ou du péricarde ; enfin elle peut atteindre les organes eux-mêmes qui sont contenus dans ces cavités.

Aux membres, la maladie est sans doute moins dangereuse quand elle se borne à la couche celluleuse sous cutanée ; mais elle n'en est cependant pas moins une des affections aiguës les plus redoutables, car la destruction de cette couche celluleuse sous-cutanée, la suppuration abondante, la gangrène plus ou moins étendue de la peau, sont des accidents bien fâcheux. En outre, la phlegmasie peut se propager aux couches celluleuses profondes et envahir la plus grande épaisseur du membre. De là, une réaction très violente, une suppuration énorme, l'épaisement, la diarrhée, l'imminence de la résorption purulente, etc.

Traitement. — Il n'y a pas de dissidence entre les praticiens au sujet de la gravité de l'érysipèle phlegmoneux et de l'énergie qu'il faut déployer dans l'emploi des moyens destinés à combattre cette maladie si dangereuse.

La première médication qui s'est présentée à l'esprit des chirurgiens, c'est la médication antiphlogistique. Ainsi, on emploie la saignée générale si le sujet est fort, vigoureux, et s'il y a réaction. Si cette dernière est peu marquée, on applique des sangsues; on en couvre la partie malade; en en met quarante, cinquante, soixante à la fois; on y revient à plusieurs reprises; on applique des cataplasmes émollients. La formule des saignées coup sur coup est surtout applicable ici; mais cette médecine toute rationnelle échoue le plus ordinairement; et malgré le bien apparent qu'elle produit, la suppuration n'arrive pas moins dans la grande majorité des cas. On a donc eu recours à d'autres méthodes. Parmi elles, il en est une dont l'efficacité est incontestable: c'est la *compression* (1).

La compression, comme moyen destiné à combattre les inflammations, a quelque chose d'anormal; et lorsqu'en 1826 je publiai des observations d'érysipèles phlegmoneux guéris par ce moyen, je fus fort mal accueilli. On nia l'efficacité de ce remède; on prétendit qu'il ne s'agissait point d'érysipèles phlegmoneux, mais seulement d'œdème accompagné d'un peu d'inflammation; on proclama

(1) Les bons effets de la compression ont été déjà remarqués par Ambroise Paré à l'occasion de la maladie du roi Charles IX. Theden en a fait aussi l'éloge.

cette méthode dangereuse, et on lui reprocha même d'a-
mener la gangrène. Je ne fus guère surpris de cette manière d'envisager cette méthode, car à cette époque régnait presque dans toute sa puissance la doctrine dite
physiologique, et il dut paraître fort extraordinaire à ses
partisans d'employer, pour combattre une inflammation,
d'autres moyens que des émollients et des antiphlogistiques. Mais j'avais déjà eu l'occasion de voir attaquer et
guérir des inflammations, soit aiguës, soit chroniques, par
M. Bretonneau à l'aide de la compression ; je l'avais moi-
même employée en 1815, 1816 et 1817 avec un tel
succès, que j'étais plein de confiance dans son efficacité.
Je trouvai plus tard à l'hospice de Perfectionnement de
la Faculté l'occasion de l'essayer de nouveau contre des
érysipèles phlegmoneux bien caractérisés. C'est alors que
je publiai un certain nombre de ces observations, et que
je posai en principe que la compression bien faite était le
remède le plus puissant à opposer aux inflammations des
membres. Mais à cette époque, je n'avais pas encore d'idées
bien arrêtées sur les diverses espèces d'érysipèles, et j'employais la compression aussi bien contre l'érysipèle phlegmoneux, l'angio-leucite et la phlébite externe, que contre
l'érysipèle simple, dont il me reste encore à vous parler.
Je ne tardai pas à me convaincre que cette compression
était tout-à-fait inefficace contre ce dernier, tandis qu'elle
constituait un moyen héroïque à opposer aux érysipèles
phlegmoneux. Lorsque cette maladie en est seulement au
troisième jour, je ne crains pas de le dire, la compression
en triomphe presque toujours, et cela dans l'espace de deux
ou trois jours seulement ; mais il faut cette condition qu'il
n'y ait pas encore de pus formé, ni de tissu cellulaire mortifié. L'expérience m'a encore prouvé cependant, que lorsqu'il y a de la suppuration et des points mortifiés dans le
tissu cellulaire, la compression a encore son utilité, car elle
modère l'inflammation qui existe et concentre les foyers pu-

rulents. Loin d'augmenter la douleur, la compression ne tarde pas à la diminuer; les foyers purulents qui se sont formés restent mous; la peau qui les recouvre pâlit; ils ne sont pas douloureux comme ceux qui se sont développés hors du bandage, et lorsqu'on les ouvre ils se cicatrisent très vite.

L'action véritablement héroïque du bandage compressif est tout entière sous l'influence de celui qui l'applique. Rien de plus simple en apparence que l'application d'un bandage compressif, et rien n'est moins facile cependant. Il faut que la compression ne soit ni trop forte ni trop faible, et qu'elle se trouve répartie d'une manière très égale sur tous les points de la partie enflammée; et il faut l'avouer, messieurs, rarement ces bandages compressifs sont bien faits, et par conséquent efficaces, attendu qu'ils ne remplissent pas toutes les conditions voulues pour qu'ils réussissent.

Ces bandages doivent être modifiés suivant les cas. Ainsi quand il y a un point fluctuant sur le membre, on comprime seulement au-dessous et au-dessus, et on couvre d'émollients le point où l'abcès existe. Il y a des régions où la compression ne peut être employée, au crâne, par exemple, au ventre, au cou, à la poitrine. Ce n'est guère que sur les membres où on puisse l'appliquer avec de grands avantages et sans dangers.

L'*onguent mercuriel* a été conseillé contre l'érysipèle phlegmoneux; mais, de même que tant d'autres remèdes, il l'a été d'une manière très peu rationnelle. Aussi les uns ont dit que c'était un remède excellent, d'autres que son action était tout-à-fait nulle. Cela tient, comme pour le bandage compressif, à ce qu'on n'a point distingué le genre d'érysipèle qu'on avait à traiter. Ainsi son action est tout-à-fait insignifiante contre l'érisypèle simple ou légitime; c'est au contraire un assez bon résolutif à employer contre l'érysipèle phlegmoneux. Il n'y a aucune comparaison à établir entre ce moyen et la compression ; mais il n'en est pas moins doué d'une assez grande efficacité. Il peut d'ailleurs être employé à toutes les périodes de la maladie. On pourrait d'ailleurs très bien l'associer à la compression : ainsi, on ferait deux ou trois fois par jour une friction sur le membre atteint d'érysipèle phlegmoneux avec deux ou trois gros d'onguent mercuriel, et non pas une livre, comme l'ont conseillé quelques praticiens, car une seule couche suffit, attendu que celle qui est appliquée sur la peau est la seule qui sert à quelque chose, et que celles qui sont par-dessus cette première n'étant point absorbées ne servent absolument à rien. Par-dessus cette friction, on appliquerait le bandage compressif avec toutes les conditions que je vous ai signalées, c'est à dire qu'il doit être bien également étendu sur toute la partie enflammée, et qu'il ne soit ni trop serré ni trop lâche. On renouvellerait ce bandage pour chaque friction, et aussitôt qu'il est relâché par suite de la diminution du volume du membre.

Il ne suffit pas, messieurs, d'appliquer le bandage et de l'appliquer convenablement, il faut encore surveiller son action, revoir vos malades plusieurs fois par jour, afin de modifier votre appareil suivant les circonstances. Quand on associe les onctions mercurielles avec la compression, on renouvellera le bandage toutes les cinq ou six heures ; ce laps de temps suffit pour que l'action d'une friction de deux à trois gros soit terminée, et qu'on puisse en recommencer une autre.

Il me reste, pour terminer l'histoire du traitement du phlegmon diffus, à vous parler des incisions, du vésicatoire et du feu (1).

Les incisions, messieurs, ne doivent pas être confondues avec les mouchetures et les scarifications. Ces dernières sont de toutes petites incisions faites avec la pointe d'une

(1) Leçon du 28 avril.

lancette ou un scarificateur. Elles ne dépassent pas le derme, et ne seraient d'aucune ou presque d'aucune efficacité dans le phlegmon diffus.

Les incisions, au contraire, traversent toute la peau et entament même la couche celluleuse sous-cutanée; il faut qu'elles aient une certaine longueur, deux centimètres au moins, sans quoi elles ne rempliraient pas le but qu'on se propose. On ne se borne pas, dans le traitement du phlegmon diffus par les incisions, à en faire deux ou trois seulement; il faut les multiplier, en faire six, huit, dix ou douze même, sur la partie qui est le siége de la maladie.

C'est un moyen bien énergique, ainsi que vous le voyez, et qu'on ne doit employer que lorsqu'il n'y a pas moyen d'en choisir d'autres, car il est douloureux, répugne aux malades, et laisse à sa suite des cicatrices qui sont toujours des difformités.

Vous avez vu que l'onguent mercuriel, les saignées générales et les sangsues, la compression, ne réussissaient à arrêter le phlegmon diffus que lorsque cette phlegmasie était à sa première période, et que lorsque celle-ci était passée, il n'y avait plus à compter sur ces moyens. C'est alors qu'il convient d'agiter la question des incisions. Mais je dois d'abord vous en parler comme d'un moyen résolutif, car tous les chirurgiens sont d'accord pour en faire usage quand la suppuration est formée; il n'y a à ce sujet aucune dissidence.

Comme résolutives, il faut avouer que ces incisions ont été recommandées dès la plus haute antiquité. Galien le conseille très positivement. Dans quelques parties très éloignées de la Russie, on les emploie aussi dans ce but. J'ai appris il y a quelques années d'un médecin que les paysans de la Bretagne emploient avec succès les incisions comme remède résolutif dans l'érysipèle phlegmoneux des jambes. Béclard s'en servait contre cette maladie à l'hôpital de la Pitié, et cette méthode avait même été répandue par ses élèves dans le monde médical sous le nom de *méthode de*

Béclard. Je l'ai retrouvée plus tard à l'hôpital Saint-Antoine sous le bistouri de Beauchêne. La première fois que je la lui vis mettre en usage restera même toujours gravée dans ma mémoire : il s'agissait d'un individu sur lequel une amputation à lambeaux avait été pratiquée à la cuisse. Un érysipèle phlegmoneux s'était emparé du moignon ; le malade était dans un état des plus graves. Beauchêne saisit un bistouri convexe, et sans hésiter couvre de longues et profondes incisions toute la surface externe des lambeaux. Le lendemain ma surprise fut égale à celle de la veille : le malade, que je regardais comme perdu, avait subi un changement prodigieux ; son état était des plus satisfaisants, et il guérit en effet. Depuis ce temps, j'eus une grande confiance en ce moyen ; je l'employai à diverses reprises et avec succès. Je fis en même temps des recherches à son sujet, et je trouvai qu'il était employé depuis un assez long temps en Angleterre. En 1811, un chirurgien de la marine anglaise publia quelques observations sur les incisions multiples et profondes dans l'érysipèle phlegmoneux ; en 1815, il en publia d'autres, et plusieurs chirurgiens anglais qui appliquèrent sa méthode avec avantage, la propagèrent, et firent paraître divers travaux sur ce point ; tels sont entre autres Lawrence, Vincent, etc., etc. Depuis on a publié sur cette méthode quelques bonnes dissertations, parmi lesquelles je noterai surtout celle de M. Fournier. Quelques observations tirées de mon service sur l'emploi de ce remède ont été aussi rendues publiques.

Ces incisions multiples dans l'érysipèle phlegmoneux, résolutives pour la première période, sont également bonnes pour la seconde ; ce serait donc le meilleur de tous les remèdes à employer dans cette maladie ; mais on trouvera toujours des obstacles à le mettre en usage chez tous les malades, à cause de la douleur qu'il cause et des cicatrices qu'il laisse après lui ; enfin c'est un moyen qui répugne aux malades, parce que c'est une opération, et qu'on rencontre rarement des gens assez résolus pour se soumettre dans les premiers moments à un traitement aussi rigoureux, alors qu'ils espèrent encore guérir par des moyens plus doux. C'est un rémède que je vous recommande néanmoins comme le meilleur de tous ceux parmi lesquels vous avez à choisir, et que je vous conseille de proposer de suite à vos malades, surtout quand l'érysipèle phlegmoneux siègera dans des points où vous ne pourrez pas employer la compression, comme au tronc, au cou, à la tête, à la poitrine, à l'abdomen, et quand les autres moyens, tels que les saignées, les sangsues, les ventouses, l'onguent mercuriel, etc., etc., ne vous présenteront pas de chances de succès.

Comment agissent les incisions profondes et multiples dans la guérison de l'érysipèle phlegmoneux? C'est, messieurs, ce qu'il est très difficile de dire. On a prétendu que c'était en faisant cesser les étranglements qui existent sous la peau. J'ai adopté d'abord, comme tant d'autres, cette explication, mais j'en suis revenu depuis long-temps, et je crois que cette manière d'envisager la chose est une vue de l'esprit plutôt qu'une réalité. Cette explication serait admissible s'il y avait des brides à détruire; mais ce n'est point de cela qu'il s'agit, car on pratique de ces incisions dans l'érysipèle phlegmoneux sur des points où il n'y a point de tension, et le bénéfice est le même que sur ceux où elle est très grande. Je crois, sans tenir toutefois beaucoup à cette explication, que les incisions procurent un soulagement en disséminant partout d'une manière égale la compression sur le membre, et en donnant ainsi une issue plus facile aux liquides. Quoi qu'il en soit, il est certain, et c'est un fait acquis à la science, que les incisions multiples constituent un moyen véritablement héroïque pour combattre l'érysipèle phlegmoneux, et que c'est celui qu'on devrait toujours préférer si les malades y consentaient.

Il me reste à vous parler maintenant des vésicatoires, du feu et des caustiques. Je ne vous dirai qu'un mot de ces derniers, et du reste pour vous engager à ne pas en faire usage, car ils ne sont que d'une efficacité très douteuse. Le nitrate d'argent et le nitrate acide de mercure, qu'on a le plus souvent employés dans le traitement des érysipèles, ne m'ont paru jamais servir à rien.

Le *vésicatoire volant* a été beaucoup vanté, surtout par les médecins sortis de l'école de Dupuytren. Ce chirurgien l'employait beaucoup dans l'érysipèle légitime comme dans l'érysipèle phlegmoneux. Du reste, ce n'est pas un moyen nouvellement employé en médecine : Ambroise Paré en fait déjà mention. En 1800 ou 1801, une thèse soutenue à Montpellier par M. Rodamel, je crois, a vanté le vésicatoire volant comme un excellent moyen. Dans cette thèse, il est question de la pratique d'Antoine Petit, de Lyon, qui faisait usage du vésicatoire volant avec beaucoup de succès dans l'érysipèle phlegmoneux. En 1815, M. Pâtissier, élève de Dupuytren, soutint une thèse sur cette maladie, et y recommanda d'après la pratique de son maître le vésicatoire volant comme un excellent remède. On trouve en effet dans ce travail des faits très concluants en sa faveur. Depuis ces travaux, le vésicatoire est devenu en effet d'un usage très fréquent dans l'érysipèle phlegmoneux, et moi-même je l'ai employé très souvent.

Le vésicatoire volant appliqué sur un point de la peau atteint d'une inflammation aiguë ne semble pas au premier abord un moyen très rationnel ; aussi a t-on cherché à donner une explication de son mode d'action. On a dit que sous son influence l'inflammation se trouvait concentrée dans le point où il est appliqué, et comme preuve on a donné les dépôts qui se manifestent sur les points où on l'applique. Quoi qu'il en soit, je puis affirmer, d'après une expérience de vingt années environ que ce remède, que j'ai mis en usage plus de cent cinquante fois peut-être dans les érysipèles, ne sert absolument à rien contre l'érysipèle proprement dit dont il me reste à vous parler, mais qu'il est excellent, au contraire; dans l'érysipèle phlegmoneux ou phlegmon diffus. En faisant dire à Dupuytren d'une manière générale que le vésicatoire volant était un très bon remède contre l'érysipèle, on n'a pas distingué l'espèce d'érysipèle contre laquelle il pouvait être appliqué, et on a exposé les praticiens à douter de la bonté du principe qu'il posait. En effet, je vous le répète, messieurs, ce remède est très bon contre le phlegmon diffus, mais il est sans aucune action contre l'érysipèle simple ou légitime. La période de la maladie contre laquelle il peut être employé avec avantage est celle de l'inflammation. En couvrant d'un vésicatoire volant toute la surface enflammée et en la lui faisant dépasser d'un centimètre environ, on éteint, on jugule la maladie avec une extrême promptitude. Plus tard, quand la période de suppuration est survenue, le vésicatoire volant ne peut résoudre le phlegmon diffus, mais il a un autre avantage qui a été remarqué par Dupuytren, c'est de concentrer l'inflammation sur le point où il est appliqué, et de l'empêcher de s'étendre plus loin.

Ce que le vésicatoire volant produit dans la première période du phlegmon diffus, la compression le fait plus sûrement encore : on ne devra donc l'employer que sur les parties où on ne peut appliquer la compression; sur le cou, le tronc, la tête. Il est moins efficace que les incisions multiples, et quoiqu'il puisse, comme ces dernières, être employé à toutes les périodes, on en usera moins que des précédents, car il agit moins énergiquement et moins sûrement. Toutefois ce remède demeurera dans la pratique, et, suivant l'indocilité et la résignation du malade et le siége du mal, il sera préféré aux précédents, réellement plus efficaces que lui, savoir la compression et les incisions.

Le *fer rouge* est un moyen qui a été employé, et qui est encore employé par certains praticiens contre l'érysipèle phlegmoneux. Cet emploi du fer rouge contre une inflammation aiguë de la peau et du tissu cellulaire sous-cutané est emprunté à la médecine vétérinaire.

Il y a deux manières de pratiquer cette cautérisation : la première appartient à M. Larrey. Ce chirurgien veut que l'on ne fasse que des raies de feu très superficielles, et pour cela il emploie un petit cautère cultellaire : il en fait un grand nombre, dix, vingt, trente, en divers sens, et comme en rayonnant sur toute l'étendue de la surface enflammée ; il l'applique sur les membres comme sur le tronc, sur la poitrine, les parois de l'abdomen, et même sur le crâne. J'ai vu M. Larrey employer cette application de feu à l'hôpital du Gros-Caillou, et j'ai été étonné de l'amélioration qui est survenue très promptement chez quelques malades qui étaient dans un état fort grave. Une chose m'a surtout singulièrement frappé, c'est de voir la rougeur de la partie enflammée disparaître subitement autour des points cautérisés.

Ce remède n'est pas plus efficace que les incisions, que les vésicatoires volants et que la compression ; et comme il effraie beaucoup plus les malades, je crois qu'il trouvera peu d'emploi. Dans les phlegmons diffus très avancés, il pourrait cependant être plus avantageux que les incisions, car il m'a semblé qu'il arrête plus promptement qu'elles les progrès de la gangrène.

La deuxième manière d'employer le fer rouge dans l'érysipèle phlegmoneux appartient à M. Baudens. Ce praticien, alors qu'il était en Afrique, a publié quelques observations assez concluantes sur l'emploi des boutons de feu dans l'érysipèle phlegmoneux. Je me déterminai à l'employer suivant cette méthode, mais je n'ai pas eu à m'en louer ; je ne l'ai du reste pas employé dans les cas simples ; les sujets sur lesquels j'ai essayé ce moyen étaient dans un état très grave, et leur maladie fort avancée. Il faudrait donc, pour être bien fixé à cet égard, que je fisse de nouvelles observations. Du reste, l'expérience que j'ai des autres remèdes me fait penser que le fer rouge leur est très inférieur ; et je crois que ce moyen n'aura jamais une grande vogue, et que son emploi sera restreint à un très petit nombre de cas, et principalement pour borner la gangrène qui marche avec rapidité. C'est en effet dans ce cas un excellent moyen, et vous avez pu en juger vous-mêmes dernièrement sur un veillard atteint de phlegmon diffus à la jambe, et sur lequel la gangrène faisait de grands progrès; l'application du fer rouge l'a de suite bornée. Hors ce cas de gangrène, les autres remèdes que je vous ai indiqués, c'est-à-dire la compression, les incisions et le vésicatoire volant, me semblent infiniment préférables.

4° *Érysipèle proprement dit, simple ou légitime.*

Il nous reste maintenant à traiter de la partie la plus délicate de la question des érysipèles, c'est-à-dire de celui qui mérite seul le nom d'érysipèle. Pour les trois autres précédentes espèces, la nature, le siége, le degré, le traitement, en sont parfaitement bien connus; vous allez voir qu'il n'en est pas de même pour la dernière.

La maladie qui mérite le nom d'érysipèle proprement dit, d'érysipèle simple ou légitime, est caractérisée par les symptômes locaux suivants : la peau devient rouge, et la rougeur paraît avant tout autre symptôme local. Elle est superficielle, et n'est pas accompagnée de gonflement; elle est étendue en nappe et sans bosselures, plus foncée souvent à ses limites qu'à son centre, et se termine d'une manière tellement brusque sur la peau, qu'à un quart de ligne du point où elle cesse, cette membrane est parfaitement saine. Cette limite est caractérisée par un bord ou liséré festonné formant une espèce de petit relief que l'œil peut distinguer parfaitement bien, et que le doigt lui-même peut sentir.

La *rougeur* de l'érysipèle a quelque chose de particulier; elle est vive sans doute, mais présente cependant une teinte jaunâtre assez caractérisée. Très ordinairement on remarque une foule de petites vésicules qu'il est aisé d'apercevoir en examinant la rougeur de côté ; en touchant la partie malade, on y sent même des inégalités formées par ces petites vésicules, et comme quelque chose de grenu. Ces vésicules, au lieu d'être aussi petites, sont quelquefois très développées ; elles forment des phlyctènes ou des ampoules, des bulles très étendues.

La rougeur a pour caractère principal de s'étaler, de gagner de proche en proche la peau des régions voisines de celles qui étaient d'abord affectées, et toujours elle conserve, en changeant de place, les mêmes caractères, la même teinte, le même liséré.

La *chaleur* de l'érysipèle légitime a quelque chose de spécial : elle est âcre, brûlante, mordicante, comme on le dit. Ce caractère est sensible, même pour le médecin qui touche la partie affectée. Dans les trois autres espèces d'érysipèles, la chaleur ne se fait point sentir de cette manière, et cela s'explique assez facilement, car dans l'érysipèle légitime la maladie est plus superficielle.

A l'aide de ces caractères locaux, messieurs, vous pouvez distinguer facilement un érysipèle légitime de toute autre phlegmasie de la peau, et surtout des trois autres espèces d'érysipèles que je vous ai décrites.

Les symptômes généraux qui existent dans l'érysipèle légitime sont ordinairement intenses. Quand cette maladie n'est point déterminée par une cause traumatique, ils précèdent presque toujours l'apparition des symptômes locaux.

Ces symptômes généraux sont ceux des *fièvres éruptives*, frissons, fièvre, soif, inappétence, enduit limoneux de la langue, courbature, nausées, diarrhée, quelquefois vomissements. Ces accidents se maintiennent pendant deux, trois ou quatre jours, et, comme je vous l'ai dit, ils ressemblent tellement aux prodrômes des fièvres éruptives, que dans les épidémies de variole, par exemple, on est dans le doute de savoir s'il surviendra un érysipèle ou bien cette maladie. Il y a seulement une différence entre ces prodrômes, c'est qu'ils durent moins long-temps dans l'érysipèle que dans les autres fièvres éruptives.

Parmi les prodrômes de l'érysipèle, il en est un dont on a parlé beaucoup dans ces dernières années, et que je n'admets point comme vrai ; c'est l'engorgement des ganglions lymphatiques voisins de la partie qui est le siége ou du moins qui doit être le siége de l'érysipèle. Cet engorgement, a-t-on dit, est le signe précurseur de l'apparition prochaine de l'érysipèle. Je dis au contraire, moi, qu'il est le symptôme de son existence depuis un certain temps. Il est l'ombre du mal, et non pas son signe précurseur. Je ne nie pas l'existence de l'engorgement des ganglions lymphatiques dans l'érysipèle, mais je l'interprète autrement que MM. Chomel, Blaudin, etc. : il suit l'érysipèle, mais ne le précède pas. On a cité principalement l'engorgement des ganglions sous-maxillaires comme étant un exemple frappant de la valeur de ce signe, et j'ai entendu répéter au nom de M. Chomel (1) qu'il annonçait l'arrivée prochaine d'un érysipèle de la face. Voici comment l'erreur a pu se propager. Quand, après l'apparition des prodrômes de l'érysipèle, frisson, fièvre, soif, inappétence, diarrhée, etc., l'érysipèle s'est manifesté sur le cuir chevelu, il a pu exister là sans qu'on s'en soit aperçu, car dans cette région l'érysipèle est

(1) Voici ce que disent MM. Blache et Chomel (*Dictionnaire de médecine* ou *Répertoire des sciences médicales*, t. XII, pag 220) : « Les phénomènes précurseurs de l'érysipèle sont, du reste, à peu près les mêmes que ceux des autres maladies aiguës : un malaise général, des lassitudes spontanées, des frissons passagers, un dérangement variable dans la circulation. A ces phénomènes communs s'en joignent souvent quelques autres qui sont propres à l'érysipèle : un des plus remarquables est le gonflement douloureux des ganglions lymphatiques voisins de la région où l'éruption aura lieu, de ceux du cou, par exemple, si l'érysipèle doit se manifester à la tête, de ceux des aines ou des aisselles si les membres doivent en être le siége. Borsieri avait déjà noté ce fait. D'après M. Pidoux (Revue de la clinique de M. Chomel, *Journal des connaissances médico-chirurgicales*), ce prodrôme presque constant dans l'érysipèle primitif n'existerait pas dans les érysipèles consécutifs qui surviennent vers la fin des fièvres graves, des rhumatismes, etc. »

difficile à voir. Pendant qu'il siège au cuir chevelu, l'engorgement des ganglions sous-maxillaires se fait, et il existe déjà
depuis plusieurs jours quand l'érysipèle descend sur la face ;
l'engorgement des ganglions, signe de l'érysipèle existant au
cuir chevelu, a été pris dans ce cas pour le signe précurseur de l'érysipèle de la face, tandis qu'il n'était qu'un des
symptômes de l'érysipèle qui siégeait au cuir chevelu.

Causes. — L'érysipèle est une inflammation dont les
causes sont très difficiles à apprécier ; on lui reconnaît,
comme pour presque toutes les inflammations, des causes
externes et des causes internes : il n'est pas bien sûr toutefois qu'on puisse admettre des causes externes pouvant
le déterminer (1).

La plupart des auteurs modernes, MM. Chomel et Bla-

(1) Selon nous, disent MM. Chomel et Blache (*Dictionnaire de médecine*
ou *Répertoire général des sciences médicales*, t. XII) : « L'érysipèle *n'est
jamais le résultat d'une cause externe*, ou du moins si quelquefois une cause
externe concourt à sa production, *elle n'a qu'une part secondaire à son développement*, elle suppose le concours d'une cause interne, d'une disposition
particulière que nous ne connaissons pas. Nous sommes loin de refuser aux
causes occasionnelles toute part dans le développement de la maladie qui
nous occupe ; seulement nous regardons cette cause comme secondaire ; nous
regardons comme condition première l'existence de cette prédisposition, qui
ne se révèle que par le développement de la maladie ; et voici sur quelles
raisons nous nous appuyons : 1° Hors des influences épidémiques, comme
dans le cours des épidémies, on voit un nombre considérable de sujets chez
lesquels le développement de l'érysipèle a lieu sans le secours d'aucune
cause occasionnelle appréciable. 2° Parmi ceux chez lesquels une cause occasionnelle a précédé la maladie, d'une part, cette cause est loin d'être la
même, et d'autre part cette même cause avait existé nombre de fois chez eux
sans produire d'érysipèle ; elle atteint chaque jour nombre d'autres personnes sans qu'aucun érysipèle survienne ; il faut donc que, dans le cas exceptionnel où un érysipèle est survenu après un accès de colère, un refroidissement, un écart de régime, une *condition* particulière ait existé chez le sujet ,
et cette condition, que nous ne connaissons pas , est pour nous la *prédisposition*. Dans quelques circonstances, l'influence des causes occasionnelles paraît
devenir plus manifeste et plus grande. Dans plusieurs épidémies observées
en 1818, 1828, 1835, dans la plupart des hôpitaux et hospices de Paris ,

che, entre autres, n'admettent même que des causes internes; quelques uns, tout en admettant que les causes externes peuvent produire l'érysipèle, croient qu'elles n'agiraient point sans l'existence préalable des causes internes. Je suis pour ma part assez d'avis de ne reconnaître, dans l'immense majorité des cas, que des causes internes

toute phlegmasie artificielle de la peau, l'application d'un moxa, de quelques sangsues, l'ouverture d'une veine, le plus léger coup, devinrent très fréquemment l'occasion d'un érysipèle, au point qu'on se vit presque forcé, par ce motif, de renoncer, tant que régna cette constitution érysipélateuse, à l'usage des topiques rubéfiants et vésicants dans le traitement des maladies internes, et que les chirurgiens des hôpitaux furent conduits à remettre à un temps plus favorable toutes les opérations qu'il n'était pas urgent de pratiquer. Ici les causes occasionnelles semblent avoir une grande part dans le développement de la maladie. Mais si l'on considère : 1° que dans le même temps que l'érysipèle se montre sans le concours d'aucune cause externe chez un très grand nombre d'individus; 2° que lorsque l'érysipèle cesse de se montrer spontanément, les mêmes causes occasionnelles qui semblaient le produire n'ont plus cet effet, et qu'alors, parmi cinquante individus chez lesquels on appliquera des sinapismes ou des vésicatoires, il n'y en aura peut-être qu'un seul, il n'y en aura même pas un chez qui cette application soit suivie d'une inflammation érysipélateuse, on est obligé de reconnaître que l'érysipèle épidémique, comme celui qui est sporadique, est principalement dû à une disposition interne, et que les causes occasionnelles n'ont d'autre effet que d'en hâter l'apparition, et quelquefois d'en déterminer le siége primitif. Ces réflexions pourraient encore s'appliquer à quelques faits exceptionnels d'érysipèles provoqués par des écarts de régime, ou attribués à l'apparition des règles, au retour des équinoxes. Les plaies de tête et les opérations pratiquées sur cette région étant bien plus fréquemment suivies d'érysipèles que celle des autres parties du corps, on a cru voir dans ce fait la démonstration que l'érysipèle tenait principalement à des causes locales; mais il suffira de faire remarquer que l'érysipèle *spontané* est vingt fois plus fréquent à la tête que sur toutes les autres parties du corps, pour que son développement plus fréquent à la suite des plaies de tête ne fasse pas objection à ce qui a été dit précédemment.

Quelques médecins, guidés par des théories humorales, ont cherché dans l'alimentation les causes prédisposantes de l'érysipèle : ils ont pensé que les aliments âcres, tels que l'ail et les oignons crus, les épices de toute espèce, les vins acerbes, les liqueurs alcooliques, l'usage exclusif de poisson et d'huile, devaient prédisposer à l'érysipèle; quelques uns même ont avancé que cette affection était plus fréquente dans les pays où ce genre d'aliments et de bois-

comme capables de le produire, et qu'il est très rare que des causes externes seules puissent l'amener (1). Remarquez bien, en effet, qu'il vous sera impossible de produire artificiellement un érysipèle simple ou légitime, comme vous le ferez pour une phlébite externe, une angio-leucite ou un phlegmon diffus. Vous pouvez toujours ou presque toujours reconnaître le point de départ, la cause de ces trois espèces de phlegmasies ; mais il n'en est pas de même de l'érysipèle légitime ; il vient on ne sait pourquoi, et le plus ordinairement sans qu'aucune cause apparente ait pu le produire. On a accusé une foule de causes productrices de l'érysipèle légitime, l'altération des liquides, l'embarras gastro-intestinal, les maladies de certains viscères, du foie, par exemple, certaines circonstances atmosphériques ; mais tout cela est en définitive très vague et très obscur. On peut dire, et j'ai tendance manifeste à admettre d'une manière générale que l'érysipèle légitime est le résultat d'une espèce d'empoisonnement, par suite de l'introduction dans l'économie animale d'un agent méphytique inconnu, et dont la nature tend à se débarrasser. En chirurgie, cet empoisonnement vient souvent de l'extérieur, et les plaies qui sont en suppuration donnent très souvent à cette maladie l'occasion de se développer par suite de la résorption d'une certaine quantité du pus sécrété à leur surface (2).

s ons est plus en usage ; mais ces assertions ne sont démontrées ni même appuyées sur un certain nombre de faits. On rencontre des sujets qui en ont été très souvent atteints, les uns plusieurs fois chaque année, d'autres tous les mois, pendant une partie de leur vie. Mais si l'on cherche à connaître les causes de cette singulière disposition en comparant les circonstances dans lesquelles elle s'est montrée, on ne trouve le plus souvent rien qui puisse l'expliquer, et l'on est obligé de la rattacher encore à une prédisposition individuelle, c'est-à-dire à une cause inconnue. »

(1) Leçon du 15 mai 1840.

(2) Kuhn, Rust, Jahn, et beaucoup de médecins allemands disent que l'érysipèle, peut, en sa qualité de maladie spéciale, affecter les organes intérieurs, les membranes séreuse, muqueuse, les viscères, etc., comme d'autres

On s'est payé de fort mauvaises raisons en attribuant au froid, à l'humidité, à certaines professions, la propriété de développer les érysipèles, et vous en avez une preuve frappante en ce moment dans nos salles. Une température très élevée et très sèche existait depuis plusieurs semaines (1) à Paris, et nous avons eu pendant les plus fortes chaleurs de nombreux érysipèles. Vers les derniers jours de la durée de la chaleur, ils avaient complétement cessé; depuis que des pluies qui sont survenues ont considérablement abaissé la température, ces érysipèles recommencent à sévir d'une manière très grave. Vous voyez bien que dans cette dernière circonstance la chaleur comme l'humidité n'ont pas eu d'influence manifeste sur la production de la maladie; aucune saison, aucune température, aucun climat ne me semblent avoir d'influence à cet égard. Les érysipèles légitimes se rencontrent aussi fréquemment dans le Nord que dans le Midi; à Boston, en Lithuanie, au Brésil, on les rencontre très souvent, et vous voyez que c'est sous des latitudes très différentes; il faut convenir toutefois que les érysipèles semblent moins fréquents dans les provinces françaises qu'ils ne le sont à Paris. J'ai souvent entendu les praticiens de divers départements de la France me dire que ces érysipèles étaient rares chez eux, qu'ils en étaient peu tourmentés, et vous savez qu'ils sont pour nous un véritable fléau. On a dit que l'érysipèle légitime

exanthèmes, comme l'arthrite, etc., etc., et revêtir un caractère propre, bien que souvent il s'y joigne une complication inflammatoire; de là cette division qui a été établie par quelques auteurs, d'érysipèle externe et d'érysipèle interne. C'est ainsi que J. Frank a été jusqu'à dire qu'il pouvait se développer dans le poumon. Selle a décrit l'érysipèle de la langue; Cullen admet l'érysipèle du tube digestif, etc., etc.

MM. Monneret et Fleury n'admettent point l'érysipèle interne; et regardent cette inflammation comme essentiellement spéciale à l'enveloppe tégumentaire externe; ils la définissent *une inflammation exanthémateuse* (*Compendium de médecine pratique*, article ÉRYSIPÈLE.)

(1) Le mois d'avril et le commencement de mai ont été très chauds et très secs à Paris en 1840.

était contagieux. Cette opinion est difficile à soutenir, et jamais il n'y a eu de preuves positives en sa faveur (1).

On a établi un grand nombre de divisions de l'érysipèle légitime. Ainsi on a admis 1° l'*érysipèle simple* ou celui qui n'est point associé à une maladie générale ; 2° l'*érysipèle compliqué*, ou celui qui s'est associé à une maladie d'un organe ou viscère important ; 3° l'*érysipèle fixe*, ou celui qui s'établit sur une partie et ne s'en déplace pas ; 4° l'*érysipèle ambulant*, ou celui qui se transporte rapidement d'un endroit à un autre ; 5° l'*érysipèle vague*, ou qui parcourt successivement plusieurs régions du corps en s'étendant peu à peu et par degrés de l'une à l'autre ; 6° l'*érysipèle bilieux, adynamique, inflammatoire, malin, ulcéreux, gangréneux, charbonneux, intermittent, épidémique, sporadique*, etc., etc. (2).

(1) C'est surtout en Angleterre qu'on a soutenu la propriété contagieuse de l'érysipèle, Willan, Wells, Dickson, Blackett, Gibson, Bittcair, Baillie, Parr, Wright, Lawrence, Arnott, ont cité bon nombre de faits en faveur de cette contagion. Joseph Frank la nie positivement. En France, personne n'a adopté cette opinion de la contagion. MM. Alibert, Biett, Cazenave, Chomel, Rayer n'y croient pas. En réservant, comme on doit le faire, le mot *contagion* à la faculté qu'a une maladie de se transmettre d'un sujet à un autre par le contact immédiat, et surtout par l'inoculation. MM. Mouneret et Fleury disent qu'il faut répéter avec M. Lepelletier, que « l'érysipèle sans complication d'une autre maladie n'est pas *contagieux*, l'érysipèle par cause externe et purement locale n'est ni *contagieux* ni *infectieux*, enfin que l'érysipèle épidémique paraît être *infectieux*.

(2) Les auteurs ont multiplié à l'infini les variétés de l'érysipèle suivant l'importance qu'ils attribuaient à tels ou tels caractères ; c'est ainsi que nous voyons les érysipèles *idiopathique, primitif, aucid ntel, traumatique, bilieux, ambulant, simple, vésiculeux, pustuleux, périodique, erratique, adynamique, ataxique, essentiel, secondaire, œdémateux, gangréneux, compliqué, miliaire, fixe, apyrétique, inflammatoire, phlycténoïde, ulcéreux, des enfants nouveau-nés, des adultes, des vieillards, externe, interne, vrai, faux, sympathique*, etc., etc.

M. Lepelletier (de la Sarthe) le divise en quatorze espèces : 1° *érysipèles simples*, 2° *phleg. zoneux*, 3° *œdémateux*, 4° *traumatique*, 5° *bilieux*, 6° *typhoïde*, 7° *asthénique* ou *gangréneux*, 8° *erratique*, 9° *périodique*, 10° *des*

Je n'ai pas besoin de m'appesantir sur ces diverses dénominations dont vous comprenez bien la valeur, et qui appartiennent à la pathologie générale.

Marche. — Nous avons à examiner maintenant comment l'érysipèle légitime se comporte sur la partie où il est développé. Cette étude est de la plus haute importance.

Il est presque inouï qu'un érysipèle occupe de prime abord toute la surface sur laquelle il doit s'étaler. Il se développe d'abord dans un point une plaque à laquelle une autre s'ajoute bientôt, puis une seconde, puis une troisième, et ainsi de suite jusqu'à ce que la cause qui produit la maladie se soit épuisée. Vous avez un exemple frappant de cette marche de la maladie sur une vieille femme actuellement couchée dans les salles, au n° 17, et qui a été opérée de la cataracte dernièrement. Elle a été prise d'un érysipèle qui a débuté par la joue. Le premier jour, une plaque érysipélateuse a paru sur la pommette; vingt-quatre heures après une seconde plaque s'est ajoutée à celle-ci, et la maladie s'est trouvée étendue à la paupière inférieure et à la tempe; le troisième jour, une autre plaque s'est manifestée au menton, puis au cou; et maintenant, huitième jour depuis l'apparition de la première plaque sur la pommette, la maladie a gagné le milieu de la poitrine, en s'étendant ainsi graduellement avec ses caractères propres, c'est-à-dire rougeur tirant sur le jaune, douleur vive à la pression, chaleur âcre et brûlante, délimitation fort bien tranchée du mal par un bord ou liséré festonné et faisant relief. C'est absolument comme une plaque d'huile ou de lait qui s'étend en nappe sur la peau, à mesure qu'elle descend d'une région élevée sur une région déclive. Pendant l'addition successive de ces plaques, la première qui avait paru sur la pommette est disparue complétement, et il n'en reste plus à présent la moindre trace. La durée de

enfant nouveau-nés, 11° des vieillards, 12° de la tête, 13° du tronc, 14° des membres.

chacune de ces plaques est ordinairement de trois à cinq
jours, de telle sorte que si toutes paraissaient ensemble,
on pourrait dire qu'un érysipèle ne dure pas plus de trois,
quatre, cinq ou six jours; mais si l'on compte sa durée
depuis l'apparition de la première plaque jusqu'à la disparition de la dernière, il arrive souvent qu'un érysipèle
dure huit, dix, quinze, vingt, trente jours et davantage. De
cette connaissance de la marche de la maladie, il résulte
que vous comprendrez facilement comment il se fait que
tel praticien affirme que l'érysipèle a duré seulement six,
huit jours sous telle méthode de traitement, tandis qu'il a
résisté dix, douze, quinze jours à la même méthode, entre
les mains d'un autre; de là, l'explication de toutes ces con-
tradictions apparentes à l'égard de cette méthode employée
absolument de la même manière. Si toutes les plaques érysipélateuses qui se sont développées chez notre malade
opérée de la cataracte étaient venues à la fois, elle serait
guérie depuis trois jours au moins, tandis qu'elle est aujourd'hui aussi malade ou à peu près aussi malade que le
premier.

On ne sait malheureusement pas où et quand doit s'arrêter un érysipèle qui marche ainsi. On en voit parcourir toute la longueur d'un membre, tout le tronc, tout
le corps, pour revenir quelquefois même au point où ils
ont commencé. L'observation a appris néanmoins que
lorsque l'apparition de l'érysipèle avait été précédée d'accidents généraux intenses, il avait des chances beaucoup
plus nombreuses de durée, d'être vague ou ambulant, que
lorsque les accidents précurseurs avaient été modérés. Ce
n'est cependant qu'une observation prise d'une manière
générale, car on voit encore souvent le contraire; des
symptômes précurseurs d'une intensité médiocre étant suivis d'un érysipèle intense et prolongé, tandis que des
symptômes fort graves précèdent un érysipèle léger et
d'une fort courte durée.

Pronostic. — Le pronostic do l'érysipèle légitime est très variable, car il est subordonné à la nature de la cause interne qui le produit, à l'étendue du mal et à l'intensité des troubles fonctionnels. S'il n'y a pas beaucoup d'accidents généraux, absence de maladie dans les viscères principaux, que l'érysipèle soit peu étendu, qu'il soit fixe ou à peu près, la maladie est peu grave. Comme inflammation de la peau, l'érysipèle ne compromet pas la vie ; ce n'est que par ses complications avec les lésions des viscères qu'il devient dangereux. Toutefois, il y a certaines régions dans lesquelles il est plus à craindre que dans d'autres ; c'est ainsi qu'à la tête il a une gravité généralement connue, parce qu'il peut se propager aux méninges : au thorax, à l'abdomen, il peut se transmettre au péritoine ou à la plèvre. Mais aux membres, l'érysipèle ne sera pas une maladie grave, à moins qu'il ne devienne vague et qu'il ne gagne le tronc. La terminaison de cette inflammation est ordinairement la résolution, même dans les cas où des complications internes, par suite de l'intensité de la cause qui le déterminent, amènent la mort des malades. Les métastases sur les viscères peuvent avoir lieu ; quelquefois il y a gangrène ; mais cela ne se voit guère que chez des enfants, des vieillards, des individus très lymphatiques ou profondément affaiblis par la maladie. Jamais il ne se trouve d'abcès à la suite de l'érysipèle, à moins qu'il n'y ait eu propagation de l'inflammation de la peau à la couche sous-cutanée, et par conséquent érysipèle phlegmoneux. La résolution est en définitive la terminaison naturelle de l'érysipèle. Après trois, quatre, cinq ou six jours de durée, la plaque érysipélateuse pâlit, jaunit ; les petites vésicules s'affaissent, l'épiderme se plisse, le bord festonné de la plaque reste seulement un peu plus épais que dans les autres points pendant quelques jours, une desquamation de l'épiderme se fait, et tout est fini dans ce point.

Les accidents généraux de l'érysipèle sont seuls à redouter; ils se rapportent aux entrailles, et chaque complication se caractérise par des signes propres à la lésion de tel
ou tel organe. Quand une terminaison fâcheuse est à craindre, on voit persister la chaleur âcre de la peau ; du délire
se manifeste, la langue se couvre d'un enduit fuligineux
qui se sèche ; l'adynamie se prononce, il y a des symptômes d'épanchement séreux dans les cavités splanchniques ;
enfin la mort survient. Lorsque la guérison doit avoir lieu,
ces symptômes graves se dissipent les uns après les autres,
la chaleur diminue peu à peu, la langue s'humecte, le
pouls se relève, et la convalescence se dessine d'une manière franche.

J'ai omis de vous parler des opinions qui ont été émises sur le siége anatomique de l'érysipèle légitime. Il y a
trente ans à peu près, on se bornait à dire que l'érysipèle
consistait dans une phlegmasie superficielle de la peau ;
mais de nos jours on a voulu préciser davantage, et on
s'est demandé si la maladie ne siégeait pas dans les vaisseaux capillaires. Les uns ont dit qu'il s'agissait d'une arté-
rite capillaire, d'autres d'une phlébite capillaire. MM. Ribes
et Cruveilhier ont principalement soutenu cette dernière
opinion (1).

Je ne vois pas comment il est possible de distinguer dans
l'état sain où finissent les vaisseaux capillaires artériels,
et où commencent les vaisseaux capillaires veineux ; la
même difficulté se rencontre dans l'état pathologique. On
a invoqué pour soutenir la phlébite capillaire dans l'érysipèle, la présence du pus dans les veines provenant d'une
partie affectée de cette maladie. Ceci ne prouve qu'une
chose, c'est que la maladie était compliquée de phlébite ou
de phlegmon diffus suppuré, et qu'on a confondu l'érysipèle simple avec l'érysipèle phlegmoneux.

(1) Leçon du 22 mai 1840.

L'érysipèle a-t-il son siége dans les vaisseaux blancs de la peau, comme l'a soutenu dans ces derniers temps M. Blandin? Ce chirurgien soutient que l'inflammation des ganglions d'une partie voisine de celle qui doit être affectée d'érysipèle précède l'apparition de cette phlegmasie. Vous savez déjà ce que je pense de cette opinion. M. Blandin, comme les autres, a pris l'angio-leucite pour l'érysipèle simple ou légitime (1).

Toutes ces idées théoriques sur le siége de l'érysipèle doivent être rejetées. Sans doute l'érysipèle siège dans une partie de l'épaisseur de la peau ; mais, dans l'état actuel de nos connaissances, nous ne pouvons pas encore déterminer quel est l'élément anatomique de cette membrane qui est affecté, et nous sommes obligés de rester, à l'égard de cette maladie, dans les termes suivants : « *L'érysipèle est une*

(1) L'érysipèle simple ou légitime, dit M. Lepelletier (de la Sarthe) (Thèse du concours, 1836), est peut-être une des maladies que l'anatomie pathologique a le moins éclairée jusqu'à ces derniers temps. A peine en trouvons-nous quelque trace dans Morgagni. M. Louis dit qu'il a trouvé chez des malades morts pendant le cours d'un érysipèle la peau dure, épaisse et friable. M. Rayer, dans plusieurs érysipèles qu'il a disséqués, n'a pas trouvé, contradictoirement à l'opinion de MM. Ribes, Cruveilhier, etc., etc., la plus légère trace d'inflammation des artérioles et des veines cutanées. D'après MM. Chomel et Blache (*Dictionnaire de médecine*, p. 235, t. XII), lorsque la mort arrive dans le cours d'un érysipèle, les régions qui en étaient le siége présentent après le refroidissement du corps une teinte brunâtre qui remplace la rougeur ; l'épiderme se décolle avec facilité et la pression du doigt sur la peau détermine un enfoncement plus ou moins marqué. M. Sanson a divisé l'érysipèle d'après son siége anatomique : 1° en *érysipèle proprement dit* ou *cutité* ; 2° *érysipèle veineux* ; 3° *érysipèle lymphatique* (Boinet, *Journal des connaissances médico-chirurgicales*, t. VI p. 13). Cette division, disent MM. Monneret et Fleury (*Compendium de médecine pratique*, 11ᵉ livraison, p. 455), serait assurément la meilleure si son exactitude était démontrée pour tous les observateurs, et si elle pouvait être établie à toutes les périodes de la maladie. M. Blandin (Nouvelle doctrine de M. Blandin, sur l'érysipèle, *Journal des connaissances médico-chirurgicales*, t. V, p. 8) place le siége de l'érysipèle dans les vaisseaux lymphatiques capillaires: non seulement, dit-il, la lymphite prédomine dans l'érysipèle, mais elle préex iste

phlegmasie spéciale de la peau siégeant à la surface sous-épidermique de cette membrane, et qui ne devient plus profonde qu'en s'associant soit à l'angio-leucite, soit à la phlébite externe, soit à l'érysipèle phlegmoneux. » Cela étant bien posé, nous pouvons actuellement aborder la question du traitement.

Traitement. — Par suite de la confusion qui règne à l'égard des diverses espèces d'érysipèles, il doit en exister une pareille à l'égard de leur traitement. Il y a peu de maladies dans lesquelles on a préconisé un plus grand nombre de remèdes, et si vous voulez vous en convaincre, vous n'avez qu'à lire la thèse de M. Lepelletier du Mans qui a été faite pour un concours, thèse très volumineuse et surtout très instructive (1). Ces remèdes si nombreux qui guérissent toujours et qui ne guérissent jamais, n'ont été tour à tour si vantés et si dépréciés, que parce qu'ils ont été employés sans qu'on ait fait attention à l'espèce d'érysipèles que l'on avait à combattre; de telle sorte que c'est toujours par hasard qu'on a guéri ou que la maladie a continué sa marche sans être arrêtée un seul moment. C'est pour cela que telle médication vantée par un praticien comme essentiellement bonne dans l'érysipèle est regardée par un autre comme tout-à-fait inefficace, et quel-

(1) Lepelletier (de la Sarthe), *De l'érysipèle et de ses variétés*, 1836, 1 vol. in-8. Ce médecin divise les méthodes de traitement de l'érysipèle en général en dix espèces : 1° *méthode expectante* (diète, repos, boissons tempérantes, etc.) ; 2° *méthode antiphlogistique* (saignées, sangsues, scarifications simples, mouchetures, piqûres, ventouses scarifiées, topiques émollients, onctions grasses, bains généraux tièdes, boissons aqueuses) ; 3° *méthode répercussive* (réfrigérants, eau froide, fomentations alcoolisées, camphre en poudre et mouillé, eau de Goulard, arrosements continus, etc.) ; 4° *méthode dérivative* (vésicatoire, pommade de Kentish, fer incandescent, sinapismes) ; 5° *méthode ectrotique* (nitrate d'argent) ; 6° *méthode évacuante et perturbatrice* (purgatifs, vomitifs) ; 7° *méthode mercurielle* (calomel à l'intérieur, frictions avec l'onguent mercuriel) ; 8° *méthode tonique* (quinquina, amers, alcooliques, vin, antiseptiques) ; 9° *méthode compressive* (compression) ; 10° *méthode divisante* (incisions multipliées plus ou moins profondes).

quefois même comme dangereuse : la saignée est dans ce cas, par exemple; les uns la regardent comme un remède excellent dans l'érysipèle; d'autres la rejettent comme dangereuse ; il en est de même des. autres remèdes, des vésicatoires, de l'onguent mercuriel, etc. , etc. Ces différences d'opinions sur la valeur de tel ou tel remède s'expliquent très bien en songeant qu'il a été appliqué indistinctement à l'angio-leucite comme au phlegmon diffus et à l'érysipèle légitime, tandis qu'il ne convenait qu'à un seul de ces maux et non pas à tous, qu'il n'en guérissait qu'un et non pas quatre. Je vous ai donné des détails suffisants sur le traitement propre aux trois premières espèces, angio-leucite, phlébite externe, érysipèle phlegmoneux; voyons maintenant celui qui convient à l'érysipèle légitime (1).

On a d'abord songé aux émissions sanguines; il y a plusieurs manières de les employer : 1° les saignées générales suivant les méthodes ordinairement employées dans les inflammations ; 2° les sangsues et les ventouses scarifiées. tantôt on a employé ces émissions sanguines locales sur l'érysipèle même, tantôt aux environs, et quelquefois même à une assez grande distance de la région qu'il occupe, sur les ganglions lymphatiques, auxquels se rendent les vaisseaux provenant de la partie enflammée ; 3° enfin, les saignées coup sur coup d'après la formule imaginée par mon collègue M. Bouillaud. On a même eu recours à l'application des sangsues dans l'intervalle des saignées générales , pratiquées suivant cette méthode.

A l'occasion des émissions sanguines, quelles que soient les formes sous lesquelles elles sont pratiquées, je vous dirai, messieurs. sous forme aphoristique, *que jamais elles n'éteignent l'érysipèle*. Je ne dis pas qu'elles ne sont

---

(1) On trouvera un article intéressant sur le traitement de l'érysipèle dans le *Journal hebdomadaire*, tom. III , juillet 1834 , par M. Bassereau , d'après les leçons de M. Velpeau, alors chirurgien à l'hôpital de la Pitié.

point utiles ; sans doute elles peuvent et doivent être employées dans le traitement de cette maladie chez les sujets jeunes, forts et pléthoriques ; on modère par elles la réaction générale : on abrège même un peu la durée de la maladie, mais jamais, pour me servir d'une expression employée dans la science, et depuis quelque temps on n'a jugulé un érysipèle à son début. Si on applique des sangsues sur cette phlegmasie ou autour d'elle, on l'abrège aussi sans doute ; on peut l'empêcher même de se propager aux tissus sous-jacents, mais on ne la guérit pas plus qu'avec les saignées générales. Je puis affirmer que dans ma pratique particulière, ainsi que dans celle des médecins que j'ai pu suivre, il m'a été impossible de trouver un seul cas qui m'ait permis de revenir sur cette conviction. Quant à la manière d'exécuter les formules recommandées par les médecins qui regardent telle ou telle forme d'émissions sanguines comme la meilleure, les saignées coup sur coup par exemple, non seulement je l'ai suivie exactement, mais encore j'ai laissé les partisans de ces formules les exécuter eux-mêmes, et jamais, je vous le répète, je n'ai vu la marche et la durée de l'érysipèle abrégées, modifiées, changées. Ce qui a trompé beaucoup de praticiens sur la valeur de ces émissions sanguines, comme sur celle de beaucoup d'autres remèdes, c'est qu'au lieu de les employer au début même du mal, au premier ou au second jour, par exemple, ils les employaient le troisième, le quatrième jour, alors que la maladie était sur le point de se terminer seule ; et voyant l'érysipèle disparaître le lendemain ou le surlendemain, ils ont attribué à l'action de leurs moyens la guérison, qui était la terminaison naturelle de la maladie. Mais s'ils avaient fait usage de ces remèdes à son début, ils auraient vu qu'ils n'avaient aucune influence, ou presque aucune.

Du reste, messieurs, il est certain qu'on ne peut employer ces émissions sanguines chez beaucoup d'individus, chez les vieillards très affaiblis, les jeunes enfants grêles et lymphatiques, les opérés qui se trouvent épuisés par des suppurations prolongées et abondantes, par des hémorrhagies, etc., etc. Et malheureusement c'est très souvent sur de pareils sujets que se développent les érysipèles. J'ai vu en effet les érysipèles se développer très souvent chez des sujets que je venais de saigner plusieurs fois et abondamment pour des inflammations plus ou moins graves. Je les ai vus aussi survenir sur des malades qui étaient en proie à des hémorrhagies répétées et qui les épuisaient. Dans ces cas, les émissions sanguines ne pourraient être que funestes. Vous avez en ce moment dans la salle des femmes un exemple propre à vous convaincre de ce que je vous avance sur le développement de l'érysipèle. Cette vieille femme, opérée de la cataracte et dont je vous ai déjà entretenus, a vu son érysipèle se développer après plusieurs saignées abondantes que je lui avais fait pratiquer pour prévenir une violente inflammation des yeux qui commençait à se manifester après son opération. Elle était réduite à une très grande faiblesse par suite de ces saignées lorsque l'érysipèle s'est manifesté ; il était impossible de lui en faire de nouvelles, et malgré l'état d'épuisement auquel ces pertes de sang l'avaient soumise, l'érysipèle a persisté et a maintenant parcouru presque tout le corps (1).

D'ailleurs, messieurs, ce n'est pas, ainsi que je vous l'ai déjà dit, l'inflammation qui est à craindre dans l'érysipèle ; cette phlegmasie n'est rien par elle-même ; elle n'est dangereuse que par sa nature ; sa cause est l'altération plus ou moins profonde qui existe dans les fonctions essentielles à la vie. Il y a, en effet, des érysipèles à peine rouges, et qui sont accompagnés des désordres fonctionnels les plus graves. Si vous examinez la phlegmasie de la peau dans ces cas,

(1) Cette malade a succombé, et à l'autopsie on n'a trouvé *aucune lésion capable d'expliquer la mort.* Il existait seulement un abcès dans le corps vitré.

vous voyez des plaques d'un rose léger, tirant sur le jaune, très peu marquées, quelquefois même des plaques presque blanches ayant les autres caractères que je vous ai indiqués, tels que vésicules légères, bords festonnés, etc., etc. Ces érysipèles, qu'on pourrait nommer érysipèles blancs, sont tout aussi dangereux, et souvent même plus dangereux que les érysipèles dont la rougeur est excessive. L'inflammation de la peau n'est que l'ombre de la maladie; ce n'est pas elle qui doit vous inquiéter.

Pour résumer tout ce qui concerne les émissions sanguines, voici comment je les emploie : je pratique des saignées générales, comme dans toutes les autres inflammations, suivant l'âge, la force, la constitution du sujet et la réaction qui s'opère chez lui. Je les répète plus ou moins suivant ces diverses circonstances. J'applique aussi des sangsues en plus ou moins grand nombre autour de l'érysipèle; mais je regarde comme inutile d'en mettre à une certaine distance sur les ganglions lymphatiques auxquels se rendent les vaisseaux lymphatiques de la partie affectée; car vous savez que je regarde ce gonflement des ganglions comme annonçant l'existence de l'érysipèle, et non pas comme étant le siége de la maladie.

La *méthode évacuante*, qui consiste dans l'emploi des vomitifs, des purgatifs ou des éméto-cathartiques, a été fort vantée contre les érysipèles légitimes. Si on admettait sans contrôle ce qui a été dit et ce qui se dit encore quelquefois à son égard, on pourrait croire qu'on possède le véritable remède; mais on peut dire de cette méthode ce que j'ai dit des émissions sanguines : elle produit quelquefois un peu d'amélioration; elle abrège peut-être dans certaines circonstances la maladie, mais jamais, j'en suis persuadé, elle ne l'éteint à son début. On s'est trompé sur sa valeur comme sur celle des émissions sanguines, parce qu'on l'a employée souvent à une époque de la maladie à laquelle celle-ci se terminait spontanément. Tout remède, en effet, qui passe pour guérir l'érysipèle, lorsqu'il ne le guérit qu'au quatrième ou cinquième, n'est pas le vrai remède, soyez-en sûrs; autant ne pas l'employer, ou du moins autant ne l'employer qu'à titre d'accessoire, d'adjuvant, et voilà tout.

J'ai employé les purgatifs sous toutes les formes, résines, poudres, huiles, sels, etc., et je n'ai jamais vu un seul cas bien positif de guérison produite par eux.

Les vomitifs à dose forte ou bien à dose fractionnée, en lavage, comme le voulait Desault, qui avait mis cette médication en vogue contre les érysipèles de la tête; ces vomitifs, dis-je, n'ont pas un meilleur effet. Parcourez les observations publiées dans les œuvres de Desault publiées par Bichat, et vous trouverez que l'érysipèle a suivi sa marche; qu'elle n'a pas été entravée, modifiée, ou très peu au moins, par l'emploi de l'émétique en lavage; qu'il a duré tout autant que si l'on n'avait rien fait.

Toutefois, messieurs, la médication évacuante n'est point à rejeter complétement du traitement de l'érysipèle, car elle trouve utilement ses applications dans certaines circonstances. C'est ainsi que, lorsque la bouche est pâteuse, la langue limoneuse, qu'il y a des symptômes évidents d'embarras gastrique ou intestinal, mais sans symptômes d'inflammation, les vomitifs et les purgatifs sont employés avantageusement, et qu'en détruisant une complication ils peuvent abréger un peu la durée de l'érysipèle. Mais il ne faut pas compter sur eux, plus que sur les émissions sanguines pour l'éteindre lorsqu'il commence.

L'érysipèle étant dans l'immense majorité des cas incurable, on pourrait croire que le traitement externe est tout-à-fait inutile. Néanmoins on a imaginé une foule de topiques qui ont eu ou qui jouissent encore d'une célébrité plus ou moins méritée. Je suis loin du reste de vouloir les bannir de la thérapeutique de cette maladie; car, ainsi que je vous l'ai dit, je la regarde comme pouvant être produite quelquefois par des causes externes dont l'influence peut être affaiblie ou détruite par les topiques.

De tout temps on a essayé les topiques dans l'érysipèle; mais il n'y a rien qui ait autant varié en thérapeutique que le traitement externe de cette maladie. Si vous voulez en avoir une preuve, vous n'avez qu'à lire un recueil de remèdes publié en deux petits volumes par M. F... : il y a plus de trente recettes contre l'érysipèle. Cela doit déjà vous faire pressentir qu'il n'y en a peut-être pas un seul bon ; car, c'est une vérité dont vous serez à même de vous convaincre chaque jour, plus une maladie possède de remèdes vantés pour la combattre, moins on est certain de la guérir. Soyez sûr qu'alors le bon, le véritable remède est encore à trouver. Ces remèdes si nombreux, ces recettes si variées que vous trouverez non seulement dans ce recueil, mais encore dans tous les ouvrages classiques et les monographies de l'érysipèle, ont été essayés et tour à tour abandonnés, parce qu'on s'est convaincu de leur inefficacité ; et on était arrivé chez nous, il y a quelques années, à n'en plus employer du tout. Pinel, à cet égard, avait fait table rase ; il regardait les topiques non seulement comme inutiles, mais encore comme dangereux ; il ne voulait même pas qu'on employât les lotions les plus simples, telles que celles de sureau, de mélilot, etc., etc. ; et son autorité à cet égard prédomina tellement que tous les topiques furent généralement proscrits, et qu'on se borna à saupoudrer les surfaces érysipélateuses avec de la poudre de lycopode ou de la fleur de farine. L'école de Broussais ne changea rien à cet égard : les sangsues tout autour de l'érysipèle, ou sur l'érysipèle lui-même, voilà à peu près toute la médication topique que cette école lui opposa.

Comme on s'aperçut que les topiques connus jusqu'alors ne servaient à rien dans l'érysipèle, et qu'en n'y ayant pas recours, il n'y avait non plus aucun changement ni en bien ni en mal, on a recommencé à chercher de nouveaux moyens locaux propres à abréger la maladie, et depuis quelques années on a publié des travaux intéressants sur ce sujet. On a maintenant une série de moyens topiques qui ont été plus ou moins vantés contre l'affection qui nous occupe.

La *compression* a été recommandée contre l'érysipèle, et je dois convenir que je suis peut-être un peu coupable de la réputation qui lui a été faite dans le traitement de cette maladie. Lorsqu'en 1825 et 1826 je publiai des observations sur l'emploi de la compression contre l'érysipèle, je ne distinguais pas encore bien les diverses espèces que j'ai établies plus tard, et j'ai dit d'une manière générale que la compression était un excellent moyen dans l'érysipèle ; mais je voulais surtout parler en cette circonstance de l'érysipèle phlegmoneux. On fit emploi de ce moyen contre l'érysipèle légitime, et je le fis moi-même ; mais je me suis convaincu de son inutilité dans cette maladie. Non seulement elle ne l'éteint pas sur place, mais elle ne l'empêche pas de marcher ; elle dépasse bientôt le point comprimé et continue à s'étendre comme si de rien n'était.

La *cautérisation* avec le nitrate d'argent a été préconisée par des médecins anglais et anglo-américains, entre autres par M. Higginbottom ; mais cet auteur n'a pas bien distingué les diverses espèces d'érysipèles dans lesquelles il a employé ce moyen, et il est impossible de rien conclure de ses observations. J'ai employé cette cautérisation plus de trente fois peut-être, et de deux manières : tantôt je cautérisais avec un crayon de nitrate d'argent trempé dans l'eau la circonférence ou la limite de l'érysipèle ; tantôt je cautérisais toute l'étendue de la surface enflammée. J'ai cru dans quelques cas avoir arrêté la maladie ; mais dans le plus grand nombre, la phlegmasie a franchi l'espèce de ruban de caustique que j'avais placé autour d'elle. Il y a deux ou trois ans, j'ai vu dans cet hôpital plusieurs médecins anglais et anglo-américains qui avaient la plus grande confiance en ce moyen, et auxquels je laissai faire eux-mêmes la cautérisation comme ils le voulurent, et ils se convainquirent de son inutilité. C'est donc encore un remède à rejeter.

Le nitrate acide de mercure a été employé par MM. Biett et Cazenave contre l'érysipèle; mais ce qu'ils en disent n'est pas très propre à encourager dans l'application de ce moyen. M. Blandin l'a également essayé sans beaucoup de succès. C'est, à mon avis, un caustique dont l'énergie est trop grande pour être employé dans cette maladie; il laisse des cicatrices et produit des difformités qu'il est bon d'éviter.

Quant au fer rouge ou cautère actuel, je ne sais qui oserait proposer un pareil moyen contre l'érysipèle. Irez-vous appliquer des raies de feu sur le visage ou sur les membres pour guérir cette phlegmasie? Quel est le malade qui voudrait s'y soumettre? J'ai du reste peu de confiance dans ce moyen pour arrêter un érysipèle, et je crois que la cautérisation en général, quelle que soit la forme sous laquelle on l'emploie, doit être rejetée du traitement local de l'érysipèle.

Le *vésicatoire* a été vanté par beaucoup de praticiens. Dupuytren l'employait beaucoup; mais, comme les autres praticiens de son époque, il ne distinguait pas l'espèce d'érysipèle dans laquelle il en faisait usage; et si quelquefois il réussissait, dans d'autres circonstances il échouait complétement. Je me suis déjà expliqué à ce sujet (voyez plus haut PHLEGMON DIFFUS). J'ai nombre de fois employé le vésicatoire dans l'érysipèle légitime, tantôt sur les limites du mal, tantôt en couvrant toute la surface enflammée et la dépassant même de quelques centimètres, d'autres fois en l'appliquant au centre de cette surface seulement. Eh bien! je puis vous affirmer qu'il ne produit aucun résultat avantageux. La maladie n'en marche pas moins comme si on n'avait rien fait; c'est un remède tout-à-fait nul, et si certains praticiens en ont obtenu des succès, je ne les explique que par la marche singulière de cette maladie, qui cédait en apparence au vésicatoire, tandis qu'elle cessait naturellement.

Avant d'arriver aux topiques proprement dits dans le traitement de l'érysipèle, je dois vous parler d'un autre remède qui a été recommandé contre cette maladie ; ce sont les *mouchetures* faites avec la pointe d'une lancette, et dont on crible toute la surface érysipélateuse. Ce moyen, imaginé par un médecin anglais et revendiqué par M. Lassis, ne mérite pas d'être conservé dans la pratique des érysipèles. En effet, il ne guérit pas, est douloureux, et laisse à sa suite des difformités qui sont toujours désagréables, et qu'il faut éviter surtout au visage. Il en est de même des *scarifications*, qui n'ont été recommandées dans le traitement de l'érysipèle qu'à cause de la confusion qui existait entre les diverses espèces que je vous ai décrites. Ces scarifications, comme vous le savez, ne sont d'une efficacité réelle que dans le phlegmon diffus. Arrivons donc maintenant aux topiques proprement dits dans le traitement de l'érysipèle ; il y en a un très grand nombre : tels sont le camphre, les irrigations froides, les lotions alcooliques, l'axonge, l'onguent mercuriel, etc., etc.

M. Gama, et après lui M. Malgaigne, ont employé le camphre contre l'érysipèle. Voici comment ils l'employaient (1). Si la partie est plane et horizontale, on peut étendre le camphre sur la peau même, sinon on le place entre deux linges mouillés ou à la surface d'un cataplasme qui le retiennent sur le lieu où il doit agir. Il faut le mouiller, et en même temps les compresses dont on le couvre, afin que l'évaporation ait toujours un aliment. Quand la chaleur locale est très élevée, en deux heures les compresses les mieux imbibées d'eau sont parfaitement sèches ;

_____

(1) *Gazette médicale*, 1832, t. III, p. 382.

il faut les entretenir humides, sans quoi le camphre n'aurait plus d'action, car il n'agit, comme les huiles volatiles, que par l'évaporation et le froid qu'il procure. M. Malgaigne, après avoir rapporté quelques observations recueillies au Val-de-Grâce, ajoute : « J'ai employé nombre de fois le camphre, il n'en est jamais résulté aucun accident, et toujours la guérison a été rapide. » Mais, messieurs, les faits invoqués en faveur de ce remède ne sont pas de nature à inspirer une grande confiance sur son efficacité : la maladie, malgré son emploi, n'a pas moins duré cinq, six, sept ou huit jours, et vous savez que c'est sa durée ordinaire. Il faut bien d'ailleurs que M. Malgaigne ait perdu en grande partie la confiance qu'il avait en lui, puisque, lorsqu'il faisait le service par *interim* dans cet hôpital il y a peu de temps encore, il ne l'employait plus, et que nous l'avons entendu plusieurs fois se plaindre de la ténacité des érysipèles et des obstacles qu'ils mettaient à la guérison des opérés.

L'alcool camphré, qui a été employé comme le camphre, n'a pas plus d'action que lui et ne mérite pas plus de confiance.

Les compresses d'eau froide, les irrigations d'eau froide ont eu dans le traitement de l'érysipèle une vogue momentanée. Vous trouverez dans les ouvrages qui ont le plus vanté ce remède, et principalement M. Josse, des observations d'érysipèles, et même d'érysipèles de la tête, guéris par l'emploi de ce remède; mais si vous les lisez avec attention, vous verrez que sous son influence la maladie n'a pas été abrégée, entravée dans sa marche; elle a duré absolument le même temps que si on l'avait abandonnée aux seules ressources de la nature.

Les irrigations d'eau froide ne sont pas seulement inutiles et incommodes, elles sont encore dangereuses, car elles peuvent donner lieu à des bronchites, des rhumatismes, etc., etc.

Ce moyen doit donc disparaître de la thérapeutique des érysipèles, ainsi que les lotions avec de l'eau dans laquelle on met une certaine quantité d'alcool ou de sous-acétate de plomb ou d'alcool camphré. Ces topiques n'ont pas plus d'action les uns que les autres.

Nous avons à parler maintenant de deux médicaments qui ont eu et qui ont encore une grande vogue dans le traitement des érysipèles : il s'agit de l'axonge et de l'onguent mercuriel. Nous allons encore faire justice de ceux-ci.

J'avais employé, avant l'axonge et l'onguent mercuriel, diverses pommades en frictions ou onctions sur l'érysipèle. la pommade au calomel, au précipité blanc, les acides citrique, acétique, nitrique, sulfurique, etc., étendus dans une quantité d'eau plus ou moins considérable, et dans laquelle je trempais des compresses que j'appliquais sur la phlegmasie. Je n'ai obtenu de ces moyens aucun résultat avantageux. La pommade au précipité blanc faillit nous tromper durant un certain temps. En effet, pendant quelques semaines, ce moyen parut avoir des succès et abréger d'une manière assez sensible la durée des plaques érysipélateuses ; mais ce ne fut que momentané ; bientôt il ne produisit plus rien ; il m'a même semblé plus tard qu'elle entretenait l'irritation.

L'onguent mercuriel est un médicament, appliqué en frictions ou en onctions, qui a eu chez nous une grande vogue dans ces dernières années. Je crois l'avoir expérimenté en France avant tous les autres. On s'en est disputé cependant vivement la priorité ; mais je n'ai fait aucune réclamation, d'abord parce qu'il ne produit que très peu d'effet, ensuite parce que d'autres praticiens l'avaient employé bien long-temps avant moi. Dès 1812, en effet, on avait déjà publié des travaux sur ce sujet; Astley Cooper avait parlé à diverses reprises de son efficacité, et Dorsey, dans son ouvrage publié en 1825, affirme qu'Astley Cooper le vante comme un excellent remède contre l'érysipèle.

J'ai employé l'onguent mercuriel avant l'axonge un très grand nombre de fois. A la Pitié, j'en ai fait usage sur plus de cinquante sujets. Dans les premiers temps, j'obtins des succès qui me firent croire que j'avais trouvé le vrai remède de cette maladie, et j'avais déjà réuni une vingtaine d'observations de succès par l'emploi de ce médicament, lorsqu'un chirurgien des hôpitaux qui faisait des essais de son côté publia les résultats qu'il avait obtenus, et signala l'onguent mercuriel comme un excellent moyen. Je continuai mes essais, et le succès ne fut plus le même : il ne produisit plus rien ou presque rien, et je l'abandonnai comme j'avais déjà fait des autres remèdes. Depuis on s'est beaucoup disputé à son sujet; les uns ont vanté ce médicament comme excellent; d'autres l'ont déclaré sans action. De mon côté, je me suis élevé contre la réputation qu'on avait essayé de lui faire, et il m'en est même revenu quelques désagréments : on m'a reproché de faire des frictions, tandis qu'il ne fallait faire que des onctions, que l'onguent devait être frais, tandis que je l'employais rance. Ce sont des puérilités; car y a-t-il une différence bien sensible entre les frictions et les onctions? Quant à la préparation plus ou moins ancienne de l'onguent, on sait que celui dont on se sert dans les hôpitaux est préparé de la même manière, et que pour tous les établissements de la capitale, il est le même. Ces objections sont donc de nulle valeur. On a dit ensuite qu'il fallait d'abord faire une première friction ou onction d'une once, puis au bout d'une heure ou deux en faire une semblable sur la première, et cela plusieurs fois dans le jour. C'est encore une futilité, car la première couche, ainsi que je vous l'ai déjà dit, est la seule qui sert; tant qu'elle n'est point absorbée ou à peu près, il est inutile d'en mettre une autre, car c'est de l'onguent perdu.

Ce qui a abusé sur la valeur de l'onguent mercuriel, c'est qu'on n'a pas distingué, quand on s'en est servi, l'espèce d'érysipèle à laquelle on avait affaire. En le proclamant un remède excellent, ses partisans ont été de bonne foi; car en effet, ils ont réussi dans quelques érysipèles, dans l'érysipèle phlegmoneux, l'angio-leucite, la phlébite externe; mais, dans l'érysipèle légitime, ils n'en ont éprouvé, comme je m'en suis convaincu, aucun résultat heureux; et quand ils ont proclamé des succès qu'ils disent avoir obtenus, ils se sont fait illusion sur la valeur du remède, en voyant partir une plaque érysipélateuse au troisième, quatrième ou cinquième jour, et en attribuant à l'action du remède ce qui était la terminaison naturelle de la maladie. Je le répète, messieurs, l'onguent mercuriel en onctions ou en frictions, frais ou ancien, en petite ou en grande quantité, en couches épaisses ou légères, n'est d'aucune efficacité pour guérir l'érysipèle: c'est tout au plus s'il modère un peu la chaleur âcre qui caractérise cette phlegmasie, et il n'en abrège pas la durée. Depuis huit ou neuf ans que j'ai expérimenté ce médicament à l'hôpital de la Pitié, dans cet établissement et en ville, je puis bien affirmer en avoir fait usage cent cinquante fois au moins sur des érysipèles légitimes, j'ai donc pu me convaincre de la vérité de cette assertion. Les très faibles avantages qu'il possède, comme d'abréger un peu la durée de la maladie, et d'adoucir l'âcreté de la chaleur, ne peuvent être mis en comparaison avec les inconvénients qu'il a, comme de salir le linge, d'exciter la salivation, et de répugner en général beaucoup aux malades. Ce médicament finira, j'en suis persuadé, par disparaître complétement un jour de la thérapeutique des érysipèles.

Après l'onguent mercuriel, vient l'axonge : je l'ai essayé depuis long-temps, et M. Bassereau (1) a publié les résultats de mes recherches sur ce sujet. Ce médicament ne nuit pas, mais il ne produit rien, ou presque rien ; son action est absolument comme celle de l'onguent mercuriel; il diminue

____

(1) *Journal hebdomadaire, loc. cit.*

Il faut donc bien se souvenir que la description que Boyer a donnée des fissures n'est que générale, et qu'il y a des variétés de ces maladies auxquelles ne s'appliquent pas tous les symptômes que ce praticien a décrits et le traitement qu'il recommandait.

Traitement. — Il y a de ces fissures très douloureuses qui s'usent avec le temps et qui guérissent spontanément. J'ai connu un étudiant en médecine qui a été affecté d'une fissure de l'anus pendant sept à huit ans, et qui a fini par guérir sans opération et même sans aucun traitement. Il y a quelques jours encore, j'ai vu en ville un malade qui a souffert pendant trois ou quatre ans d'une fissure et qui en est guéri sans rien faire. Toutefois, les malades réclament ordinairement avec instance des moyens pour les soulager de leurs douleurs ou les en délivrer complétement, et on y réussit de plusieurs manières, sans opération ou avec une opération.

On a employé pour cela diverses pommades. Boyer a guéri avec un baume composé de saindoux, de suc de joubarbe, de suc de morelle et d'huile d'amandes douces, de chaque quatre onces. On en injectait deux ou trois cuillerées par jour dans le rectum avec une petite seringue. Boyer n'a réussi qu'une seule fois à l'aide de ce moyen, et encore n'avait-il à traiter qu'une fissure avec constriction médiocre du sphincter.

M. Descudé dit qu'on guérit la fissure en donnant de l'huile de jusquiame à haute dose par la bouche, en même temps qu'on emploie l'onguent mercuriel en topiques. On a vanté les douches d'eau froide, les décoctions de cerfeuil, de têtes de pavots, et une foule d'autres remèdes. J'ai réussi quelquefois avec la pommade au précipité blanc. Dupuytren employait avec avantage les mèches introduites dans l'anus et graissées avec la pommade suivante : extrait de belladone deux gros, axonge deux onces, eau miellée deux onces.

On a vanté dans ces derniers temps un médicament nouveau contre la fissure, c'est le *monésia*, et on a cité une ou deux observations de guérison par l'emploi de ce moyen. Je crains bien qu'il n'ait promptement le sort de la plupart de ces remèdes nouveaux, et que d'ici à peu de temps il n'en soit plus question.

Les moyens vraiment efficaces auxquels on doit avoir recours, alors que les précédents, par lesquels on est obligé souvent de commencer pour satisfaire les malades, ont échoué, sont la cautérisation, la dilatation, la section du sphincter, l'excision de la fissure.

La cautérisation à l'aide d'un crayon de nitrate d'argent que l'on promène sur toute l'étendue de la fissure guérit quelquefois parfaitement bien cette maladie. Béclard a prétendu avoir des succès constants à l'aide de cette méthode ; mais d'autres praticiens n'ont pas été aussi heureux que lui, et sur plusieurs sujets sur lesquels je l'ai employée, je n'ai pas obtenu la moindre amélioration, de telle sorte que je pense que lorsque Béclard a réussi, ce n'était que dans des cas de fissures sans constriction des sphincters. D'ailleurs, comme il joignait à la cautérisation l'emploi des mèches dilatantes, le succès peut en partie être attribué à ces dernières. La cautérisation ne guérit les fissures à l'anus qu'en modifiant la surface ulcérée et la transformant en plaie fraîche qui suppure et se cicatrise comme les plaies ordinaires : c'est ce qui explique les guérisons obtenues par Guy de Chauliac et Dionis, qui les cautérisaient ou les scarifiaient ; de Guérin, qui appliquait sur elles le fer rouge, de plusieurs autres qui les ruginaient, les grattaient avec l'ongle ou diverses espèces d'instruments.

La *dilatation* de l'anus à l'aide de mèches de charpie graduellement croissantes introduites dans le rectum finit par triompher souvent de la résistance du sphincter de l'anus. Beaucoup de praticiens se sont bien trouvés de son

ne reconnais déjà plus la maladie ; les points sur lesquels ont été appliquées les compresses sont tout-à-fait changés , les plaques sont pâlies d'une manière très remarquable ; mais il s'en manifeste d'autres dans le voisinage : je vais les attaquer par le même agent thérapeutique , et vous verrez que dès le lendemain elles auront tout-à-fait changé d'aspect. C'est en définitive le meilleur remède que j'ai mis en usage jusqu'à présent contre l'érysipèle, et celui qui m'a procuré les résultats les plus avantageux. Il n'est pas douloureux, ne cause aucune espèce d'accidents , et ne répugne pas aux malades comme tant d'autres , et surtout comme l'onguent mercuriel; mais il a le désagrément de tacher le linge d'une couleur de rouille plus ou moins foncé. On a cherché des moyens pour empêcher cet effet ou le détruire ; M. Darcet, entre autres en a proposé un qui a réussi assez bien , mais pas encore cependant d'une ma nière assez complète pour n'en pas chercher de meilleur.

ARTICLE X.

FISSURES DE L'ANUS (1).

La fissure de l'anus dont est atteinte en ce moment une femme couchée au n°   , et à laquelle je vais pratiquer tout-à-l'heure une opération destinée à la débarrasser des douleurs violentes qu'elle éprouve depuis long-temps, est une maladie sur laquelle il y a encore à faire des recherches intéressantes. Malgré les travaux de Boyer, Béclard, Dupuytren et quelques autres, je crois que son histoire laisse encore beaucoup à désirer sous le rapport des causes, des symptômes et du traitement. Je profiterai de l'occasion qui se présente aujourd'hui pour fixer votre attention sur ce sujet.

Cette maladie consiste dans un petit ulcère, étroit et alongé, qui siége entre les plis rayonnés de l'anus, et qui détermine ordinairement les plus vives douleurs lorsque les personnes qui en sont affectées vont à la selle. Cette maladie était pour ainsi dire ignorée avant Boyer; c'est lui qui a fixé le premier l'attention sur elle; car ce qu'en avaient dit Aétius, Albucasis, Guy de Chauliac, Dionis, Lemonnier, Sabatier, etc., nous prouve qu'on attribuait les symptômes de cette maladie à des affections toutes différentes, au vice vénérien, aux hémorroïdes, à des rhagades, à des ulcérations superficielles de l'anus ! Cette maladie n'est donc réellement connue que depuis vingt-cinq ou trente ans à peu près.

Je vous ai dit que l'histoire de cette maladie laissait encore beaucoup à désirer sous le rapport des causes, des symp-

(1) Leçon du 14 juin 1840.

tômes, et même du traitement. Parlons d'abord des causes.
La constipation , les hémorroïdes , le passage de matières
stercorales dures et volumineuses , un coït impur , tout
ce qui peut excorier ou déchirer superficiellement l'anus,
l'extrémité de la canule d'une seringue pendant l'administration d'un lavement, etc. , etc. , peuvent en effet déterminer cette maladie ; mais elle naît souvent aussi sans qu'il
soit possible d'en donner la raison. La fissure de l'anus
naissant en général d'une manière insensible, et se confondant par ses caractères anatomiques avec des ulcérations toutes différentes, n'a pas de causes qu'on puisse
indiquer avec certitude, et je ne sais s'il serait possible de
la produire artificiellement. Cette maladie se remarque dans
les deux sexes , mais plus souvent peut-être chez la femme
que chez l'homme. Elle se manifeste surtout depuis vingt-
cinq ans jusqu'à soixante ; cependant on l'a observée sur
des individus plus jeunes, à vingt et même à dix-huit ans.
Je l'ai vue sur un jeune homme de dix-huit ans et chez une
jeune fille âgée de vingt-un ans (1). Les enfants semblent en
être exempts. Aucune position sociale, aucune profession ne
paraît en préserver. La lésion anatomique qui existe dans cette
maladie est si légère, que l'on a peine à s'expliquer les souffrances qui la caractérisent. M. Blandin (*Dict. de méd. et de
chir. pratique*, tom. VIII, p. 156), M. Hervez de Chégoin
(*Transactions médicales*), octobre 1831, tom. VI, p. 25),
croient que les fissures situées au-dessous ou au-dessus du
sphincter forment une affection légère qui guérit par des
moyens simples ou même spontanément, tandis que les
autres offrent seules tous les accidents relatés par *Boyer*.
Je crois que cette distinction est purement spéculative ,
car j'ai observé des malades chez lesquels la fissure ou
gerçure de l'anus faisait naître de très violentes douleurs,

---

(1) Je l'ai observée sur un enfant de douze ans, le fils de M. Vallé, ingé-
nieur, rue Coquenard. J'ai guéri ce malade à l'aide de mèches enduites de
cérat, avec addition de belladone et de sous-acétate de plomb. (*Note du
rédacteur.*)

quoiqu'elle n'eût aucun rapport avec l'anneau musculaire qui entoure la fin du rectum. Un point de l'histoire de la maladie dont nous nous occupons a surtout besoin d'être éclairci ; c'est la constriction du muscle sphincter. Cette constriction est-elle cause ou effet ? *Boyer* a toujours été dominé par l'idée que la constriction était le symptôme principal. Fondé sur ce qu'il a rencontré plusieurs fois la fissure sans la constriction, et sur ce que la section du sphincter, même sans toucher à la fissure, calme aussitôt les accidents, il adopte l'hypothèse que cette constriction est cause, et non pas effet. MM. Roche, Sanson, Blandin, s'appuyant sur ce que l'ulcération peut exister sans qu'il soit possible de l'apercevoir, soutiennent au contraire que la constriction est effet et non point cause. On ne peut nier, il est vrai, que la fissure n'ait lieu quelquefois sans constriction, quoiqu'elle soit accompagnée de ses autres symptômes, tels que douleurs vives, chaleur brûlante en allant à la garde-robe, etc., etc. ; j'en ai observé plusieurs exemples. Qui pourrait en effet prétendre que cette ulcération manque par cela seul qu'on ne l'a point trouvée ? L'autorité imposante de *Boyer*, la confiance due à son expérience, sont en définitive toute la valeur des observations qu'il invoque en faveur de son opinion. Mais en pareille matière, le talent et le savoir des hommes ne suffisent pas pour entraîner la conviction des autres, et comme les assertions de Boyer n'ont jamais été prouvées par l'ouverture du cadavre, il en résulte que ce fait n'a pas été démontré, et que l'on manque d'un élément indispensable pour la solution du problème. Il serait possible néanmoins de concilier les opinions émises jusqu'ici sur ce point intéressant de l'histoire de la maladie. Ainsi, on conçoit qu'une crevasse irritée par le passage des matières fécales amène le resserrement spasmodique du faisceau charnu sous-jacent : mais d'un autre côté on comprend aussi qu'une forte constriction spasmodique de l'anus, survenue spontanément, peut favoriser par la constipation ou le frottement des matières qui en résulte assez ordinairement, l'excoriation des téguments de l'anus, et devenir ainsi cause de fissure. Il résulte donc de cette manière d'envisager la maladie, que l'on fait de la constriction du sphincter de l'anus et de la fissure, deux maladies d'abord indépendantes, mais qui ont ensuite une grande tendance à se réunir.

Les symptômes de cette maladie sont les suivants : les malades éprouvent d'abord de la douleur en allant à la garde-robe, et pendant quelque temps après. Ces douleurs augmentent peu à peu d'intensité et de durée, et quand elle est arrivée à son plus haut degré, la maladie est accompagnée de souffrances horribles. Au moment des garde-robes, les malades comparent les douleurs qu'ils ressentent à celles que produirait le passage du feu, et il en résulte des angoisses inexprimables, avec menace de convulsions et de syncopes ; il semble à d'autres qu'on leur déchire le fondement. Dans l'intervalle des selles, ils ne ressentent parfois que de la cuisson ou des élancements plus ou moins vifs, de la pesanteur et quelques coliques. Aux approches de la défécation, les douleurs augmentent au contraire sensiblement, n'acquièrent toute leur violence qu'au moment de l'expulsion des matières, et vont ensuite en diminuant pendant quelques heures. La douleur occupe un espace assez fixe du contour de l'anus, et s'accompagne souvent de pulsations semblables à celles du phelgmon. La constipation devient si opiniâtre, que les évacuations alvines ne se feraient que tous les huit ou dix jours, si les malades ne prenaient des lavements ou des purgatifs. Redoutant les selles au-delà de tout, ils en reculent le moment autant que possible ; ils savent cependant que leur rareté les rend d'autant plus douloureuses, et les douleurs sont portées à un tel point, qu'on a vu un individu, à l'Hôtel-Dieu de Paris, dire qu'il eût aimé mieux mourir que d'aller encore une fois à la selle avec sa maladie. Il y a des malades qui ont recours à tous les moyens possibles, et même des plus incommodes, pour se soustraire à ces douleurs de garde-robe. C'est ainsi qu'une dame traitée par Boyer avait pris le parti de se fixer une canule dans l'anus, afin d'aller à la garde-robe sans efforts. Mais la liquidité des matières elles-mêmes n'empêche pas les souffrances chez tous les sujets. Les vents même causent quelquefois une douleur très vive en passant. Si quelques individus peuvent marcher, s'asseoir ou s'occuper plusieurs heures dans l'intervalle de leurs accès, d'autres sont souvent obligés de garder le lit, malgré l'échauffement et la chaleur qu'il leur cause. Les élancements s'étendent du côté de la vessie ou de la matrice chez la femme, et vont quelquefois jusque dans l'hypogastre. Les digestions s'altèrent; les malades, mangeant peu dans la crainte des garde-robes, maigrissent et jaunissent, leurs traits expriment la souffrance, et on dirait, en les voyant, qu'ils sont atteints d'une lésion organique profonde. Quelquefois les moindres mouvements, les moindres efforts suffisent pour rappeler les douleurs; l'action de tousser, de cracher, de moucher, de chanter, de parler, les exaspère; il en est de même des moindres écarts de régime, des excès de toute nature, en vin, café, liqueurs, aliments salés, épicés. L'époque des règles chez les femmes est surtout une cause dans les souffrances que détermine cette maladie. Lorsqu'on introduit dans l'anus un corps étranger quelconque, comme une canule de seringue, une mèche, on ranime les douleurs que produit l'excrétion des matières fécales. Le doigt que l'on cherche à introduire dans cette ouverture y rencontre une constriction des plus fortes, et quand il franchit la résistance qu'il éprouve, ce n'est qu'aux dépens des plus vives douleurs. Lorsqu'on appuie sur un point donné de l'intérieur du sphincter, on augmente ordinairement d'une manière très notable ces douleurs.

Si on écarte les plis de l'anus et que l'on tire à soi l'intestin, on aperçoit au fond d'une des rainures qui séparent ces plis une petite fente ulcéreuse, large d'une à deux lignes et longue de quatre, huit, dix ou douze. Ordinairement ces bords ne sont ni calleux ni renflés, et la surface de cette ulcération est d'un rouge très vif ; elle ressemble enfin d'une manière parfaite aux gerçures qui se manifestent aux pieds, aux mains ou aux angles des lèvres. Cette ulcération fournit généralement peu de pus, mais quelquefois du sang. Ces fissures sont, dans certains cas, très difficiles à apercevoir, cachées qu'elles sont profondément dans les replis tégumentaires, et l'anus se trouvant, chez les personnes atteintes de cette maladie, ordinairement très enfoncé ; et ce n'est qu'après y avoir porté une grande attention et étalé avec soin la peau du fondement, après avoir préalablement invité le malade à faire quelques efforts comme pour aller à la selle, afin que l'anus proémine, qu'il est possible de constater son existence. La fissure occupe des points très variés : tantôt elle est à gauche, tantôt à droite, quelquefois en avant, d'autres fois en arrière ; elle est, dans certains cas, assez abaissée pour qu'elle atteigne à peine le commencement de la membrane muqueuse par en-haut, de même qu'elle s'élève dans d'autres circonstances au-dessus du sphincter, et elle ne s'étend pas jusqu'à la peau. On voit souvent un tubercule hémorroïdal en former le point de départ ou la terminaison ; elle est ordinairement placée de manière que son origine occupe l'entrée même de l'anus, tandis que son autre extrémité s'étend plus ou moins vers l'intestin rectum. Le toucher, à défaut de la vue, peut la reconnaître quand on promène le doigt sur tout le contour du cercle formé par cette ouverture ; à l'instant même où on touche la fissure, la douleur la plus vive se manifeste ; une dureté, une rugosité, une espèce de corde tendue, indique la présence de la crevasse. Tels sont donc, en résumé, les symptômes caractéristiques de la fissure : douleurs vives, brûlantes à l'anus au moment des garde-robes, ulcération étroite, allongée, superficielle, à l'entrée de l'intestin rectum, constriction violente du sphincter.

Marche de la maladie. — La maladie ne débute pas avec l'ensemble des symptômes que je viens de vous tracer ; elle débute ordinairement comme presque toutes les incommodités légères : il n'y a d'abord qu'une douleur supportable, un prurit agaçant de la cuisson, du fourmillement, de la chaleur après chaque selle. Ces symptômes durent chez certains malades six mois, un an et davantage avant de se transformer et de devenir très intenses. Chez d'autres, au contraire, la maladie arrive à son plus haut degré en quelques semaines, et, dans certains cas, elle prend ce caractère presque dès son début.

Ne croyez pas, messieurs, que toutes les fissures de l'anus donnent lieu aux symptômes que je vous ai décrits ; il y en a, et en grand nombre, qui existent depuis long-temps, et qui ne donnent lieu à aucune douleur. Boyer, en disant que les fissures de l'anus ressemblaient aux gerçures des lèvres, des pieds, des mains, a dit vrai pour le plus grand nombre des cas ; mais il a omis de parler d'un autre genre de fissures qui donne lieu à des symptômes tout-à-fait semblables. Il s'agit ici, en effet, d'ulcérations allongées, granuleuses, à fond lardacé et plus ou moins épais, qui causent aux sujets des douleurs aussi vives, et qui ont les mêmes caractères. La malade que je vais opérer tout-à-l'heure est atteinte d'une fissure de cette espèce ; elle a une ulcération allongée à fond grisâtre, inégal, granuleux, et repose sur un tissu induré. Elle souffre beaucoup et depuis long-temps quand elle va à la garde-robe, elle éprouve des douleurs brûlantes quand les matières stercorales passent à travers l'anus, qui est très fortement contracté, et cela de manière à rendre très difficile l'introduction d'une canule de seringue, d'une mèche, et même l'extrémité du petit doigt.

un peu la chaleur, mais voilà tout ce qu'il fait, et comme il ne tache pas le linge ainsi que le fait l'onguent mercuriel, je le préférerais à celui-ci, toute en n'accordant aucune confiance à l'un et à l'autre comme moyen curatif.

Nous avons donc rejeté successivement tous les remèdes proposés jusqu'à présent contre l'érysipèle proprement dit, et prouvé que notre prétendue richesse dans la thérapeutique de cette maladie n'était en réalité qu'une grande pauvreté, puisque parmi une trentaine de médicaments vantés plus ou moins, nous n'en avons pas trouvé un seul doué d'une certaine efficacité. Vous me direz, messieurs, que nous n'en sommes guère plus avancés : sans doute, mais vaut-il mieux croire qu'on possède de grandes ressources, quand on n'en a aucune en définitive ; croire qu'on a de grandes richesses, de bon or dans son coffre-fort, tandis qu'on n'a que de mauvaise monnaie ? Or, c'est ce qui arrive a un médecin qui veut guérir un érysipèle proprement dit. Il se fait illusion, croit, en présence des remèdes nombreux vantés jusqu'ici contre l'érysipèle, avoir des moyens sûrs pour traiter cette maladie avec succès, et il n'en a que de mauvais. Il ressemble à un homme qui achète des propriétés, des chevaux, des voitures, des bijoux, et qui, pour payer tout cela, ne possède pas un sou.

Pénétré de cette vérité que nous n'avons rien d'efficace contre l'érysipèle légitime, je me crus autorisé à chercher de nouveaux remèdes. Cette maladie paraissant due à une espèce d'altération des liquides, du sang principalement, à une espèce d'intoxication de ce fluide, je pensai qu'il serait utile peut-être d'employer un agent qui a la propriété de le modifier avantageusement : je veux parler du fer. J'employai dans ce but diverses préparations : les solutions de sulfate, citrate, nitrate, hydrochlorate de fer, les pommades composées avec ces divers sels. Je m'attachai principalement au sulfate de fer, dont on se sert avec avantage en médecine vétérinaire dans diverses plaies et ulcères, et

pour combattre surtout l'inflammation qui les complique.
Je fis usage de ce médicament en solution dans de l'eau,
à la dose d'une once pour une livre ou pour deux livres
d'eau. J'en imbibai des compresses que j'appliquai sur les
surfaces érysipélateuses, et que je renouvelais alors qu'elles
étaient desséchées, et je n'ai pas remarqué que les malades
éprouvassent beaucoup de douleurs par suite de ces applications. Je fis usage ensuite d'une pommade dans laquelle
j'incorporai le sulfate de fer, à la dose d'un gros par once;
mais il est difficile de bien mêler le médicament à l'axonge,
et cette pommade est toujours sablonneuse; et d'ailleurs,
ayant constaté qu'elle modifiait moins bien l'érysipèle que
la solution, j'y ai renoncé, et je me suis borné à l'emploi
de celle-ci. Voici l'effet qu'elle produit : elle modifie, elle
change très positivement la phlegmasie érysipélateuse; je
ne dis pas qu'elle la guérit, qu'elle l'éteint aussitôt qu'elle est
en contact avec elle, mais il est certain qu'elle abrège sensiblement sa durée, et qu'une plaque érysipélateuse ne ré-
résiste pas plus de deux jours à l'application du sulfate de
fer. Cette solution n'empêche pas sans doute la reproduc-
tion de nouvelles plaques dans le voisinage de celles qu'on
vient d'éteindre, et il faut les poursuivre avec le même
moyen partout où elles se présentent. Traité par ce remède, un érysipèle ordinaire avec succession d'un certain
nombre de plaques, ne dure jamais plus de cinq à six jours,
tandis que la durée moyenne de cette maladie n'est jamais
moindre de douze jours. Vous avez dans ce moment dans
les salles un fait que vous pouvez suivre, et qui vous dé-
montrera l'efficacité de cette solution de sulfate de fer. Il
s'agit d'une malade couchée au n° 11 de la salle des femmes : c'est une jeune personne à laquelle j'ai enlevé une
tumeur du sein, et à laquelle il est survenu, quelques jours
après l'opération, un érysipèle sur l'épaule. J'ai fait couvrir hier la surface érysipélateuse de compresses trempées
dans une solution de sulfate de fer, et dès aujourd'hui, je

emploi, et ont obtenu de nombreux succès, entre autres Béclard, Dubois, MM. Marjolin, Nacquart, Gendrin. Dubois disait qu'elles réussissaient constamment. J'ai eu aussi à m'en louer dans quelques cas; mais ce mode de traitement est assez long et douloureux. Pour diminuer et abréger la douleur, il faut porter les mèches au plus haut degré de volume possible, quelle que soit la résistance du sphincter. Cette douleur, très vive pendant les premières heures, se calme ensuite peu à peu, et avant qu'on soit arrivé à l'introduction de la quatrième ou de la cinquième mèche la douleur est considérablement diminuée. On peut avec avantage enduire les mèches avec une des pommades que je vous ai déjà indiquées. A cet égard toutefois, je dois vous dire que j'ai remarqué que les mèches dilatantes ordinaires enduites de la pommade recommandée par Boyer n'ont fait ni plus ni moins que celles qui étaient enduites de la pommade de Dupuytren; que celle de belladone ou d'onguent mercuriel simple ou opiacé. L'onguent populéum n'a produit rien de plus. Enfin, pour déterminer mes convictions à l'égard de la valeur de ces diverses pommades, j'ai mis les mèches dilatantes à l'essai, d'un côté en les recouvrant de cérat seulement, de l'autre en les enduisant de pommades médicamenteuses, et le résultat est resté absolument le même. Dans les deux cas, la dilatation est un bon moyen contre la fissure de l'anus, et je crois que les médecins qui auraient assez de persévérance pour forcer leurs malades à ne pas céder aux premières douleurs qu'ils éprouvent obtiendraient de véritables succès, à l'aide de ces mèches dilatantes (1).

L'incision du sphincter de l'anus a été proposée par

(1) Dupuytren employait quelquefois avec succès la dilatation de l'anus à l'aide de douches ascendantes. M. Paillard a rapporté, dans son *Compte-rendu de la clinique de Dupuytren* (Journal hebdomadaire), l'observation d'un cardinal guéri d'une fissure à l'anus par le moyen de ces douches ascendantes.

Boyer et vantée par ce chirurgien comme le meilleur et à peu près comme l'unique moyen de guérison de la fissure de l'anus. Sa pratique a été suivie par presque tous les chirurgiens jusqu'à ce jour. Il regarde cette méthode comme infaillible ; néanmoins plusieurs chirurgiens ont cité des cas dans lesquels ils ont échoué ; tels sont entre autres Béclard, Richerand, M. Lagneau , etc. , etc. Dominé comme il l'était par l'idée que la maladie était produite exclusivement par la constriction du sphincter, Boyer fut conduit naturellement à établir que sa section était le meilleur moyen pour en obtenir le relâchement. Il faisait cette section, tantôt sur la fissure, tantôt à droite, tantôt à gauche ; cela lui importait peu ; tout pour lui consistait dans la section du sphincter.

Les préparatifs pour cette opération sont tout-à-fait semblables à ceux de la fistule. On débarrasse surtout le gros intestin à l'aide d'un lavement ou de doux purgatifs, afin que le malade puisse rester quelque temps après l'opération sans aller à la garde-robe. L'appareil , composé d'un bistouri droit boutonné et d'un bistouri ordinaire, d'une forte mèche, d'un bandage en T et de toutes les pièces accessoires, étant mis en ordre, le malade est couché sur le bord du lit, la tête baissée , la cuisse de dessous allongée, l'autre fléchie, et les deux fesses fortement écartées par des aides. Le chirurgien porte l'indicateur de la main gauche dans l'anus, et jusques au-delà du sphincter ; il se sert de ce doigt comme d'un guide pour glisser à plat son bistouri boutonné à la profondeur convenable, et il procède alors à l'incision. Si la fissure occupe la ligne médiane en avant, il ne faut pas inciser dessus, à cause du voisinage de l'urètre chez l'homme et du vagin chez la femme. Boyer, ainsi que je vous l'ai dit, pense qu'il suffit d'inciser le sphincter sur l'un des côtés sans tenir compte de la fissure ; néanmoins, lorsqu'il n'y a aucun danger pour l'urètre ou le vagin, je crois qu'il vaut mieux que le bistouri tombe sur la fissure qu'à côté, quand il est possible de la découvrir. On prolonge ensuite l'incision en haut et en bas, avec le bistouri droit, d'un pouce ou deux sur la peau, et de manière que toute l'épaisseur du sphincter soit divisée. Une seule incision suffit ordinairement, à moins qu'il n'existe plusieurs fissures, ou que la constriction du sphincter ne soit excessive; dans ces cas, on pratique une autre incision sur le côté opposé et absolument de la même manière; si les bords de la fissure sont arrondis, calleux et épais, on les saisit l'un après l'autre avec une pince, et on les excise d'un coup de bistouri ou de ciseaux.

Le pansement est bien simple; il consiste dans l'introduction d'une mèche graissée de cérat, et que l'on place entre les bords de la solution de continuité : l'extrémité supérieure de cette mèche dépasse d'un pouce au moins l'angle supérieur de la plaie. On remplit la rainure interfessière de charpie brute ou en gâteaux, puis on place quelques compresses longuettes par dessus, et on maintient le tout par un bandage en T; chaque jour on renouvelle cette mèche jusqu'à la cicatrisation de la plaie. On se comporte enfin comme dans l'opération de la fistule à l'anus. Je ne vous ai rien dit de l'hémorrhagie, car elle est à peu près impossible dans une pareille opération; au reste, si elle avait lieu, on la combattrait par les moyens ordinaires et que vous connaissez.

Telles sont les méthodes employées généralement pour la guérison de la fissure de l'anus : cautérisation, —dilatation, — incision. L'incision guérit cette maladie dans l'immense majorité des cas; bien rarement elle échoue, c'est un remède à peu près certain; mais quelques praticiens ayant insisté surtout dans ces derniers temps sur ce que la contraction spasmodique du sphincter était un symptôme, un effet et non pas la cause de la maladie, il en est résulté quelques idées nouvelles relatives au traitement de cette maladie. Admettant cette manière de voir pour un grand nombre de cas, j'ai cru devoir recourir à l'excision de la fissure au lieu de fendre le sphincter. Cette opération a été vantée par Mothe, par Guérin : je l'avais signalée en 1832, et quelques uns des essais qui me sont propres, ont été publiés dès l'année 1836. Voici comment je procède à cette opération : tout étant disposé comme dans le cas précédent et le malade étant dans la même attitude, j'accroche le point du contour de l'anus où existe la fissure avec une érigne double ou simple, puis avec un bistouri porté à droite et à gauche, je circonscris la fissure dans un lambeau de tissus tégumentaires. Dans d'autres circonstances, je réduis toute cette manœuvre à un seul coup de ciseaux, et j'enlève tout d'un seul coup ; de cette manière je substitue une plaie fraîche à la fissure, et je respecte le tissu musculaire. L'opération n'est ni longue ni douloureuse ; j'ai déjà opéré de cette manière un assez grand nombre de malades, huit ou dix au moins, et j'ai presque toujours réussi à débarrasser complétement les sujets de leur affection. Lorsque j'ai échoué, et je dois avouer que cela m'est arrivé une ou deux fois, j'ignore si c'est parce que je n'avais pas enlevé complétement la fissure, ou si c'est pour toute autre cause. Cette question ne peut pas encore être décidée, car il faut un plus grand nombre de faits pour se fixer à cet égard. Je crois du reste que lorsque la maladie est très ancienne, il faut avoir recours à l'incision, et enlever en même temps l'ulcération, c'est-à-dire d'associer l'incision à l'excision ; c'est ce que je vais faire chez cette femme que je vais opérer sous vos yeux. Sa fissure date de plusieurs années ; l'ulcération qui existe est assez étendue, elle est à fond grisâtre et lardacée, et l'incision seule du sphincter ne suffirait peut-être pas pour assurer la guérison.

Vous me demanderez peut-être, messieurs, quel avantage je trouve à l'excision, et pourquoi je ne pratique pas toujours l'incision dont l'efficacité est prouvée par un si grand nombre d'observations. Voici mes raisons : la section est sans doute une opération facile et prompte , et dont le succès est à peu près certain ; mais elle oblige à diviser une couche assez épaisse de tissus, et à pénétrer dans le tissu cellulaire placé en dehors de ce sphincter. Cette plaie, qui suppure., pendant un temps plus ou moins long , peut devenir la source d'accidents très graves. L'inflammation et la suppuration peuvent fuser et s'étendre dans le bassin et compromettre la vie des malades ; c'est ainsi que j'ai vu périr deux individus à la suite de l'opération de la fissure par la section du sphincter. On n'a pas à redouter cette complication au moyen de l'excision , puisqu'on ne dépasse pas dans l'opération le sphincter, et que l'on ne pénètre pas dans le tissu cellulaire qui lui est extérieur. L'inflammation qui résulte de cette petite opération est très superficielle ; on peut se contenter de panser le malade pendant trois ou quatre jours seulement avec des mèches, et l'abandonner ensuite à la nature. C'est enfin une opération moins compliquée que la section , et qu'il est avantageux de lui substituer , principalement dans les cas de fissure récente, ou quand cette ulcération est à fond grisâtre et lardacée, et à laquelle on peut l'associer, quand cette ulcération et la constriction du sphincter sont anciennes , car de cette manière on est assuré du succès dans les cas les plus rebelles.

ARTICLE XÍ.

ACCIDENTS SUITES DU CATHÉTÉRISME (1).

Parmi les accidents qui suivent l'opération du cathétérisme chez l'homme, il en est un des plus dangereux, qui n'a cependant pas fixé l'attention des praticiens, et dont vous ne voyez aucune description dans vos auteurs. Cet accident, je veux vous en entretenir aujourd'hui, car il est important que vous le connaissiez. Les pièces pathologiques que vous voyez ici m'en fournissent l'occasion, et, dans l'intérêt de votre instruction, je ne dois pas la laisser échapper. Ces pièces pathologiques appartiennent à un jeune homme atteint d'un rétrécissement du canal de l'urètre, et qui est mort il y a deux jours. J'avais déjà traité ce jeune homme il y a plusieurs années pour cette même maladie à l'hôpital de la Pitié; il était sorti de cet établissement assez bien guéri : il urinait facilement, et il avait pendant long-temps, depuis sa sortie de l'hôpital, conservé l'habitude de s'introduire de temps en temps une bougie dans le canal, lorsqu'il commençait à éprouver quelque difficulté à uriner. De cette manière, il passa plusieurs années sans trop d'incommodités. Mais ayant négligé depuis quelque temps de dilater ainsi lui-même son canal au moyen des bougies, son rétrécissement reparut, et c'est pour s'en faire traiter de nouveau qu'il était venu me voir. Je le fis recevoir dans cet hôpital. Il ne pouvait plus se sonder lui-même : je le sondai il y a quelques jours. Je parvins dans sa vessie sans beaucoup de difficultés et d'embarras, et lui-même put recommencer à se passer une bougie comme il le faisait

(1) Leçon du 30 juin 1840.

auparavant. Le lendemain d'un dernier cathétérisme que je lui avais pratiqué, je le trouvai atteint d'une fièvre très forte. Cette fièvre avait été précédée d'un violent frisson, et même d'un tremblement qui dura long-temps avant la réaction, qui fut elle-même très forte, et qui fut suivie d'une sueur abondante. Cette fièvre se maintint. Je fis faire à ce malade plusieurs saignées, le mis à la diète absolue et à l'usage des boissons émollientes. La fièvre continua, le genou droit devint très douloureux, se gonfla d'une manière démesurée : une arthrite purulente devint manifeste. Malgré le traitement antiphlogistique le plus actif, les accidents persistèrent, la langue se sécha, le délire survint, l'adynamie se déclara, et le malade succomba le sixième jour après l'invasion des premiers symptômes de sa maladie.

Ainsi, messieurs, voici un individu bien portant, bien constitué et vigoureux, qui, à la suite du cathétérisme pratiqué sans difficultés, sans douleurs, est pris subitement de frissons, de fièvre, d'un gonflement énorme au genou, de délire, et qui succombe. Voici les pièces pathologiques ; y trouverons-nous l'explication des symptômes et de la mort ? Voyons. L'urètre présente une petite excoriation récente dans la fosse naviculaire, plusieurs traces d'anciennes fausses routes près de la portion rétrécie ; au-dessous du rétrécissement, un tissu épaissi et comme lardacé, ainsi que cela se remarque souvent, mais pas de pus autour. La prostate ne présente rien, non plus que la vessie, les uretères, ni les reins ; les voies urinaires enfin, sont parfaitement saines ; mais les veines qui entourent la prostate, celles qui sont à la surface des vésicules séminales et qui constituent une espèce de tissu caverneux, sont évidemment enflammées. L'articulation du genou est enflammée et contient du pus. Les autres viscères étaient parfaitement sains ; aucune lésion n'y a été remarquée.

Messieurs, il s'agit ici, comme vous le voyez, d'une maladie bien grave ; elle a cependant été passée sous silence

par les auteurs; vous n'en trouverez aucune description.
J'ai été peut-être le premier à en dire quelques mots à l'article Articulation du *Dictionnaire de médecine*, car je parlai
alors de l'arthrite suite du cathétérisme.

J'avais déjà vu, lorsque je rédigeais cet article, plusieurs
cas de mort ou d'accidents graves survenus à la suite du
cathétérisme, et qui avaient fixé mon attention. Je reçus,
alors que j'étais chargé du service chirurgical à l'hôpital de
la Pitié, un individu, marchand des quatre saisons, et qui
était atteint d'une gonorrhée et d'un rétrécissement considérable du canal de l'urètre. J'étais déjà parvenu à introduire dans son canal et dans la vessie une bougie très fine,
lorsqu'il voulut un jour se sonder lui-même; il y réussit, mais
en déterminant quelques douleurs et l'écoulement d'une
certaine quantité de sang. Le lendemain, je le trouvai avec
une fièvre violente et qui avait été précédée d'un tremblement très fort. La saignée générale, la diète, les émollients
ne calmèrent pas les accidents. Le jour suivant, douleurs
vives dans les articulations tibio-tarsiennes, avec gonflement considérable; les accidents allèrent toujours en augmentant, et le cinquième jour je crus devoir donner issue
au pus qui distendait ces deux articulations. Pendant trois
semaines, il y eut une suppuration abondante, et le malade
fut en danger de mort. Mais enfin il guérit avec une ankylose des deux articulations. Ce fait me frappa, car je n'observai chez ce malade aucun accident du côté du bas-ventre,
les voies urinaires ne donnèrent aucun signe d'irritation;
je continuai à opérer chez lui après sa guérison la dilatation
du canal de l'urètre, et il ne survint aucun accident pendant la durée de ce traitement,

J'observai ensuite deux autres exemples pareils. Chez
un sujet, l'inflammation articulaire siégeait au genou;
chez l'autre, ce fut au coude.

Il y a deux ou trois ans, un imprimeur bien portant et
seulement atteint d'un léger rétrécissement de l'urètre

entre dans cet hôpital. A ma première visite depuis son entrée, je lui passai sans difficultés une bougie fine dans le canal; le soir même il fut saisi d'un violent frisson ; le lendemain, des symptômes tétaniques se manifestèrent, et il mourut dans la soirée, vingt-quatre heures après le développement des premiers symptômes. A l'autopsie, nous cherchâmes en vain la cause de la mort, nous ne trouvâmes absolument rien; les voies urinaires étaient parfaitement saines.

Après ce troisième ou quatrième cas, si extraordinaire et en même temps si effrayant, j'en observai encore deux autres. Un jeune homme, fort et bien constitué, entre à l'hôpital; le lendemain du jour de son entrée, il est sondé. Dans la soirée, il est pris de frissons violents, et je le trouve le lendemain, froid, livide, violacé, en proie à des accidents cholériformes; il meurt au bout de quarante-huit heures. A l'autopsie, je ne trouvai rien, si ce n'est un engouement pulmonaire. Je ne trouvai rien non plus à l'autopsie du second.

Voilà donc, messieurs, un assez grand nombre d'exemples d'accidents les plus graves, et même de morts survenues après l'opération du cathétérisme, sans qu'on puisse trouver à l'autopsie d'autres lésions qu'une très légère maladie de l'urètre; cela mérite donc une grande attention. Entrons dans quelques détails à ce sujet.

Dans la pratique soit en ville, soit dans les hôpitaux, il est commun d'observer quelques accidents à la suite de l'opération du cathétérisme. Ces accidents se présentent principalement sous la forme d'accès de fièvre intermittente. Ils ont lieu, soit que le cathétérisme ait été difficile, soit qu'on n'ait eu aucune peine à le pratiquer. Les lithotriteurs se plaignent beaucoup de cet obstacle, et souvent on voit des malades soumis à l'opération de la lithotritie qui ne supportent jamais une séance consacrée au broiement de leur pierre sans éprouver après un véritable accès de fièvre intermittente, caractérisé par un frisson, suivi de chaleur et de sueur. En 1827, j'ai vu un perruquier venu de province à Paris pour subir la lithotritie, et qui, après chaque séance, était pris d'un accès violent de fièvre intermittente. Une fois même, cet accès fut si violent, que je le crus véritablement en danger. M. Sanson aîné, auquel je parlais de ces accidents survenus après le cathétérisme, me dit aussi avoir observé deux ou trois de ses malades qui en furent également atteints, et qui l'inquiétèrent vivement. J'ai vu en ville, il y a deux ou trois ans, un malade qui, après chaque cathétérisme, fait d'ailleurs sans beaucoup de difficultés, était toujours pris d'un violent tremblement, suivi de fièvre et même de délire ; si bien que je fus obligé de suspendre le traitement que je me proposais de lui faire suivre pour le rétrécissement dont il était affecté. En résumé, voici les caractères que présentent les accidents sur lesquels je veux fixer votre attention aujourd'hui, et qui suivent quelquefois l'opération du cathétérisme. Ce sont des tremblements violents qui se manifestent au bout de quelques heures, tremblements suivis d'une forte réaction, de chaleur, de soif, puis d'une sueur plus ou moins abondante. Prenez enfin, messieurs, dans vos meilleurs auteurs la description d'un accès de fièvre intermittente, et vous aurez le tableau des accidents que je vous trace ici. Ordinairement cet accès est unique, et le lendemain il n'y paraît plus ; le malade est dans le même état qu'avant l'opération. Mais chez d'autres sujets les choses ne se passent pas aussi heureusement ; ainsi, l'accès se renouvelle le lendemain avec les mêmes caractères, la même force. S'il ne cesse pas au bout de quarante-huit heures, c'est alors qu'on voit survenir des phénomènes nerveux, ou bien des accidents inflammatoires, une cystite, une néphrite ou bien une autre affection viscérale. La maladie prend chez d'autres sujets un caractère tout différent. C'est ainsi qu'il survient tout-à-coup une arthrite ; un épanchement rapide et considérable se fait dans une où plusieurs articulations importantes, au coude, au genou, à l'épaule, aux pieds ; l'articulation se gonfle d'une manière presque subite ; la tuméfaction est énorme ; elle apparaît en même temps que la douleur ; la chaleur et là rougeur s'y joignent très promptement. Enfin, tous les caractères de l'arthrite purulente se manifestent. C'est alors qu'existe un véritable danger pour la vie du malade. Vous connaissez tous, en effet, les dangers d'un épanchement purulent dans une grande articulation.

Dans d'autres circonstances, il se présente quelque chose de plus effrayant encore, des symptômes cholériformes se déclarent, les traits s'altèrent profondément, il y a une sidération complète des forces, des vomissements abondants, de la diarrhée, et la mort arrive en vingt-quatre ou quarante-huit heures. Voilà, messieurs, un ensemble d'accidents bien terribles, sans doute, et bien tristes pour la chirurgie. Un homme très fort, très bien portant, est sondé avec plus ou moins de difficultés, souvent sans aucune difficulté, et peu de temps après il est pris de phénomènes des plus graves, et succombe en vingt-quatre, quarante-huit heures, trois, cinq ou six jours. La cause d'accidents si fâcheux n'a pas été bien comprise. On a cité quelques faits qui prouvent qu'à l'autopsie on a constaté la phlébite des veines qui entourent la prostate, ou des épanchements dans les cavités séreuses, ou dans certaines grandes cavités articulaires. Vous avez vu sur les pièces que je viens de vous présenter une inflammation évidente des veines qui entourent la prostate ; mais il y a beaucoup d'autres circonstances dans lesquelles on ne trouve absolument rien qui puisse expliquer la mort. Il y a donc ici quelque chose de très obscur dans l'étiologie.

Du reste, tous les faits que je vous ai cités, tous les symptômes que je vous ai tracés, viennent, je crois, à l'appui d'une hypothèse que j'ai souvent l'occasion d'émettre

ici, c'est qu'il y a un assez grand nombre de maladies qui
consistent dans un véritable empoisonnement, dans l'introduction par une voie quelconque dans l'économie animale d'un agent toxique qui cause tous les phénomènes
observés. Ces maladies si terribles s'annoncent presque toujours par un violent frisson ou tremblement : c'est le début du mal, et il proclame sa gravité. Je vous ai déjà parlé
de l'infection purulente, et vous savez que c'est par de
violents tremblements que commence ordinairement la
maladie; ils annoncent l'introduction dans le sang d'un
agent septique, le pus; il en est peut-être ainsi dans la
la maladie que je viens de vous décrire. L'urine, ainsi que
vous le savez, est un des liquides les plus dangereux, les
plus perfides de l'économie, et qui produit les ravages les
plus affreux quand il est sorti de ses canaux naturels, quand
il est épanché dans les cavités séreuses, infiltré dans le tissu
cellulaire, etc. Serait-il donc étonnant que quelques uns
de ses principes, forcés, on ne sait comment, de rentrer dans
le torrent de la circulation, par suite de l'opération du cathétérisme pratiquée dans certaines conditions peu ou mal
connues, ne devinssent la cause de tous ces phénomènes.
Je n'insisterai pas plus long-temps sur ce point, messieurs,
car il serait trop facile de s'égarer dans le champ des hy-
pothèses. Le plus important à connaître actuellement serait le traitement. Malheureusement je ne puis rien vous
dire à son sujet; comme traitement préservatif, il est impossible de rien déterminer, puisque les accidents arrivent
dans les circonstances les plus opposées, quand le canal
est libre ou à peu près, quand le cathétérisme est facile ou
pénible. Comme traitement curatif, je ne vous éclairerai
guère plus; j'ai employé sans succès les saignées, les sangsues, les émollients, les antispasmodiques. La maladie a
marché malgré ces moyens, et dans d'autres circonstances
elle s'est arrêtée d'elle-même, et sans qu'on ait rien fait.

Faut-il ouvrir les articulations quand elles sont distendues par le pus? Je vous ai cité un cas de guérison, celui dans lequel j'ai ouvert les deux articulations tibio-tarsiennes, opération qui a été suivie de guérison; mais ce n'est là probablement qu'une exception, et la mort est le plus ordinairement le résultat de ces ouvertures. Au genou, vous savez tous que l'arthrite purulente est une maladie presque toujours mortelle. L'amputation du membre est le meilleur remède dans ce cas; mais quand plusieurs articulations, trois, quatre ou cinq, sont prises à la fois, que ferez-vous? Ouvrirez-vous toutes ces articulations, ou pratiquerez-vous l'amputation de plusieurs membres sur le même sujet? S'il s'agit, comme j'ai une certaine tendance à le croire, d'un empoisonnement par un agent délétère introduit dans l'économie animale à l'occasion du cathétérisme, comment le combattre, puisque nous ignorons sa nature? En attendant que de nouvelles recherches nous fassent découvrir le remède de ces terribles accidents, j'ai dû vous les signaler, vous engager à les bien étudier, car leur étiologie est extrêmement obscure, et surtout à vous tenir en garde contre eux, car vous voyez par ce que je vous ai dit combien nos ressources actuelles sont peu efficaces.

ARTICLE XII.

RÉTRACTION PERMANENTE DES DOIGTS.

La flexion ou rétraction permanente des doigts dépend d'un grand nombre de causes : telles sont une plaie, une paralysie des tendons extenseurs, l'ankylose des articulations phalangiennes, leur déviation par des tumeurs variées, la rétraction, le raccourcissement de leurs tendons fléchisseurs, des cicatrices vicieuses, etc. Je ne veux aujourd'hui, à l'occasion d'un malade que je vais opérer tout-à-l'heure (1), fixer votre attention que sur la rétraction permanente des doigts produite par la crispation de l'aponévrose palmaire, ou par des brides fibreuses sous-cutanées développées accidentellement dans cette région du membre supérieur.

Les causes de la rétraction permanente des doigts avaient jusqu'à ces derniers temps à peine fixé l'attention des praticiens, avant les observations et remarques publiées au nom de Dupuytren en 1831 (2), avant les travaux de MM. Lemoine, Maudet, Vidal (de Cassis), Avignon, Goyrand, etc. Boyer, dans son *Traité des maladies chirurgicales*, désigne cette maladie sous le nom de *crispatura tendinum*; mais il n'en dit que peu de choses. M. Astley Cooper parle aussi de cette rétraction permanente des doigts et des orteils, et l'attribue tantôt à la crispation des gaînes des tendons, tantôt à la rétraction de l'aponévrose. Dupuytren a démontré sans réplique que les tendons étaient généralement étrangers à cette rétraction. Mais ce célèbre chirurgien n'a

(1) Leçon du 15 janvier 1840.
(2) *Leçons orales de clinique chirurgicale*, 2ᵉ édit., 1839, t. IV, p. 473.

pas, je crois, démontré aussi clairement qu'il l'a cru que
cette maladie dépendait d'une induration ou d'un raccourcissement d'un ou de plusieurs faisceaux de l'aponévrose
palmaire. Elle est caractérisée par des brides sous forme
de cordes saillantes au-dessous de la peau, et qui s'étendent presque toujours sur une grande partie de la longueur de la face palmaire du doigt ; elles en occupent surtout la ligne médiane, et se prolongent au moins sur la
face palmaire de la première phalange, quelquefois et même
assez souvent jusque sur la seconde, et dans certains cas
sur la troisième.

La maladie commence ordinairement, dit Dupuytren (1),
par le doigt annulaire, elle s'étend de là aux doigts voisins,
et surtout au doigt auriculaire ; elle augmente insensiblement par degrés et sans douleurs ; les malades éprouvent
d'abord un peu de roideur dans la paume de la main et
de la difficulté à étendre un ou plusieurs doigts ; bientôt
ces doigts restent fléchis au quart, au tiers ou à la moitié.
La flexion est quelquefois portée beaucoup plus loin, et
l'extrémité libre des doigts vient alors s'appliquer à la paume
de la main. Dès le principe, une corde se fait sentir sur la
face palmaire des doigts et de la main ; cette corde est plus
tendue quand on fait effort pour redresser ces doigts, et
elle disparaît presque complétement quand ils sont tout-à-
fait fléchis. Elle est de forme arrondie, sa partie la plus
saillante se trouve à la hauteur de l'articulation du doigt
avec le métacarpe qui lui sert de soutien ; elle forme là
une espèce de pont. La peau située dans la direction du
doigt forme des plicatures en arc de cercle, dont la concavité est placée en bas, dont la convexité est en haut, et
dont le premier emboîte en quelque sorte la base du doigt
et est lui-même emboîté dans les arcs de cercle plus éle-
vés ; ceux-ci diminuent insensiblement, et atteignent ordi-

(1) *Leçons orales de clinique chirurgicale* faites à l'Hôtel-Dieu de Paris,
t. IV, p. 473, 2ᵉ édit., 1839.

nairement le milieu de la paume de la main. La maladie marche et atteint son plus haut degré de développement, sans que les malades éprouvent aucune douleur, et les articulations des doigts ne présentent aucune trace d'ankylose : elles restent toutes très mobiles dans le sens de la flexion ; mais elles ne sauraient être étendues au-delà d'un certain point malgré les plus grands efforts. Dupuytren dit avoir vu des poids de cent et même de cent cinquante livres appendus à l'espèce de crochet que forme le doigt, sans que pour cela son angle de flexion fût ouvert d'une ligne ; il semble que le doigt soit empêché de se redresser par un arc-boutant inflexible placé dans le sens de l'extension. Il n'y a pourtant d'autre obstacle à ce mouvement que la bride située sur la face palmaire des doigts et de la main, bride dont la saillie et la tension sont proportionnées aux efforts tentés pour redresser le doigt.

Cette rétraction des doigts est très incommode ; elle gêne pour saisir les corps un peu volumineux, et quand le malade veut serrer fortement les objets qu'il tient, il éprouve une douleur assez vive. Hors cette circonstance et quand il veut étendre brusquement les doigts, la maladie ne cause point de douleur. Nous avons dit que la maladie attaquait ordinairement le doigt annulaire et le petit doigt ; elle n'envahit que par exception le pouce et les autres doigts. Cependant on a cité des individus chez lesquels tous les doigts se trouvaient crispés ; une observation de ce genre a été recueillie dans la pratique même de Dupuytren.

Les personnes atteintes de cette rétraction des doigts ont ordinairement fait de grands efforts avec la paume de la main, et se sont livrées à des travaux qui exigeaient une pression fréquente et soutenue de la face palmaire des doigts ou de la main sur des corps très durs. On la rencontre chez les maçons, qui saisissent des pierres avec l'extrémité des doigts ; chez les cultivateurs, qui manient la charrue, les bateliers la rame; les marchands de vins, qui percent les barriques avec des poinçons; les cochers, auxquels les manches de leurs fouets contondent la paume des mains, etc., etc. Dupuytren rapporte l'exemple d'un homme livré aux travaux du cabinet qui mettait un soin particulier à cacheter ses dépêches avec de la cire et un cachet dont le manche arrondi pressait fortement la paume de la main, et qui fut atteint de cette rétraction permanente des doigts.

Quelle est la lésion anatomique qui caractérise cette rétraction permanente des doigts? Il y a eu à ce sujet beaucoup d'opinions. On a successivement accusé l'épaississement et le racornissement de la peau, une affection spasmodique des muscles, une maladie des tendons des fléchisseurs, l'inflammation, le gonflement, l'endurcissement des gaînes des tendons, une disposition particulière des surfaces articulaires et des ligaments latéraux, une maladie de ces surfaces; enfin on attribua dans ces dernières années la maladie à une crispation de l'aponévrose palmaire; ce fut surtout Dupuytren qui proposa cette opinion, émise aussi par sir Astley Cooper (1). Voici le fait qui détermina Dupuytren à adopter cette opinion:

Un vieillard était atteint depuis long-temps d'une rétraction des doigts. Il mourut, et Dupuytren examina avec soin la pièce anatomique. La peau ayant été enlevée dans toute l'étendue de la paume de la main et de la face palmaire des doigts, les plis, le froncement qu'elle offrait naguère disparurent entièrement; il était donc évident que l'arrangement qu'elle présentait pendant la vie ne lui appartenait pas, et qu'il lui était communiqué. La dissection fut continuée, l'aponévrose palmaire fut mise à découvert, et on s'aperçut qu'elle était tendue, rétractée, diminuée

____

(1) Voyez *Leçons orales de clinique chirurgicale*, par Dupuytren, et *OEuvres chirurgicales* de sir Astley Cooper, traduites de l'anglais par MM. Chassaignac et Richelot. 1837.

de longueur ; de sa partie inférieure partaient des espèces de cordons qui se rendaient aux côtés du doigt malade. En faisant exécuter des efforts d'extension aux doigts, Dupuytren vit clairement que l'aponévrose subissait une sorte de tension , de crispation. Il coupa les prolongements qu'elle envoie sur les côtés des doigts, et immédiatement la contracture cessa , les doigts revinrent au demi-quart de flexion ; le moindre effort ramenait les phalanges à l'extension complète. Les tendons existaient dans leur intégrité ; les coulisses n'avaient point été ouvertes. Les articulations étaient à l'état normal ; les os n'étaient ni gonflés ni inégaux ; ils ne présentaient pas le plus léger vestige d'altération, soit à l'intérieur, soit à l'extérieur. Il n'y avait aucun changement dans l'inclinaison des surfaces articulaires, ni altération dans les ligaments extérieurs, ni ankylose. Les gaînes synoviales, les cartilages, la synovie, ne présentaient aucune altération. Il était dès lors naturel de conclure que le point de départ de la maladie était dans la tension exagérée de l'aponévrose palmaire et que cette tension elle-même était due à une contraction de l'aponévrose par suite de l'action trop forte ou trop long-temps prolongée d'un corps dur dans la paume de la main.

Cette observation est en effet une preuve évidente que l'aponévrose palmaire peut être dans certains cas la cause de la rétraction permanente des doigts ; mais elle ne prouve pas que cette cause soit toujours la même quand on ne découvre d'altération ni aux os, ni aux tendons , ni aux gaînes synoviales. Ces brides ou cordes saillantes qu'on voit au-dessous de la peau sur la face palmaire des doigts, s'étendent, ainsi que je vous l'ai dit, très souvent, sur la plus grande partie de la longueur des doigts ; elles se prolongent au moins sur la face palmaire de la première phalange, assez souvent même jusque sur la seconde, et quelquefois même jusqu'à la troisième. Or on sait que l'aponévrose palmaire proprement dite s'arrête, se fixe à la racine et sur les côtés de chaque doigt, en se confondant, soit avec la gaîne des tendons fléchisseurs, soit avec les ligaments de l'articulation. D'un autre côté, l'aponévrose de la main ne s'étend ni sur l'éminence thénar ni sur la racine du pouce, et cependant on a observé la contracture permanente de ce doigt par une de ces brides sous-cutanées parvenue au plus haut degré de développement. Ayant constaté moi-même par la dissection et sur l'homme vivant que l'aponévrose palmaire restait quelquefois intacte après l'incision ou l'extirpation de ces brides, j'annonçai en 1833, dans la seconde édition de mon *Anatomie chirurgicale*, que les brides dont avait parlé Dupuytren n'étaient pas toujours formées par l'aponévrose palmaire; qu'elles m'avaient paru n'être qu'une transformation fibreuse de la couche sous-cutanée chez un malade, et que je n'aurais pas été surpris qu'il en fût souvent ainsi. M. Goyrand, chirurgien de l'Hôtel-Dieu d'Aix, en Provence, a justifié complétement ces prévisions dans ses recherches sur la rétraction permanente des doigts, recherches qui sont consignées dans les *Mémoires de l'Académie royale de médecine*, tome III, et qui sont suivies du rapport de M. Sanson aîné.

«Le 3 novembre, on apporta à l'amphithéâtre de l'hospice d'Aix le cadavre d'un homme de soixante-douze ans qui était mort d'apoplexie foudroyante. Il avait à chaque main plusieurs doigts affectés de rétraction permanente, et je ne laissai pas, dit M. Goyrand, échapper l'occasion d'étudier une affection encore peu connue. Voici quels ont été les résultats de mes recherches : A la main droite, le petit doigt était fortement rétracté; le médius l'était aussi, mais beaucoup moins; le pouce était fixé en opposition avec les autres doigts ; l'annulaire et l'indicateur étaient à l'état normal. A la main gauche, l'annulaire et le médius étaient seuls rétractés; le premier l'était fortement , l'autre à un moindre degré. Quand je cherchais à étendre les doigts, je faisais saillir sous la peau des brides qui allaient évidemment de la face antérieure des doigts à l'aponévrose palmaire, et celle-ci était alors dans un état de tension qui se communiquait au tendon du palmaire grêle. La peau de la partie supérieure de la face palmaire des doigts présentait des rides transversales multipliées; elle était unie assez fortement aux brides les plus saillantes, mais elle n'avait nulle part avec ces brides des adhérences intimes. Je disséquai avec soin la face palmaire des mains, et je reconnus que la peau détachée se déplissait et reprenait sa longueur ordinaire, que les tendons et l'aponévrose palmaire étaient à l'état normal; que les doigts étaient tenus en flexion par des cordons fibreux de nouvelle formation, dont les uns continus d'une part à l'aponévrose palmaire, s'inséraient par leur extrémité inférieure à la gaîne des tendons fléchisseurs ou au bord des phalanges; d'autres allaient seulement d'un point à un autre de ces bords ou de la face antérieure des gaînes fibreuses. A la main droite, on voyait un de ces cordons naître de la partie supérieure du bord externe de la première phalange du petit doigt. Large et aplati à sa naissance, il allait s'arrondissant et perdant de sa largeur, se fixer à la partie supérieure du bord externe de la seconde phalange; sur la partie supérieure et interne de ce premier corps fibreux venait se rendre, sous un angle aigu, un autre cordon provenant de la partie supérieure et interne de l'aponévrose palmaire. Le médius était tenu en flexion par deux faisceaux, dont l'un, né de la partie inférieure de la face antérieure de l'aponévrose palmaire, se portait vers la face antérieure du doigt, et, parvenu au-devant de la partie supérieure de la première phalange, fournissait des expansions qui se fixaient, l'une à la gaîne des tendons fléchisseurs, vis-à-vis la première phalange, et l'autre à cette même gaîne, en dedans et en dessous de la précédente, et à la partie supérieure du bord interne de la seconde phalange; après avoir fourni ces expansions, le cordon venait s'insérer à la gaîne des tendons, au-devant de l'extrémité supérieure de la seconde phalange. L'autre faisceau du médius concourait à fléchir la seconde phalange de ce doigt sur la première; celui-ci assez large, mince, aplati d'un côté à l'autre, et disposé en croissant, se fixait par son bord convexe et adhérent à toute la longueur du bord interne de la gouttière antérieure de la première phalange, et au côté externe antérieur de l'extrémité supérieure de la seconde; un cordon volumineux et aplati, né du bord externe de l'aponévrose, venait s'insérer à la partie supérieure de la gaîne du tendon du grand fléchisseur du pouce, et tenait ce doigt dans l'adduction, et opposé aux autres doigts; et un autre cordon assez mince et arrondi, né du point où se terminait le précédent, et inséré d'autre part à la languette de l'aponévrose palmaire qui se fixe au côté interne de la base de la première phalange de l'index, tenait le pouce rapproché de l'indicateur, et empêchait qu'il ne s'opposât complétement aux autres doigts. A la main gauche, l'annulaire et le médius étaient seuls rétractés. Le premier était tenu en flexion par un seul cordon qui provenait de la partie inférieure de la face antérieure de l'aponévrose palmaire, et se terminait à la partie supérieure du bord externe de la seconde phalange, qui présentait au point d'insertion de cette bride un tubercule semblable aux saillies que présentent certains os aux points d'insertion des tendons. Trois faisceaux bridaient le médius; l'un gros et court, né du côté externe et postérieur du faisceau de l'annulaire, à quatre lignes de son insertion inférieure, se portait en arrière et en dehors, et venait s'insérer, après un trajet d'un demi-pouce, à la gaîne des tendons fléchisseurs du médius, vis-à-vis l'extrémité supérieure de la première phalange; celui-ci tenait le médius et l'annulaire un peu inclinés l'un vers l'autre. Du côté inférieur de ce cordon en naissaient deux autres, longs et minces, qui descendaient en convergeant au-devant de la première phalange du médius et venaient se fixer ensemble à la gaîne des tendons fléchisseurs, vers le milieu de la longueur de la deuxième phalange. Le cordon transversal recevait supérieurement et vers son extrémité interne un faisceau très délié, provenant de la languette de l'aponévrose, qui se fixait au côté interne de la base de la première phalange de l'annulaire, et qui, pour se porter à la bride transversale, croisait très obliquement de haut en bas et dedans en dehors celle de l'annulaire. Au reste, la description que l'on vient de lire, ajoute M. Goyrand, ne donnerait jamais qu'une idée fort imparfaite de la disposition de toutes ces brides. Tous ces faisceaux étaient formés de fibres parallèles; dans l'état frais ils étaient résistants et tout-à-fait inextensibles, et avaient la blancheur et l'aspect des ligaments.

« Cette pièce d'anatomie pathologiqne a été soumise à l'Académie royale de médecine.»

A cette observation prise sur le cadavre, M. Goyrand en joint une autre prise sur le vivant, et qui confirme l'opinion que je vous donne sur la nature de la maladie. Voici cette observation.

« M. Chaine, économe de l'hôpital d'Aix, qui est atteint de cette rétraction des doigts à un très haut degré, a bien voulu se prêter à mon examen. Voici l'état de ses mains : Les trois derniers doigts de la main droite sont fléchis; à la main gauche, l'affection porte sur les quatre derniers. A gauche, l'annulaire est plus fortement fléchi que les autres; à la main droite c'est le petit doigt. Les médius ne sont qu'à demi fléchis; l'index gauche l'est à un faible degré. On trouve chez M. Chaine tous les caractères de cette rétraction des doigts, attribuée par les anciens et par Boyer à la rétraction et au dessèchement des tendons fléchisseurs, et par Dupuytren à la rétraction de l'aponévrose palmaire. Cette infirmité lui est survenue peu à peu et sans s'accompagner de la plus légère douleur. M. Chaine, âgé maintenant de cinquante-huit ans, n'en avait que quarante-deux quand il commença de s'apercevoir qu'il ne pouvait plus étendre complétement le doigt annulaire gauche. Ce doigt se fléchit de plus en plus ; ses deux voisins furent ensuite affectés ; peu de temps après, ce fut le petit doigt de la main droite, et successivement l'annulaire et le médius de cette main. L'inflexion de tous ces doigts alla toujours en augmentant, et maintenant les premières phalanges sont fléchies à angle presque droit sur les os métacarpiens ; les secondes phalanges le sont à des degrés différents sur les premières. L'annulaire gauche et le petit doigt de la main droite, ordinairement en contact par leur extrémité avec la face palmaire de la main, ne peuvent s'en éloigner que de quelques lignes. Si on cherche à étendre les doigts, on voit qu'ils sont retenus en flexion par des brides que l'on compte, brides tendues par suite de ces tentatives, qui soulèvent la peau, et qui, pour la plupart, sont fixées par leur extrémité supérieure à l'aponévrose palmaire, et par l'inférieure à la face antérieure des doigts, vers le milieu de leur largeur ou sur leurs bords, vis-à-vis les secondes phalanges. Enfin toutes les personnes auxquelles j'ai montré les doigts de M. Chain ont été convaincues, comme moi, que chez lui les doigts sont tenus en flexion par des cordons fibreux, tout-à-fait semblables à ceux que l'on voit dans les mains que j'ai disséquées. »

Cette rétraction des doigts consiste dans la flexion de la première phalange de l'os du métacarpe et de la deuxième phalange sur la première ; l'articulation des dernières phalanges entre elles reste toujours libre. N'est-il pas évident que la rétraction de l'aponévrose palmaire et de ses languettes digitales ne pouvait fléchir que la première phalange sur l'os métacarpien, et que la flexion de la seconde phalange doit nécessairement avoir une autre cause ? On peut trouver dans les observations rapportées dans les *Le-*

çons orales de Dupuytren même une preuve de cette assertion (1).

M. L*** était affecté d'une rétraction du doigt annulaire
et de l'auriculaire à la main gauche; ces deux doigts étaient
tout-à-fait fléchis et couchés sur la paume de la main; la
seconde phalange était pliée sur la première, et l'extrémité
de la troisième appliquée sur le milieu du bord cubital de
la surface palmaire. Le petit doigt, très fléchi, était incliné
d'une manière invariable vers la paume de la main. La
peau de cette partie était plissée et entraînée vers la base
des deux doigts rétractés. Dupuytren, aidé par MM. les
docteurs Mailly et Marx, opéra le malade de la manière
suivante. La main du sujet étant solidement fixée, il commença par faire une incision transversale de dix lignes
d'étendue, vis-à-vis l'articulation métacarpo-phalangienne
du doigt annulaire : le bistouri divisa d'abord la peau, puis
l'aponévrose palmaire avec un craquement sensible à l'o-
reille. L'incision achevée, on vit le doigt annulaire se redresser, et il put être étendu presque aussi facilement que
dans l'état naturel. Désirant éviter au malade la douleur
d'une nouvelle incision, Dupuytren essaya de prolonger la
section de l'aponévrose en glissant le bistouri transversalement et profondément au-dessous de la peau, du côté du
bord cubital de la main, pour arriver à dégager le petit
doigt, mais ce fut en vain, il ne put que légèrement dilater
l'incision de l'aponévrose; en conséquence, il se détermina
à pratiquer de nouveau une incision transversale, vis-à-vis
l'articulation de la première et de la seconde phalange du
petit doigt, et détacha ainsi son extrémité de la paume de
la main; mais le reste du doigt se tint invariablement fixé
vers cette partie. Alors une nouvelle incision divisa la peau
de l'aponévrose vis-à-vis l'articulation métacarpo-phalangienne correspondante; elle procura un léger dégagement.

(1) *Leçons orales*, 2ᵉ édition, tom. 4, pag. 482.

Ses effets étaient encore incomplets. Enfin une troisième et dernière incision fut pratiquée en travers, vis-à-vis le milieu de la première phalange elle-même, et aussitôt le petit doigt put être étendu avec la plus grande facilité. Telle est l'opération qui fut pratiquée par Dupuytren, et qui, suivant les rédacteurs de ses *Leçons orales* (tome IV page 482), annonce hautement que la dernière incision, c'est-à-dire celle pratiquée vis-à-vis le milieu de la dernière phalange, a intéressé le point d'insertion de la digitation aponévrotique. N'est-il pas évident, au contraire, que la première incision, c'est-à-dire celle qui a été pratiquée vis-à-vis l'articulation métacarpo-phalangienne, et cette dernière dont il vient d'être question, n'ont pu porter sur les languettes de l'aponévrose, qui se fixent, comme on sait, sur les côtés de la base des premières phalanges?

De tous ces faits que je viens de rapporter, M. Goyrand conclut que l'aponévrose palmaire est tout-à-fait étrangère à la rétraction permanente des doigts, qu'on doit la respecter dans les opérations qu'on tente pour en délivrer les malades, et que vraisemblablement elle n'a point été coupée dans les opérations pratiquées par Dupuytren, qu'il a seulement divisé les cordons fibreux qui s'étaient développés sous la peau, et qui seuls déterminaient la rétraction. Cette opinion me semble un peu exagérée, et il ne faut pas l'adopter à l'exclusion des autres émises par des auteurs. M. Sanson aîné, dans son rapport sur le mémoire de M. Goyrand, pense qu'on ne doit pas admettre d'une manière absolue que la maladie qui nous occupe puisse être due toujours à des brides de nouvelle formation; car si, d'une part, les observations de M. Goyraud et les pièces qu'il a disséquées prouvent que la rétraction peut tenir à des brides indépendantes ou peu dépendantes de l'aponévrose; d'un autre côté, les faits publiés par Dupuytren prouvent aussi que, dans d'autres cas, les divisions inférieures de l'aponévrose palmaire peuvent en être l'agent exclusif. Un fait, ajoute M. Sanson, n'en détruit pas un autre, et Dupuytren n'a pu confondre des objets si distincts. Ces brides, suivant M. Sanson, peuvent n'être que l'exagération de productions cellulo-fibreuses partant de l'aponévrose, et existant en quelque sorte à l'état rudimentaire dans l'état sain. J'ajouterai, messieurs, que les opinions de Dupuytren, de M. Goyrand et de M. Sanson seraient, comme la mienne, inexactes, si on voulait en adopter une à l'exclusion des autres et la substituer à la manière de voir des anciens. S'il est faux de croire que la rétraction des doigts tienne le plus souvent à une crispation des tendons fléchisseurs, il le serait aussi de soutenir que cette cause n'existe jamais; de même qu'en rejetant la doctrine de Dupuytren comme trop exclusive, on aurait tort aussi de ne l'admettre pour aucun cas. Il n'en est pas moins démontré pour moi que la rétraction permanente des doigts dépend le plus souvent de la transformation fibreuse d'une ou plusieurs des lamelles du fascia sous-cutané ou superficialis; qu'elle est réellement due dans certains cas à une crispation de l'aponévrose palmaire, ainsi que l'a démontré Dupuytren; qu'elle peut dépendre quelquefois aussi d'une dégénérescence de la peau elle-même, ou de quelque cicatrice de cette membrane. Je dois, du reste, vous dire que la transformation fibreuse du tissu cellulaire sous-cutané qui produit la rétraction des doigts n'est pas toujours en cordon ou en simple bride. Il y a quelquefois des rayons fibreux en travers, ou obliques. J'ai vu un homme âgé de cinquante-sept ans, chez lequel la rétraction des doigts était entretenue par des brides inégales, dont la racine se perdait manifestement dans une plaque dure, insensible, couverte de bosselures du volume d'une noisette, et qui occupait presque toute la paume de la main.

Le traitement de cette maladie est tout-à-fait chirurgical. On ne peut attendre de résultats avantageux que de

section des cordons fibreux qui produisent la rétraction,
que ces cordons soient le résultat de la transformation du
tissu cellulaire sous-cutané, ou bien de la crispation de
l'aponévrose palmaire.

Dupuytren faisait d'abord étendre la main sur sa face
dorsale ; des aides la fixaient dans cette situation et redres-
saient les doigts autant qu'il leur était possible ; alors, avec
un bistouri droit ou convexe, il faisait une insision sur la partie la plus tendue de la bride. Cette incision comprenait à
la fois la peau et le tissu fibreux sous-cutané. Si cette incision suffisait pour que le doigt pût s'étendre complètement, il en restait là. Si elle ne suffisait pas, il en pratiquait au-dessus ou au-dessous de la première une seconde
et même une troisième. Les doigts étant devenus libres et
pouvant bien s'étendre, il fixait la main par son dos sur
une palette convenablement matelassée ; on y maintient les
doigts étendus à l'aide d'une bande étroite ou d'une bandelette de diachylon, dont on place les tours au-devant
des incisions ou entre les incisions ; on prend un point
d'appui sur cette palette, de manière à maintenir le doigt
dans un état convenable d'extension. Quant aux plaies,
on les panse comme celles qui doivent suppurer et guérir
à l'aide d'une cicatrice formée de toutes pièces. On fait
usage de la machine à extension pendant un mois, un mois
et demi, plus ou moins ; mais dès que l'état des incisions et
la formation de la cicatrice le permettent, on ne néglige
pas de faire exécuter aux articulations les mouvements de
flexion et d'extension pour leur rendre leur liberté entière.
Tel est le procédé de Dupuytren. M. Goyrand opère d'une
manière différente. La main étant fixée de la même manière que dans la méthode de Dupuytren, il fait avec un
bistouri droit et tenu comme une plume à écrire un incision à la peau dans la même direction que la bride et dans
l'étendue d'un pouce ou deux sur la corde ou à côté ; puis,
les lèvres de l'incision étant écartées, ou disséquées s'il y

a adhérence avec les tissus sous-jacents , il fait la section des brides en travers dans divers points de leur longueur. On peut même, pour plus de sûreté , faire l'excision de quelques portions de ces brides. On réunit ensuite par première intention, et on fixe les doigts dans l'extension , comme dans la méthode de Dupuytren.

La méthode de M. Goyrand a des avantages incontestables ; elle expose moins que l'incision transversale simultanée de la peau et des brides sous-cutanées aux inflammations sous-aponévrotiques de la main, aux inflammations des gaînes des tendons, aux exfoliations de ces gaînes et des tendons fléchisseurs, que l'incision transversale, qui devra nécessairement suppurer ; parce qu'elle permettra bien plutôt d'imprimer aux doigts des mouvements nécessaires pour conserver à leurs articulations leur mobilité et leur souplesse ; parce que, enfin, les incisions longitudinales ne laisseront après elles que des cicatrices linéaires, tandis que celles qui résulteraient des incisions transversales seraient larges et adhérentes.

On a conseillé aussi l'extirpation des brides , au lieu de se borner à les inciser. J'ai essayé cette méthode, et je n'ai pas trouvé qu'elle ait produit de résultats plus avantageux que la simple section ; aussi je ne crois pas qu'on doive la généraliser. On pourrait cependant y avoir recours , s'il y avait des nodosités et des espèces de tumeurs en même temps que la bride au-dessous de la peau.

Lorsque l'opération a réussi à amener l'extension complète des doigts , il ne faut pas croire, quel que soit le procédé mis en usage pour arriver à ce résultat, que le malade soit à l'abri de la récidive ; il faut pour l'éviter, lui recommander certaines précautions : il aura recours à des extensions souvent répétées, au massage des parties, à des onctions huileuses, à des bains mucilagineux, et surtout il évitera de se livrer à des travaux durs qui pourraient ramener l'induration des parties.

ARTICLE XIII.

FISTULE A L'ANUS (1).

Nous avons en ce moment dans les salles plusieurs individus atteints de fistules à l'anus. Je profiterai de cette circonstance pour appeler votre attention sur cette maladie, et principalement sur la méthode opératoire dont j'ai fait surtout usage dans ces derniers temps pour guérir les malades : je veux parler de l'excision. Je ne vous entretiendrai que des fistules à l'anus causées par l'altération de la portion inférieure du rectum ; car vous savez qu'il y en a qui dépendent soit de l'altération des os, soit de quelque lésion profonde de l'intérieur du bassin ou de l'abdomen ou des organes génito-urinaires.

Les fistules à l'anus qui dépendent d'une lésion de la partie inférieure du rectum ont été divisées par les auteurs en trois espèces : 1° les fistules complètes ; 2° les fistules borgnes externes ; 3° les fistules borgnes internes.

On n'a jamais contesté l'existence des fistules complètes comme on l'a fait pour les deux autres espèces. C'est ainsi que Foubert, Sabatier et M. Larrey n'admettent point les fistules borgnes externes, et prétendent que si on ne trouve pas l'ouverture interne qui fait communiquer le rectum avec l'intérieur, c'est qu'on n'a pas recherché cette ouverture avec assez d'attention, mais qu'elle existe toujours. On peut objecter à ces auteurs qu'un moyen de la trouver toujours, c'est de faire comme beaucoup d'ex-

(1) Leçons de juin et août 1830.

plorateurs, c'est à-dire de la créer de toutes pièces avec la sonde ou le stylet qui perfore le rectum aminci.

On a démontré depuis long-temps que les abcès fétides des environs de l'anus ne prouvaient pas, comme le pensent les auteurs dont je combats l'opinion, qu'il y eût perforation du rectum. L'odeur prononcée de matières fécales, la couleur brunâtre de ces abcès quand on les ouvre, et qui ont contribué à maintenir et à propager cette idée, ne prouvent point en sa faveur. Il suffit qu'une collection de liquides reste pendant un certain laps de temps au fond de la cavité ischio-rectale, et à plus forte raison entre l'intestin et l'aponévrose, pour que l'odeur des fèces s'y transmette et puisse acquérir une assez grande intensité. C'est tout simplement un effet de transsudation ou d'imbibition. Je ne conçois pas comment, puisqu'on admet les fistules sous-cutanées de l'aine, de l'aisselle, des parois abdominales, du cou et des membres eux-mêmes, pourquoi on ne les admettrait pas au pourtour de l'anus où la fonte et le retrait du tissu cellulaire peuvent laisser un si grande vide, où la tension et la solidité des aponévroses, où l'action des sphincters et du releveur de l'anus, où la distension et l'affaissement alternatifs de l'intestin s'opposent avec tant de force au recollement des parties dénudées. M. Roux donne à ces ulcères le nom d'ulcères fistuleux pour remplacer celui de fistule borgne externe. Cela importe fort peu, car il n'en est pas moins certain que ces fistules se comportent comme les fistules complètes, et que le traitement qu'on doit leur opposer est absolument le même, ou presque le même. Pour ma part, je regarde ces maladies comme très fréquentes après les abcès autour du fondement ; et elles sont d'autant plus à redouter, que le rectum a été plus aminci, que la fonte du tissu cellulaire extérieur a été considérable et prolongée, que le sujet est de mauvaise constitution, ou affecté d'une de ces lésions organiques graves qui modifient profondément l'organisme.

Beaucoup d'auteurs ont rejeté également les fistules borgnes internes. On conçoit qu'il est difficile d'admettre que, l'intestin ayant été perforé, il en résulte seulement un abcès, lequel se vide incessamment dans le rectum par cette ouverture; je pense néanmoins que cette disposition peut avoir lieu, et elle a souvent lieu en effet; j'en ai observé un grand nombre d'exemples. Les fistules borgnes internes ne sont souvent, il est vrai, qu'un ulcère caverneux dont le pus est versé dans le rectum par suite de la pression des parties voisines; mais cet ulcère peut persister des mois entiers sans pénétrer jusqu'à la peau, et établir ainsi une fistule complète. Aujourd'hui même (3 août), il sort de l'hôpital un individu qui était atteint à la marge de l'anus, depuis long-temps, d'une tumeur violacée, fluctuante, et se vidant par la pression dans le rectum du pus qu'elle contenait. Cette tumeur existait depuis très long-temps, et incommodait peu le malade; ce qui fixait surtout son attention, c'était une fissure très douloureuse : j'en fis l'excision, puis j'incisai la tumeur; je rendis ainsi la fistule complète par ce moyen, et j'opérai ensuite par les procédés ordinaires. La guérison ne s'est pas fait long-temps attendre.

Les fistules complètes sont souvent multiples, et il est assez commun d'en voir une de chaque côté de cet orifice. Dans certaines circonstances elles présentent plusieurs ouvertures au-dehors qui aboutissent à un seul conduit à orifice unique dans l'intérieur du rectum. Ce sont les fistules auxquelles on a donné le nom de fistules en arrosoir. L'orifice interne est quelquefois multiple à son tour; mais il est le plus souvent unique, surtout quand il n'y a qu'une ouverture externe. La direction du conduit fistuleux n'est pas toujours droite, souvent même elle est très sinueuse ; c'est ainsi qu'on voit souvent une fistule située dans l'orifice externe et à droite de l'anus, et qui s'ouvre à gauche dans l'intérieur du rectum; une autre située en avant, et dont l'ouverture intestinale est en arrière; après s'être étendu dans un sens, il peut lui arriver de prendre une autre marche, et de former divers coudes avant de se terminer à la peau. Si un seul clapier reçoit quelquefois ses diverses branches externes, il est encore moins rare, lorsque le même malade en porte plusieurs, de les voir converger toutes avec plus ou moins de régularité vers l'intestin perforé. A la place d'un trajet sinueux, il existe parfois entre ses deux orifices des cavernes plus ou moins larges, qui s'étendent tantôt du côté de l'ischion, tantôt au-dessus du coccyx et des muscles fessiers, vers le sacrum et dans le bassin; tantôt aussi, tout autour de la fin du rectum. L'intestin décollé semble alors comme suspendu au centre d'une vaste cavité purulente.

On a, dans ces derniers temps, dirigé des recherches sur le siége précis de l'orifice interne des fistules. Les anciens auteurs, Desault et ses élèves, Boyer et M. Roux, etc., avaient admis qu'on le trouve tantôt très près de l'anus, et tantôt à une grande hauteur dans le rectum. Mais des auteurs modernes, MM. Ribes et Larrey, entre autres, prétendent que cet orifice siége toujours ou presque toujours au-dessus du sphincter externe, et qu'au lieu d'être souvent très élevées, elles sont au contraire très souvent fort près de l'anus. Suivant ces deux chirurgiens, c'est Sabatier qui a le premier fait cette remarque, tandis que M. Pleindoux l'attribue à Brunel d'Avignon, qui a émis cette opinion dès l'année 1783. Ces idées à peu près nouvelles, ou reproduites comme nouvelles, ont prévalu dans l'esprit de quelques chirurgiens, qui admettent maintenant que l'orifice interne des fistules à l'anus est toujours très voisin de cet orifice; Richerand, par exemple, a adopté cette manière de voir; d'autres, au contraire, parmi lesquels on trouve Boyer, M. Roux, etc., etc., admettent toujours des fistules très élevées; mais les chirurgiens les regardent cependant comme plus rares que ne le prétendaient les anciens, et Desault en particulier. Voulant approfondir ce point important de la science, j'ai dû faire de mon côté des recherches, et voici quel en a été le résultat. J'examinai en 1833 trente-cinq cas de fistules à l'anus, soit sur le cadavre, soit sur le vivant. J'en ai trouvé quatre sur lesquelles l'orifice interne était situé à un pouce et demi, deux pouces et deux pouces et demi de l'anus, et par conséquent un peu au-dessus du sphincter externe; une cinquième s'ouvrait même à plus de trois pouces, et il était même difficile d'atteindre avec le doigt l'orifice interne ou supérieur; il est vrai qu'elle ne s'ouvrait à cette hauteur dans le rectum, qu'après avoir parcouru un long trajet entre la membrane muqueuse et la membrane musculeuse de l'intestin. Les autres fistules que j'examinai s'ouvraient presqu'à l'entrée de l'anus, ou à cinq, six, dix, douze lignes de hauteur; il y en avait trois qui avaient même leur orifice en dehors de la surface villeuse de l'anus, et deux seulement se trouvaient un peu plus près du sphincter que des téguments. Depuis l'époque à laquelle j'ai fait cette première étude sur la hauteur de l'ouverture supérieure des fistules, j'ai rassemblé d'autres observations, et toujours elles ont été les mêmes; je pourrais les élever certainement à plus de cent aujourd'hui, et sous tous les rapports elles se trouvent dans les mêmes proportions. En résumé donc, messieurs, l'observation prouve qu'on doit établir que certaines fistules s'ouvrent sur la peau elle-même à l'entrée de l'anus; que les plus nombreuses ont leur orifice entre les deux sphincters, et qu'on en rencontre encore assez souvent à quelque distance au-dessus.

Il est d'ailleurs assez facile de s'expliquer comment beaucoup de chirurgiens n'ont pas cherché près de l'anus l'orifice supérieur des fistules. C'est parce que le décollement de la membrane muqueuse s'étend quelquefois très haut; le stylet explorateur introduit dans le trajet fistuleux pénètre quelquefois sans le moindre effort entre la membrane musculeuse et la membrane muqueuse jusqu'à deux ou trois pouces de hauteur, et cependant la fistule s'ouvre dans le rectum à une très petite distance de l'anus. La membrane muqueuse du rectum étant peu adhérente à la membrane musculeuse, et dégarnie, dans le cas de fistule, d'une partie de son tissu cellulaire, se laisse très facilement décoller par le stylet qui glisse alors entre elle et la membrane musculeuse. En outre, le pus de la fistule et les mucosités intestinales arrêtées en bas par le sphincter externe refluent plus ou moins entre les tuniques des intestins et les séparent à une distance quelquefois très considérable au-dessus de l'orifice supérieur de la fistule.

Il est toujours assez facile de reconnaître une fistule à l'anus. Que cette fistule soit complète ou incomplète, si elle a un orifice externe, il y a un ulcère à la marge de l'anus; avant l'ulcération, il y a eu un abcès ou des hémorroïdes enflammées depuis un temps plus ou moins long. Beaucoup de malades ignorent l'origine et la nature de leur maladie, et la portent depuis fort long-temps en ne croyant être atteints que d'hémorroïdes fluentes externes ou internes. Un petit tubercule, ou saillie variable en volume, indique ordinairement l'orifice externe de la fistule. Dans certains cas, cet orifice est au contraire profondément caché au fond d'une espèce de lacune; en pressant autour, on en fait sortir une matière purulente roussâtre, sanguinolente, séreuse; cette matière qui s'écoule continuellement et sans pression, avec plus ou moins d'abondance, tache le linge du malade. L'écoulement de cette matière se rencontre dans le cas de fistule borgne externe comme dans celui de fistule complète. Le pus dans l'un et l'autre maladie peut exhaler une odeur très marquée de matière fécale. J'ai déjà appelé votre attention sur la cause de cette odeur qui ne prouve pas la perforation du rectum. L'expulsion des gaz par l'orifice externe de la fistule n'est

pas non plus un signe caractéristique de la communication
avec le rectum. En effet, l'air peut s'introduire dans le
foyer d'un abcès à la marge de l'anus, lorsque le rectum
est vide, et pendant les efforts pour expulser les matières
fécales, la pression de dedans en dehors peut chasser l'air
du foyer, en imposer pour des gaz venus du rectum, et
cela d'autant mieux que ces gaz contractent une odeur
semblable à celle de ceux qui sont contenus dans le rectum. Je vous en ai déjà dit les raisons.

Mais lorsque des matières fécales, des vers ou d'autres
corps étrangers qui parcourent le canal intestinal, des parties de lavements, sortent par l'ulcération qui siège à la
marge de l'anus, on peut avoir presque la certitude de
l'existence d'une fistule. L'exploration à l'aide du stylet
en donne la conviction. Pour cela, le malade est couché
comme s'il devait recevoir un lavement; le chirurgien
porte le doigt indicateur gauche dans l'anus pour tâcher
de découvrir l'orifice interne. Il est reconnu assez facilement s'il est large. Un petit renflement en cul de poule
l'indique assez souvent; d'autres fois c'est une douleur
assez vive. Avec son stylet émoussé, fin et flexible, tenu
dans la main droite, le chirurgien pénètre dans la fistule
par l'orifice externe, et le pousse dans la direction du rectum et du vide qui existe au-devant de lui. Quand le doigt
indicateur gauche est posé sur l'orifice interne, il n'est pas
difficile de faire pénétrer le stylet jusque là. Dans le cas
contraire, l'opérateur, agissant toujours sans efforts, laisse
en quelque sorte l'instrument pénétrer de lui-même, lui
fait parcourir toute l'étendue de la cavité morbide, en ramène la tête du côté de l'anus, entre les deux sphincters,
si elle ne s'y est pas portée dès le principe, en suit les divers mouvements sur le contour de l'intestin avec le doigt
resté dans l'anus, et ne le retire qu'après avoir inutilement
parcouru les divers recoins, toutes les déviations, tous les
sinus, tous les clapiers du foyer: on constate positivement

l'existence de l'orifice interne en y faisant pénétrer le stylet. Ne point l'y introduire ne prouve pas que la fistule ne soit pas complète ; car il y a une foule d'obstacles qui peuvent s'opposer à la pénétration de l'instrument : tels sont une bride, des sinuosités, des replis valvulaires, de petits culs-de-sacs, etc., etc. Il arrive quelquefois, que le doigt indicateur gauche introduit dans le rectum nuit beaucoup plus qu'il ne sert, et il ne faut le retirer que pour l'introduire plus tard, et quand l'exploration avec le stylet est très avancée. Il faut éviter de mettre trop de force dans cette exploration ; et quand on éprouve trop d'obstacles pour pénétrer un jour, on remet à un autre pour recommencer. On peut avoir recours d'abord à des injections d'eau tiède pour rendre les voies plus faciles. Comme elles reviennent souvent par l'anus après avoir traversé toute l'étendue du trajet fistuleux, on a conseillé de les faire avec de l'eau colorée, avec une substance innocente, telle que de la teinture de tournesol, de la décoction de safran, de l'encre ou du lait. On peut essayer aussi de dilater le conduit fistuleux avec de l'éponge préparée ou de la racine de gentiane, ou toute autre substance capable de se renfler par l'absorption des humidités environnantes. Lorsqu'après avoir épuisé tous ces moyens on ne peut parvenir à trouver d'orifice interne à la fistule, on est autorisé à dire qu'il y a seulement une fistule borgne externe.

Les fistules borgnes internes se reconnaissent aux signes suivants. A la suite de douleurs vives ou de symptômes d'abcès phlegmoneux profonds, il se fait un écoulement de pus par l'anus. Les matières stercorales se trouvent en sortant couvertes d'une plus ou moins grande quantité de pus, et dans l'intervalle des selles, l'écoulement du pus continue à se faire avec plus ou moins de force par l'anus et tache le linge du malade. Quelquefois l'ulcération du rectum précède l'abcès ou l'inflammation profonde de la marge de l'anus. Alors, les accidents se développent plus lentement et n'augmentent que peu à peu et par degrés. Quand on introduit le doigt dans l'anus, on observe de ce côté les mêmes phénomènes que lorsqu'il s'agit d'une fistule complète. A l'extérieur, à la marge de l'anus, on distingue, tantôt une simple dureté douloureuse, une tache violacée, rougeâtre, avec ou sans amincissement de la peau. Si on presse ce point, on vide la tumeur du pus qu'elle contient, et on le voit s'échapper par l'anus après s'être amassé dans la cavité du rectum.

Vous distinguerez facilement, messieurs, les fistules urinaires, qui se manifestent aux environs de l'anus, de celles qui proviennent du rectum, en ce qu'il existe chez les premières un tubercule rosé ou blafard, déprimé en cul de poule, qui en masque presque constamment l'orifice, à une dureté ou espèce de corde fibreuse qui se prolonge du côté de la vessie ou de l'urètre. Le fluide qui sort par cette ouverture a des qualités physiques tout-à-fait différentes. Il a une odeur urineuse caractéristique, et ordinairement les fistules urinaires ne fournissent de matières qu'au moment où la vessie cherche à se vider. D'ailleurs le stylet explorateur ne put pénétrer dans le rectum.

La fistule à l'anus n'est pas par elle-même une maladie dangereuse. Les fistules borgnes externes et les fistules borgnes internes guérissent quelquefois seules ; on a même vu des fistules complètes guérir spontanément ; j'ai été témoin de plusieurs faits de cette nature, une première fois sur un ancien militaire devenu infirmier à l'hôpital de Tours ; une autre fois, au commencement de l'année 1831, je constatai sur une femme et sans aucune difficulté, à l'aide d'un stylet, l'existence d'une fistule anale ; deux mois après, cette malade, que j'avais envoyée à la campagne, revint sans avoir rien fait pour se débarrasser de sa fistule ; celle-ci était parfaitement guérie, et cette guérison s'est maintenue. D'autres auteurs ont cité des exemples pareils ; tel est, entre autres, M. Ribes, qui a donné dans les Mémoires de la Société médicale d'émulation, deux observations fort intéressantes de guérison spontanée de fistules à l'anus. On voit des individus porteurs de fistules à l'anus, qui se sont refusés obstinément à toute opération, et qui ont fini à la longue par guérir complétement ; d'ailleurs ne voit-on pas ces fistules se fermer pendant quinze jours, un mois, un an, et se rouvrir ensuite ? pourquoi cette guérison temporaire ne deviendrait-elle pas quelquefois définitive ? Il faut avouer cependant que les guérisons spontanées des fistules complètes à l'anus sont rares, que dans la plupart des cas elles ne font que s'aggraver, et enfin, qu'elles ne peuvent guérir que par les secours de l'art, et que ces secours consistent principalement dans des opérations.

Il y a des fistules à l'anus absolument incurables, et auxquelles il ne faut pas toucher, car les opérations qu'on tenterait pour en débarrasser les malades seraient inutiles. Si les trajets fistuleux, quel que soit leur nombre, n'ont pas dépassé les aponévroses périnéales par en-haut, et qu'ils ne soient entretenus que par un vice local, on peut les guérir. Mais si la fistule dure depuis de longues années, qu'elle soit accompagnée de vastes cavernes, de clapiers qui s'étendent au-delà du coccyx ou du sacrum ; si les muscles fessiers sont dénudés ; si le muscle releveur de l'anus a été dépassé et qu'il y ait un décollement de l'intestin dans une large étendue, que ce décollement aille au-delà de la portée du doigt, il y a peu d'espoir de guérir le malade ; l'opération ne servira à rien ou à peu de chose. On doit, dans ces cas, s'en tenir aux moyens de propreté, n'employer enfin qu'un traitement palliatif. Tel est aussi le cas des phthisiques. Les fistules dont ils peuvent être atteints à l'anus ne se cicatrisent guère quand on les opère ; les chairs restent molles, blafardes ; la suppuration continue. Ce n'est donc pas parce que la guérison de la fistule aggrave la phthisie, comme le prétendent certains auteurs, qu'on ne doit pas les opérer, c'est parce qu'on ne les guérit pas ordinairement; je dis ordinairement, car cela arrive quelquefois. La fistule à l'anus, chez les phthisiques, loin d'être un exutoire salutaire, comme quelques personnes le pensent, peut donner lieu, chez eux, à des accidents, comme toutes les autres plaies qui suppurent. Ces accidents sont ceux de résorption. Il est possible même que, chez des indivi‑dus non phthisiques d'abord, ces phénomènes de résorp‑tion deviennent causes de certaines phthisies pulmonaires.

Je ne vous parlerai pas, à l'occasion du traitement de la fistule à l'anus, de tous les moyens qui ont été proposés et employés contre cette maladie, mon intention étant de vous parler surtout des deux principaux que l'on met en usage presque exclusivement de nos jours, c'est à-dire de l'incision et de l'excision. Je passerai donc sous silence les eaux, les onguents, les pommades, les baumes, que les anciens employaient dans le but de guérir la fistule à l'anus, et qu'on a employés même jusqu'à une époque assez rap‑prochée de nous. Je ne vous dirai rien non plus des caus‑tiques usités dès la plus haute antiquité, puisque Hippo‑crate en parle déjà, et que la plupart des auteurs grecs et latins en font mention ; ni de la ligature, conseillée et em‑ployée aussi depuis Hippocrate et jusqu'à Desault. Cette dernière méthode ne compte plus de partisans parmi les chirurgiens de nos jours, et cela avec raison.

Je dois cependant vous dire quelques mots d'une mé‑thode assez ingénieuse à laquelle on a eu recours dans ces derniers temps dans le but de guérir la fistule à l'anus sans opération sanglante. Il s'agit de la *compression excentrique*. Cette compression a pour but de tarir la fistule en fermant son orifice interne. La première idée de cette méthode appartient, je crois, à M. Bermond de Bordeaux ; MM. Co‑lombe et Piedagnel l'ont également émise à peu près dans le même temps. M. Bermond de Bordeaux exerce cette compression à l'aide d'une double canule à chemise, qu'il introduit vide et fermée dans l'anus ; de la charpie, de l'é toupe, de l'éponge ou du vieux linge glissés entre le tube métallique et la compresse, servent ensuite à distendre l'intestin au degré nécessaire, et pour bien fermer l'orifice interne de la fistule. On fixe ensuite cette canule à l'aide d'un bandage de corps. Pour que les malades puissent aller à la garde-robe, il suffit de retirer la canule interne, qui se termine en cul-de-sac par en haut, et de la remettre après. L'autre étant ouverte par les deux bouts, permet de donner des lavements, s'il est nécessaire de délayer les matières contenues dans l'intestin. On la laisse ainsi en place jusqu'à ce que la fistule soit entièrement cicatrisée.

M. Colombe, pour arriver aux mêmes résultats que M. Bermond de Bordeaux, introduit dans le rectum un cylindre creux en ébène ou en gomme élastique, retenu au dehors par des rubans. M. Piedagnel se borne à introduire une espèce de chemise qu'il bourre de charpie comme s'il avait à suspendre une hémorrhagie. Jusqu'à présent, l'expérience n'a pas sanctionné suffisamment cette méthode, et il faut de nouveaux faits pour décider de sa valeur. Je crois que le procédé de M. Bermond devrait être préféré à celui de M. Colombe, qui m'a paru avoir l'inconvénient de provoquer un accident assez grave, le renversement de la membrane interne du rectum, irrité par la présence d'un corps étranger fixé là d'une manière permanente.

Le meilleur moyen pour guérir la fistule à l'anus consiste dans l'emploi de l'instrument tranchant; c'est à l'incision ou à l'excision qu'il faut avoir recours.

L'incision est connue depuis bien long-temps, car elle était déjà pratiquée du temps d'Hippocrate et de Galien; on la pratiquait alors avec le scringotome. Léonidas avait déjà imaginé un moyen qui a été renouvelé plus tard par Félix de Bass, par Brunel, et adopté par M. Larrey, c'est-à-dire un bistouri terminé par un long stylet flexible, et boutonné. Celui-ci était introduit par l'orifice externe dans le rectum, ramené au-dehors par l'anus, et on coupait ainsi d'un seul coup toutes les parties comprises entre les deux orifices fistuleux. Plus tard on introduisit une ligature au lieu d'un stylet, et, les parties étant tendues, on les incisait. Cela revenait au même, mais était plus compliqué. Dans la crainte de l'hémorrhagie, Guy de Chauliac incisait les parties avec un bistouri chauffé à blanc, et conduit sur une sonde cannelée.

Marchetis imagina le premier d'introduire dans l'anus un gorgeret, afin de recevoir l'extrémité de la sonde et la pointe de l'instrument tranchant. Ce gorgeret, d'abord en métal, fut plus tard fait en bois. C'est à Percy qu'est due cette modification, et c'est maintenant le seul gorgeret dont on se sert. Il porte le gorgeret dans le rectum, la sonde cannelée dans la fistule jusqu'à son orifice supérieur, et avec un bistouri droit, long et à forte pointe, destiné à glisser sur la sonde, on coupe toutes les parties comprises entre les deux instruments.

On a fait mille et une modifications plus ou moins inutiles à tous ces instruments; on en fait un arsenal immense. Sans nier quelques avantages que peuvent avoir ces divers instruments, il est possible du moins de soutenir qu'il n'y a réellement d'utile à conserver que le gorgeret de bois de Percy, la sonde cannelée, le bistouri droit et le bistouri de M. Larrey, qui n'est qu'une modification de celui de Léonidas, et qui n'est d'ailleurs qu'un bistouri ordinaire terminé par un long stylet mousse et flexible qu'on introduit par l'orifice externe de la fistule, qu'on ramène du rectum par l'anus, de telle sorte qu'on n'a pas besoin de conducteur pour diviser du même coup toutes les parties comprises dans le demi-cercle formé par l'instrument.

Pour pratiquer l'opération de la fistule à l'anus par la méthode de l'incision, on se comporte de la manière suivante : On a d'abord administré la veille un purgatif, si l'état des voies digestives l'a permis; le but de ce purgatif

est de prévenir le besoin trop rapproché des garde-robes.
Généralement, on prescrit encore un lavement quelques
heures avant l'opération. Le malade se couche sur le côté
droit quand la fistule est à droite, et sur le côté gauche,
quand la fistule est de ce côté. Lorsqu'elle est à gauche,
en avant ou en arrière, il se place en double, la tête basse,
le ventre appuyé sur un traversin, étend le membre qui
est en dessous, et fléchit l'autre ; un aide situé en face
l'empêche de relever la jambe et surveille les bras ; un
autre maintient le bassin et les jambes pliées ; un troisième
placé derrière écarte les fesses et est chargé de soutenir le
gorgeret, si on se sert de cet instrument ; un autre donne
les instruments et est chargé d'absterger la plaie, d'étan-
cher le sang, etc., etc.

L'appareil est composé, comme je vous l'ai dit, du petit
nombre d'instruments conservés parmi tous ceux qui ont
été imaginés pour cette opération ; à ces instruments on
joint des ciseaux droits et courbes, quelques aiguilles, des
cautères, des fils à ligature, une mèche longue, un porte-
mèche, des boulettes de charpie, des plumasseaux, des
compresses longuettes, des compresses carrées, et un bandage en T double. Le chirurgien commence par chercher
les deux ouvertures de la fistule. Je ne vous parlerai pas
de l'ouverture externe, qu'il est facile de trouver ; mais il
n'en est pas de même de l'ouverture interne. Ordinairement elle se présente au milieu d'une petite induration en
cul de poule, que l'indicateur, introduit dans le rectum,
distingue fort bien ; ou sous la forme d'un ulcère assez
large, et qu'il est plus facile encore de distinguer : de la
douleur dans ce point à la pression par le doigt l'indique
souvent. Je vous ai déjà dit qu'on la cherchait ordinairement trop loin ; qu'elle était souvent tout près de l'anus
et quelquefois si près de la peau, qu'il fallait de l'attention
pour ne pas s'y tromper ; aussi n'est-ce qu'après avoir soigneusement examiné la partie tout-à-fait inférieure de l'in-

testin qu'on doit, si on ne l'a pas trouvée, voir si elle n'existe pas plus haut. D'ailleurs, il faut introduire un stylet dans l'orifice externe, et tâcher de le faire parvenir dans le rectum pour lever toute incertitude. On l'introduit de la main droite par l'orifice cutané, avec ménagement, dans le sens du trajet, et en lui faisant suivre sans efforts les diverses tortuosités. Le doigt indicateur gauche, placé pendant ce temps-là dans le rectum, sent facilement la tête du stylet se présenter dans l'ouverture interne. Quand il n'y a qu'une ouverture externe, le stylet pénètre ordinairement avec assez d'aisance, à moins que la fistule ne se contourne sous des angles trop prononcés dans le cours de sa marche. Lorsqu'il s'en rencontre plusieurs, ou qu'il existe de nombreux clapiers autour de l'anus, la chose devient plus embarrassante : alors on porte le stylet successivement dans chacune de ces ouvertures, et en tâchant de pénétrer dans l'intestin, comme je vous ai dit. Si on ne réussit pas, il ne faut pas croire pour cela qu'il n'y a pas d'ouverture interne, car trop de circonstances, et que je vous ai déjà indiquées, peuvent la dérober au chirurgien. Du lait injecté dans le rectum et retenu au-dessus de l'anus prouverait qu'elle existe s'il ressortait par la plaie du dehors. Il en serait de même si, étant injecté par une des ouvertures fistuleuses, il revenait par l'anus. Quelquefois le stylet ou la sonde cannelée ne se trouve séparé du doigt introduit dans le rectum que par l'épaisseur de la membrane muqueuse seulement, et malgré toute l'attention du chirurgien, il ne peut réussir à le faire pénétrer dans l'intestin. La membrane muqueuse est amincie, décollée dans une étendue plus ou moins considérable. Le chirurgien demeure incertain s'il n'y a simplement qu'une fistule borgne externe. Autrefois les chirurgiens ne croyaient pas devoir opérer dans un cas pareil, et il y en a encore beaucoup qui s'en abstiennent. M. Roux pense que, dans ce cas, l'orifice interne du trajet fistuleux qu'on doit in-

ciser est loin de mériter l'importance qu'on lui accorde, et
que, dans le cas où il n'existe pas, on doit opérer tout de
même, et que le décollement du rectum suffit pour justifier
l'opération. Je suis de cet avis; et quoiqu'il ne faille négliger aucun moyen pour reconnaître l'orifice interne de la
fistule, il n'en faut pas moins opérer quand on ne le trouve
pas, si la maladie dure depuis quelques mois, et si l'intestin est décollé dans une assez grande étendue. Je dois dire
toutefois que j'ai vu la maladie persister après l'opération
faite d'après ce principe. M. Jacquier m'a dit aussi en 1839
l'avoir vue échouer. On perfore donc le rectum avec le
stylet ou la sonde cannelée dans le point le plus élevé du
décollement, et on rend ainsi la fistule complète. Quand
on a trouvé cet orifice interne, on substitue au stylet la
sonde cannelée en argent, qu'on introduit dans le rectum.
Le doigt indicateur gauche, qui est resté dans l'intestin,
accroche l'extrémité de la sonde; il l'abaisse, la courbe
un peu et la fait sortir par l'anus, pendant qu'avec la main
droite il continue de la pousser dans la direction du trajet
fistuleux. Il résulte de cette manœuvre une bride solidement tendue sur cette sonde cannelée. Alors, avec un bistouri droit ou avec un bistouri légèrement courbe, comme
celui de Pott, ou légèrement concave, comme celui de
J.-L. Petit, on coupe toute cette bride, et l'opération est
terminée. Quand la fistule s'élève plus haut, ou que le décollement s'étend très loin, on se sert d'une sonde cannelée en
acier à bec un peu pointu. On l'introduit jusqu'à la partie
supérieure du foyer. Un gorgeret est introduit dans le rectum
et remplace le doigt indicateur gauche, la gouttière du gorgeret est présentée à la sonde; on la pousse sur lui et on perfore l'intestin. On fait frotter l'un contre l'autre, et on s'assure qu'ils sont bien en contact; alors le gorgeret est confié
à un aide qui en saisit le manche, le fixe, et le renverse un
peu en dehors; le chirurgien saisit de la main gauche la
plaque de la sonde cannelée, et avec un bistouri droit et

à pointe forte, tenu de la main droite, il le pousse en incisant sur la cannelure conductrice jusqu'au gorgeret; il le retire en élevant le poignet, et sans lui permettre d'abandonner le point d'appui qu'on lui a donné. Pour s'assurer que toutes les parties molles ont été bien coupées, le chirurgien reporte le bistouri une première et une seconde fois sur la sonde, et il retire la sonde et le gorgeret ensemble sans les séparer, comme s'ils ne formaient tous les deux qu'un seul instrument. S'il reste un cul-de-sac par en haut, on incise avec des ciseaux conduits sur le doigt la portion d'intestin qui le constitue. Le tranchant du bistouri est ensuite retourné en dehors et appliqué sur le fond de la plaie, on l'incise ou on le scarifie modérément dans toute sa longueur, et on la prolonge en outre sur la peau de la fesse, dans l'étendue d'un demi-pouce.

Ce qu'on a fait pour un trajet fistuleux on le fait pour les autres; s'il en existe plusieurs, on les incise tous de manière à les réunir à la plaie du rectum. Le doigt indicateur gauche explore ensuite avec soin toute l'étendue de la plaie ou des diverses plaies que l'on a faites, et avec le bistouri, ou mieux avec un bistouri boutonné conduit sur ce doigt, on incise toutes les brides, toutes les valvules que l'on trouve au fond des clapiers. Enfin on régularise autant qu'il est possible tout le trajet et tout l'intérieur de la surface saignante.

Telle est la méthode de l'incision; elle peut être, comme celle de l'excision dont je vais vous parler tout-à-l'heure, la cause d'hémorrhagie plus ou moins abondante. Si l'artère qui donne ce sang est visible, on l'entoure d'un fil, ou bien on en fait la torsion. Si on ne l'aperçoit pas, on porte la pulpe du doigt au fond de la plaie pour en comprimer successivement tous les points. Dès qu'on arrive par hasard sur le vaisseau qui fournit le sang, il cesse souvent de couler; c'est là qu'il faut alors appliquer des boulettes de charpie, chargées ou non de poudre hémostatique,

La mèche et les autres pièces du pansement étant ensuite placées, contribuent encore à arrêter l'hémorrhagie. Si elle continue malgré cela, on tamponne toute l'étendue de la surface saignante. Si on échoue encore, on a recours soit au cautère actuel, à la vessie de Levret, à la bourse de Desault, à la canule à chemise de M. Bermond, etc. ; mais il est bien rare qu'on se trouve dans une semblable nécessité.

Les fistules qui s'ouvrent sur la paroi antérieure de l'intestin nécessitent quelques précautions. Ainsi le bistouri ne doit pas être porté sur leur fond dans le but de les scarifier, dans la crainte de blesser la vessie, la prostate, ou le cul-de-sac péritonéal.

Les fistules extrêmement élevées sont plus difficiles et dangereuses à opérer que les autres ; ce n'est pas qu'on ait à craindre sérieusement de blesser le péritoine. Les chirurgiens qui ont redouté ce danger avaient oublié que l'ouverture fistuleuse ne porte que sur la membrane muqueuse et la membrane musculeuse, à l'exclusion de la membrane séreuse ; que le pus fuse dans le tissu cellulaire et non pas dans la cavité abdominale ; que si le péritoine était ulcéré, il y aurait un épanchement dans le ventre, et une maladie presque nécessairement mortelle, ou trop grave pour qu'on puisse penser à pratiquer une opération ; que le bistouri dans cette opération ne devant jamais abandonner la cannelure de la sonde cannelée, il est à peu près impossible d'ouvrir le péritoine. Le danger vient de ce qu'on incise dans les fistules très élevées au-delà des limites inférieures de l'aponévrose ischio-rectale, ou même du bord interne de l'aponévrose pelvienne, ce qui expose aux infiltrations purulentes entre ces deux lames d'abord, et dans le bassin ensuite entre le péritoine et le fascia pelvis.

L'opération de la fistule à l'anus par excision consiste à exciser ce trajet fistuleux comme je vous l'ai dit dans l'opération par incision, et à enlever les téguments décollés qu'on saisit avec des pinces et qu'on emporte avec un bistouri. On n'a pas toujours opéré par excision de cette manière. Ainsi, d'après Celse, on fait une incision de chaque côté du trajet, puis on enlève toutes les parties qu'elles circonscrivent. Depuis, les uns se sont contentés d'exciser avec des ciseaux ou le bistouri droit toute la paroi mobile de la fistule, après l'avoir embrassée dans une anse de fil ou soulevée avec des pinces; enfin il y a eu des chirurgiens qui allaient jusqu'à enlever la totalité du trajet soit du premier coup, soit en excisant les deux parois l'une après l'autre. Aujourd'hui, à l'imitation de Boyer, ceux qui adoptent l'excision commencent par inciser le trajet, ainsi que je vous l'ai dit dans la méthode de l'incision, puis ils saisissent avec des pinces les lambeaux de peau décollés et les coupent avec le bistouri.

Les partisans exclusifs de l'incision ne regardent pas la dénudation du rectum comme une raison suffisante pour prolonger l'incision au-delà de la fistule; ils prétendent qu'après l'opération la paroi intestinale s'applique et se recolle bientôt en dehors contre la surface suppurante, qu'il en est de même des lambeaux cutanés, des indurations, et des callosités. La peau, suivant eux, se recolle, les indurations disparaissent aussitôt que le fond de la fistule se continue sans intermédiaire avec l'anus; qu'alors la fistule incisée se trouve être une simple rigole de l'intestin; que l'incision est une opération infiniment moins douloureuse et moins longue que l'excision, et beaucoup plus prompte à guérir; que l'inflammation, les hémorrhagies, la suppuration sont moins à craindre, et que la difformité qui en résulte est moins grande; enfin, que l'important dans l'opération est d'interrompre la continuité du sphincter qui, en retenant les matières fécales, les oblige à pénétrer en partie dans le trajet fistuleux. On peut objecter à ces raisons que si les parties dénudées, amincies, finissent en effet par se recoller chez un bon nombre de sujets après la simple incision, il est encore assez commun d'observer le contraire.

Le meilleur moyen de guérir une foule d'ulcères cutanés interminables n'est-il pas d'exciser les lambeaux de peau livides et amincis qui en couvrent le fond? Pourquoi n'en serait-il pas de même dans les fistules de l'anus? En outre, la section du sphincter de l'anus n'a pas toujours lieu; et d'ailleurs ce n'est point ce muscle, mais le cercle fibro-musculaire situé au-dessus qui forme le point le plus resserré de l'anus. Après tout, que peut-on craindre dans l'excision? la perte de substance au milieu de parties aussi molles est bientôt réparée, la douleur de l'opération est beaucoup moins vive qu'on ne le pense; l'hémorrhagie n'est pas à redouter, comme on l'a dit, car les tissus étant amincis et comme disséqués, ne contiennent pas de vaisseaux de gros calibre. Quant à la difficulté, il est certain qu'il y en a plus que dans l'incision simple; mais il s'en faut qu'elle soit extrême, et en quelques secondes tous les lambeaux décollés peuvent être saisis et extirpés. La guérison est bien plus certaine de cette façon, et un malade qui subit une opération préfère toujours souffrir un peu plus et avoir toutes les chances possibles de guérir sûrement et promptement. D'ailleurs l'excision, comme on la pratique maintenant, ne porte en définitive que sur la peau. En résumé, quand le trajet fistuleux n'est entouré d'aucunes désorganisation, callosités et indurations, l'incision simple peut suffire; quand la peau est décollée, amincie, désorganisée, indurée, il faut avoir recours à l'excision. Cette année, nous avons opéré plusieurs malades par excision, et vous avez remarqué que l'opération n'a été ni très longue ni très douloureuse, et que les malades ont guéri aussi promptement que ceux qui avaient été opérés par incision simple. Ainsi, depuis un mois seulement (leçon du 18 mai 1840), nous avons opéré trois individus par excision; l'un est sorti guéri au bout de douze jours, l'autre au bout de quinze, le troisième sera bientôt guéri, et il y a à peine quinze jours aussi qu'il a été opéré.

Le pansement de la fistule à l'anus, qu'elle ait été opérée par incision ou par excision, consiste à introduire dans l'anus une mèche de charpie, et à engager un faisceau de cette mèche entre les lèvres de la plaie, qu'elle doit dépasser d'un pouce ou deux. Par-dessus cette mèche ainsi introduite dans le rectum, on met de la charpie brute en abondance, et des plumasseaux par-dessus remplissent la marge de l'anus ; on couvre le tout de deux ou trois compresses carrées, puis d'autant de longuettes un peu larges. Les deux chefs d'un bandage en T, préalablement fixé autour du ventre, sont abaissés sur ces diverses pièces de l'appareil, puis passés entre les cuisses, croisés, ramenés en avant, l'un à droite, l'autre à gauche, noués ou attachés avec des épingles sur la circulaire hypogastrique. La suite des pansements est un point très important après l'opération de la fistule à l'anus. En France, presque tous les chirurgiens français tiennent à ce qu'une grosse mèche de charpie soit introduite et maintenue dans le rectum, ou du moins qu'il y en ait toujours un faisceau entre les lèvres de la plaie ; sans cela la fistule pourrait se reproduire, la guérison ne pouvant être solide que dans le cas où la cicatrisation de la plaie procède de son fond vers ses bords. Sabatier, Boyer et l'immense majorité des chirurgiens veulent que l'on se comporte ainsi. Pouteau, au contraire, loin d'approuver la mèche introduite dans le rectum jusqu'à la cicatrisation, la regarde comme nuisible par l'irritation, la compression qu'elle exerce sur la plaie, et il conseille de traiter les fistules opérées comme une plaie simple qu'on veut laisser suppurer. En Angleterre, on a adopté les principes de Pouteau : on se contente de mettre un ruban de linge effilé ou quelques brins de charpie entre les bords de la plaie jusqu'à ce qu'elle soit guérie.

Le but étant d'empêcher le recollement des lèvres de la plaie avant d'en avoir modifié le fond, de l'obliger à se cicatriser par degrés, des côtés vers ses points les plus profonds, il est certain qu'une mèche souple et d'un volume médiocre peut suffire, mais qu'une mèche effilée ou quelques brins de charpie sont tout-à-fait insuffisants, et qu'ils seraient rejetés par la plaie dans l'anus même ; mais il est inutile d'employer un gros cylindre, comme quelques chirurgiens le veulent encore, car il a l'inconvénient, quand on en continue pendant trop long-temps l'usage, d'aplatir les bourgeons celluleux et vasculaires, et d'empêcher la cicatrisation.

L'expérience a prouvé qu'une mèche d'un volume médiocre est nécessaire pendant les douze ou quinze premiers jours. On en diminue au bout de ce temps peu à peu le volume, de manière à en cesser complétement l'emploi lorsque la cicatrisation est sur le point de se faire. C'est alors qu'on se contente de panser à plat et de mettre sur la plaie de la charpie mollette. Quand il y a un abcès stercoral, doit-on opérer la fistule du même coup qui ouvre les abcès stercoraux, comme le voulait Faget, ou vaut-il mieux pratiquer d'abord une ponction pour opérer plus tard, ainsi que le veut Foubert ? La question maintenant est résolue en faveur de ce dernier auteur, 1° parce que l'introduction du doigt ou du gorgeret causerait trop de douleur ; 2° parce que, ne pouvant pas savoir où est l'ouverture ni jusqu'où s'étend le décollement, il faudrait le plus souvent recommencer l'opération au bout de quelque temps ; 3° parce que plusieurs de ces abcès, une fois ouverts, guérissent sans autre opération.

Quand on a à traiter une fistule borgne interne, il faut, pour l'opérer, la transformer en fistule complète. En retenant le pus dans la cavité qu'il s'est formée en dehors du rectum à l'aide d'un tampon porté sur son ouverture interne, quelques auteurs, et J.-L. Petit entre autres, ont prétendu en faire saillir le fond à l'extérieur. Au moyen d'une tige recourbée en crochet qu'on passe par l'anus, et dont on engage la courte branche dans l'ulcère, d'autres ont cru atteindre le même but, c'est-à-dire déterminer à quel point du périnée le clapier correspond. afin de l'ouvrir là d'un coup de bistouri, et opérer comme je vous ai dit. Au surplus, quand on a découvert l'orifice intestinal, il devient inutile de faire tant de recherches et d'efforts. Le bistouri porté à plat sur le doigt ayant une boulette de cire à sa pointe, réussirait tout aussi bien ; incisant la paroi rectale de haut en bas et de dedans en dehors, à la manière des abcès ordinaires, il diviserait le sphincter. si on le jugeait convenable. et mettrait fin à tous les tâtonnements. Le bistouri boutonné d'abord et le bistouri droit ensuite remplissent parfaitement l'indication en pareil cas. Plusieurs fois j'ai agi d'après ce principe et je m'en suis bien trouvé. Du reste, la médiocre fréquence des fistules borgnes internes tient à deux causes : 1° à ce qu'elles se transforment promptement en fistules complètes ; 2° à ce que, dans le cas contraire, l'ulcération est assez légère pour en permettre la guérison spontanée. C'est ce que j'ai vu chez un malade dont je fus obligé d'ouvrir par l'intérieur du rectum un abcès très douloureux qu'il était impossible de reconnaître à l'extérieur, qui faisait une saillie manifeste dans l'intestin, et dont il sortit plus d'un verre de pus. Le malade guérit très bien sans fistule.

Quand la fistule est multiple, qu'il y a un grand nombre d'orifices à l'extérieur, on a conseillé d'opérer en plusieurs temps, en ayant soin de laisser guérir une plaie avant d'en faire une autre : il vaut mieux inciser tous les trajets les uns après les autres, et le même jour ; la guérison se fait beaucoup moins attendre et ne perd rien de sa sûreté.

Chez les femmes. l'opération de la fistule à l'anus exige quelques remarques spéciales ; elles se rattachent. comme l'a mentionné M. Ribes, à la disposition anatomique des parties. L'excavation ischio-rectale étant moins profonde chez les femmes, et leur aponévrose périnéale moins régulière, les abcès du fondement s'ouvrent assez souvent, chez elles, en avant, à la racine des grandes lèvres, ou bien entre la fourchette et la commissure postérieure de la vulve. Aussi l'orifice de la fistule doit-il être fréquemment cherché dans ce sens, tandis qu'il y existe rarement chez l'homme. Leur aponévrose inférieure étant en quelque sorte confondue avec le fascia superficialis, fait à son tour que les abcès des grandes lèvres tendent à gagner le devant de l'anus et à former là une véritable fistule borgne externe, qu'on ne guérit qu'en mettant à nu toute l'étendue du foyer. Une jeune femme que j'ai opérée en 1833 à l'hôpital de la Pitié portait depuis huit ans une affection de ce genre sans avoir jamais pu s'en débarrasser. Le détroit inférieur étant plus large et moins haut que chez les hommes, l'anus est presque de niveau chez elles avec les ischions, et proémine davantage vers la peau que dans l'autre sexe. De cette disposition anatomique, il résulte que les fistules chez les femmes ont peu d'élévation, qu'il est plus facile de les opérer, mais qu'il serait plus aisé de blesser le péritoine, s'il en était susceptible, ou de dépasser les aponévroses par en haut. Enfin la présence du vagin en avant montre toute l'importance des précautions à prendre quand elles ont leur siége de ce côté, et comment les fistules rectales peuvent se transformer en fistules recto-vaginales.

ARTICLE XIV.

ABCÈS FÉTIDES (1).

Parmi les phénomènes que nous présentent certains abcès à leur ouverture, il en est un que je dois signaler à votre attention, parce qu'il peut devenir pour vous une source d'erreurs, et qu'en effet il a trompé et trompe encore beaucoup de praticiens; je veux parler de la fétidité du pus que contiennent certains foyers d'apparence phlegmoneuse, et dont le siège se trouve dans le tissu cellulaire ou l'épaisseur des muscles, et qui sont cependant sans communication directe soit avec les os, soit avec les organes intérieurs. On les observe dans beaucoup de régions du corps, au pourtour des mâchoires, sur les côtés ou le devant du larynx et de la trachée-artère, à la marge de l'anus, dans les parois de la poitrine et de l'abdomen. La fréquence de ces abcès fétides est très grande à la face, et de tout temps on les a observés et constatés dans cette région.

Cette année j'ai ouvert devant vous un assez grand nombre d'abcès situés sous l'os maxillaire, dans l'intérieur de la bouche, et chaque fois j'ai eu l'attention de vous faire remarquer avant l'ouverture que le pus qui sortirait de ces abcès aurait une odeur extrêmement mauvaise, et cela s'est toujours vérifié. J'avais signalé ce fait depuis bien longtemps à la Pitié, alors que je faisais le service de cet hôpital; et M. Bassereau a publié en 1831 plusieurs observations qu'il avait recueillies à cette époque dans mes salles sur les abcès fétides.

(1) Leçon de juin 1840. Nous avons beaucoup profité, pour la rédaction de cet article, du travail inséré par M. Bassereau dans le *Journal hebdomadaire* (décembre 1831).

Obs. I (1). — Un homme âgé d'une trentaine d'années vint à la consultation externe pour une tumeur diffuse qu'il portait depuis six jours à la partie droite et inférieure de la face. Cette tumeur proéminait entre la joue et l'arcade dentaire correspondante; on en fit immédiatement l'ouverture par la bouche, et il s'écoula un demi-verre à peu près d'un pus épais, ayant une couleur jaune noirâtre et excessivement infect : une dent légèrement cariée semblait avoir été la cause de ce foyer. Le stylet porté par l'ouverture du bistouri ne sentit ni nécrose ni carie, et le malade revenu cinq jours après était totalement guéri.

Obs. II. — Un autre malade, à peu près du même âge que le précédent, fut reçu à la salle Saint-Gabriel, n° 14, le 25 janvier 1832, pour y être traité d'un gonflement considérable de la joue et de la région sus-hyoïdienne droite. La gencive et tout l'intérieur de la bouche de ce côté étaient enflammés et boursouflés au point de recouvrir la dernière dent molaire inférieure, et d'empêcher tout écartement des mâchoires. L'abcès s'ouvrit de lui-même et donna issue à un liquide d'une odeur également repoussante. Les tissus une fois dégorgés, on procéda à l'extraction de la dent cariée, et le malade sortit guéri trois jours après, le 16 février 1832.

La fréquence de ces abcès autour des gencives est si grande qu'il devient inutile d'en rapporter un plus grand nombre d'exemples. Au premier coup d'œil, il semble tout simple que le pus qu'ils renferment ait une odeur fétide fortement prononcée, parce qu'on a l'habitude de considérer de pareils dépôts comme le résultat d'altérations des os, ce qui est assez généralement vrai, mais ce qui ne les empêche pas non plus d'être, pour la plupart du temps, séparés dans toute leur périphérie soit de la mâchoire, soit des dents; d'où il suit que cette odeur ne s'explique

______

(1) Observations recueillies par M. Bassereau.

guère que par le contact de l'air, qui de la bouche pénètre par imbibition jusqu'au liquide morbifique, et réagit sur lui de manière à y produire un travail chimique ou à en dénaturer la composition.

Obs. III. — Une femme d'environ cinquante ans se présenta dans les salles de chirurgie de la Pitié, au mois de novembre 1831, avec un abcès énorme qui occupait toute la joue et la région sus-hyoïdienne gauche. Les téguments en étaient tellement amincis, que le foyer s'ouvrit de lui-même dans la nuit qui suivit l'entrée de la malade. L'odeur répandue par le pus qui s'en écoula était si fétide et si repoussante, qu'il fallait réellement un certain courage pour s'approcher de ce clapier; il se vida néanmoins par degrés; des lambeaux de tissu cellulaire mortifiés en furent extraits, et la guérison eut lieu au bout d'un mois.

Ici, il n'y avait ni dent cariée, ni altération des os d'aucune espèce, ni communication directe avec l'intérieur de la bouche, et cependant l'odeur s'était développée dans le foyer avant qu'il n'eût été ouvert et ne se trouvât ainsi en contact avec l'atmosphère.

Obs. IV. — Le 12 février 1832, Lefèvre (Jean-Jacques-Nicolas), âgé de cinquante-un ans, fut admis salle Saint-Gabriel, n° 21, pour une tumeur du volume du poing, entre la mâchoire et l'os hyoïde, sur la portion droite du cou. Cette tumeur qui datait de huit jours, et s'était manifestée sans cause appréciable, n'avait été précédée d'aucun mal de dents, et ne faisait qu'une très légère saillie sur le côté de la langue. L'ouverture est faite, et le pus parfaitement lié d'ailleurs qui s'en échappa offrit une couleur grise ou jaune noirâtre, et une odeur tellement forte, qu'on aurait pu craindre d'en être suffoqué. Bientôt elle s'affaissa, ses parois se recollèrent rapidement, aucune trace de carie ne fut reconnue, et la cicatrisation s'en est opérée dans l'espace de huit jours.

Obs. V. — Un autre malade entra en 1831 à l'hôpita

de la Pitié, salle Saint-Michel, n° 31, pour une tumeur fluctuante qu'il portait au-devant et un peu à gauche du larynx. A l'ouverture du foyer, le chirurgien fut également repoussé par une odeur infecte. Il crut d'abord que ce pus reposait à nu sur les cartilages du larynx ou sur l'os hyoïde; ou qu'elle était fournie par une lésion osseuse plus éloignée; ou bien enfin qu'elle communiquait par quelque ouverture avec les voies gastro-pulmonaires. On serait sans doute resté dans cette idée, si des accidents d'une autre nature n'étaient venus mettre un terme à l'existence du malade au bout de trois semaines, et n'avaient ainsi permis de constater, par l'ouverture du cadavre, le siége précis du foyer en question. Il s'étendait jusque vers le milieu du cou par en bas, se prolongeait en haut du côté de la région parotidienne, mais était complétement distinct des cavités muqueuses, et ne différait en aucune manière des abcès développés dans les parties molles.

Voilà donc, messieurs, des abcès dont la marche, les symptômes et la terminaison ne diffèrent en aucune manière des inflammations phlegmoneuses ordinaires qui se remplissent d'un pus extrêmement fétide, avant que l'air ait pu s'y introduire par aucune ouverture, et quoiqu'il n'y ait aucune altération des os pour en donner d'ailleurs l'explication. Quelle que soit la manière dont on les envisage, il faut du moins remarquer qu'ils se trouvent dans des régions assez rapprochées du passage ou du contact habituel de l'air, pour n'en être séparés que par des couches assez minces de tissus vivants. Au cou, nous les voyons entre le fascia cervicalis et la membrane thyro-hyoïdienne, ou le pharynx, ou l'œsophage, ou la trachée; sous la mâchoire, entre l'aponévrose sus-hyoïdienne et la paroi inférieure de la bouche; à la face, dans l'épaisseur même des joues, ayant leur point de départ plus ou moins près de la membrane muqueuse; enfin, au pourtour des mâchoires, entre le périoste ou la gencive, et à l'intérieur de la cavité orale;

en sorte que l'air, continuellement raréfié, échauffé, et dans un mouvement sans fin, en contact d'ailleurs avec des tissus dont la perméabilité ne peut être révoquée en doute, semble capable de réagir sur les fluides pathologiques renfermés aux environs et déjà disposés à subir diverses réactions moléculaires, diverses transformations chimiques.

C'est principalement à la marge de l'anus que ces particularités se rencontrent le plus souvent. On sait que pour beaucoup de praticiens l'odeur des matières stercorales, exhalée par le pus des abcès de cette région, est un signe caractéristique de fistule à l'anus : c'est une grave erreur. Souvent j'ai ouvert devant vous des abcès plus ou moins volumineux à la marge de l'anus, et vous avez été frappés comme moi d'une odeur très marquée de matières fécales, qui vous a fait croire à la perforation de l'intestin et à la nécessité prochaine de l'opération de la fistule, et cependant ces abcès se sont taris promptement, et la cicatrisation s'en est faite solidement.

Obs. VI. — Un individu, âgé de trente et quelques années, entre à la salle Saint-Gabriel (1831); il souffrait du fondement depuis plusieurs jours. Une tumeur existait à la marge de l'anus ; elle fut largement ouverte, et il en sortit une grande quantité d'un pus noirâtre, extrêmement fétide, mêlé de grumeaux, ou de concrétions d'apparence gangréneuse, et ayant au plus haut degré l'odeur des matières stercorales. Le stylet introduit par la plaie ne put pénétrer dans l'intestin, et le chirurgien en conclut que, malgré son odeur caractéristique, cet abcès n'était probablement qu'un phlegmon dont la guérison ne serait pas impossible sans opération. Le sujet est effectivement sorti sans fistule quinze jours après son entrée à l'hôpital.

Ici déjà cette disposition offre un intérêt que cette sorte d'abcès ne présente pas dans les régions signalées plus haut. En effet, si l'abcès qui entoure la fin du rectum est

susceptible de recevoir, par imbibition, une partie des gaz
ou des matières qui traversent le tube digestif, au point
d'en contracter l'odeur, et en partie même la couleur, il
est évident que, pour dire qu'il y a fistule, il faut ajouter
aux signes rationnels l'emploi du stylet, les signes physiques
en un mot.

Les abcès développés dans l'épaisseur des parois du ventre
contractent aussi très souvent une fort mauvaise odeur; il
en est de même de ceux des parois de la poitrine.

Obs. VII. — La nommé Boutey (Jeanne), âgée de cinquante-sept ans, journalière, d'une bonne constitution,
quoique d'une maigreur considérable, avait toujours joui
d'une santé satisfaisante, lorsque vers le milieu du mois de
décembre 1831, elle éprouva une violente colique; deux
jours après, cette colique fut suivie d'une tuméfaction de
la partie inférieure droite du ventre, qui était toujours
restée douloureuse. Bientôt cette tuméfaction se circon-
scrivit, et elle acquit le volume de deux poings. La malade,
qui pendant huit jours avait été obligée de garder le lit
chez elle, entra à l'hôpital de la Pitié, dans le service de
M. Parent-Duchatelet, où on lui appliqua cinquante song-
sues à quatre reprises différentes, sans que la tumeur chan-
geât de nature ni de volume. Il y avait un mois qu'elle
était dans cet état, lorsqu'on la fit passer en chirurgie dans
le service de M. Velpeau, le 16 janvier 1832, salle Saint-
Jean, n° 19. La tumeur qui présentait à son sommet déjà
amincie une fluctuation manifeste, et à l'ouverture de laquelle la malade, extrêmement méticuleuse, s'était refusée
s'est ouverte spontanément dans la nuit du 16 au 17.
s'est écoulé, et il s'écoule encore au moment de la visite
une grande quantité d'un pus grumeleux, gris noirâtre
d'une odeur excessivement forte, tout-à-fait analogue à
celles des matières intestinales. Ce pus était en outre mêlé
de gaz et de pelotons mortifiés de tissu cellulaire; ces deux
premiers phénomènes auraient pu faire croire à l'existence

d'une communication avec l'intestin ou avec le péritoine ;
mais un long stylet avec lequel on explora soigneusement
la cavité du foyer, dont les parois avaient une épaisseur
considérable, et la caverne au moins cinq à six pouces de
profondeur dans différentes directions, n'en fit point trouver, au moins d'apparente. Le résultat prouva, en effet,
qu'il n'y avait pas de lésion interne, et que le pus s'était
accumulé dans l'épaisseur même des parois du ventre ; car
après quelques symptômes fâcheux, qui ont fait un instant
craindre une résorption purulente qui eût probablement
été fatale à la malade, cette femme s'est parfaitement ré-
tablie, et est sortie guérie de l'hôpital.

Dance avait déjà observé deux ou trois faits analogues
à celui-ci. Ledran en a rapporté même quelques observations intéressantes.

Obs. VIII. — Un habitant de Chaillot, âgé de vingt-
quatre ans, fut pris d'inflammation au ventre. Une tumeur
lui survint à l'hypocondre droit, à l'aine, puis à l'ombilic ;
elle s'amollit et devint fluctuante ; on appliqua la pierre à
cautère, l'escarre fut fendue d'un coup de bistouri, et le
pus qui en sortit exhalait une très grande fétidité. Ledran
croit, à la vérité, que cet abcès existait entre l'épiploon et
les muscles, mais le résultat prouve suffisamment qu'il avait
pour siége l'épaisseur même des parois du ventre.

Obs. IX. — Chez une demoiselle âgée de vingt-huit à
trente ans, des signes de phlegmon et une tumeur survin-
rent dans la région hypogastrique, où le diagnostic parut
difficile à établir. La ponction qui en fut faite donna issue
à une matière comme laiteuse et à du pus fétide. La malade mourut. L'abcès était un énorme kyste situé entre le
péritoine et les muscles ; il avait fini par s'ouvrir en deux
endroits à l'intérieur du ventre.

Les abcès développés dans l'épaisseur des parois abdominales sont dignes de toute l'attention du praticien et présentent tant de nuances à étudier, qu'il faudrait un travail

spécial pour en mettre en relief toutes les particularités. Les foyers à odeur putride se développent principalement, ou du moins ont leur point de départ dans le fascia propria, c'est-à-dire dans la couche celluleuse qui unit le péritoine aux parois du ventre; il peuvent aussi se rencontrer entre la couche profonde des aponévroses et les muscles, de même qu'au-dessous de la peau, lorsque les tissus placés derrière sont très poreux, ou ne conservent que peu d'épaisseur. Quant à la manière dont l'odeur fétide se développe, elle s'explique par l'imbibition : en contact avec le canal digestif par leurs parois profondes, ces abcès en reçoivent par transsudation une certaine proportion soit de liquides, soit de gaz, soit de l'odeur qui s'y trouve constamment mêlée. En supposant que ces matières n'entrassent point en nature, il paraît du moins très probable que leur mouvement continuel, leurs variations de température, l'action moléculaire et chimique qu'elles exercent les unes sur les autres, doivent réagir sur l'abcès du voisinage et y déterminer un travail particulier qui y fait développer la mauvaise odeur. Ce qui me porterait à penser que les substances intestinales passent en partie et pour quelques uns de leurs éléments dans les foyers de suppuration, c'est que l'odeur n'est pas la même dans toutes les régions de la paroi où les abcès se développent; c'est ainsi, par exemple, que le foyer observé dans la région iliaque droite offrait une odeur stercorale très prononcée; dans un autre cas, où le mal avait son siége dans la région épigastrique, le pus avait plutôt une odeur aigre et de matières alimentaires mal digérées, tandis que chez la nommée Boutey (voyez obs. VII) l'odeur était semblable à celle des matières alimentaires de la portion inférieure de l'intestin grêle; que du moins l'odeur stercorale n'y était pas parfaitement franche, comme cela se voit dans les abcès de la marge de l'anus. D'ailleurs, la couleur du fluide est presque constamment modifiée aussi, de manière à se trouver plus ou moins en rapport avec les matières placées dans leur voisinage. L'odeur est tout-à-fait différente dans les abcès de la bouche, du cou, de la poitrine ; chacune de ces odeurs est toute spéciale.

OBS. X. — Un infirmier, couché dans une des salles de l'hôpital de Tours, service de M. Bretonneau, avait à l'épigastre une tumeur du volume du poing. L'ouverture en fut faite, et il en sortit une grande quantité d'un liquide grumeleux, ayant une odeur aigre parfaitement prononcée ; le foyer se détergea peu à peu et le malade guérit. (Observation recueillie par M. Bassereau à Tours.)

ARTICLE XV.

ACCIDENTS PRODUITS PAR LE DÉVELOPPEMENT DE LA DENT DE SAGESSE (1).

Parmi les maladies nombreuses et souvent très graves dont la bouche peut être le siége, il en est une dont la cause a été long-temps ignorée; c'est celle que produit le développement de la dent de sagesse.

Nous en avons un exemple dans nos salles actuellement, et je ne laisserai pas échapper l'occasion de vous en parler. Il s'agit d'un jeune homme fort, vigoureux et bien portant, atteint depuis quelques semaines de douleurs très vives dans la mâchoire du côté droit et dans le fond de la bouche, douleurs accompagnées d'un gonflement assez considérable de la joue, et d'impossibilité d'écarter les mâchoires; il y avait en outre engorgement douloureux des ganglions sous-maxillaires. Ne pouvant m'assurer de l'état des organes contenus dans la bouche, puisqu'il y avait impossibilité d'écarter les mâchoires, je tâchai de calmer d'abord les accidents inflammatoires par des sangsues appliquées à l'angle de la mâchoire, des cataplasmes émollients, bains de pieds, diète, etc.; un peu d'écartement ayant eu lieu, je cherchai à l'augmenter à l'aide d'un coin de bois placé entre les premières dents molaires et que je poussai de plus en plus en arrière en augmentant graduellement son volume; je réussis à opérer de cette manière un écartement suffisant pour examiner l'état des parties situées au

(1) Leçon de juillet 1840. L'intéressant mémoire de M. le docteur Toirac nous a fourni les principaux matériaux de cet article.

fond de la bouche; c'est alors que je reconnus la cause de tout le désordre : derrière la quatrième molaire inférieure existait une tumeur ulcérée fongueuse, couverte de végétations, et au milieu desquelles on sentait avec un stylet un corps dur qui était probablement la dent de sagesse. Avec la pointe d'un bistouri, je fendis en divers sens cette petite tumeur qui n'était autre chose que la membrane muqueuse gengivale dure, épaissie, fongueuse, ulcérée et fournissant un pus sanieux et d'une odeur infecte. La dent de sagesse fut alors entièrement mise à découvert ; dès le lendemain les douleurs cessèrent complétement, le gonflement des molaires diminua peu à peu, et sous l'influence de gargarismes alumineux toutes les fongosités s'affaissèrent et disparurent, et en quelques jours le malade se trouva débarrassé complétement de tous ses symptômes.

Les désordres produits par le développement de la dent de sagesse de la mâchoire inférieure étaient fort peu connus avant les travaux intéressants publiés sur ce sujet par M. le docteur Toirac. Ces désordres peuvent être déterminés aussi bien à la mâchoire supérieure qu'à la mâchoire inférieure, par le développement de cette dernière dent molaire; mais c'est ordinairement à la mâchoire inférieure qu'ils ont lieu, et ils sont plus graves qu'en haut.

La dent de sagesse qu'on voit paraître le plus ordinairement de dix-huit à vingt-cinq ans, pousse souvent beaucoup plus tard, et quelquefois même à un âge très avancé. M. Toirac a eu l'occasion de voir la tête d'une femme morte à l'âge de cent trois ans, dont la bouche avait été dégarnie de dents long-temps avant la mort, ce qu'on reconnaissait à l'oblitération totale des alvéoles ; mais, chose assez curieuse, sur un des côtés de la mâchoire inférieure on apercevait une dent de sagesse qui n'aurait pas tardé à paraître. Ce sont sans doute des faits analogues qui auront pu porter quelques anatomistes à parler d'une troisième dentition.

Le développement de la dent de sagesse à la mâchoire inférieure amène des accidents quand il n'existe pas un espace suffisant pour la loger entre la deuxième grosse molaire et la base de l'apophyse coronoïde ; ou bien, lorsque trouvant cependant assez de place, elle pousse, 1° dans une direction vicieuse, c'est-à-dire obliquement d'arrière en avant, et qu'elle est arrêtée dans sa sortie par la molaire voisine ; 2° ou de dehors en dedans, du côté de la langue de manière à gêner les mouvements de cet organe et à l'excorier ; 3° de dedans en dehors, de telle sorte que sa couronne va pénétrer dans l'épaisseur de la joue ; 4° quand elle pousse et qu'elle reste enclavée en partie dans la base de l'apophyse coronoïde ; 5° enfin qu'elle reste recouverte à la partie postérieure par un bourrelet de la gencive ; ce dernier cas était celui du malade que nous venons de traiter ici, et dont je vous ai rapporté l'histoire en commençant.

Il serait facile, dit M. Toirac, de multiplier encore ces positions vicieuses de la dent de sagesse, et d'y joindre un grand nombre d'observations à l'appui ; mais toutes pouvant, à quelques modifications près, se rapporter aux cinq espèces que je viens d'établir, il me suffira de les passer en revue, en ayant soin de rattacher à chacune d'elles l'historique de la maladie qui en sera résultée.

Obs. I. — *Dent de sagesse poussant obliquement d'arrière en avant, dont la couronne va s'appuyer sur la dent voisine qui s'oppose à sa sortie* (1). — Madame R***, jeune femme de vingt-deux ans, éprouva, trois ou quatre mois après son mariage, une douleur sourde à l'angle de la mâchoire inférieure du côté gauche. La douleur s'étendit bientôt jusqu'à la ligne médiane ; toutes les dents étaient douloureuses, sans que pour cela elle pût comparer ses souffrances à un mal de dents. Quelques mois s'étant écou-

(1) Observation de M. Toirac.

lés dans cet état, et les douleurs devenant de jour en jour plus aiguës, on soupçonna un rhumatisme, et diverses méthodes curatives furent mises en usage ; on commença par le traitement antiphlogistique : diète, sangsues, cataplasmes, bains, boissons adoucissantes, etc., etc., furent inutilement employés. On recourut alors aux frictions sèches alcalines, opiacées, puis aux bains de vapeurs, aux vésicatoires, sans changer l'intensité de la douleur. Enfin, dans l'intention d'agir plus directement, on crut devoir placer un séton à la nuque que l'on entretint pendant un mois. Sans m'arrêter sur l'emploi du sulfate de quinine, des pilules de Méglin, de l'acupuncture, et d'une foule d'autres remèdes qui furent essayés sans plus d'avantage, madame R***, d'après une consultation de médecins, fut envoyée aux eaux. De retour à Paris, et continuellement en proie à de cruelles douleurs, madame R***, accompagnée de son père, vint me consulter, sans espérance, comme elle me l'a dit depuis, de trouver un soulagement auquel elle semblait avoir renoncé depuis long-temps. L'état de la malade s'aggravait de jour en jour. Quand je la vis, la face était pâle et tirée, la maigreur du corps était extrême, l'appétit était nul. Le calme de la nuit semblait augmenter son désespoir ; on l'entendait pousser des soupirs et sangloter. Les dents, examinées avec soin, étaient saines, blanches et bien rangées ; les gencives, dans toute leur étendue, étaient d'un rose pâle : rien n'annonçait la sortie d'une dent de sagesse. Cependant je dirigeai mes recherches dans ce sens. A cet effet, je pratiquai une incision assez profonde sur la gencive au moyen d'un bistouri recourbé derrière la deuxième grosse molaire. Une petite sonde introduite me fit reconnaître un corps dur et lisse, autour duquel je pouvais promener l'instrument, excepté en avant, où il se trouvait arrêté. Je ne tardai pas à être convaincu qu'il existait une dent dirigée obliquement d'arrière en avant, dont la couronne, appuyée sur la molaire voisine, se trouvait arrêtée par cette dernière. Une pièce anatomique que je possède, et qui offre la même disposition, me fortifia dans cette idée; aussi, dès le lendemain, je ne balançai pas à faire, en présence du médecin ordinaire de la malade, que j'avais appelé en consultation, l'évulsion de la deuxième grosse molaire pour favoriser la pousse de la dent de sagesse. Peu à peu les souffrances disparurent; et cinq ou six jours après l'opération, madame R*** cessa d'éprouver la moindre douleur.

M. Esquirol, auquel M. Toirac communiqua cette observation, lui a rapporté qu'une dame atteinte de folie avait été amenée à sa maison de santé, et qu'il l'avait rendue à la raison en favorisant, par une incision cruciale, la sortie d'une dent de sagesse.

Pour bien comprendre tous les désordres produits par la dent de sagesse, il est essentiel de faire remarquer que lorsqu'une dent paraît sur le bord gengival, la racine n'a point encore acquis toute l'étendue qu'elle doit avoir un jour. La partie qui termine cette racine est encore pulpeuse et ne s'allonge que peu à peu. C'est au fur et à mesure que ce travail s'opère, que la couronne se montre de plus en plus au dehors, jusqu'à ce qu'elle soit arrivée extérieurement à sa hauteur naturelle, semblable en quelque sorte à un ressort en spirale dont le point d'appui, fixé dans la mâchoire, se développerait en portant ses anneaux en haut. Le fait est que, dans l'ordre normal, la racine des dents ne se porte point en bas pendant leur développement; En un mot, elles croissent de l'intérieur à l'extérieur : d'où il suit que si la couronne d'une dent qui pousse trouve un obstacle assez puissant pour l'arrêter dans son évolution, la racine s'allongeant toujours par le travail de l'ossification, doit nécessairement déterminer une pression vers son extrémité inférieure, en occupant une place qui ne lui est pas ménagée par la nature, et comprimer les nerfs et autres parties sensibles qui entrent dans la composition de la pulpe dentaire. Cela posé, on conçoit aisément les accidents nerveux que peut occasionner une dent de sagesse qui se trouve quelquefois enclavée en partie dans la base de l'apophyse coronoïde, ou bien simplement arrêtée par un bourrelet épais de la gencive, à travers lequel elle ne peut se faire jour, ou se dirigeant obliquement en avant, et venant alors arc-bouter contre la molaire voisine.

Obs. II. — *Dent de sagesse poussant de dehors en dedans, du côté de la langue, et y déterminant une ulcération d'apparence syphilitique* (1). — M. M***, ancien officier d'artillerie, âgé de quarante-cinq ans, habitant la province depuis 1815, vint à Paris, dans l'intention de se faire traiter de la maladie vénérienne, affection qu'il avait contractée dans ses campagnes, et dont il se croyait mal guéri. Depuis plusieurs mois, il lui était survenu, à la base de la langue, du côté gauche, une ulcération qui rendait fort pénibles tous les mouvements de cet organe. La mastication surtout était quelquefois tellement douloureuse, qu'il était obligé de se lever de table sans pouvoir manger. Le traitement mercuriel, auquel il fut soumis par un des praticiens les plus distingués de la capitale, loin de guérir le mal, en augmenta l'intensité : la langue, après quinze ou vingt jours de ce traitement, se tuméfia au point de remplir toute la cavité buccale. Les gencives étaient gorgées de sang, l'haleine fétide et les dents branlantes ; on suspendit entièrement le mercure, et la bouche, au bout de quelque temps, se trouva à peu près dans l'état où elle était lorsque M. M*** quitta sa province. C'est à cette époque qu'il se présenta chez moi pour se faire nettoyer les dents, qui étaient surchargées de tartre ; il me parla de son mal, et me raconta ce que je viens de rapporter.

Après avoir fortement déprimé la langue à gauche au moyen d'une spatule, j'aperçus effectivement à sa base un ulcère, simulant assez bien ceux qu'on attribue en général

(1) Observation de M. Toirac.

à la syphilis ; le pourtour en était gonflé, comme taillé à pic, la couleur d'un gris sale. Les nausées fréquentes qu'avait continuellement le malade obligeaient de suspendre souvent les explorations, qui devenaient pour cette raison très imparfaites ; aussi n'est-ce qu'après avoir recommencé ces tentatives un grand nombre de fois, et en laissant reposer de temps en temps M. M***, que je parvins, après un long examen, à découvrir sur la portion carrée de l'os maxillaire, à six lignes à peu près de l'ouverture postérieure du canal dentaire, un corps dur, recouvert par une portion de gencive flottante qui le dérobait aux regards. Je soulevai cette espèce d'excroissance, et reconnus un morceau de tartre qui s'enleva très facilement au moyen d'un grattoir recourbé. Au-dessous était un autre corps blanc : c'était une partie de la couronne d'une dent de sagesse mal conformée. Cette dent, poussée dans une direction anormale, et se trouvant en contact avec la base de la langue, avait seule déterminé la maladie en question. Gêné par la langue et les nausées répétées qu'éprouvait le malade, j'essayai vainement à plusieurs reprises de faire l'extraction de cette dent ; elle se brisa sous ma pince, seul instrument dont il m'était permis de faire usage dans ce cas, mais heureusement de manière à ce que la portion de la racine qui restait ne pouvait plus se trouver en rapport avec la langue. Quelques jours après je revis M. M*** ; il était entièrement guéri.

On voit par cette observation que, faute d'une exploration suffisante, qu'on ne doit attribuer qu'à l'extrême susceptibilité du malade, M. M*** avait été inutilement soumis à un traitement qui avait évidemment altéré sa santé et aggravé sa maladie.

Obs. III. — *Dent de sagesse poussant de dedans en dehors, et allant se loger dans l'épaisseur de la joue* (1). —

(1) Observation de M. Toirac.

Adélaïde René, fleuriste, âgée de vingt-neuf ans, vint me consulter le 23 octobre 1824 pour une fluxion qu'elle portait depuis plusieurs mois au côté droit du visage. Elle m'avait été adressée de l'hospice de Perfectionnement par M. Velpeau, alors chef de clinique de cet établissement. Il existait sur sa joue, à la partie correspondante de la dent de sagesse, une saillie résistante au toucher, très douloureuse à la pression, devenant plus apparente aussitôt que la malade faisait quelques efforts pour ouvrir la bouche. Je soupçonnai de suite, et avec raison, que cet état ne pouvait dépendre que de la dernière dent molaire dont la couronne, dirigée de dedans en dehors, pénétrait dans l'épaisseur de la joue. Effectivement, le doigt, conduit avec précaution dans la bouche, me fit reconnaître une dent poussée presque horizontalement, entièrement logée dans les muscles. S'il eût été possible d'en faire de suite l'évulsion, certes, le mal eût été promptement guéri; mais, outre que cette dent était extrêmement gâtée, et qu'elle se serait immanquablement brisée sous l'instrument, le gonflement de la gencive et de la partie interne de la joue, qui était ulcérée, mettait un obstacle invincible à cette opération. De plus, Adélaïde René avait la bouche fort petite; il fallait donc, avant tout, dissiper l'inflammation; mais cette dernière n'avait été provoquée et n'était entretenue que par la présence de la couronne de la dent, qui agissait ici comme corps étranger. Voici ce que je fis : j'introduisis, le plus doucement qu'il me fut possible, entre la joue et l'arcade dentaire, un morceau de liége échancré de manière à pouvoir loger la couronne de la dent, et d'une épaisseur suffisante pour qu'elle ne présentât plus de saillie. Cette introduction ne se fit pas, comme on pense, sans quelque difficulté, et sans occasionner de très vives douleurs, d'autant plus que la muqueuse de la joue pénétrait elle-même dans la couronne largement excavée. Le petit appareil, fixé au moyen d'un fil, et attaché sur la première petite molaire, se maintint parfaitement en place jusqu'au lendemain, que je revis la malade, qui avait eu soin, ainsi que je l'avais ordonné, d'appliquer sur le côté affecté de la face un large cataplasme émollient, et de tenir continuellement dans la bouche de l'eau tiède, qu'elle remplaçait de temps en temps par de l'eau d'orge miellée, légèrement acidulée avec quelques gouttes de jus de citron, afin de mieux déterger l'ulcère. Vingt-quatre heures après, les souffrances et le gonflement avaient beaucoup diminué ; mais ce ne fut que le surlendemain qu'Adélaïde put entr'ouvrir la bouche suffisamment pour permettre l'évulsion de la dent qui avait été cause du mal. Je pratiquai cette opération avec un pied de biche recourbé et en tirant à moi.

Ces sortes de déviations de la dent de sagesse en dehors se rencontrent assez souvent ; mais heureusement que la pente en est peu prononcée ; tout le mal se réduit alors à quelques pincements de la joue pendant l'acte de la mastication, en sorte que la dent ne devient réellement incommode et n'oblige à recourir à l'art que lorsque la couronne se gâte, et qu'elle présente des aspérités qui excorient les parties voisines.

OBS. IV. — *Dent de sagesse poussant et étant arrêtée en partie sous la base de l'apophyse coronoïde* (1). — Le nommé Boulangé (Joseph), corroyeur, me fut adressé, le 18 octobre 1825, par M. Jules Cloquet. La joue droite était gonflée d'une manière extraordinaire ; la tuméfaction s'étendait depuis les paupières, qui étaient infiltrées, jusqu'à la clavicule ; la face et le cou étaient parsemés de nombreuses cicatrices, résultant d'abcès qui s'étaient ouverts naturellement, ou qu'on avait été obligé d'inciser pour empêcher le pus de fuser de toutes parts, chose qui avait lieu aussitôt que l'excrétion s'en trouvait arrêtée.

Depuis plus de vingt mois le malade ne pouvait ouvrir la

____

(1) Observation de M. Toirac.

bouche, et il ne se nourrissait que de bouillons et de légers potages qui passaient par une ouverture résultant de l'absence d'une petite dent molaire supérieure du côté gauche; il portait en outre, à trois pouces de l'angle de la mâchoire, une fistule par où s'écoulait une grande quantité de sanie purulente, fistule dont les contours boursouflés étaient garnis de gros bourgeons charnus de mauvaise nature; plus bas, sur le cou, il en existait une autre. Un stylet introduit dans la première, pénétrait obliquement d'avant en arrière à plus de trois pouces de profondeur, et se trouvait arrêté par un os qui était à nu, et que j'ai supposé être la racine de la dent de sagesse.

La santé de Joseph Boulangé, depuis l'invasion de cette maladie, s'était beaucoup altérée; il avait beaucoup maigri; la peau était terreuse; il se plaignait souvent de coliques atroces, presque toujours suivies de déjections liquides et abondantes; depuis quelque temps surtout les digestions étaient pénibles, ce que j'attribue au mélange des aliments avec le pus fétide dont la cavité buccale était continuellement remplie. Tous les moyens avaient été mis en usage pour favoriser l'ouverture de la bouche, et permettre l'extraction de la dent qui causait depuis si long-temps le désespoir du malade. Je le dis à regret, je crois qu'il n'existe aucun traitement médical, aucun topique capable de résoudre ce genre d'engorgement, quand il est ancien et qu'il provient de causes semblables à celles qui nous occupent : ainsi émissions sanguines au moyen d'un nombre considérable de sangsues, cataplasmes émollients ou résolutifs, frictions avec les pommades mercurielles ou hydriodatées, vésicatoires, compression, etc., etc., avaient été mis en usage. Je n'essayai donc point de recourir aux mêmes moyens, et l'idée me vint d'employer une force mécanique pour vaincre graduellement la résistance des muscles de la face; force mécanique bien simple, puisqu'elle consiste le premier jour, en un petit morceau de bois taillé en bec de flûte, que le malade enfonce de plus en plus lui-même entre les arcades dentaires au fur et à mesure que la tension de la joue cède.

Aussitôt que l'ouverture de la bouche est de six à sept lignes, ce qui arrive dans les vingt-quatre heures, quand le malade ne met pas de négligence dans l'emploi du moyen indiqué, qui doit être continué, même pendant la nuit, à l'aide d'une espèce de baillon, je fais alors remplacer le coin en bois par des tranches de bouchon, dont on augmente graduellement l'épaisseur à mesure que l'écartement s'opère. Il est essentiel, si c'est pendant l'hiver, que le malade se tienne chaudement ; il faut avoir été témoin de l'influence qu'a une température abaissée sur ces espèces d'affections pour s'en faire une idée ; un jour froid et humide, joint à un peu de négligence de la part du malade, suffisent pour perdre tout l'écartement obtenu, serait-il déjà d'un pouce et plus : le malade d'ailleurs devient pendant les temps froids plus souffrant, et ne trouve de soulagement qu'en ayant la bouche fermée, ce qu'il ne manque pas d'exécuter si rien ne s'y oppose. En ayant soin de suivre ce qui a été indiqué, on obtient au bout de trois, quatre ou cinq jours au plus un écartement suffisant des mâchoires pour explorer l'intérieur de la bouche et pouvoir y opérer. Ce mode de traitement, employé chez l'individu qui fait le sujet de cette observation, m'a toujours complétement réussi, et depuis le mois d'octobre 1825 que je l'ai mis en usage pour la première fois, jamais il n'a manqué d'avoir le succès que j'en attendais. Il me fut donc possible d'extraire chez Joseph Boulangé la dent de sagesse, laquelle était vacillante et baignée, comme sa voisine, dans un pus abondant, circonstances qui facilitèrent leur évulsion.

Quatre ou cinq jours après cette opération, il se présenta un séquestre que je reconnus appartenir à la base de l'apophyse coronoïde, et sur lequel était moulée une petite portion supérieure de la dent, ce qui indique assez qu'elle s'était trouvée arrêtée par cet os dans son évolution. C'était le cas, comme on le voit, pour favoriser sa sortie en avant, de faire de bonne heure le sacrifice de la deuxième dent molaire. Huit jours après, il se présenta une nouvelle portion nécrosée de l'arcade dentaire que j'enlevai assez facilement après de légères tractions. Depuis cette époque le gonflement a disparu peu à peu, et au bout de vingt jours, il n'existait plus sur la joue, réduite à son volume ordinaire, que les cicatrices dont j'ai parlé plus haut.

Si cependant la tuméfaction persistait long-temps, ce qui arrive quelquefois lorsque la maladie est ancienne, il faudrait après s'être assuré qu'elle n'est entretenue ni par la carie d'une dent, ni par celle de l'os lui-même, recourir à l'emploi de la compression, méthodiquement exercée au moyen d'un bandage ; très peu de jours suffisent alors pour la dissiper totalement.

Lorsque les accidents produits par la dent de sagesse sont abandonnés à la nature, elle finit quelquefois par se guérir d'elle-même ; mais ce n'est ordinairement qu'après un temps fort long, et en laissant malheureusement de profondes cicatrices. Voici comment la chose se passe : on voit sortir par les fistules qui se forment près de l'os de la mâchoire des portions nécrosées de l'alvéole qui environne la dent ; celle-ci, n'étant plus maintenue et devenant libre dans la bouche, se trouve naturellement chassée au-dehors, et dès lors tous les accidents cessent : c'est ce que M. Toirac eut l'occasion d'observer sur un paysan de Lizieux. La femme d'un maréchal de France a éprouvé les mêmes accidents à la pousse d'une dent de sagesse, et la maladie a duré près de quatre ans.

M. Toirac a vu un jeune homme de vingt-cinq ans, d'une très bonne constitution, affecté depuis long-temps d'une énorme fluxion, chez lequel il existait, près de l'angle de la mâchoire, une fistule qui laissait passer de temps en temps de petits fragments de l'alvéole. La maladie avait été jugée de nature scrofuleuse et traitée pour telle ; l'examen attentif des parties fit reconnaître qu'elle dépendait de la position vicieuse que la dent de sagesse d'en bas avait été obligée de prendre, faute d'espace suffisant pour se loger convenablement ; dès qu'il fut possible d'en faire l'extraction le malade fut guéri.

Quelquefois les accidents produits par la dent de sagesse sont plus redoutables encore : en voici une observation remarquable.

Obs. V (1). — M. J., âgé de quarante-huit à cinquante ans, était depuis deux ans en proie à toute espèce de souffrances. Lorsqu'il se soumit à mes soins, il avait le côté droit du visage très volumineux, parsemé de cicatrices résultant de nombreux abcès qui s'y étaient ouverts ; le cou tuméfié jusqu'à la clavicule présentait plusieurs fistules avec décollement de la peau ; la bouche entièrement contournée se tenait entr'ouverte, ce qui dépendait de la déviation de l'os maxillaire inférieur, dont les dents ne se trouvaient plus en rapport avec celles de la mâchoire supérieure. L'état général du malade était des plus alarmants ; depuis environ quatre mois surtout, qu'une diarrhée abondante ne le quittait plus ; de sa bouche s'écoulait continuellement une bave fétide, mêlée de pus, qui était reçue par lui dans une boîte en fer-blanc remplie de son, afin de ne pas inonder son linge et l'appartement dans lequel il pouvait se trouver ; son haleine était dans les derniers temps devenue tellement infecte qu'on avait été obligé de l'éloigner de sa femme et de ses enfants ; à cette occasion, on le fit entrer dans une maison de santé, d'où il sortit, après plusieurs mois de séjour, sans amélioration à sa cruelle position. On avait même dit à sa femme, pour l'engager sans doute à régler quelques intérêts de famille, que c'était un homme

(1) Observation de M. Toirac.

perdu, et que s'il y avait une opération à tenter, ce serait l'amputation de la mâchoire. C'est à cette époque qu'il me fut adressé par l'imprimeur de la *Gazette des Hôpitaux de Paris*, qui par hasard avait lu le numéro qui donnait l'analyse de mon mémoire sur les dents de sagesse, et il supposa que le mal de M. J., son parent, pourrait bien dépendre d'une cause analogue.

Faible, exténué, soutenu dans sa marche chancelante par deux personnes qui l'accompagnaient, M. J. se présenta chez moi. Après une longue et minutieuse exploration qui me fit reconnaître la présence de divers corps durs et mobiles, je pratiquai une large incision dans la bouche, au milieu des chairs fongueuses et d'aspect cancéreux qui remplissaient tout le côté malade de cette cavité; dès lors il me fut facile, à l'aide d'instruments convenables, de faire quelques-recherches, de retirer une dent qui tenait à peine, et que je reconnus pour être la dent de sagesse qui s'était développée dans la base de l'apophyse coronoïde; l'apophyse elle-même, minée à sa partie inférieure par une longue suppuration, se détacha tout entière du maxillaire. Cette pièce pathologique que je conserve présente une incrustation correspondante à la couronne de la dent qui s'y était développée. D'autres dents vacillantes et des fragments d'os cariés plus ou moins volumineux furent également retirés au moyen d'incisions et de légères tractions. Après m'être bien assuré qu'il ne restait plus de corps étrangers, un simple collutoire miellé et acidulé fut ordonné pour tout pansement. Une chose dont on se rendra difficilement compte, c'est le passage presque subit de la situation désespérante où était le malade à l'état le plus satisfaisant. M. J. affaibli par de longues souffrances, pouvait, comme je l'ai dit, à peine marcher, et du lundi, jour de l'opération, au jeudi suivant il trouva assez de force pour venir à pied chez moi, et le lundi d'après il avait en quelque sorte recouvré sa santé et sa gaieté naturelle. La diarrhée avait totalement disparu ; la nourriture se digérait bien, seulement la bouche était restée de travers ; mais un bandage combiné convenablement la ramena au bout d'un mois à son état normal. Dans ce moment, il ne reste à M. J. qu'une simple dépression au point correspondant à l'os qui manque.

Obs. VI (1). — *Dent de sagesse poussant sous un bourrelet de la gencive dont elle reste en partie recouverte.* — Le nommé Orage, ancien garçon de bains, était sujet à de légères fluxions de courte durée depuis un an, que sa dent de sagesse d'en bas du côté gauche avait commencé à paraître. Depuis deux ou trois mois seulement, ces fluxions revenaient plus souvent et étaient de plus en plus douloureuses ; aucune de celles qu'il avait eues n'avait jusqu'alors été aussi forte que la dernière. Quand je le vis, sa joue, sans présenter un volume très considérable, était extrêmement sensible à la moindre pression ; la déglutition surtout était presque impossible. Quelques jours de repos et un traitement antiphlogistique suffirent pour faire disparaître en grande partie ces accidents, et me mirent à même d'examiner l'intérieur de la bouche. L'amygdale du côté correspondant à la fluxion était tuméfiée, et le voile du palais était très rouge. Derrière la deuxième grosse molaire, on apercevait la couronne d'une dent de sagesse, recouverte dans ses deux tiers postérieurs par un gros bourrelet charnu, violacé, douloureux, légèrement ulcéré, formé par la gencive. On conçoit aisément que cette partie se trouvant par sa position continuellement comprimée par les mouvements de la mâchoire, devait être sans cesse dans un état d'irritation, et, suivant la disposition du sujet, il survenait une inflammation qui s'étendait quelquefois assez profondément pour donner lieu aux fluxions répétées dont il était si souvent atteint.

Ce cas, messieurs, est très fréquent dans la pratique ; mais

(1) Observation de M. Toirac;

les accidents ne se bornent pas toujours à de simples fluxions, à une gêne, ou à quelques douleurs plus ou moins vives pendant l'acte de la mastication ; il en résulte quelquefois à la longue un gonflement des amygdales, qu'on est alors obligé d'exciser, et des angines qui résistent à tous les traitements. En voici un exemple :

Obs. VII. — *Amygdalite chronique entretenue par la difficulté de la sortie d'une dent de sagesse.* — M. le docteur Fiard fut pris pendant ses études médicales de maux de gorge qui durèrent près de dix-huit mois. Voici l'observation qu'il a lui-même tracée de sa maladie.

Dans l'été de 1821, dit ce médecin, je fus atteint d'une légère douleur dans la gorge. En novembre, même année, l'amygdale droite devint le noyau d'une inflammation violente. Vingt-cinq sangsues au cou, des sinapismes, etc., la firent cesser. La gorge continua d'être douloureuse comme avant ; elle le devint insensiblement davantage. La déglutition était fort difficile. Tous les moyens imaginables furent vainement mis en usage jusqu'au commencement de 1823. Les médecins et les chirurgiens les plus distingués de notre école ne purent pas plus que moi en reconnaître la cause et m'apporter le moindre soulagement. Cinquante sangsues appliquées en deux fois, des cataplasmes répétés, des pédiluves sinapisés, des boissons et des gargarismes opiacés ne calmèrent en rien mon état. Je refusai un traitement antisyphilitique auquel un illustre chirurgien voulait me soumettre, aucun antécédent ne pouvant me faire craindre une cause de cette nature. Je ne cessais d'examiner le fond de ma bouche, d'explorer tous les jours le lieu où siégeait cette douleur ; mes amis et moi n'y trouvions qu'un gonflement de l'amygdale droite. Toutes mes dents étaient parfaitement saines ; jamais elles ne m'avaient fait souffrir ; les gencives paraissaient dans une intégrité parfaite ; en somme, on me conseilla de me faire exciser l'amygdale, et j'y étais presque décidé, lorsqu'en explorant avec attention l'arrière-bouche, je remarquai que la dent inférieure gauche, dite de sagesse, manquait; en pressant contre l'apophyse coronoïde, j'éprouvai une douleur sourde. J'avais peine à concevoir qu'elle pût être en rapport avec l'amygdale droite, et en général avec tout le côté droit de la gorge. Cependant, sans avoir d'idée fixe, je soulevai avec un stylet la partie des chairs qui recouvraient (sans présenter aucune altération de couleur) la partie postérieure de la deuxième grosse molaire. J'y sentis un corps dur, et, surmontant la douleur que je me faisais éprouver moi-même par l'introduction de cette petite sonde, je devins certain qu'une large et très grosse dent, parfaitement sortie de son alvéole, gisait très profondément dans les chairs. On ne peut plus satisfait de ma découverte, je saisis un bistouri et incisai largement la gencive d'arrière en avant; le soulagement et la disparition des douleurs furent subits; mais les deux lambeaux s'enflammèrent et même végétèrent. L'excision des chairs devint cependant indispensable; elle présenta d'assez grandes difficultés : il fallut cautériser plusieurs fois avec la pierre infernale; enfin la dent mise à découvert me montra l'inutilité des moyens précédemment conseillés ou employés, et la *cause unique* de ma longue souffrance.

C'est en effet, messieurs, à l'incision qu'il faut avoir recours dans le cas dont il s'agit, c'est à-dire quand la dernière dent molaire se trouve arrêtée en partie par un bourrelet de la gencive. Pour réussir, cette incision doit être profonde, et il faut ensuite introduire entre les lèvres de la division un petit bourdonnet de charpie qu'on enfonce en partie derrière la couronne de la dent. Ce pansement est parfois assez douloureux, surtout le premier jour; mais si on le néglige, il arrive souvent que l'opération devient inutile, et l'on s'imagine alors qu'il est indispensable de faire le sacrifice de la dent, ce que l'on peut éviter en ayant la patience de faire ces pansements d'une manière convenable, jusqu'à ce que la dent soit bien à découvert.

ARTICLE XVI.

ABCÈS DE L'AISSELLE (1).

Parmi les maladies de l'aisselle, il n'en est guère de plus fréquente que les abcès, et cependant, dans cette région, comme dans presque toutes, on a négligé d'indiquer les variétés nombreuses qu'ils présentent, principalement sous le rapport de leur siége, de leur étendue et de leur nature. Je veux aujourd'hui faire pour les abcès de l'aisselle ce que j'ai déjà fait pour les abcès de la région iliaque (2). Vous verrez que ce point de l'histoire des abcès n'est pas moins important dans cette région que dans la précédente.

Eu égard à leur siége, nous trouvons d'abord plusieurs variétés fort distinctes :

1° *Phlegmons tubériformes ou superficiels.* — Ils siègent dans les couches celluleuses les plus rapprochées de la peau. Ils sont souvent le résulat d'un effort critique de la nature, d'un agent morbifique général ; ils sont produits souvent aussi par le défaut de propreté, par l'irritation des follicules sébacés de la région axillaire, par les frottements, surtout dans les saisons chaudes, chez les personnes qui exercent beaucoup leurs membres. Les blessures des membres thoraciques les déterminent rarement. Le tissu cellulaire dans lequel ils siègent étant plutôt filamenteux qu'aréolaire, ils n'ont guère de tendance à s'étendre. L'in-flammation qui les a produits tend à se circonscrire, et donne à ces phlegmons la forme de furoncles ; et cet aspect est d'autant plus frappant, qu'ils sont quelquefois

(1) Leçons de juin 1840.
(2) Voyez plus haut : *Abcès de la région iliaque.*

comme eux, tantôt uniques, tantôt agglomérés. Ces phlegmons *tubériformes* ont très peu de tendance à se porter vers les parties profondes, car ils éprouvent là une plus grande résistance que vers la peau, vers laquelle ils se portent très promptement. Des douleurs très vives accompagnent souvent le développement de ces phlegmons, dont la marche est généralement assez lente. Ils se terminent du reste presque toujours par la suppuration; il est rare que la résolution s'en opère. Dans certaines circonstances, cependant, on voit le noyau inflammatoire diminuer et se réduire à l'état d'une espèce de tubercule dur, mobile et presque insensible, et disparaître après un temps quelquefois très long.

Le traitement de cette maladie est fort simple, et consiste seulement dans l'application des cataplasmes émollients ou laudanisés, jusqu'à ce que la suppuration soit bien établie. Si celle-ci tarde trop, on peut faire usage d'emplâtres de diachylon ou d'onguent de la mère. Quand la présence du pus est évidente, il faut en faire l'ouverture, afin de ne pas laisser la peau trop s'amincir, et que la plaie ne soit ensuite trop long-temps à guérir. Il est rare qu'on soit obligé d'avoir recours, contre ces phlegmasies superficielles ou tubériformes, à l'application des sangsues ou à la saignée; car, à moins que le mal ne s'étende vers l'aponévrose ou ne gagne beaucoup en largeur, il a rarement des conséquences graves.

2° *Phlegmons érysipélateux.* — Le siége des phlegmons érysipélateux est principalement dans le feuillet profond de la couche sous-cutanée qui se continue sans ligne de démarcation avec le tissu cellulaire lamelleux sous-cutané des régions voisines. Ce phlegmon affecte la forme diffuse, et diffère beaucoup en cela du phlegmon tubériforme ou circonscrit; ce dernier en est quelquefois le point de départ. Il se porte de préférence sur les parois latérales de la poitrine, quoiqu'il puisse cependant occuper toute l'excavation axillaire ; rarement cette phlegmasie gagne vers le bas, tandis qu'elle s'étend assez fréquemment sur la face profonde des muscles voisins, sans doute parce que, dans le premier sens, la toile celluleuse, bien que plus renflée, est plus filamenteuse, plus dense que dans le second, où elle reste en effet complétement lamelleuse. Il arrive même quelquefois que l'inflammation s'arrête sur chacun de ces points séparément.

Cette inflammation est grave, et son pronostic est fâcheux ; elle est souvent accompagnée d'une réaction vive et de fièvre ; les douleurs sont sourdes, lancinantes ou pongitives. Elle dépasse souvent le feuillet fibro-celluleux dans lequel elle siège, et alors elle donne lieu à un phlegmon profond. Quand elle s'étend en avant et en arrière de la poitrine, elle constitue un phlegmon diffus très grave. (Voyez plus haut ÉRYSIPÈLE PHLEGMONEUX.) Elle se termine ordinairement par la suppuration, quelquefois par induration ou par des tumeurs dont les malades restent quelquefois affligés toute leur vie. Quand le pus se rapproche de la peau, au lieu de se diriger vers l'aponévrose, il en résulte une terminaison plus heureuse ; des abcés circonscrits se forment, et lorsqu'ils sont ouverts et vidés, la guérison se fait assez promptement.

Le traitement de cette maladie consiste dans le régime antiphlogistique, la diète, des cataplasmes émollients, des sangsues en grand nombre sur le lieu enflammé, etc., etc. Sans doute cette manière d'agir est utile ; l'application des sangsues modère la violence de la phlegmasie, hâte la circonscription du foyer et diminue les souffrances ; mais, je dois l'avouer, messieurs, jamais il ne m'a été possible, quel que soit le nombre de sangsues que j'aie fait appliquer, soit dans les environs du mal, soit immédiatement dessus, d'empêcher la formation de dépôts plus ou moins étendus. Je me suis assez longuement expliqué à l'occasion du phlegmon diffus sur le meilleur traitement à employer dans ce cas pour n'avoir pas à y revenir. Vous savez que le moyen que je regarde comme le meilleur consiste dans l'emploi des incisions ou des vésicatoires; je n'insisterai donc pas plus long-temps à ce sujet.

3° *Phlegmons ganglionnaires.* — L'inflammation aiguë des ganglions de l'aisselle est remarquable sous un double point de vue. Des causes diverses peuvent la produire : tantôt, amenée par une lésion avec suppuration du devant de la poitrine, de la partie postérieure de l'épaule, par une inflammation, une ulcération du sein, elle trouve surtout son origine dans les piqûres, les écorchures, les coupures des doigts, de la main et de l'avant-bras. Placée entre l'aponévrose et le grand dentelé, elle peut se porter vers la peau plus particulièrement et devenir superficielle, ou vers le sommet de l'aisselle, au contraire, et se tenir long-temps éloignée de l'extérieur. C'est cette variété que l'on observe si souvent chez les élèves ou les médecins qui se blessent en ouvrant des cadavres ou en disséquant. On la voit aussi quelquefois se manifester sans qu'il existe de lésion traumatique éloignée ou voisine. Dans ce cas, la marche de la maladie est moins aiguë et la suppuration moins franche.

Quand l'inflammation ganglionnaire est aiguë, le tissu cellulaire abondant qui est autour des ganglions se prend bientôt, et la suppuration est alors presque inévitable. Quand elle est sub-aiguë ou chronique, elle peut se borner aux ganglions et devenir la cause de dégénérescences diverses de ces organes. (Voyez plus haut ADÉNITE.)

L'inflammation des ganglions ou le phlegmon ganglionnaire de l'aisselle exige pour traitement la saignée générale et l'emploi des sangsues. Ces moyens conviennent mieux ici que dans l'érysipèle phlegmoneux; ils réussissent souvent à prévenir la suppuration. Il faut aussi appliquer des topiques émollients; on ouvre les abcès lorsque la suppuration est bien formée; mais ici il ne faut pas trop se presser; les organes affectés étant fixes et d'un tissu peu extensible, ne doivent pas être trop tôt mis à nu, car on trouverait alors du pus à l'état d'infiltration au lieu de pus réuni en foyer. Au surplus, les phlegmons ganglionnaires de l'aisselle ne font courir de véritables dangers que lorsque l'inflammation s'empare de la masse celluleuse qui remplit la cavité de l'aisselle au-delà de l'aponévrose.

4° *Phlegmon profond.* — Il a pour siége l'excavation axillaire, et attaque le tissu cellulaire qui la remplit. Ce phlegmon est le plus grave de tous. L'excavation ayant des parois dont la résistance n'est pas la même partout, l'inflammation peut s'étendre dans une foule de directions différentes, se porter tantôt en dedans ou en avant, tantôt entre la moitié inférieure du grand pectoral et la paroi thoracique ; plus haut entre la clavicule et le petit pectoral, et dans ce sens arriver jusque sous la peau par l'intermédiaire des lames celluleuses intermusculaires, passer en arrière sous l'angle de l'omoplate, remonter entre le grand dorsal et le trapèze, ou bien entre le rhomboïde, le grand dentelé et la région dorsale du thorax. Le passage qui existe supérieurement entre la clavicule, la première côte et le bord cervical du scapulum, est une autre voie qui la conduit souvent au cou dans la région sus-claviculaire ; le plexus nerveux, qui favorise surtout ce transport, devient, en s'associant aux vaisseaux, le moyen d'une fusée plus malheureuse encore ; en effet, la traînée celluleuse qui enveloppe ces organes se continuant avec le tissu cellulaire sous-pleural et des médiastins, permet aux inflammations de l'aisselle de gagner jusqu'à l'intérieur de la poitrine. Enfin cette inflammation peut se transmettre par voie de proximité à la plèvre correspondante, et devenir ainsi la cause d'un épanchement thoracique mortel. Le pus se forme avec une rapidité extraordinaire au milieu de tissus si poreux et si lâches ; aussi la suppuration est-elle pour ainsi dire inévitable dans le cas d'une inflammation de la cavité axillaire. On doit donc agir avec beaucoup d'énergie et de promptitude, chercher à modérer l'étendue de l'inflammation et la confiner dans la cavité de l'aisselle, pour en prévenir l'extension vers le cou et la poitrine. On emploie pour cela les saignées générales et locales, les émollients, enfin toute la série des moyens antiphlogistiques que vous connaissez. Aussitôt que l'abcès est formé, il faut l'ouvrir pour éviter les fusées, qui peuvent devenir si dangereuses.

Les abcès de la région axillaire sont produits encore par d'autres causes que celles que je viens de vous indiquer. C'est ainsi qu'ils peuvent dépendre d'une carie des côtes supérieures, de la clavicule, d'une altération de l'omoplate, de la tête de l'humérus, et même d'une maladie de l'articulation scapulo-humérale. Un abcès profond du cou peut y fuser; un épanchement contenu dans la cavité de la poitrine peut perforer les parois de celle-ci et s'étendre dans l'aisselle. Ainsi, en 1829, à l'hôpital Saint-Antoine, je fis l'amputation du bras à un jeune homme de vingt-quatre ans pour une plaie par arme à feu; il survint peu de temps après un abcès fort étendu dans l'épaule; plus tard, il en survint un dans l'aisselle. Le blessé mourut, et à l'ouverture du cadavre, nous trouvâmes que le pus avait perforé la capsule articulaire et s'était épanché dans le creux axillaire lui-même. Je vis exactement les mêmes phénomènes en 1831 sur un homme adulte mort à l'hôpital de la Pitié, des suites d'une amputation du doigt. J'ai vu plusieurs fois la carie des côtes supérieures donner lieu à d'énormes abcès de l'aisselle. Sur un phthisique, j'ai trouvé un foyer purulent axillaire qui communiquait par une ouverture très oblique, et large de plus de six lignes avec les cavernes dont le poumon était creusé. Enfin j'ai vu en 1831 une vieille femme atteinte d'un énorme abcès de l'aisselle, et qui avait son point de départ derrière le sternum. J'ai vu les abcès axillaires deux fois produits par la rupture de certains vaisseaux ou de tout autre élément organique pendant un effort des membres. Enfin une des causes les plus fréquentes des abcès de l'aisselle se trouve dans les piqûres que se font les anatomistes en disséquant les cadavres. Rien n'est aussi fréquent que cette maladie chez les étudiants en médecine.

Au surplus, messieurs, que ces abcès profonds de l'aisselle soient idiopathiques, sympathiques, par congestion, vénériens, etc., ils n'en constituent pas moins une maladie qui mérite beaucoup d'attention de la part du praticien. Placé entre le grand dentelé et les premiers muscles intercostaux qui sont en dedans, le sous-scapulaire qui est en arrière, les deux pectoraux qui sont en avant, une aponévrose filamenteuse qui est en bas, et le passage du plexus axillaire par en haut, le pus trouve ou se crée, comme l'inflammation, avec une extrême facilité, des issues pour gagner d'autres régions. Le plus communément, il suit le trajet des nerfs, et vient reproduire l'abcès de l'aisselle à la base du cou. Si ce feuillet fibreux qui descend de la clavicule vers le petit pectoral et l'humérus ne lui offre pas trop de résistance, il se présente bientôt en avant, entre l'épaule, la clavicule et le thorax. On le voit plus rarement se glisser par en bas entre les muscles grand dorsal, trapèze, rhomboïde et grand dentelé, pour remonter derrière l'omoplate. Certains sujets ne présentent qu'une de ces particularités, tandis que d'autres les présentent presque toutes. J'ai vu un homme qui portait entre le rachis et le bord postérieur de l'épaule un premier foyer de pus, puis un second dans la fosse sus-claviculaire, et un troisième audevant de la poitrine. Ces trois abcès communiquaient tous avec le dépôt primitif qui était dans l'aisselle. Chez un autre individu, il existait à la base de l'aisselle une fluctuation bien évidente, qu'on retrouvait à la partie inférieure du cou, immédiatement au-dessus de l'épaule. Il y avait un troisième foyer en avant; le flot du liquide repoussé de l'un se faisait aisément ressentir dans les deux autres; ils furent vidés tous les trois à l'aide d'une seule ouverture. En 1831, je vis à l'hôpital de la Pitié un jeune garçon qui avait sur la dépression scapulo-thoracique antérieure un abcès qui fut ouvert le lendemain : un orifice étroit et intermusculaire le faisait communiquer avec un second abcès situé entre le petit pectoral, la poitrine et le grand dentelé, une incision par le creux de l'aisselle le vida tout entier. A l'hospice de Perfectionnement, en 1828, il mourut une jeune fille qui avait sur la fosse sus-épineuse et derrière l'épaule deux abcès dont le foyer axillaire était incontestablement le point de départ, et qui communiquait avec lui par l'intervalle que laissaient entre eux le bord supérieur du grand dentelé, l'angulaire de l'omoplate, le rhomboïde et le trapèze. Du côté de la poitrine, ces dangereux dépôts peuvent aussi prendre plusieurs directions. Chez une vieille femme, le pus s'était porté de l'aisselle dans le haut du médiastin antérieur pour descendre le long de la face postérieure du sternum, et se faire jour au-dehors, entre la cinquième et la sixième côte. Le jeune jardinier dont je vous ai parlé plus haut eut d'abord un abcès dans le sommet de l'aisselle, passant au-dessus du petit pectoral ; cet abcès vint en produire un autre au-dessus de la clavicule. Après une longue suppuration, le malade fut pris de tous les symptômes d'un épanchement dans le sommet de la cavité thoracique correspondante. Le pus avait disséqué la plaie dans son quart supérieur, et il était facile d'en suivre la traînée jusqu'au foyer axillaire. J'ai vu aussi deux fois les grands abcès de l'aisselle amener un épanchement pleurétique mortel par simple transmission médiate.

Rien n'est plus commun, messieurs, que les conséquences les plus fâcheuses des abcès de l'aisselle, et cependant les auteurs gardent généralement le silence à cet égard. La mort en est souvent le résultat. Dans quelques recueils scientifiques, on en trouve néanmoins quelques exemples assez clairement exprimés. Le fils du célèbre J.-L. Petit a succombé à un pareil abcès. Fabrice de Hilden dit positivement qu'un enfant de dix-huit mois, pris d'un abcès à l'aisselle, mourut des suites de cet abcès qui avait décollé la plèvre des côtés et attaqué le poumon. La maladie avait commencé à l'âge de deux mois. On trouve encore quelques exemples de ces terminaisons des abcès de l'aisselle dans Ravaton, Delamotte, etc. etc.

Vous voyez, messieurs, combien il importe de ne pas confondre les abcès des deux premières espèces avec ceux de la troisième, tant le danger est différent. Ce danger, du reste, est très facile à concevoir, quand on se rappelle l'arrangement anatomique des parties; l'explication en est en quelque sorte mathématique.

Les auteurs ont émis des opinions très diverses à l'occasion du traitement des abcès de l'aisselle. Il y a des chirurgiens qui recommandent de ne les ouvrir que le plus tard possible; tel est Sabatier, par exemple. Delamotte, au contraire, veut qu'on les ouvre de très bonne heure. Le premier a raison, s'il ne s'agit que des abcès des ganglions; le second aussi, quand il est question des abcès de l'excavation axillaire. Quant à moi, je soutiens qu'à l'exception des abcès ganglionnaires, il faut ouvrir de très bonne heure les abcès phlegmoneux de l'aisselle. Si on tient une conduite contraire, on s'expose à de grands inconvénients : dans le cas d'abcès superficiels, on prolonge inutilement les souffrances du malade, et on permet à la suppuration de s'étendre; on laisse s'opérer un décollement et un amincissement de la peau tels, qu'il en résulte souvent des fistules très difficiles à cicatriser. Quand il s'agit d'abcès de la seconde espèce, on s'expose à voir s'établir des fusées dangereuses ; les abcès peuvent devenir profonds, et décoller au loin les téguments. Enfin il y a danger imminent à reculer l'ouverture des abcès de la troisième espèce, car ils ont une grande tendance à se porter au-dedans et à s'étendre dans une foule de directions. Tem-

poriser dans ces cas est une grande imprudence. Si on
ouvert ces abcès avant qu'ils ne soient parfaitement mû
cela a peu d'inconvénients, et peut-être, comme je vo
l'ai déjà dit plusieurs fois, il y a des avantages. L'engor
ment inflammatoire se résout plus vite. D'ailleurs il est b
de savoir que, dans ces abcès de l'excavation axillaire,
fluctuation ne se fait sentir que très tard, à cause de
profondeur et de la souplesse des tissus qui les supporte
A l'hôpital de la Pitié, en 1832, un fort de la Halle av
une douleur très vive et une tuméfaction considérable d
l'aisselle; il y avait une fièvre très forte, tous les sig
enfin d'un vaste abcès dans l'aisselle; mais on ne sen
point la fluctuation, et il n'y avait aucun changement
couleur à la peau. J'enfonçai un bistouri à plus de t
pouces de profondeur avant d'arriver au foyer qui con
nait plus d'un verre de pus. En ouvrant ces abcès, il
suivre le précepte de Delamotte, qui recommande de f
une large ouverture, car une petite incision ne permet
souvent pas à l'abcès de se vider complétement, le pu
s'en creuse pas moins d'autres voies, amincit la peau
stagne au fond du foyer. Lorsqu'on ouvre largement le fo
au contraire, il se vide sans obstacle, et se ferme ens
du fond vers la peau avec une rapidité qui surprend. Je
retire que des avantages de cette conduite, et c'est
que je vous engage à suivre. Il faut sans doute aller
prudence quand on porte l'instrument tranchant profo
ment dans une région où il existe tant de vaisseaux
nerfs importants. Il suffit d'ailleurs, pour se mettre à l'
de tout danger, de porter le bistouri, tenu comme
plume à écrire, le dos tourné vers la face interne du b
de manière que sa pointe soit dirigée en haut et en ded
comme pour tomber sur la partie supérieure de la
thoracique; de cette manière, on peut inciser large
les abcès de l'aisselle sans crainte de blesser autre
que les ganglions lymphatiques, les artères thoraci

externes ou postérieures, le nerf qui vient se perdre dans le muscle grand dentelé et les filets du plexus brachial.

Lorsqu'on a ouvert les abcès de l'aisselle, il est inutile, s'il est un peu vaste, d'employer la pression pour en faire sortir le pus; il vaut mieux abandonner le foyer à la propre rétractilité de ses parois. Si en effet on exerce une forte pression dessus, l'air s'y introduit ensuite en quantité plus ou moins considérable, altère, vicie le pus qu'il contient, et peut amener des accidents fâcheux.

ARTICLE XVII.

NÉVRÔMES (1).

Parmi les tumeurs si nombreuses et si variables dont le corps humain peut être affecté, il en est une qui est beaucoup plus commune qu'on ne le dit généralement, et sur la nature de laquelle les pathologistes sont loin d'être d'accord : je veux parler des névrômes, petites tumeurs ordinairement sous-cutanées, et dont le caractère dominant est de causer de temps à autre, à la moindre occasion, et souvent sans qu'on sache pourquoi, des douleurs excessivement aiguës, contre lesquelles les moyens ordinaires échouent. Beaucoup de praticiens placent le siége de ces tumeurs dans les nerfs; Dupuytren et M. Wood croient cependant qu'elles sont étrangères à ces organes; Boyer les range parmi les squirrhes, M. Jaumes parmi les cancers, enfin d'autres en font des corps *sui generis*. Hippocrate et Galien semblent avoir connu cette maladie, qu'ils ont désignée sous le nom de *ganglions;* Jean de Vigo les nommait *nodus;* Paré les désignait sous le nom de *nœud;* les Anglais leur donnent le nom de *tumeurs sous-cutanées douloureuses;* celui de névrômes ou chondrômes est celui qu'ont adopté les praticiens français.

Ces tumeurs ont été trouvées sur le trajet ou dans l'épaisseur même des nerfs; tantôt elles offrent le caractère de masses tuberculeuses, tantôt celui de tumeurs véritablement squirrheuses ou encéphaloïdes à l'état cru. Dans d'autres circonstances, il est impossible de les comparer, soit à une production morbide, soit à un tissu quelconque dégénéré. Le volume de ces tumeurs est très variable;

(1) Leçon de juillet 1840.

souvent il n'est pas plus considérable que celui d'un petit
pois, d'un grain de blé ou d'une fève; d'autres fois, il
est beaucoup plus considérable, et j'en ai vu qui dépas-
saient le volume du poing; on en a vu qui égalaient une
tête de nouveau-né. Ordinairement les malades ne portent
qu'une seule de ces tumeurs; mais quelquefois elles sont
multiples. C'est ainsi que M. Wood cite un malade qui en
avait trois; Siebold en avait deux sur le cou-de-pied. J'ai
observé dans cet hôpital en 1856 un individu sur lequel
nous en comptâmes dix-neuf.

On a rencontré de ces tumeurs dans presque toutes les
régions du corps. Franco parle, dans son *Traité des hernies* (p. 484), d'une femme qui en portait une sur le tibia
depuis dix ans. Loyseau cite une autre femme qui en
avait une en dedans de la cuisse. Une seconde malade en
avait une en dehors de ce membre. Pouteau rapporte l'observation d'un névrôme au-devant de la malléole interne.
M. A. Petit dit avoir rencontré les névrômes presque uniquement aux jambes; il en a observé un cependant à
l'avant-bras. Morgagni rapporte, d'après Valsalva, l'observation d'un névrôme qui reposait sur la malléole; Cheselden
en cite un qui siégeait sur le nerf cubital, Petit un autre
qui existait au bras, Camper un sur le coude, un au-devant
du genou; M. Warren un sur le tibia, au-dessous du genou;
E. Home un sur le bras, un autre au creux même de l'aisselle; A. Dubois un près de la rotule, un autre au milieu
du bras; Hesselbach un dans l'épaisseur du nerf cubital; Siebold un dans l'intervalle des deux malléoles; Neumann un sur la partie moyenne et inférieure de l'avant-
bras; Reich un à la partie interne du bras, l'autre en
dehors du condyle de l'humérus. A. Cooper et M. Warren
en ont observé dans le sein ou au-dessous, Nicod sur la
poitrine, M. Marjolin sur le scrotum. Short en a vu à la
cuisse, M. Warren au-dessous du grand trochanter. J'en
ai vu à la plante du pied, sur le côté externe et sur le côté

interne de la jambe, en avant et en dehors de la cuisse
deux fois dans la profondeur de ce membre, sur le côt
droit et sur le côté gauche du thorax chez deux femme
différentes; dans la portion droite de l'épigastre, près d
poignet et sur plusieurs points de l'avant-bras, dans l
corps du muscle biceps, sur le trajet du nerf musculo
cutané et dans la profondeur de la région carotidienne.

J'ai remarqué, contrairement à l'opinion de M. Descot
que ces tumeurs sont plus fréquentes dans l'âge adulte o
dans la vieillesse que chez les enfants. Une des femmes qu
j'ai pu examiner était âgée de plus de soixante ans; un
autre en avait quarante, la troisième trente-six; la pl
jeune avait vingt-un ans. Il en a été de même chez le
hommes qui avaient atteint l'âge de trente, quarante, ci
quante ans, et même davantage. Les hommes en sont a
fectés aussi bien que les femmes; et sous le rapport de
plus ou moins grande fréquence de cette maladie suiva
les sexes, je crois qu'il n'y a pas grande différence.

Vous voyez un exemple de cette sorte de tumeur sur
face externe du bras de cet homme. Nous allons tout
l'heure procéder à son extirpation. Elle est roulante so
la peau, sans changement de couleur à cette membran
sa dureté est très grande, et elle lui cause des douleu
souvent excessives. Il ne sait à quoi l'attribuer; il ne
souvient d'avoir reçu sur ce point ni contusion, ni plai
ni violence ou pression quelconque. Tous les remèd
qu'on a employés pour calmer ses douleurs ont échou
sangsues, saignées, cataplasmes émollients ou narcotiqu
frictions, onctions, rien n'a amélioré sa situation. Il s'
décidé à se faire enlever sa tumeur. C'est en effet le s
moyen efficace que la chirurgie ait à opposer à cette m
ladie. On a bien employé contre elle les caustiques,
Siebold père et fils ont réussi avec eux à détruire comp
tement la tumeur et les douleurs qu'elle déterminait; m
ce moyen est beaucoup plus long, plus douloureux,

laisse après lui une difformité que ne produit pas l'instrument tranchant ; et en définitive il est moins sûr.

Cette extirpation constituerait une opération facile et simple, si les névrômes se trouvaient toujours immédiatement au-dessous de la peau ; mais l'observation a démontré qu'ils siègent sur les nerfs profonds aussi souvent que sur les nerfs superficiels, et l'opération devient alors d'une certaine gravité. Cette efficacité de l'opération est du reste une chose mise hors de doute par un grand nombre d'observations. Franco rapporte que la femme qu'il a opérée était en proie depuis dix ans à d'affreux tourments. La tumeur était du volume d'une noisette. A peine fut-elle enlevée que la malade se trouva soulagée, et jamais les douleurs ne revinrent. Dans les deux cas cités par Loyseau (voyez plus haut), les douleurs, qui étaient excessives, disparurent immédiatement après l'opération. Après l'extirpation, Loyseau, pour rendre plus certain le succès de son opération, cautérisa la plaie. Il n'y eut point de récidive. Pouteau obtint des résultats aussi satisfaisants chez un malade dont les douleurs excessives allaient jusqu'à produire des convulsions. Short a cité un cas fort curieux d'extirpation de névrôme. Une femme affectée d'épilepsie depuis douze ans n'avait eu ses accès jusque là qu'une fois par mois ; mais ils en vinrent à paraître quatre ou cinq fois chaque jour, à durer chacun une heure ou une heure et demie. Comme ils débutaient toujours par une douleur à la partie inférieure et interne du mollet, Short examina la jambe de la malade pendant un des accès. Enfonçant un scalpel à environ deux pouces de profondeur, il sentit un petit corps qu'il sépara des muscles et dont il fit l'excision. C'était une masse dure, comme cartilagineuse, une sorte de ganglion de la grosseur d'un pois, qui était situé sur un nerf que le chirurgien divisa du même coup. La malade, qui revint subitement de son accès, se mit à crier qu'elle se portait bien, et elle n'a jamais eu depuis aucune attaque. Si l'épilepsie paraît avoir eu quelquefois une petite tumeur de cette nature, ou quelque cicatrice nerveuse pour point de départ. si Lassus a pu citer Hippocrate, Galien, Celse et Alexandre de Tralles à cette occasion. on ne trouve dans aucun de ces auteurs un exemple aussi concluant que l'observation qui a été rapportée par Short.

Morgagni rapporte que la jeune fille qui avait un névrôme au pied éprouvait des douleurs si vives qu'elle se serait coupé le pied, si on ne l'avait pas retenue; elle guérit également très vite après l'extirpation de sa tumeur, et ses douleurs ne revinrent plus. Il en fut de même des malades opérés par Cheselden, Camper, Hunter, Dubois, Siebold, etc., etc. Tout chirurgien qui reculerait maintenant devant l'extirpation des névrômes serait donc à blâmer, puisqu'il est prouvé que cette opération réussit constamment ou presque constamment.

Il y a trois espèces de névrômes sous le rapport du siége : les uns sont placés entre l'aponévrose et les téguments; les autres sont sous les aponévroses et se trouvent ordinairement en rapport avec le trajet des nerfs; enfin il en est qui semblent se continuer avec les cordons nerveux.

Les névrômes de la première espèce, ou les névrômes sous-cutanés, qu'ils se continuent ou non avec des branches nerveuses, doivent être extirpés de la même manière. Le chirurgien fait avec le bistouri une incision d'une longueur suffisante au niveau même de la tumeur; après avoir divisé la peau et le tissu cellulaire, la tumeur se trouvant à découvert, il la saisit avec une érigne, et la fait soulever par un aide pendant qu'il la dissèque sur les côtés; alors avec le bistouri ou des ciseaux il en détache immédiatement après la portion supérieure, puis la face profonde, puis l'extrémité inférieure; de cette manière il éteint par son premier coup de bistouri, en séparant le nodus des centres nerveux, les irradiations douloureuses, quelquefois insupportables que l'on causerait sans cela avant d'avoir

terminé l'opération. Il faut enlever avec le névrôme une
couche assez épaisse du tissu cellulo-graisseux sur lequel
il repose, afin d'être bien sûr d'avoir détruit tout le mal.
L'incision simple ou longitudinale ne suffirait peut-être
pas, si le névrôme était d'un volume très considérable,
comme celui dont parle Louis, par exemple, et pour lequel
il pratiqua l'amputation. Dans ces cas, il faudrait avoir recours à une incision en T, ou cruciale, ou mieux encore
à l'incision semi-lunaire, que je vous recommande si souvent pour l'extirpation des tumeurs. La dissection et l'enlèvement de la tumeur étant achevés, il ne s'agit plus que
d'une plaie simple : on la réunit par première intention, et
la guérison est promptement obtenue.

Quand les névrômes sont profonds, l'opération devient
beaucoup plus grave, il faut inciser les aponévroses, disséquer quelquefois à une assez grande profondeur, car
les limites de la tumeur ne sont pas bien connues. On ne
peut pas savoir avec précision jusqu'où s'étendront les
incisions ; il faut ménager les vaisseaux, les gros nerfs, ce
qui n'a pas lieu pour l'extirpation des névrômes sous-
cutanés.

Après avoir fait l'incision de la peau dans l'étendue qu'il
croit nécessaire, le chirurgien porte le doigt au fond de la
plaie afin de reconnaître la position exacte et le volume
de la tumeur ; il agrandit la plaie extérieure s'il le juge
utile, puis il divise l'aponévrose largement et de dehors en
dedans, s'il n'y a ni artères, ni veines, ni nerfs volumineux
dans le voisinage. Dans le cas contraire, il fait une ponction
dans l'aponévrose, et, glissant ensuite sous elle une sonde
cannelée, il l'incise avec sûreté dans l'étendue convenable ;
il examine alors de nouveau la situation et le volume de
la tumeur. Les bords de la plaie étant maintenus écartés
par un aide, le chirurgien incise les tissus sous-jacents
et les dissèque avec précaution jusqu'à ce que la tumeur
se montre à nu ; celle-ci étant accrochée avec une éri-

gne et soulevée par un aide, il l'isole avec soin et prudence des parties qui l'entourent, et examine si par son pédicule elle tient à un nerf petit ou volumineux ; dans le cas où le nerf auquel elle adhère ou avec lequel elle est confondue est petit, il peut sans crainte en couper les deux extrémités ; mais si ce nerf au contraire est volumineux et important, il doit essayer d'en dégager la tumeur, de la disséquer minutieusement, pour conserver la continuité de ce nerf ; cependant, quand ce nerf et la tumeur sont parfaitement confondus, il faut se décider à enlever la portion qui est en rapport avec la tumeur, en ayant soin de commencer la section par la partie supérieure de la tumeur afin de détruire la sensibilité de la partie pendant le reste de l'opération. Malgré la déperdition de substance que l'on fait éprouver à ces nerfs, il ne faut pas croire que la sensibilité et la myotilité soient nécessairement abolies pour toujours. Le rétablissement de ces fonctions finit souvent par s'opérer, et il ne reste presque plus de traces de leur interruption. On a pu emporter ainsi un ou deux pouces du nerf cubital, du nerf radial ou du nerf médian, sans qu'il en soit résulté d'accidents sérieux et sans paralysie permanente.

La tumeur étant enlevée, l'hémorrhagie arrêtée par les moyens connus, on panse, suivant l'état des parties, la plaie par première ou par seconde intention. Je vous ferai remarquer, à l'occasion de l'enlèvement de ces névrômes sous-aponévrotiques, que le tissu cellulaire souple et lamelleux qui sépare les muscles transportant facilement au loin les inflammations et la suppuration, il ne faut pas trop insister sur la fermeture immédiate de la plaie, quand on ne croit pas pouvoir mettre en un contact parfait tous les points de la solution de continuité.

Il est bien rare que l'on soit obligé de pratiquer des opérations plus graves, des amputations, par exemple, pour des névrômes. Cependant Louis, Odier, M. Warren, ont fait des amputations de membre pour des névrômes, mais

on conçoit que cela ne devrait être fait que dans le cas
où par sa dégénérescence la tumeur aurait profondément
altéré le membre.

L'opération que je vais pratiquer devant vous pour l'extirpation de ce névrôme sur le bras de ce malade sera très
simple. Il s'agit d'un névrôme sous-cutané placé à la face
externe du bras, qui n'est en rapport avec aucun gros nerf
ou vaisseau important, et dont l'enlèvement sera très
prompt et sans danger. (M. Velpeau procède à cette opération à l'aide d'une simple incision longitudinale; la tumeur isolée, une certaine épaisseur du tissu cellulo-graisseux qui la recouvrait ayant été enlevé avec elle; il procède
ensuite à la réunion par première intention. Le malade
cessa immédiatement de souffrir, et au bout de quelques
jours étant complétement guéri, il sortit de l'hôpital.)

Je dois maintenant entrer dans quelques détails sur l'extirpation des névrômes dans les diverses régions du corps
où ils peuvent se développer.

Névrômes du membre thoracique. — Les névrômes superficiels *de la main* ou de l'avant-bras doivent être enlevés de
la même manière. On placera, pour faire l'incision de la
peau, le membre de manière à ce que la tumeur soit en
face de l'opérateur; la dissection et l'extirpation de la tumeur étant faites, on réunit par première intention. Dans
un cas cité par Neumann, la tumeur qui existait depuis
plus de trente ans occupait la partie inférieure et interne
de l'avant-bras; après avoir incisé la peau, il fallut lier
plusieurs artérioles, quoique le névrôme n'eût que le volume d'un pois, et qu'il parût occuper un branche du nerf
cutané. Du reste, on ne comprend point pourquoi Neumann n'osa pas aller plus loin et crut devoir s'en tenir aux
narcotiques, puis aux caustiques, pour compléter cette
opération. Le malade mourut d'apoplexie avant d'être guéri
de sa plaie. Cette observation, comme vous le voyez, est
donc fort peu concluante. S'il existait, comme chez un

malade de Camper, un névrôme en dehors du coude, et sur le trajet de quelques branches du nerf musculo-cutané; après avoir écarté le membre du tronc, on le ferait maintenir dans un état d'extension modérée pendant tout le cours de l'opération; il importe dans cette région de prendre garde à la capsule synoviale et à l'articulation huméro-cubitale.

Sur le *bras*, on aurait aussi à tourner le membre soit en dehors, soit en dedans, sur son axe, selon que le névrôme serait placé de l'un de ces côtés plutôt que de l'autre, et on se tiendrait en garde contre la blessure des veines basilique et céphalique, ou des organes sous-aponévrotiques. C'est d'ailleurs aux membres thoraciques que le pansement offre le plus de simplicité, et que la plaie aurait le plus de chances de guérir par première intention.

Névrômes du membre abdominal. — Ayant eu à traiter un névrôme à la plante du pied, je me comportai de la manière suivante : la jambe étant fléchie et renversée sur la face interne, je fis une incision longue d'un pouce et parallèle à l'axe du membre vis-à-vis du nodus; ayant accroché cette tumeur avec une érigne, je glissai au-dessous la pointe d'un bistouri droit et la séparai facilement d'abord en arrière, puis en avant des tissus voisins; aucune artériole n'étant ouverte, je pus refermer immédiatement la plaie, et la maintenir ainsi réunie à l'aide d'un cercle de diachylon. La guérison fut complète au bout d'une semaine.

On userait du même procédé pour extirper des névrômes développés sur la malléole interne et sur la face antéro-interne de la jambe. Au genou, au voisinage de la rotule, le membre devrait être tendu ou fléchi, selon que la tumeur est plus ou moins mobile, mais il ne faudrait pas le renverser sur sa face externe; après avoir découvert, emporté la tumeur, et réuni la plaie, il faudrait en outre le poser par le jarret sur un oreiller ou un large coussin dans un état de flexion légère. A la face antérieure interne ou externe de la cuisse, on se comporterait de la même façon, sans avoir besoin de précautions plus sérieuses après l'opération. Si la tumeur occupait la région externe ou la région postérieure, soit de la jambe, soit de la cuisse, le chirurgien trouverait quelque avantage à faire coucher le malade sur le ventre ; l'incision de la peau, l'excision du névrôme, le pansement de la plaie, ne s'en feraient pas moins comme précédemment ; et pour la suite on s'en tiendrait à ne pas laisser le membre appuyé sur la région malade.

Névrômes profonds du membre thoracique. — Si on avait à extirper un névrôme profond *à l'avant-bras*, il faudrait inciser d'abord les téguments, isoler la tumeur dans cette région comme s'il s'agissait de découvrir le nerf radial, le nerf cubital, ou le nerf médian. Chez le malade de Cheselden la tumeur occupait le milieu du nerf cubital, mais il ne dit pas si c'était au bras ou à l'avant-bras. Après avoir écarté les muscles et isolé la tumeur, on séparerait le nerf de l'artère par en haut et par en bas avant d'opérer la double section si elle était indispensable. Le nerf médian étant presque à égale distance des deux artères principales de la région, pourrait être excisé avec moins de crainte sous le point de vue des embarras immédiats du manuel opératoire.

Au bras, les névrômes peuvent siéger sur le nerf radial, le nerf cubital, le nerf médian ou les nerfs cutanés. Hunter, chez une femme âgée de vingt ans, qui avait un névrôme qui occupait le nerf musculo-cutané, fit une incision sur la tumeur, la disséqua et l'enleva en faisant l'excision de trois pouces environ du nerf musculo-cutané. Il y eut dans les premiers temps perte de sensibilité dans le pouce et l'indicateur, mais cette fonction se rétablit bientôt et le malade fut complétement guéri. En 1838, j'opérai dans cet hôpital une femme qui avait au milieu du bras gauche, dans l'épaisseur du biceps, une petite tumeur ovoïde, mobile, à irradiations douloureuses, qui existait depuis de longues années et faisait naître les symptômes qui accompagnent ordinairement les névrômes. Ayant fait écarter le bras du tronc, je pratiquai une incision de deux pouces entre l'extrémité inférieure du deltoïde et l'origine du muscle long supinateur; divisant les tissus couche par couche, j'arrivai aux fibres du muscle biceps sans toucher à la veine céphalique, puis à la tumeur, que j'accrochai avec une érigne et dont je fis l'excision; la douleur vive qu'éprouva la femme chaque fois que je touchai à ce névrôme, la tige grisâtre qui se prolongeait par en haut et par en bas, l'engourdissement de tout le côté externe de l'avant-bras, après l'opération, prouvent suffisamment il me semble que la tumeur occupait réellement le tronc du nerf musculo-cutané. La plaie fut réunie par première intention, et, sans un érysipèle ambulant qui partit d'un cautère que cette femme portait au bras, la guérison eût été complète au bout d'une semaine.

Sur les gros cordons nerveux du bras, l'opération est plus sérieuse. Le névrôme dont parle Dubois, qui avait le volume d'un melon, et qui, suivant ce chirurgien, occupait le nerf médian, exigea une incision cruciale et qu'on fît l'excision d'une partie considérable du nerf. La guérison eut lieu, mais le côté des doigts demeura insensible.

Chez un malade de Reiche, la tumeur siégeait dans le nerf cubital. Il divisa les téguments dans l'étendue de cinq pouces après en avoir fait un repli; la dissection de la tumeur força de diviser plusieurs artérioles; mais ne causa pas d'hémorrhagie sérieuse; il enleva avec la tumeur quatre pouces du nerf cubital. Les douleurs, très violentes d'abord, diminuèrent ensuite, changèrent de nature, et furent bientôt suivies d'engourdissement dans la main. La guérison eut lieu et il ne resta qu'un peu d'insensibilité dans le petit doigt.

On aurait donc à opérer dans cette circonstance, comme

s'il s'agissait de lier l'artère cubitale ou l'artère brachiale, avec cette différence qu'on est conduit par la tumeur, et que, soulevant cette dernière pendant la dissection, il est généralement facile d'arriver au nerf et de l'exciser, en commençant par le côté de sa racine.

Les névrômes peuvent avoir leur siége dans le creux de l'aisselle au-dessus de l'aponévrose. E. Home en mit à découvert un de cette espèce qui tenait au nerf axillaire; il n'entre dans aucun détail sur le procédé qu'il a suivi, il dit seulement qu'il en pratiqua l'excision, et que l'opération ne causa ni grandes douleurs, ni aucun autre symptôme fâcheux comme suite immédiate; mais il ajoute qu'une inflammation violente qui se déclara dans la région occupée par la tumeur, fit succomber le malade le huitième jour.

Dans le cas de névrôme de l'aisselle, il faudrait écarter fortement le bras de la poitrine et inciser les tissus d'après les règles suivies pour la ligature de l'artère axillaire. Pour éviter une inflammation semblable à celle qui fit succomber le malade dont parle E. Home, il ne faudrait pas réunir par première intention, mais panser la plaie avec des boulettes de charpie comme lorsqu'on a fait l'extirpation des ganglions axillaires.

Névrômes profonds du membre abdominal. — Tous les nerfs de la jambe peuvent sans doute être le siége de névrômes profonds, mais jusqu'à présent on n'a guère parlé que des névrômes sous-cutanés de ce membre. Short a cependant donné une observation qui paraît se rapporter à un névrôme siégeant profondément dans l'épaisseur de la jambe. Dans ce cas Short enfonça son scalpel à environ deux pouces de profondeur, il sépara la tumeur des muscles et en fit l'extraction à l'aide de pinces. Au surplus si on avait à extirper des névrômes profonds de la jambe, on se dirigerait d'après le siége précis de la tumeur, et le trajet connu des nerfs de cette région.

La disposition naturelle des tissus dans les environs du genou ou le voisinage de la rotule porte à penser qu'il ne peut guère se développer là que des névrômes sous-cutanés et que ceux que Camper et Dubois y ont extirpés n'étaient pas sous-aponévrotiques.

J'ai eu l'occasion d'observer plusieurs fois à la cuisse des névrômes profonds, entre autres sur un individu qui en portait plusieurs sur diverses régions du corps. La tumeur existait chez lui sous l'aponévrose fascia lata. Cet homme étant mort, je pus examiner avec soin ces tumeurs; celle de la cuisse, qui existait sur le tiers inférieur antéro-externe de la cuisse, fut découverte par une incision longue de deux pouces et demi; arrivé sous l'aponévrose, j'eus encore à l'isoler d'entre les fibres du muscle triceps; là elle semblait former un énorme ganglion fusiforme du volume d'une noix dans la continuité d'une des branches du nerf crural. Une tumeur pareille, ayant son siége au tiers supérieur du membre, reposait sous le muscle couturier et aurait nécessité pour son extirpation la section d'une partie de cet organe.

J'ai eu l'occasion d'observer un névrôme développé dans l'épaisseur du nerf sciatique. La tumeur existait à la partie postérieure de la cuisse, à quatre travers de doigt au-dessous de la fesse. La tumeur, qui datait de plusieurs années, et qui s'était développée sans cause connue chez une demoiselle âgée de trente et quelques années, avait le volume de la tête d'un nouveau-né. Aidé de M. Gorsse, médecin de la malade, j'en fis l'extirpation de la manière suivante. Couchée sur le ventre, ayant un oreiller sous le tronc, la malade fut maintenue dans cette position, ayant la jambe étendue par d'autres aides. Ayant incisé les téguments parallèlement à l'axe du tronc et dans l'étendue de six pouces, à partir du bord externe de l'ischion, j'eus à inciser le fascia sous-cutané, le fascia lata et diverses couches graisseuses avant d'apercevoir la tumeur. Une fois isolée par sa face postérieure, cette tumeur fut accrochée et tirée en arrière, pendant que je l'isolais en dedans et en dehors au moyen d'une dissection lente et délicate. Je la dégageai ainsi de la longue portion du muscle biceps, qui fut refoulé en dedans avec le demi-tendineux et le demi-membraneux. C'est alors seulement qu'il devint évident que le nerf sciatique supportait toute cette masse, dont il formait en quelque sorte l'axe. La crainte d'amener la gangrène, ou au moins une paralysie incurable du membre, en excisant un nerf aussi volumineux, me fit hésiter un instant. Voyant, d'ailleurs, que la tumeur était parfaitement libre au milieu de la grande traînée celluleuse qui s'étend de l'ischion au jarret, je me demandai s'il n'y aurait pas moyen de la dégarnir des filaments nerveux et de l'enlever seule. Après donc en avoir détaché toute la circonférence, et avoir disséqué le nerf par en haut, puis par en bas, comme pour une préparation anatomique, je reconnus qu'il en restait à peu près un tiers d'intact ou de simplement enchâssé sur le plan antérieur du névrôme. Les deux autres tiers de ses cordons étaient épanouis à la manière d'une cage ou d'un panier d'huîtres sur les deux côtés de la tumeur. Soutenu par le courage extrême de la malade, je me mis à isoler chacun de ses filets à l'aide du bistouri, et je parvins à les dégager à peu près en les refoulant vers leur centre commun en avant. Le névrôme ainsi enlevé laissa une caverne à loger les deux poings, que je remplis d'abord de boulettes de charpie, et qui fut traitée plus tard par la réunion immédiate secondaire. Un engourdissement manifeste, une paralysie incomplète de la moitié externe du pied et du voisinage de la malléole correspondante, sont les seuls accidents qui aient pu m'inspirer quelques craintes pendant une semaine ou deux après cette grave opération ; mais ces symptômes se sont amoindris par degrés, et la guérison, complète au bout de trois mois, est restée définitive. Mademoiselle H..... s'est mariée depuis, et sa santé est demeurée parfaite. M. Chelius a fait connaître un fait à peu près semblable, M. Roux aussi ; mais chez le malade de ce dernier chirurgien, la tumeur qui était de nature cancéreuse revint, et le malade succomba.

Névrômes du cou. — J'ignore si d'autres praticiens ont observé des névrômes au cou ; pour moi, je crois que la tumeur suivante, observée par M. Bérard aîné, en était un. Une femme souffrait avec tant de violence dans la région sterno-mastoïdienne ou carotidienne, qu'elle réclamait avec instance une opération qui pût la débarrasser de ses douleurs. On sentait profondément une petite tumeur qui semblait avoir son siége dans le nerf pneumo-gastrique. Cette femme est morte sans avoir été soumise à aucune opération. Sur un cadavre disséqué par M. Thierry, j'ai constaté l'existence d'une tumeur fusiforme, du volume d'un petit œuf de poule, d'une teinte rougeâtre sur le milieu de la longueur du nerf grand sympathique, dans sa portion cervicale. Il semblait que cette tumeur fût un ganglion nerveux démesurément hypertrophié. Comme elle n'avait pas plus d'adhérence que les ganglions naturels, il eût évidemment été possible de la découvrir et de l'extraire, si, pendant la vie, elle avait été cause d'accidents semblables à ceux des névrômes. Agissant comme pour la ligature de l'artère carotide, on l'eût emportée sans peine, et je ne pense pas que l'excision d'une portion du nerf grand sympathique pût être suivie, en pareil cas, d'un trouble bien grave dans l'économie.

Névrômes du thorax. — Les névrômes du thorax sont assez communs. J'ai eu occasion d'en enlever plusieurs fois dans cette partie du corps. Madame T.... souffrait, depuis plusieurs années, de douleurs névralgiques dans le côté droit de la poitrine. Une petite tumeur, du volume et de la forme d'une amande, qui avait été remarquée par M. Royer, et qui paraissait être le point de départ des souffrances, existait entre la dixième et la onzième côte, précisément à l'endroit où l'on porte la ceinture des robes.

Pour la découvrir, j'eus à diviser par une incision de deux pouces les téguments, le fascia sous-cutané, quelques fibres du muscle grand dorsal et du grand oblique, puis la couche fibro-celluleuse qui couvre les muscles intercostaux externes. Accrochée et soulevée par une érigne, la tumeur causa un violent accès de douleur : se prolongeant en avant et en arrière, par une tige jaunâtre, elle me donna tout-à-fait l'idée d'un ganglion nerveux. L'ayant excisée en arrière, puis en avant, je n'eus aucune artère à lier, et je maintins les lèvres de la plaie en contact, à l'aide de deux bandelettes de diachylon que je couvris d'une plaque de charpie et d'un bandage de corps. Un peu de suppuration survint ; mais la guérison n'en fut pas moins complète au bout de quelque temps. L'année suivante, c'est à-dire au mois de mars 1837, je fus obligé de soumettre madame de T.... à une opération semblable. Un nouveau névrôme s'était développé à un pouce au-dessous et en arrière du premier; l'opération et ses suites ont été les mêmes, et la malade est restée parfaitement guérie.

Une jeune fille, âgée de dix-neuf à vingt ans, et que j'opérai à l'hôpital de la Charité en 1836, avait à la même place, mais du côté gauche, une tumeur trilobée, du volume d'une grosse noix, qui nous offrit également les caractères du névrôme. Là, j'eus besoin d'une incision de trois pouces. La tumeur était à peu près complétement sous-cutanée. L'ayant disséquée, enlevée, je ne pus cependant fermer la plaie par première intention, et la guérison n'eut lieu qu'au bout de cinq semaines.

Un autre névrôme que j'ai encore rencontré sur le thorax d'une femme existait aussi à la même hauteur. Ces faits me donneraient de la tendance à croire que la constriction ou les frottements exercés par le cordon des jupons ou par la ceinture des robes pourraient être la cause déterminante de ce genre de tumeur dans cette région.

Le malade que je vous ai cité déjà à l'occasion des névrômes qu'il avait à la cuisse, en portait aussi entre le

bord cartilagineux de la dixième côte et la région ombi-
licale. Afin de n'être point gêné par la dépression naturelle du flanc, je découvris la tumeur chez lui au moyen
d'une incision transversale, légèrement convexe par en
bas. Il fallut pénétrer ainsi à travers la peau, le fascia sous-
cutané, le muscle grand oblique, car la tumeur était assez
profondément située. L'extirpation n'en fut d'ailleurs pas
autrement difficile; mais elle exigea la ligature de deux artérioles, et laissa une assez large caverne au-dessous des
téguments. Guéri de l'opération, ce malade succomba plus
tard aux suites d'une amputation de l'avant-bras, néces-
sitée par une dégénérescence cancéreuse des os du poignet gauche.

En résumé, messieurs, vous voyez que les névrômes,
ordinairement uniques et parfaitement isolés au milieu des
autres tissus, peuvent être extirpés sans difficultés bien
grandes chez presque tous les malades; s'ils occupent de
petits nerfs, ce serait une précaution inutile de chercher à
les en détacher plutôt que d'exciser le nerf et la tumeur du
même coup; dans le cas contraire, et surtout s'il s'agissait
du nerf sciatique, il faudrait tout faire pour en dégager les
cordons nerveux, au moins en partie, comme je l'ai fait
pour la demoiselle H*** en 1834. Si cette séparation
était absolument impossible, et que les accidents causés
par le névrôme fussent trop graves, on devrait encore terminer l'opération au risque de couper une portion plus
ou moins considérable d'un gros nerf. L'observation prouve
d'ailleurs que par suite de cette excision la vie est rarement compromise, que les fonctions du membre ne sont
pas entièrement détruites, et que souvent même la sensibilité et la myotilité se rétablissent presque comme auparavant. M. Malagodi qui a fait l'excision d'une assez forte portion du nerf sciatique pour un cas de névralgie que rien
n'avait pu calmer, a vu le membre, paralysé d'abord, reprendre peu à peu ses fonctions et le malade être complètement rétabli au bout d'une année.

ARTICLE XVIII.

RÉSUMÉ DE LA CLINIQUE CHIRURGICALE

PENDANT L'ANNÉE SCOLAIRE 1839-1840 (1).

Dans le résumé que je fais habituellement vers la fin de l'année scolaire sur l'ensemble de nos travaux, je disposerai et examinerai par groupes les diverses maladies que nous avons eues à étudier.

Les malades qui ont été admis cette année dans nos salles de clinique chirurgicale ont été au nombre de *quinze cents* environ : je commencerai par les maladies des yeux ; elles ont été en grand nombre. En effet, 232 observations de maladies d'yeux ont été recueillies sur 167 individus. Ce nombre s'explique parce que tantôt la maladie n'attaquait qu'un seul œil, et tantôt les deux yeux.

Cataractes. — Les individus atteints de cataracte avaient, tantôt un seul œil, tantôt les deux yeux cataractés ; ce qui porte le nombre des cataractes à 51 : 40 de ces cataractes étaient cristallines, 6 étaient membraneuses, 5 étaient traumatiques.

Les cataractes ont été opérées par les deux méthodes d'abaissement et d'extraction. Je n'ai soumis à cette dernière méthode que 2 individus ; les 33 autres ont été opérés par abaissement. Le résultat de ces opérations a été 2 morts, 9 insuccès, 13 succès incomplets, le reste succès.

Les deux individus morts à la suite de l'opération de la cataracte nous présentent deux faits que vous ne devrez pas perdre de vue. Oui, messieurs, de même que toutes

(1) Leçons d'août 1840.

les opérations les plus minimes, l'opération de la cataracte peut être suivie de la mort ; l'inflammation que provoque cette opération peut s'étendre à l'œil tout entier, amener une ophthalmite, et la fonte purulente du globe oculaire ; l'inflammation peut se propager à l'intérieur du crâne et amener une encéphalite ou une méningite. Nos deux opérés de cataracte par extraction ont été dans un véritable danger par suite d'ophthalmies qui se sont développées chez eux. Les deux malades que nous avons perdus et qui avaient été opérés par abaissement ont succombé à des maladies qui se sont développées pendant leur séjour à l'hôpital ; l'un a été atteint d'une pleurésie avec épanchement, l'autre d'un érysipèle.

A l'occasion de ces érysipèles, dont vous connaissez tous les dangers, je dois vous dire qu'un moyen de les provoquer consiste dans l'application des vésicatoires que certains praticiens recommandent avant l'opération de la cataracte, afin de détourner l'inflammation qui doit survenir après l'opération. Ce moyen, que Dupuytren ne manquait pas d'employer, et auquel je ne sais si M. Roux a renoncé depuis, ce moyen, dis-je, je m'en abstiens maintenant, dans la crainte de provoquer cette phlegmasie si dangereuse. J'ai vu à l'hôpital Saint-Antoine une femme que j'avais opérée de la cataracte avec succès, et à laquelle je fis appliquer un vésicatoire, être prise d'un érysipèle qui avait pour point de départ le vésicatoire. Cette malade succomba aux suites de cet érysipèle.

Vous avez vu que j'ai mentionné dans le résultat des opérations de cataracte 13 succès incomplets, et 26 succès. Il faut que je m'explique à ce sujet. Si on voulait être vrai sur les résultats de l'opération de la cataracte, on avouerait que jamais on n'obtient un succès complet, c'est-à-dire que les malades ne voient jamais aussi bien après l'opération qu'avant d'être atteints de la maladie qui a nécessité l'opération. Il est facile de comprendre ce résultat ; l'œil n'est plus le même après l'opération, que le cristallin ait été abaissé, extrait ou broyé ; la réfraction des rayons lumineux ne se fait plus de la même manière : l'œil est incomplet ; il ne peut plus remplir ses fonctions comme à l'époque où toutes ses parties constituantes existaient ; le cristallin ne se reproduit pas ; il est remplacé par une humeur d'une nature différente, et qui ne remplit pas l'office du cristallin d'une manière aussi parfaite que lui. Ainsi, messieurs, ne croyez pas que vos malades opérés de la cataracte verront jamais aussi bien après l'opération qu'avant la maladie ; mais pourvu qu'ils puissent distinguer les objets, se conduire et lire avec plus ou moins de facilité à l'aide de lunettes, etc., vous pourrez dire, suivant l'usage, que le succès a été complet ; il l'a été autant que possible : la chirurgie ne peut pas davantage.

Je n'insisterai pas aujourd'hui, messieurs, sur la préférence à donner à telle ou telle méthode d'opérer la cataracte ; je me suis expliqué assez au long dans les diverses leçons que j'ai faites sur ce sujet (1) ; je me bornerai à vous dire, à l'occasion des deux méthodes principales, d'abaissement et d'extraction, que celle-ci, lorsqu'elle réussit, a toujours un résultat plus complet et meilleur que l'abaissement. Mais alors, me direz-vous, pourquoi se fait-il que vous pratiquiez presque toujours l'abaissement et si rarement l'extraction ? La raison en est dans les accidents qui surviennent après cette dernière, et qui entraînent souvent des désordres irrémédiables et la perte de la vision, tandis que ces accidents après l'abaissement sont rares, plus faciles à combattre, et permettent de recommencer d'autres opérations, qui ne sont plus possibles après l'extraction. Au surplus, messieurs, je dois convenir que j'ai eu plusieurs phases dans ma vie au sujet de la

(1) Voyez tome I de cet ouvrage, page 317, et le *Manuel des maladies des yeux* de M. Janselme.

méthode à adopter dans l'opération de la cataracte. En 1825, lorsque je traitai ce point, je me déclarai en faveur de l'abaissement; en 1832, lorsque je publiai la première édition de mon *Traité de médecine opératoire*, je devins davantage partisan de l'extraction. Enfin huit années après, je me trouvai hésiter entre les deux méthodes, à l'époque de la publication de la seconde édition de cette *Médecine opératoire*, et j'en suis là encore maintenant.

A l'occasion de la cataracte par abaissement, je ferai une remarque sur les résultats amenés par une modification que j'ai apportée à l'abaissement. Il m'a semblé plus facile et plus avantageux pour opérer l'abaissement de la cataracte de passer l'aiguille par-dessus le cristallin pour revenir au-devant de lui, déchirer la capsule et l'abaisser ensuite, au lieu de passer en dessous; de cette manière une voie est déjà frayée au cristallin par l'aiguille, et on l'abaisse plus aisément. J'ai employé un assez grand nombre de fois ce procédé avec avantage, et je m'en suis bien trouvé; il m'a semblé toutefois que cette manière d'opérer la cataracte donnait plus souvent lieu que les autres à un accident assez fâcheux : c'est le tremblotement des humeurs de l'œil. S'il était prouvé par de nouvelles observations que cette maladie dépendît du procédé, il faudrait aviser au moyen de le modifier ou y renoncer, car le tremblotement des humeurs de l'œil nuit beaucoup à la vision.

Conjonctivites. — Nous avons eu cette année 75 cas de conjonctivites aiguës ou chroniques observées sur 44 malades. Ces conjonctivites ont été oculaires ou palpébrales seulement, ou oculo-palpébrales. Nous avons recueilli 9 observations de conjonctivite purulente. Nous parlerons de celles-ci à part.

Le traitement des conjonctivites oculaires et palpébrales non purulentes a été celui que nous suivons depuis long-temps; il a consisté dans l'emploi du nitrate d'argent en solution dans de l'eau distillée pour les conjonctivites oculaires, incorporé avec de l'axonge pour les conjonctivites palpébrales : et l'observation nous a confirmé l'efficacité de ce topique. La dose du nitrate d'argent en solution dans de l'eau distillée a toujours été faible dans ces cas, et elle suffit en effet : 5 centigrammes de ce sel pour 3o grammes d'eau. Pour la pommade, 1 centigramme de nitrate d'argent pour 4 grammes d'axonge est la formule que j'emploie le plus ordinairement et qui me suffit. L'expérience a prouvé, comme les années précédentes, que dans la variété de blépharite, que je nomme diphtéritique ou couenneuse, la pommade au précipité blanc convenait mieux que la pommade au nitrate d'argent. Les conjonctivites granuleuses soit palpébrales, soit oculaires, ont été comme d'habitude plus opiniâtres que les autres ; plusieurs ont résisté à tout. Cependant nous avons eu plusieurs succès à l'aide du crayon de nitrate d'argent, promené légèrement à la surface de la portion de la conjonctive granuleuse, de manière à ne pas escarrifier la membrane et à ne pas lui faire éprouver de perte de substance.

Les *conjonctivites purulentes* ont été traitées par le nitrate d'argent à haute dose, 1, 2 grammes et même 3 grammes pour 3o grammes d'eau, en instillation deux ou trois fois par jour, après avoir préalablement lavé l'œil à grande eau pour le nettoyer de toutes ses souillures. J'ai joint à ce traitement les saignées générales répétées suivant l'âge, la force et la constitution du sujet, et enfin l'emploi du cubèbe et du baume de copahu, isolés ou associés, chez les individus atteints en même temps de blennorrhagies urétrales. Nous avons de cette manière arrêté brusquement et guéri complètement la maladie chez la plupart de nos malades. C'est jusqu'à présent, messieurs, le meilleur traitement que j'ai vu mettre en usage, et je suis persuadé qu'il peut, en étant employé à temps, guérir la moitié, sinon les deux tiers ou les trois quarts des malades : or, vous savez que l'ophthalmie dite purulente aveugle la plupart des malades, quand elle est traitée par les méthodes ordinaires. J'ajouterai à cette occasion, messieurs, que l'emploi du cubèbe et du copahu associés à haute dose m'a paru être suivi de grands avantages, non seulement sur les individus atteints de conjonctivite purulente et d'une blennorrhagie qui avait pu être l'origine de la première de ces maladies, mais encore chez ceux qui n'avaient pas d'écoulement urétrale ni avant ni après le développement de l'ophthalmie. Ces substances modifient non seulement la sécrétion de la muqueuse urétrale, mais encore plus ou moins celle de toutes les autres muqueuses. A ce titre, elles méritent d'être employées, et le sont en effet avec avantage, suivant moi, dans la conjonctivite purulente.

Nous avons eu à traiter 61 cas de *kératite* sur 46 malades, dont 33 hommes et 13 femmes. Ces kératites ont été pour la plupart des kératites ulcéreuses, car j'en compte plus de cinquante de cette espèce ; les autres étaient des kératites diffuses, interstitielles, profondes, partielles, générales, etc.

L'observation de ces kératites nous a confirmé dans ce que nous savions déjà sur la ténacité de cette maladie, et sur le peu d'action que possède contre elle la médication directe ou topique, excepté dans les cas de kératite superficielle ; car lorsque la maladie est interstitielle ou profonde, elle est presque nulle.

Le traitement de ces kératites a consisté principalement dans l'emploi des collyres émollients, laudanisés ou belladonés, des collyres au nitrate d'argent ; de petits vésicatoires volants répétés sur la bosse frontale, et du calomel à l'intérieur ; les saignées générales et locales ont été employées suivant la violence de l'inflammation. J'ai mis aussi en usage quelques cautérisations avec le crayon de nitrate d'argent. Le traitement, comme vous le voyez, a été un traitement combiné. Je vous ferai plusieurs remarques sur l'emploi de quelques uns de ces moyens thérapeutiques : les collyres au nitrate d'argent, que vous avez vus si efficaces dans les conjonctivites, n'ont été véritablement utiles dans les kératites que lorsque celles-ci étaient superficielles et ulcéreuses. C'est à une dose faible, 5 centigrammes sur 30 grammes d'eau distillée, que ce collyre a été employé habituellement.

Le vésicatoire volant appliqué sur le front m'a paru aggraver plutôt qu'améliorer la maladie quand on l'appliquait près du sourcil. C'est sur la bosse frontale qu'il m'a paru véritablement utile.

Le calomel à l'intérieur m'a paru améliorer d'une manière évidente les kératites. C'est surtout à partir du moment où la salivation est survenue que les symptômes ont été en s'amendant.

J'ai employé les collyres laudanisés et belladonés avec avantage quand les douleurs étaient très violentes, et dans les kératites qui semblaient menacer de se compliquer d'iritis. La formule qui m'a paru la plus avantageuse est la suivante : — Eau distillée, 4 onces ; laudanum, 1 gros ; extrait de belladone, 1/2 grain.

Iritis. — Nous avons reçu 7 *iritis* primitives. Cette maladie nous a fourni l'occasion de faire des remarques nouvelles et importantes sur cette maladie. J'ai acquis la preuve que le meilleur traitement à employer contre elle était le calomel à haute dose, et de manière à provoquer la salivation. Lorsque cet accident, car c'en est un, se manifeste, en vingt-quatre heures on voit les symptômes de l'iritis s'amender de la manière la plus manifeste, et la maladie marcher rapidement vers la guérison. Je donne dans ces circonstances le calomel depuis 6 jusqu'à 18 grains par jour, et cela jusqu'à ce que la salivation se manifeste. L'emploi de ce calomel, que je regarde comme le meilleur remède à employer dans l'iritis, n'exclut pas les saignées générales et locales, suivant les circonstances, l'âge, la force et la **constitution** du sujet, ni les vésicatoires employés comme dans le cas de kératite. On fait aussi usage avec avantage des collyres laudanisés et belladonés. Mais il n'en est pas moins vrai que le médicament dont j'attends le plus de succès, c'est le calomel administré comme je vous l'ai dit. J'ai maintenant plus de douze faits en faveur de ce mode de traitement. Il est heureux, messieurs, que nous possédions un médicament qui ait une efficacité pareille, privés que nous sommes dans cette circonstance de pouvoir employer avec avantage la médication topique; car, à l'exception de collyres laudanisés et belladonés, les autres moyens locaux sont presque sans action.

Ce médicament a un grand inconvénient sans doute, la salivation; mais on a exagéré peut-être ses dangers, car il est bien rare qu'il en résulte des accidents aussi graves que ceux qu'on a signalés, tels que chute des dents, carie des os maxillaires, etc. Pour ma part, j'ai vu fort peu de complications pareilles. Parmi les moyens destinés à la combattre, le meilleur que je connaisse, c'est l'alun.

Si cette salivation est très abondante, qu'il y ait gonflement considérable des gencives, de la langue et des joues, exsudation couenneuse, excoriation, ulcération, je l'emploie en poudre; j'en charge le doigt rendu humide par de l'eau dans laquelle je le trempe; puis j'en frotte toutes les parties qui sont le siége de l'inflammation; je répète deux ou trois fois par jour cette opération. Elle modifie très promptement l'état des parties, et en trois ou quatre jours la salivation est ordinairement arrêtée.

Quand la maladie est plus légère, qu'il n'y a pas de concrétion couenneuse, d'ulcérations ni d'inflammation trop vive, je me borne à des gargarismes aluminés. Par exemple, dans un verre d'eau d'orge miellée, je fais mettre quatre, huit, dix, et même quinze grammes d'alun, et j'en fais gargariser plusieurs fois par jour le malade.

Ce médicament agit beaucoup mieux et plus promptement que l'acide hydro-chlorique, que l'acétate de plomb, qui ont été vantés dans la salivation, et il n'a pas, comme ce dernier agent thérapeutique, l'inconvénient de noircir les dents.

Amauroses. — Nous avons eu à traiter 7 cas d'amaurose. Vous savez, messieurs, et j'ai eu souvent l'occasion de vous le dire, combien j'ai de répugnance pour cette maladie, qui fait et qui fera long-temps encore le désespoir des ophthalmologistes. C'est une vérité généralement reconnue par ceux-là mêmes qui se sont occupés de l'amaurose d'une manière toute spéciale. Malgré les recherches qui ont été faites, malgré les longs mémoires qui ont été publiés sur ce sujet depuis quelque temps, la science a fait si peu de progrès, que maintenant encore les praticiens en sont à se demander ce que c'est que l'amaurose. On est en effet forcé d'avouer qu'on ne sait encore rien de positif à ce sujet. L'amaurose n'est point une maladie ; mais elle consiste dans un groupe de symptômes qui se rapportent à une foule de maladies diverses. Quant au traitement, tout a été essayé, vanté et rejeté tour à tour. On guérit sans doute quelquefois, mais comment, et dans quel cas bien déterminé ? c'est ce qu'il est bien difficile de préciser. J'ai guéri, comme beaucoup d'autres affirment l'avoir fait, mais je dois vous avouer que je ne sais comment. Je n'ai donc rien à vous dire de bien intéressant au sujet de l'amaurose. J'arrêterai cependant votre attention sur un point de la thérapeutique de cette maladie : il s'agit de la cautérisation de la cornée à l'aide du nitrate d'argent. Ce moyen a une certaine valeur. M. Serres, d'Uzès, dit avoir obtenu des succès avec lui dans quelques cas d'amaurose. Ce qui est positif, c'est que l'attouchement de la cornée transparente avec un crayon de nitrate d'argent dans un point de sa circonférence, ou dans toute l'étendue de cette circonférence, a pour résultat une contraction, un resserrement de la pupille, quand l'amaurose ne dépendait pas d'une lésion de l'encéphale. C'est à quoi se borne du reste tout le succès obtenu. On a pu réussir à guérir, en employant ce moyen, de ces amauroses passagères qui guérissent avec tout, ou malgré tout, ou sans rien faire ; mais je ne crois pas qu'on ait guéri avec lui de ces amauroses qui avaient résisté à tous les moyens. J'ai employé la cautérisation dans ces cas, et le seul avantage, ou pour mieux dire le seul phénomène que j'aie noté, c'est le resserrement de la pupille, mais sans amélioration dans l'état de la vision.

Maladies des paupières. — Nous avons eu huit malades atteints de maladies aux paupières, et qui pour cela sont demeurés dans l'établissement. Parmi ces malades, l'un d'eux vous a présenté un cas fort intéressant de phlegmon gangréneux à la paupière supérieure ; vous avez pu vous convaincre de deux choses dans cette circonstance : d'abord de l'importance qu'il y a à faire de nombreuses incisions pour arrêter la marche de la maladie ; je les ai multipliées dans le but de faire cesser l'inflammation et d'évacuer le pus qui était accumulé dans l'épaisseur de la paupière ; vous avez vu ensuite combien la perte de substance de la paupière était considérable, et cependant la nature est parvenue à réparer cette perte sans qu'il en soit résulté aucun accident. Vous auriez pu craindre un ectropion presque incurable, et cependant il y paraît à peine ; c'est que les paupières, et la paupière supérieure principalement, se trouvent à peu près dans le cas des bourses, qui réparent avec une promptitude extrême, et presque sans aucune difformité, les pertes considérables de substance que la gangrène leur fait éprouver. La laxité du tissu cellulaire qui entre dans la composition de la paupière supérieure, l'élasticité de la peau qui la forme et celle des parties environnantes, rendent parfaitement compte de ce phénomène ; il ne faut donc pas trop redouter les difformités de la paupière à la suite de la destruction d'une partie assez considérable de la peau de cette région du corps.

Nous avons eu un cas assez intéressant de végétation dans le grand angle de l'œil, chez une jeune fille. Cette végétation ne dépendait pas de la caroncule lacrymale; elle siégeait dans le repli de la membrane conjonctive, qui est l'analogue de la troisième paupière qu'on rencontre chez certains animaux. J'ai accroché cette tumeur avec une érigne et je l'ai excisée avec des ciseaux solides; elle était dure et comme cartilagineuse.

Nous avons eu plusieurs malades atteints de kystes développés dans l'épaisseur des paupières. Vous avez vu, à l'occasion de l'opération que nécessite cette maladie, la modification que j'ai apportée à son manuel, et les avantages qui en résultent. Je fais saisir la paupière par deux pinces, une de chaque côté, confiées à un aide; cela permet de bien la tendre; on dissèque ainsi très facilement le kyste, et on l'extirpe après l'avoir accroché avec une érigne et isolé des parties environnantes. Dans le cas où les malades sont indociles, après avoir fait saisir la paupière à l'aide de pinces pour bien tendre la peau située au-devant du kyste, je fends celui-ci en même temps que la peau, je le vide de ce qu'il contient, et cautérise sa face interne avec un crayon de nitrate d'argent; il importe, dans ce cas, que toute la cavité du kyste soit exactement et assez fortement touchée par le caustique, afin qu'il puisse s'exfolier complétement et que la récidive ne puisse se faire.

Nous avons eu 4 cas d'entropion et d'ectropion.

Pour les cas d'entropion, j'ai eu constamment recours à l'excision d'un pli transversal des téguments de la paupière inférieure, et je l'ai excisé suivant le procédé que j'ai adopté depuis peu exclusivement, et qui m'a toujours procuré les résultats les plus satisfaisants. Lorsqu'après l'excision des téguments, on laisse la plaie se cicatriser par seconde intention, la cure est longue et peut devenir incomplète par les accidents qui peuvent arriver dans le cours de la cicatrisation. Si on s'en tient à l'emploi des bandelettes pour rapprocher les côtés de la solution de continuité, ce moyen est infidèle ; le sang et les larmes qui coulent en abondance rendent l'application de la suture assez difficile. C'est pour obvier à tous ces inconvénients que je me comporte de la manière suivante. Après avoir soulevé avec les doigts ou de bonnes pinces le pli soit vertical que j'emploie quand le bord palpébral est renversé en dedans, plutôt vers ses extrémités qu'au milieu, ou le pli transversal dans le cas contraire, j'en traverse la base aussitôt avec une aiguille au milieu, puis à chaque extrémité, et j'y laisse trois fils de chacun un pied de longueur. J'excise alors ce pli à une ligne au-devant des fils, et il ne me reste plus qu'à les nouer pour compléter la suture et réunir exactement la plaie. On évite ainsi les embarras causés par le sang, les tissus sont moins difficiles à traverser, et on cause beaucoup moins de douleur aux malades que s'il fallait successivement passer les fils après coup au travers des deux lèvres de la plaie.

Des deux cas d'ectropion, l'un a été opéré par la méthode de Jones, et a été guéri complétement de sa difformité ; sur le second, j'ai été obligé de pratiquer une espèce de blépharoplastie qui a également bien réussi.

Compression de l'œil. — Pour terminer ce que j'avais à vous dire sur les maladies des yeux que nous avons eues à traiter cette année, j'ajouterai quelques mots sur la compression de ces organes dans plusieurs des maladies dont ils sont le siége. Nous l'avons employée dans des cas variés ; ainsi j'en ai fait usage sur un individu atteint de kératite ulcéreuse avec issue de l'iris. Ce moyen a parfaitement réussi. Appliquée sur un œil atteint de staphylome chez un jeune homme, staphylome compliqué d'inflammation et de douleur vive, la compression a amené de suite un soulagement notable et une grande diminution dans le volume de la tumeur. Lorsque la compression a été ôtée, l'inflammation, les douleurs et le volume de la tumeur ont reparu; réappliquée de nouveau, l'amélioration est survenue.

Nous avons fait également usage de la compression dans un cas d'exophthalmie produite par une tumeur développée dans l'orbite. Le malade s'en est fort bien trouvé; l'œil est rentré un peu dans l'orbite, et les douleurs ont diminué.

La compression de l'œil est un genre de médication qui n'a pas encore été assez employée dans diverses maladies de cet organe; elle mérite d'être étudiée dans ses effets, et son emploi pourrait peut-être avoir une grande utilité. Je me propose de poursuivre mes recherches à ce sujet.

Maladies de l'orbite. — Nous avons eu plusieurs maladies intéressantes de l'orbite. D'abord une jeune fille atteinte d'une tumeur encéphaloïde développée derrière l'œil, et qui a nécessité l'extirpation de cet organe. Cette malade a présenté ceci de remarquable que la vision a été conservée jusqu'au dernier moment, et qu'il nous a été impossible après l'extirpation de distinguer le nerf optique du reste de la tumeur, tant il était confondu avec elle. J'ai enlevé avec exactitude tout ce que contenait l'orbite, et l'opération a réussi, en apparence au moins, car vous savez avec quelle facilité repoussent les cancers. Il y a trois ou quatre mois environ que cette jeune fille a été opérée; je l'ai revue il y a peu de temps, et jusqu'à présent il n'y a aucune apparence de récidive du mal.

Tumeurs érectiles de l'orbite. — Nous avons eu deux malades atteints de tumeurs érectiles de l'orbite. Un de ces individus avait une tumeur dans chacun des orbites; il rattachait l'origine de ces tumeurs à un coup reçu sur la nuque. Je ne vois guère quel rapport il pouvait exister entre les tumeurs et le coup reçu à la nuque. Quoi qu'il en soit, ce que présentait de plus curieux ce malade, c'est que

la compression de la carotide droite faisait cesser instan-
tanément les battements de la tumeur de l'orbite gauche,
et la compression de la carotide gauche celle de la tumeur
de l'orbite droit. Ce phénomène m'a paru inexplicable. J'ai
lié la carotide droite : la tumeur gauche s'est affaissée, la
tumeur du côté droit a un peu diminué ; mais bientôt elle
est revenue aussi grosse qu'avant la ligature de la carotide
droite, et avec les mêmes caractères. J'ai proposé au malade la ligature de la carotide gauche, mais il s'y est refusé,
et il est sorti de l'hôpital n'ayant recueilli de bénéfice que
celui provenant de la ligature de la carotide droite. J'ai
revu ce malade il y a peu de temps ; la tumeur érectile
gauche est parfaitement guérie, mais à droite elle a continué à se développer. C'est une chose peu explicable, car
la carotide n'a pas d'anastomoses qui rendent compte de
ce phénomène.

Le second malade, qui était atteint d'un seul côté d'une
tumeur érectile de l'orbite, rapportait aussi l'origine de sa
maladie à un coup qui lui avait été porté sur la nuque.
C'est une chose fort singulière que cette coïncidence du
développement de tumeurs érectiles dans l'orbite à la
suite d'un coup porté sur la nuque. Je me borne à vous
citer les faits, mais sans chercher à les expliquer, car
cela me semble très difficile, pour ne pas dire impossible.

Tumeurs et fistules lacrymales. — Messieurs, c'est, je
dois vous l'assurer, une classe de maladies détestables. J'ai
essayé contre elles toutes les méthodes employées, le séton,
le clou, la bougie, la canule de Dupuytren. Je pourrais
vous dire comme bien d'autres, en renvoyant les malades
au bout de quelques jours dans un état assez satisfaisant,
qu'ils sont guéris ; mais malheureusement j'apprends que
chez un très grand nombre la maladie revient. La canule de
Dupuytren est néanmoins le moyen auquel j'ai le plus ordinairement recours ; c'est le moins mauvais de tous peut-

être; mais il s'en faut de beaucoup qu'il ait l'efficacité que Dupuytren lui attribuait, et que beaucoup de chirurgiens lui attribuent encore. Je n'ai donc rien de bien important à vous apprendre à l'occasion de ce groupe de maladies : il y a beaucoup à faire en thérapeutique à ce sujet.

Le traitement que j'ai suivi sur plusieurs de nos malades cette année a consisté dans l'incision du sac d'abord, puis dans l'introduction dans le canal nasal d'un clou de plomb pendant quelques jours, afin de désobstruer le canal, et à le remplacer, après avoir fait usage d'injections détersives, par la canule de Dupuytren à demeure.

Plaies. — Nous avons eu 57 cas de plaies.

Il y a eu 9 plaies de têtes. Parmi les individus atteints de ces plaies, 2 sont morts, l'un par suite de la complication d'une méningite, l'autre presque immédiatement après la blessure du cerveau. Il y a eu 4 plaies pénétrantes de la poitrine, 2 sont morts par suite de la gravité des lésions des viscères contenus dans cette cavité. Les autres sont guéris sans accident, et leur observation n'a rien présenté de bien remarquable.

Les plaies de l'orbite nous ont présenté un certain intérêt. J'ai appelé votre attention sur celles qui siégent sur l'angle orbitaire externe; je vous ai fait remarquer que l'inflammation qui les complique a une grande tendance à fuser dans la région temporale, ce qui peut amener des désordres très sérieux. Je vous ai signalé la compression en dehors et en arrière de la plaie comme étant le meilleur moyen pour arrêter cette fâcheuse complication.

Nous avons pratiqué quatre amputations, qui ont été nécessitées par des plaies considérables des membres avec broiement des os; elles ont été suivies de succès. Les autres plaies que nous avons eu occasion d'observer, disséminées çà et là dans diverses régions du corps, ne nous ont offert rien qui soit digne d'être noté.

Brûlures. — Les brûlures ont été au nombre de 13.

Nous avons eu l'occasion de les observer à tous les degrés. Le traitement que j'ai mis en usage a dû fixer votre attention. Nous avons employé deux genres de remèdes : pour les brûlures légères , celles de la face, du tronc, du cou , nous avons prescrit le liniment oléo-calcaire, fait avec parties égales d'huile d'olive et d'eau de chaux. Je préfère ce moyen à tous les autres, quand les brûlures au premier, au deuxième et même au troisième degré sont étendues. Nous avons traité les autres brûlures par les compressions exercées à l'aide des bandelettes de diachylon, et il vous a été facile de constater leur efficacité dans le premier degré de la brûlure. Un seul pansement suffit pour guérir les malades. Dans le deuxième, il suffit souvent aussi d'un seul pansement ou de deux tout au plus. Dans le troisième degré, trois , quatre , cinq ou six pansements sont nécessaires. Dans le quatrième degré , elles sont encore utiles , mais réussissent moins promptement, car il y a des escarres qui doivent tomber. Néanmoins , elles sont encore efficaces, et hâtent la guérison d'une manière notable.

Abcès. — Vous savez, messieurs, combien les abcès sont fréquents. Je ne sais pas même si on ne pourrait pas dire qu'ils ne composent point à eux seuls le cinquième des maladies chirurgicales , et cependant vous ne trouverez , dans les ouvrages que vous avez entre les mains , presque aucun détail sur les abcès considérés sous le point de vue de la région dans laquelle ils se développent ; c'est ainsi qu'on ne traite point en particulier des abcès de l'aisselle , du périnée , des abcès maxillaires , de la fosse iliaque , du jarret, du poignet, de la face, etc. ; il y aurait sur ce point de la chirurgie pratique un volume des plus intéressants à faire. J'ai déjà essayé de vous faire à ce sujet quelques leçons spéciales (1) dans le cours de cette année sur les abcès de quelques régions.

(1) Voyez *Abcès iliaques,* page 218 ; *abcès de l'aisselle,* page 397 ; *abcès fétides* ; page 371.

Nous avons reçu cette année 63 individus affectés d'abcès dans diverses parties du corps. Je ne compte pas parmi eux les abcès par congestion produits par des maladies des os.

Abcès de la face. — Je vous ai fait remarquer que les abcès de la face avaient une grande tendance à demeurer circonscrits, que rarement le pus s'infiltrait dans les tissus de manière à donner naissance à des phlegmasies diffuses ; cela tient à la contexture des parties. Il n'y a à la face que peu ou point d'aponévroses ; la peau, les muscles, la membrane muqueuse forment une masse homogène ; et quand un abcès se développe au milieu de ces parties, il ne peut y trouver qu'un petit espace pour s'y développer. Cela mène à la conséquence thérapeutique suivante : comme on n'a pas la crainte de voir le pus fuser au loin, on peut attendre pour les ouvrir. Il y a néanmoins quelques exceptions : certaines régions de la face permettent aux abcès de prendre un développement assez considérable, comme, par exemple, dans la région mastoïdienne, la fosse canine, etc., etc.; cela nous prouve encore, messieurs, combien il est inutile d'étudier les abcès dans chaque région du corps en particulier, puisque, dans une partie peu étendue comme la face, il y a déjà des différences, suivant les points où ces abcès se développent, différences dans la marche, les symptômes, les terminaisons, toutes circonstances qui entraînent également des différences dans le traitement.

A l'occasion des abcès de la face, et principalement à l'occasion de ceux qui se développent près de la bouche, je vous ai fait remarquer que le pus qui en sortait avait une odeur infecte, et qui donnait à quelques praticiens l'idée qu'il y avait une maladie aux os. Cette odeur infecte provient du voisinage de la membrane muqueuse. Depuis quelques années, je cherche à prouver cette assertion, que tout abcès développé dans le voisinage des membranes muqueuses contracte une odeur plus ou moins désagréable, suivant la région. (Voyez ABCÈS FÉTIDES.) Les abcès des gencives , des amygdales présentent ce phénomène à un très haut degré.

Les abcès du cou, beaucoup plus graves que ceux de la face , m'ont fourni l'occasion de quelques remarques curieuses ; ce sont surtout ceux qui se développent dans l'épaisseur du muscle sterno-mastoïdien , et dans sa gaîne fibro-celluleuse. Ces abcès n'ont pas, je crois, été décrits d'une manière spéciale. Nous en avons un en ce moment que vous pouvez observer sur un malade couché au n° 43 de la salle des hommes ; vous lui trouverez de la chaleur, de la tension et du gonflement sur les parties latérales et antérieure du cou, une tumeur inflammatoire enfin, affectant la forme d'un gros cordon, et d'un renflement fusiforme. En cherchant à faire mouvoir cette tumeur, on ébranle le muscle tout entier.

Quand l'inflammation se termine par suppuration , elle peut devenir très abondante sans que la tumeur cesse de conserver cette forme qui est maintenue par la gaîne fibrocelluleuse du muscle. J'ai traité l'an dernier un étudiant en médecine d'un abcès de cette espèce qui s'était établi dans la gaîne du muscle sterno-mastoïdien, et cela dans l'espace de dix jours. Quelque temps après , j'en observai un autre à gauche aussi chez un étudiant en médecine. Un malade reçu à l'hôpital cette année, et qui était affecté d'un abcès pareil, est mort d'une autre maladie que celleci, et j'ai saisi cette occasion pour observer les lésions anatomiques qui en résultaient. Je disséquai donc le cou , et je trouvai positivement que l'abcès était dans la gaîne du muscle sterno-mastoïdien, et dans l'épaisseur du muscle lui-même. La gaîne avait servi de limite au mal.

Ces abcès dans la gaîne du muscle sterno-mastoïdien reconnaissent deux causes : 1° les maladies des tonsilles ; 2° celles des ganglions voisins.

Si le tissu cellulaire extérieur qui recouvre les amygdales s'enflamme, comme il est lâche et abondant, le pus se forme promptement et fuse avec facilité dans la gaîne fibro-celluleuse du muscle sterno-mastoïdien, qui là est très peu épaisse et existe même à peine. Il en est de même à la suite de l'inflammation des ganglions voisins : l'inflammation du tissu cellulaire qui leur est extérieur se propage très promptement à celui de la gaîne du sterno-mastoïdien. Voilà donc deux causes bien manifestes d'abcès dans cette gaîne, outre celle que peut amener l'inflammation idiopathique du muscle lui-même.

Il résulte de la délimitation fort exacte de l'abcès produite par sa gaîne fibro-celluleuse du muscle, que tant que cet abcès s'y trouve renfermé, il ne présente aucun danger; mais s'il en sort s'il la rompt, le pus s'épanchera dans des lames celluleuses lâches; il en résultera une phlegmasie purulente diffuse dont les conséquences peuvent devenir fort graves; il faut donc ouvrir ces abcès aussitôt qu'ils contiennent du pus; la guérison est alors très prompte. Je ne dois point, en quittant ce sujet omettre de vous faire remarquer qu'une des suites de ces abcès, après leur guérison, consiste dans la roideur et une espèce de raccourcissement du muscle sterno-mastoïdien, par suite de la lésion plus ou moins profonde que les fibres du muscle ont pu éprouver.

Un autre genre d'abcès qu'on observe assez souvent au cou se présente dans la région sus-hyoïdienne, et a son point de départ dans une maladie de la bouche ou d'une inflammation des ganglions qui sont autour de la mâchoire dans cette région. Lorsque ces ganglions lymphatiques s'enflamment, la masse celluleuse qui les recouvre se prend bientôt elle-même, et produit un phlegmon plus ou moins étendu. Ces foyers n'ont pas une tendance très grande à faire une saillie considérable, parce qu'il y a des limites anatomiques naturelles qui s'y opposent, et ils s'agrandissent beaucoup dans l'espèce de cavité où ils sont logés en refoulant ces tissus en haut. J'ouvre ces abcès aussitôt que j'y sens de la fluctuation, et souvent même bien avant d'être sûr qu'il y a du pus, car vous avez remarqué ainsi que moi que ces perforations prématurées des foyers phlegmasiques deviennent un moyen de hâter la résolution.

Je ne vous parlerai pas des autres abcès développés dans les autres régions du corps, et que nous avons eu l'occasion d'observer, car cela nous mènerait beaucoup trop loin. Je ne terminerai pas cependant ce chapitre des abcès sans insister sur l'emploi du vésicatoire volant, comme moyen résolutif dans les phlegmasies celluleuses qui menacent de se terminer par suppuration. J'emploie ce moyen depuis plusieurs années, et plus je. vais, plus je m'applaudis d'en avoir fait choix, car il n'y a que des avantages à en faire usage. En effet, quand la maladie doit inévitablement se terminer par suppuration, le vésicatoire appliqué sur le foyer inflammatoire est un maturatif excellent, et quand la résolution est possible encore, il la hâte beaucoup. Vous avez pu dernièrement encore être témoin du succès que j'ai obtenu par son emploi dans un phlegmon de l'aisselle ; sous l'influence du vésicatoire volant la résolution s'est opérée très vite. Nous l'avons aussi employé avec succès sur un malade qui se trouve actuellement au n° 40 de la salle des hommes, et qui était menacé d'un abcès dans la gaîne du muscle sterno-cléido-mastoïdien. Sur un autre jeune homme atteint d'une inflammation très étendue de l'avant-bras, même succès par suite de l'application d'une espèce de manche de vésicatoire. Vous avez dû remarquer que ce moyen n'est pas aussi douloureux qu'on peut l'imaginer ; des malades ne s'aperçoivent même pas qu'on leur a appliqué un topique irritant sur une partie enflammée, et il m'est arrivé plusieurs fois de tromper dans l'hôpital des individus en leur disant qu'on allait leur appliquer un emplâtre émollient, et qui m'affirmaient le lendemain avoir été immédiatement soulagés après leur application sur la partie enflammée. C'est un moyen d'une efficacité réelle, messieurs, et je ne crains pas de dire que j'ai la conviction qu'il se répandra, malgré la répugnance qu'il a inspirée et qu'il inspire encore à beaucoup de personnes.

Érysipèles complexes. — Je vous ai parlé trop longuement cette année, et dans des leçons spéciales, des érysipèles, pour m'arrêter sur ce sujet en ce moment (1). Nous n'avons reçu dans le cours de cette année scolaire que quinze individus atteints d'érysipèles et entrés dans l'hôpital pour cette maladie; mais nous en avons observé un nombre bien plus considérable; car, pendant leur séjour à l'hôpital pour des maladies chirurgicales diverses, une grande quantité d'érysipèles se sont développés. J'ajouterai donc peu de chose à ce que je vous ai dit sur les érysipèles; je veux fixer seulement aujourd'hui votre attention sur une forme d'inflammation diffuse de la peau qui est encore confondue avec l'érysipèle, et qui en diffère cependant beaucoup, je veux parler de *l'érythème;* il s'agit ici d'une inflammation de la peau caractérisée par une rougeur violacée, par de la douleur, de la chaleur, quelquefois des phlyctènes. Il n'y a pas de gonflement dans le tissu cellulaire sous-cutané, c'est ce qui la distingue du phlegmon diffus; pas de limite tranchée par un liséré festonné et en relief, ce qui la distingue de l'érysipèle proprement dit; pas de ces stries, de ces traînées, de ces cordons, qui caractérisent l'angio-leucite et la phlébite externe. C'est une maladie légère, une inflammation simple de la peau qui guérit facilement seule, ou en n'employant qu'une médication des plus simples, des bains émollients, des cataplasmes, etc., etc.

Je dirai quelques mots encore sur la combinaison des diverses espèces d'érysipèles entre eux, sur ce que je nomme des *erysipèles complexes.* Si ces diverses phlegmasies, que

______
(1) Voyez page 235.

l'on a englobées sous le nom d'érysipèles, se développaient seules, marchaient toujours isolées, il vous serait toujours facile de les distinguer aux caractères que je vous ai indiqués; mais malheureusement il n'en est pas toujours ainsi, elles s'associent au contraire assez souvent. Rien n'est plus commun, par exemple, que l'association de l'érysipèle avec l'érythème, de l'angio-leucite avec le phlegmon diffus, de celui-ci avec la phlébite externe. Toutes ces phlegmasies sont distinctes comme éléments pathologiques; mais quand elles sont réunies, il devient beaucoup plus difficile de les distinguer; cependant si vous vous rappelez les caractères propres à chacune de ces maladies, vous parviendrez à les reconnaître, malgré la confusion que la réunion de ces symptômes variés doit nécessairement amener. Les résultats de nos modes de traitement, dans ces érysipèles isolés ou combinés, ont toujours été en rapport avec les distinctions que je vous ai faites. Je me suis assez étendu au sujet du traitement de chaque érysipèle en particulier pour ne pas être obligé d'y revenir aujourd'hui.

Hémorrhagies interstitielles. — Quelques cas d'hémorrhagies interstitielles et par exhalation se sont offerts dans notre service cette année et nous ont présenté beaucoup d'intérêt. Un jeune homme, placé au n° 4o, fut reçu dans cet établissement pour une inflammation siégeant au bras, survenue sans coup, sans violence extérieure aucune, et présentant les caractères d'un phlegmon diffus. Je pratiquai une incision au milieu de ce foyer; il en sortit seulement du sang; j'agrandis l'incision, ne rencontrai pas de pus, mais seulement du sang qui sortit en abondance. Il se manifesta à plusieurs reprises, pendant le séjour du malade à l'hôpital, par la plaie des hémorrhagies abondantes et très difficiles à arrêter; on ne vit aucun vaisseau d'un certain calibre fournir ce sang, il l'était uniquement par les capillaires ou autrement dit par exhalation; enfin ces hémorrhagies cessèrent et le malade guérit. Nous avons cette année observé un autre exemple de ces hémorrhagies par exhalation sur un malade atteint d'une tumeur mélanique à l'orbite, et auquel je pratiquai l'extirpation de l'œil en même temps que celle de sa tumeur. Ces hémorrhagies s'annoncèrent de la manière suivante : le malade après avoir subi son opération sans aucun accident notable demeura avec des douleurs dans le fond de l'orbite et dans la tête ; il eut des bouffées de chaleur et de la rougeur à la face ; une hémorrhagie abondante et fournie par exhalation, car on ne voyait aucun vaisseau, se fit, et le malade fut très soulagé. Il se trouva très bien pendant quelques jours ; la plaie marcha régulièrement vers la cicatrisation. Au bout de ce temps, retour des accidents, maux de tête, étourdissements, chaleur, rougeur de la face, frissons, inappétence, nouvelle hémorrhagie, soulagement marqué ; ces phénomènes se sont renouvelés jusqu'à trois fois et jusqu'à la sortie du malade de l'hôpital. Sur un troisième malade, auquel j'avais enlevé cette année une tumeur maxillaire, nous avons encore eu l'occasion d'observer tous les phénomènes de cette hémorrhagie par exhalation. Les vaisseaux avaient été liés avec soin ; il y eut à plusieurs reprises des hémorrhagies abondantes et qui allèrent même jusqu'à compromettre sa vie ; ces hémorrhagies étaient précédées de frissons, de malaise, de bouffées de chaleur à la face, de douleurs de tête, etc. Les ligatures tombèrent à l'époque ordinaire ; et après avoir opéré la section des vaisseaux à l'époque voulue pour leur oblitération, les hémorrhagies ne s'en renouvelèrent pas moins jusqu'à la cicatrisation de la plaie, cicatrisation qui ne fut nullement entravée dans sa marche par ces hémorrhagies abondantes et répétées. Messieurs, on s'est beaucoup moqué de ce que l'école de Stahl a nommé *molimen hemorrhagicum*, mouvement particulier, tendance, effort de l'économie pour se débarrasser d'une certaine quantité de sang ; on a eu tort, car ce mouvement, cet effort sont réels, on ne peut les nier. Il y a des individus chez lesquels la nature veut absolument évacuer du sang, tantôt par un point, tantôt par un autre; quand il y a une plaie, un ulcère, c'est souvent de cette voie qu'elle se sert; et si les trois malades dont je viens de vous parler, n'avaient pas eu de plaie, peut-être cette congestion hémorragique se serait-elle faite sur un organe important, le cerveau, le poumon, les intestins. Nous ne pouvons pas expliquer ce fait, mais il existe, il faut en tenir compte.

Ongle incarné. — Nous n'avons reçu pour résider dans l'hôpital que quatre malades atteints d'ongle rentré dans les chairs, mais nous en avons opéré un grand nombre venus du dehors; tous indistinctement ont été traités par l'extirpation de l'ongle. Je n'ai employé aucun des mille moyens qui ont été inventés pour guérir cette maladie si fréquente et en même temps si incommode. Bien des motifs, messieurs, m'ont déterminé à abandonner tous ces moyens : d'abord le redressement de l'ongle pour éviter l'extirpation, est long, exige un repos plus ou moins prolongé, des soins minutieux auxquels les gens de la classe du peuple ne peuvent que difficilement se soumettre; en outre ces moyens quels qu'ils soient échouent souvent.

Cet arrachement de l'ongle est évité ou repoussé principalement à cause des douleurs excessives qu'on lui attribue; mais il y a évidemment ici exagération. Sans doute cette opération est douloureuse, mais vous avez dû voir cependant que les malades auxquels je l'ai pratiquée n'ont pas paru éprouver ces atroces douleurs dont nous parlent les auteurs. Quelques uns se sont plaints à peine; d'autres ont dit que la douleur qu'ils avaient éprouvée était médiocre. Je crois du reste que nous avons trouvé un assez bon moyen pour modérer la douleur que cause inévitablement cette opération; c'est d'étrangler la racine du gros orteil avec une bande que l'on tourne avec un garot à la base de cet appendice; cette manœuvre l'engourdit et empêche le malade d'éprouver une douleur aussi vive.

L'ongle incarné, me direz-vous, messieurs, peut ensuite repousser dans une mauvaise direction après avoir été arraché ; cela est vrai, sans doute, mais n'en est-il pas de même et plus souvent encore quand on a redressé l'ongle par les autres procédés ? En résumé, l'arrachement est le meilleur moyen à employer contre l'ongle incarné, et il ne faut avoir recours aux autres méthodes ou procédés que l'on possède, c'est-à-dire aux caustiques, au redressement, etc., que chez les individus pusillanimes et qui se refusent à toute espèce d'opération sanglante.

Le pansement le plus avantageux, après l'extirpation de l'ongle, et que j'emploie de préférence à tout autre maintenant, c'est une bandelette de diachylon gommé ; sous cette bandelette qui entoure l'orteil et le comprime modérément, la plaie se cicatrise très vite et les malades peuvent reprendre très promptement leurs occupations.

Maladies des bourses synoviales tendineuses et sous-cutanées. — Ces maladies, quoique moins nombreuses que les années précédentes, nous ont présenté de l'intérêt. Parmi les cas remarquables de maladie des bourses synoviales tendineuses, je vous rappellerai celui de la gaîne synoviale du jambier postérieur ; il s'agissait dans ce cas d'une hydropisie de cette gaîne près de la malléole interne ; la tumeur qu'elle formait était considérable, elle était fluctuante, douloureuse, et plusieurs d'entre vous crurent à une maladie de l'intérieur de l'articulation tibio-tarsienne, à une arthrite. J'ai guéri cette maladie de la manière suivante : j'ai pratiqué une piqûre à l'aide d'un bistouri étroit, il en sortit un liquide synovial en grande quantité ; la tumeur s'est affaissée, et le malade a été notablement soulagé. Mais bientôt une certaine quantité de liquide s'est reproduite ; j'ai fait appliquer sur la tumeur des vésicatoires volants, pratiquer ensuite des frictions avec l'onguent mercuriel, la guérison s'est faite et s'est maintenue. Ce cas est intéressant sous plusieurs rapports ; d'abord parce qu'il prouve qu'il pourrait en imposer pour une maladie de l'articulation, et qu'il faut y faire une certaine attention; ensuite que la ponction de ces tumeurs peut être faite avec avantage, surtout quand on la fait suivre de l'emploi des vésicatoires volants et des frictions mercurielles.

Les autres cas de maladies des bourses synoviales tendineuses ont été observés au poignet et aux doigts. Au doigt médius et au poignet nous en avons vu une qui était arrivée à l'état de dégénérescence fongueuse; au poignet, nous en avons observé une qui était en bissac, et qui était remplie de ces petits corps blancs semblables à des grains de riz ou d'orge cuits, que quelques personnes ont regardés comme des corps vivants.

Cette maladie est digne d'intérêt et mérite d'être étudiée de nouveau; car il y a encore beaucoup à faire à son sujet. Elle présente trois nuances distinctes. 1° Il y a état aigu et seulement épanchement séreux ou synovial; on la guérit par les piqûres, les vésicatoires volants, les frictions mercurielles. A l'état chronique, ces épanchements sont plus tenaces, mais doivent être traités par les mêmes moyens. 2° Il y a des concrétions semblables à des grains de riz cuits, en nombre très considérable. C'est une maladie sérieuse; on ne peut guère espérer résoudre cette tumeur, et si on la perce il peut en résulter des accidents inflammatoires qui compromettent non seulement la partie affectée, mais aussi la vie de l'individu : le parti le plus prudent est donc de n'y pas toucher. 3° La dernière nuance consiste dans la dégénérescence fongueuse. Elle est très fâcheuse, et résiste ordinairement aux remèdes les mieux combinés pour la combattre.

Ces maladies, je vous le répète, messieurs, méritent qu'on les envisage de nouveau, car, sous le rapport pratique, il y a tout ou presque tout à refaire sur ce point de la science.

Nous avons observé plusieurs cas d'épanchement dans les bourses synoviales sous-cutanées, dans la bourse prérotulienne principalement. C'est une affection qui se rencontre souvent dans la pratique. J'en ai observé pour ma part un grand nombre de variétés. J'ai vu ces tumeurs sous forme d'une plaque peu épaisse, longue de quatre à cinq pouces, et larges de deux à quatre travers de doigts, offrant la forme, tantôt d'un bissac, tantôt d'une masse irrégulièrement bosselée, tantôt d'une demi-sphère, et ayant quelquefois la disposition d'un bourrelet transversal. J'en ai vu qui égalaient le volume du poing; mais ordinairement ils ne dépassent pas celui d'un œuf de poule ou de dinde. Le liquide que contient cette cavité séreuse est variable : tantôt il est purement séreux ou synovial; d'autres fois c'est du sang; dans certaines circonstances, il y a une matière concrète, solide, crépitante, des grumeaux de matière fibrineuse, rougeâtre, jaunâtre, brune, friable ou comme cartilagineuse; d'autres fois c'est du pus; il s'agit alors d'un véritable abcès enkysté.

Le traitement de ces tumeurs varie suivant la nature de la matière épanchée; s'il y a un épanchement simplement séreux ou synovial, une ponction pour évacuer le liquide et une injection irritante, l'injection iodée surtout, constitueraient le meilleur mode de traitement, celui de l'hydrocèle, en un mot. J'ai opéré de cette manière trois ou quatre malades, et je les ai radicalement guéris.

Quand il y a des matières solides, il est probable que ce mode de traitement serait sans efficacité; on peut alors inciser, vider la poche, et faire suppurer le kyste. Je préfère, dans le cas où les concrétions sont encore d'une certaine mollesse, avoir recours à des incisions multiples sur la tumeur. D'un pouce environ chacune, placées l'une au-dessus, l'autre au-dessous, et une de chaque côté, le plus près possible de la circonférence du sac, ces incisions, dont on prévient l'agglutination à l'aide d'une mèche de linge effilé pendant les quatre ou cinq premiers jours, mettent à même de vider complétement le kyste, et y déterminent une inflammation qui produit à peu près inévitablement le recollement des parois.

Si les concrétions sont d'une grande dureté, j'ai recours à l'extirpation de la tumeur comme s'il s'agissait simplement d'une loupe.

J'ai voulu employer sur le malade que nous avons eu dans nos salles les incisions sous-cutanées; j'ai fait une ponction oblique dans la tumeur, et j'ai incisé le sac qui contenait le liquide dans diverses directions; mais nous n'avons pas été heureux dans cette circonstance, car il est survenu un érysipèle, une angio-leucite, puis un phlegmon diffus, enfin un abcès, et le malade a été dans un grand danger. Mais cette observation est loin de pouvoir décider la question de la valeur des incisions sous-cutanées, car vous savez que dans beaucoup de circonstances les moindres opérations, comme les opérations les plus graves, peuvent être suivies des accidents les plus formidables sans qu'on puisse savoir pourquoi.

Enfin, messieurs, quand il y a épanchement de pus dans cette bourse prérotulienne, on traite la maladie comme un abcès, et on a soin surtout de pratiquer des incisions de manière à ce que le pus ne puisse y stagner.

Abcès ganglionnaires. — 12 malades atteints de tumeurs des ganglions en suppuration ont été admis à l'hôpital. J'ai fait cette année plusieurs leçons spéciales sur l'adénite (voyez ADÉNITE LYMPHATIQUE, tome III); aussi ne m'arrêterai-je pas long-temps sur ce point. Je vous rappellerai seulement que ces malades vous ont fourni l'occasion de vérifier ce que je vous ai dit sur les variétés d'abcès dont les ganglions pouvaient être le siége : 1° *Abcès dans le parenchyme du ganglion* ou *abcès tuberculeux*, abcès dans lesquels il est rare qu'il n'y ait qu'un seul foyer, et qui marche ordinairement avec une grande lenteur; abcès des scrofuleux. 2° *Abcès ganglionnaire*, dans lequel la suppuration se trouve placée entre la peau et le ganglion. La marche de cette inflammation est beaucoup plus rapide que la précédente; c'est un véritable phlegmon sous-cutané. 3° C'est celle dans laquelle la suppuration s'établit entre les ganglions et les parties profondes sur lesquelles ils reposent. Il y a là des *abcès ganglionnaires*, qui finissent par devenir superficiels. La marche de cette dernière variété est longue. Il est important, messieurs, que vous reteniez bien cette distinction de ces trois variétés d'abcès qui peuvent en même temps être aigus, chroniques, etc. , parce que le traitement ne doit pas être le même dans tous les cas, etc. (1).

Extirpation de ganglions lymphatiques. — Nous avons admis aussi dans cet établissement un assez grand nombre d'individus auxquels nous avons extirpé des ganglions lymphatiques, indurés ou dégénérés, dans diverses régions du corps. Vous pouvez vous convaincre maintenant que l'opportunité de cette opération, qui a été presque toujours suivie de succès, ne doit plus faire question aujourd'hui, et qu'elle se généralisera tous les jours de plus en plus (voyez ADÉNITE), car elle me semble appelée à rendre de grands services.

Abcès mammaires. — Je ne vous dirai non plus que très peu de choses des abcès mammaires que j'ai traités très au long dans des leçons spéciales (2); l'observation et l'expérience me donnent chaque jour la conviction que la classification que j'ai établie pour ces abcès doit être maintenue, et est utile pour la pratique. Cette classification est absolument la même que pour les abcès des ganglions.

Maladies des tendons. — Les maladies des tendons se

(1) Voyez page 147, *Adénite lymphatique.*
(2) Voyez tome II, page 100, *Maladies du sein chez la femme.*

sont présentées sous deux formes : 1° sous celle de *fongosités* ; 2° sous celle de *rétraction*. Je vous ai déjà parlé de la première à l'occasion des affections des bourses synoviales. C'est la membrane synoviale, en effet, qui est le siége de ces fongosités, lesquelles se remarquent, non seulement autour des tendons, mais aussi autour des ligaments ; elles sont le résultat de la dégénérescence des synoviales qui ont été enflammées sous la nuance chronique pendant long-temps. C'est une maladie très rebelle, et qui a paru tellement grave aux auteurs du dernier siècle, qu'ils la regardaient comme incurable, et c'est encore l'opinion de beaucoup d'auteurs distingués de notre époque. Vous n'avez même qu'à consulter Brodie (*Traité des maladies des articulations*), et vous verrez qu'il regarde l'existence de ces fongosités développées dans les synoviales articulaires, lors même qu'il n'y a pas encore d'ulcérations, comme étant un cas d'amputation. Quoique je ne partage pas complétement cette opinion, je ne regarde pas moins ces fongosités comme constituant une maladie des plus dangereuses et des plus opiniâtres. Mais ce n'est pas de cette affection des tendons que je veux vous parler ; je fixerai votre attention sur la rétraction des tendons et leur section pour remédier aux déviations des membres. Je l'ai pratiquée plusieurs fois devant vous, et pour des cas divers, pour des pieds-bots, pour un piédequin, pour un varus, pour un renversement du pied produit par la rétraction du jambier antérieur. Vous avez vu que ces opérations étaient des plus simples ; qu'elles n'entraînaient aucun accident, et qu'elles produisaient les résultats les plus heureux et les plus prompts. Je n'ai qu'à m'applaudir des opérations que j'ai pratiquées dans ces circonstances.

J'ai essayé une fois cette année la section des tendons ou autrement dit la ténotomie dans un cas de flexion de la jambe par suite de la rétraction des muscles fléchisseurs de ce membre, par suite d'une arthropathie du genou qui ne s'était pas terminée par soudure des os de l'articulation. J'ai coupé les tendons du biceps, du demi-membraneux, du grêle interne et du couturier. Mais malheureusement cette opération a été pratiquée alors que tout travail phlegmasique n'était point encore terminé dans l'intérieur de l'articulation ; aussi à peine l'opération était-elle faite et commencions-nous l'extension du membre, que les douleurs de l'ancienne maladie se réveillèrent et exigèrent l'application des sangsues, le repos, les cataplasmes, etc. ; une angio-leucite, puis un érysipèle se déclarèrent ; ce dernier parcourut presque tout le corps, et le jeune garçon qui avait été soumis à cette opération n'en retira aucun profit et fut très malade. Cette opération, messieurs, ne prouve rien contre la ténotomie, qui a été pratiquée ici dans les circonstances les plus défavorables. Le redressement du membre après l'opération aurait probablement été effectué, si l'articulation n'avait pas été malade à son intérieur comme elle l'était encore.

Ankylose. — Nous avons employé deux fois pour la guérison de l'ankylose le redressement brusque du membre à l'aide de la machine de M. Louvrier. Vous savez les tristes résultats que nous avons obtenus ; je vous en ai entretenus dans plusieurs leçons spéciales faites sur ce sujet ; je n'y reviendrai pas (1).

Maladies de l'utérus. — *Granulations.* — Nous avons reçu 7 femmes atteintes de granulations et de fongosités suspectes du col de l'utérus. Voici ce que l'expérience nous a appris relativement à cette espèce d'affection. Toutes les malades ont été traitées par les injections détersives à l'aide du vinaigre et du miel rosat dans de l'eau d'orge ou du vin aromatique pur ou étendu dans une certaine quantité d'eau ; nous avons ensuite eu recours à la cautérisation avec le nitrate acide de mercure faite avec un pinceau de charpie.

(1) Voyez tome II, page 203, *des Ankyloses.*

Il est rare, messieurs, que ce traitement ne réussisse pas dans les granulations du col : les cautérisations doivent être légères, assez éloignées les unes des autres, et promenées sur tous les points de la maladie avec beaucoup d'exactitude. On néglige généralement trop de cautériser l'intérieur du col de l'utérus, et cependant cela est assez facile dans le cas de granulations : il suffit pour cela de pousser assez fortement l'extrémité ouverte du spéculum sur le cul-de-sac formé en haut par le vagin ; les lèvres de l'utérus s'entr'ouvrent alors, et on peut cautériser à une assez grande hauteur dans l'intérieur du col. Je n'ai jamais vu d'accidents graves survenir après la cautérisation ; seulement j'ai observé un phénomène très singulier chez quelques malades, c'est une salivation assez abondante qui a duré pendant un certain nombre de jours.

Cancers de l'utérus. — Sur 8 cancers de l'utérus, je n'en ai traité qu'un sérieusement et par une opération : il s'agissait d'une dégénérescence cancéreuse de la totalité du col de cet organe ; j'ai enlevé le col, et creusé le plus haut qu'il m'a été possible jusque dans le corps de cet organe. La guérison a été obtenue au bout de six semaines, et la malade est sortie guérie, en apparence au moins, ayant le haut du vagin fermé et ne présentant aucune trace de récidive. Depuis sa sortie de l'hôpital, je n'en ai reçu aucune nouvelle, et par conséquent j'ignore si la guérison a été durable.

Les autres cancers de l'utérus ont été regardés comme incurables et traités par des injections palliatives et par quelques cautérisations pour modérer les pertes et améliorer l'état local ; mais nous n'avons tenté aucune opération.

A l'occasion de ces cancers de l'utérus, je vous ai fait remarquer que la plupart des malades qui en étaient atteintes ne souffraient que très peu, et que presque toutes étaient arrivées à un état très avancé de désorganisation du col et du corps, sans avoir éprouvé de fortes douleurs ;

qu'enfin c'était une erreur d'admettre avec la plupart des praticiens que le cancer de l'utérus était une maladie horriblement douloureuse. Ordinairement le cancer de l'utérus ne devient douloureux que vers la fin de la maladie, alors que le vagin se prend à son tour et s'enflamme, ou lorsqu'un travail phlegmasique s'établit dans le péritoine qui recouvre l'utérus, que des abcès se forment dans le bassin, autour de la partie supérieure du vagin, entre le rectum et l'utérus, entre celui-ci et la vessie, etc., etc.

Déviations de l'utérus. — Les déplacements de l'utérus forment une proportion très forte des maladies de cet organe, et je ne crois pas exagérer en disant qu'ils en constituent le tiers.

Certaines de ces déviations ont été et sont encore très souvent mal appréciées, et bon nombre d'affections désignées sous le nom de squirrhosités et d'engorgements de la matrice ne sont en réalité que des déviations de cet organe. Je vais entrer à ce sujet dans quelques détails.

Les déviations de l'utérus se présentent sous des formes différentes : deux variétés principales ont été signalées, l'une est l'antéversion, l'autre la rétroversion. Je ne vous dirai rien de ces deux déviations ; mais il y en a deux autres qui n'ont point été signalées avant ce que j'en ai dit : ce sont les antéflexions et les rétroversions de cet organe. Dans cette affection, le corps de l'utérus est coudé à la manière d'une cornue sur son col qui est placé dans une direction normale ou à peu près normale : c'est une véritable difformité du corps de la matrice. C'est une maladie assez commune ; j'en ai pour ma part observé plus de cinquante cas sur le vivant, et j'ai eu l'occasion de la constater sur le cadavre ; j'en possède même deux figures qui ont été prises sur le corps de femmes mortes d'autres maladies par un interne de cet hôpital. Le col de l'utérus est à peu près, comme je vous l'ai dit, à sa place naturelle ; mais il est coudé sur le corps, tantôt en avant, tantôt en arrière. Dans l'inflexion en avant, voici les symptômes que présentent les femmes : au-dessus du col, on sent une tumeur arrondie qui est mobile sous le doigt, et qui est douloureuse à la pression ; cette tumeur est tout simplement la face antérieure du corps de la matrice. Pour bien vous assurer que c'est effectivement le corps de la matrice que vous sentez, vous placez une main sur l'hypogastre, en pressant sur sa partie inférieure de manière à chercher l'utérus, comme lorsqu'il est dans sa position naturelle, en même temps que le doigt, placé dans le vagin et sur la tumeur, la repousse en haut ; vous vous convaincrez alors que c'est la matrice que vous avez entre vos deux mains. C'est, je vous le répète, messieurs, une difformité et non pas une maladie.

Si l'inflexion de l'utérus est en arrière au lieu d'être en avant, les signes de cette disposition sont absolument les mêmes, seulement ils sont en sens inverse. Vous vous assurerez de cela à l'aide des mêmes moyens que je vous ai indiqués.

Cette disposition de la matrice, cette difformité, est la source d'une grande erreur, enseignée et propagée par certains praticiens qui s'acharnent à voir là des maladies qu'ils désignent sous le nom d'*engorgement*, d'*inflammation chronique*, de *squirrhosités*, et qui ont basé sur cette idée un système de traitement absurde ou inutile : le repos prolongé pendant des années, des saignées révulsives fréquentes, des sangsues à l'hypogastre, etc. Il est aisé de comprendre l'erreur : les femmes se plaignent d'éprouver des tiraillements dans les lombes, les aines, les fesses, des pesanteurs du côté de la vessie ou du rectum, suivant le sens dans lequel existe l'inflexion, etc., etc. ; on les touche, et on sent une tumeur qui est douloureuse à la pression ; de là cette idée d'engorgement, d'inflammation chronique du corps de la matrice et le traitement qui s'ensuit. Cette maladie, messieurs, c'est-à-dire cette difformité est commune ; beaucoup de femmes l'ont sans s'en plaindre, et cela se trouve surtout dans la classe pauvre , qui a peu le temps de s'occuper de symptômes légers , d'une gêne peu grave de ce côté. Mais il n'en est pas de même des femmes du monde, qui prennent souvent au sérieux des phénomènes insignifiants, et qui s'alarment d'autant plus que des chirurgiens leur annoncent une maladie qui n'existe pas.

Quand on a reconnu le caractère de la maladie, on n'est guère plus avancé, car il n'y a rien à faire. J'avais bien songé à redresser l'utérus, en introduisant dans sa cavité, par le moyen de son col, une tige faite avec un corps doux ; mais probablement on échouerait dans cette tentative ; et d'ailleurs, les accidents que les femmes éprouvent ne sont pas d'une nature bien formidable ; elles s'y habituent peu à peu , et finissent par oublier cet état, qui à la longue ne les gêne plus. Des moyens simples, tels que des injections émollientes , résolutives, des bains, quelques saignées de loin en loin, etc. , etc. , doivent être seulement employés, moins pour guérir que pour diminuer un état morbide d'ailleurs fort supportable.

Ce que je viens de vous dire sur une disposition congénitale, ou acquise par suite de circonstances assez difficiles à apprécier, après des efforts brusques, une chute, etc. , ne doit pas vous faire croire que je n'admets pas qu'il ne se développe jamais de squirrhosités ni d'engorgement chronique dans le corps de l'utérus. J'ai voulu seulement vous prémunir contre l'idée que ces maladies sont aussi fréquentes qu'on l'a dit dans ces derniers temps , et sur l'inutilité du traitement auquel sont soumises beaucoup de femmes, qui en définitive n'ont rien ou presque rien.

Vaginites. — Nous avons reçu un assez grand nombre de vaginites simples ou leucorrhoïques ou blennorrhagiques, soit aiguës, soit chroniques, et qui ne nous ont présenté rien qui soit digne de remarque.

Tumeurs des grandes lèvres. — *Abcès.* — *Kystes.* — Nous avons admis plusieurs femmes atteintes de kystes dans l'épaisseur des grandes lèvres ; je les ai traités par l'excision. Je vous ai démontré qu'il était inutile de les traiter par l'extirpation complète au moyen d'une dissection délicate, difficile et douloureuse ; qu'on pouvait se contenter d'en exciser une seule portion, et que le kyste ainsi vidé, la cicatrisation de la plaie se faisait sûrement et sans crainte de récidive, à la suite d'une suppuration qui détruisait la portion restante du kyste. Par cette méthode, nous avons guéri radicalement plusieurs femmes.

Quant aux abcès des grandes lèvres, qui ont été aussi en assez grand nombre cette année, j'entrerai à leur égard dans quelques détails qui ne sont pas sans une certaine importance. Au lieu de les ouvrir par leur face interne, je pratique l'incision sur la face cutanée : la raison de cette conduite, c'est que si on fait l'ouverture du côté muqueux, il est fort rare que les humidités vaginales ne s'engagent pas dans cette ouverture, et la rendent fistuleuse pendant un temps infini. Presque toutes les femmes que nous avons reçues pour des abcès des grandes lèvres en avaient déjà été atteintes auparavant, et il est douteux pour moi qu'elles aient jamais été guéries complétement du premier. Il est très probable que ces abcès étaient demeurés fistuleux ; et l'ouverture par laquelle s'écoulait en petite quantité un pus que les femmes confondent avec les écoulements leucorrhoïques dont elles sont si souvent affectées, s'étant fermée au bout de deux, trois, quatre ou six mois, plus ou moins, la maladie s'est reproduite. Pour prévenir cet inconvénient, j'ouvre donc les abcès des grandes lèvres de bonne heure ; je pratique une longue incision sur la face cutanée, et plutôt dans le sens du périnée que dans celui du mont de Vénus, et en peu de temps la guérison est obtenue solidement, et sans crainte que ces abcès demeurent fistuleux.

Ces abcès ont généralement une marche rapide et ont

pour caractère de se montrer plutôt en arrière qu'en avant, de se remplir d'un pus qui contracte promptement une odeur infecte et une teinte noirâtre.

Orchites. -- On a recueilli cette année 24 observations d'orchites ; presque toutes ont été blennorrhagiques ; 5 seulement ont été le résultat de violences extérieures ; 11 étaient à gauche, 13 à droite. A l'égard de cette maladie, l'expérience vous a confirmé que le meilleur traitement consiste dans la ponction de la tumeur avec la pointe d'une lancette, et que 5 à 10 jours suffisent ordinairement pour guérir les malades, au lieu de 20, 25 ou 30 lorsqu'on les soumet au traitement ordinaire, ou bien qu'on les abandonne à la nature. Le soulagement que procure cette petite opération est immédiate, quel que soit le temps depuis lequel existe la maladie.

Aux 24 observations que vous avez pu faire cette année sur ce mode de traitement dans nos salles, je pourrais en ajouter 60 autres que j'ai faites, soit ici les années précédentes, soit en ville ; de telle sorte que maintenant je puis juger de sa valeur. Je le crois supérieur à tous les autres, il ne les exclut pas toutefois, car on peut joindre aux piqûres l'emploi des saignées, des bains, des cataplasmes, des purgatifs, etc., etc. ; mais alors je regarde ces derniers moyens comme accessoires au lieu de les regarder comme essentiels. Je dois toutefois faire une remarque au sujet du traitement de l'orchite par les piqûres, c'est que, lorsque le canal de l'urètre est très chaud, très douloureux, que la blennorrhagie existe encore à un haut degré, il réussit beaucoup moins bien que lorsque le testicule seul est malade.

Ce mode de traitement des orchites par les piqûres n'est pas employé seulement par moi dans cet établissement et en ville ; il a été mis en usage par d'autres praticiens, entre autres par M. Dieulafoy à Toulouse, et il a eu entre ses mains le succès le plus complet.

Hydrocèle de la tunique vaginale. — Nous avons eu 14 individus affectés d'hydrocèle de la tunique vaginale. il y en avait 2 doubles; nous en avons traité 3 par l'incision sous-cutanée. Ce moyen, qui avait paru réussir dans les premiers jours, a complétement échoué, car bientôt l'épanchement s'est reproduit. Tous les autres ont été traités par l'injection iodée, et chez aucun d'eux ce traitement n'a échoué. L'expérience nous a confirmé cette année dans tout ce que je vous ai déjà dit de l'efficacité de ces injections, et de leur supériorité sur l'injection vineuse; vous avez vu qu'elle cause moins d'embarras, qu'elle a moins d'inconvénients, qu'elle cause moins de douleurs, de réaction, qu'elle guérit plus promptement; vous avez vu ensuite que lorsqu'on veut aller plus vite encore dans le traitement de l'hydrocèle par l'injection iodée, on y joint, à l'époque de l'épanchement, les piqûres pour l'évacuation du liquide, absolument comme dans le traitement des orchites blennorrhagiques, et que l'on guérit ainsi en huit ou dix jours une maladie qui dure ordinairement quinze jours ou trois semaines au moins.

Pour l'injection iodée dans l'hydrocèle de la tunique vaginale, je me suis arrêté maintenant à la formule suivante : 1/3 de teinture d'iode; 2/3 d'eau, ou autrement dit une cueillerée à bouche de teinture d'iode, et deux cuillerées à bouche d'eau, telle est la dose et le volume de l'injection pour une hydrocèle de grosseur ordinaire.

Parmi les hydrocèles de la tunique vaginale qui nous ont offert des phénomènes d'ignes d'intérèt, je vous rappellerai le suivant. Il s'agissait d'un homme de cinquante ans environ, et qui présentait une énorme hydrocèle du testicule droit. Je me proposais de l'opérer, lorsque tout-à-coup on s'aperçut que le scrotum était entièrement débarrassé de la tumeur; il était souple et mou, comme

(1) Voyez tome I, page 237, *Hydrocèle de la tunique vaginale.*

celui du côté opposé : cela s'était accompli dans l'espace
de vingt-quatre heures, sans que le malade s'en fût aperçu,
et sans que rien pût expliquer cette étonnante disparition.
Cet homme resta pendant quelque temps encore dans le
service, mais l'hydrocèle ne revint pas.

Maladies vénériennes. — Je ne vous dirai que très peu
de chose des maladies vénériennes ; je désire seulement
que vous n'ayez pas oublié quelques malades qui étaient atteints d'ulcères plus ou moins étendus de la peau, ulcères
qui avaient succédé à des tumeurs désignées vulgairement
sous le nom de *gommes*. Vous avez pu, à l'occasion de ces
malades, vous convaincre de l'efficacité du proto-iodure
de mercure et du nitrate acide de mercure, le premier à
l'intérieur, le second comme topique. Le proto-iodure de
mercure m'a semblé être un des plus puissants remèdes
contre ces tumeurs gommeuses, contre les ulcères de la
peau avec décollement, contre les ulcères de la gorge. Je
l'emploie dans ces cas à petites doses, à doses pour ainsi
dire homœopathiques ; c'est ainsi que je le prescris à la dose
de deux centigrammes par jour le matin seulement, d'autres fois le soir et le matin. L'expérience nous a encore
démontré d'une manière évidente les effets avantageux,
dans ces cas, des pilules de Sédillot, qui sont, comme vous
le savez, formées de savon médicinal et d'onguent mercuriel. Enfin, comme topique, comme caustique, comme
modificateur de ces ulcérations vénériennes anciennes et
rebelles, vous avez remarqué les effets pour ainsi dire merveilleux du nitrate acide de mercure. Pour accélérer encore l'action de ce caustique, j'y ai associé la compression
par les bandelettes de diachylon, quand la conformation
des parties le permettait, et nous avons guéri ainsi en peu
de temps des ulcérations qui duraient depuis un temps infini, et qui avaient résisté à tous les traitements internes ou
externes habituellement employés dans ces sortes de cas.

Hématocèles. — Nous avons eu 8 cas d'hématocèle, maladie qui a peu fixé l'attention des auteurs, et qui n'a guère été décrite qu'à l'état récent ; car lorsqu'au bout d'un certain temps l'hématocèle n'est pas entièrement dissipée, elle prend un autre nom : hydrocèle, hydro-sarcocèle, etc. Je me suis longuement étendu sur ce point (1). Vous avez vu que nos moyens de traitement ont consisté, quand l'hématocèle de la tunique vaginale était liquide, à en faire la ponction et à faire une injection iodée, comme dans l'hydrocèle, quand il y a des caillots fibrineux, à glisser sur la canule du trois-quarts un bistouri à l'aide duquel je pratique une incision assez grande pour y introduire le doigt, à l'aide duquel je détache les caillots et les fais sortir ; je fais ensuite dans la plupart des cas une autre incision, et je passe une mèche entre ces deux ouvertures de manière à établir là un véritable séton, que l'on laisse pendant plusieurs jours, afin de faire suppurer la cavité vaginale. On le retire au bout de huit ou dix jours, et souvent après quinze ou vingt jours la guérison est achevée. J'ai réuni déjà une vingtaine de faits qui me confirment dans l'efficacité de ce traitement ; un seul des malades opérés de cette manière a succombé ; encore avait-il une tumeur encéphaloïde au centre du testicule.

Varicocèles (2).— Nous avons opéré 6 individus atteints de varicocèles : 3 l'ont été par le procédé de l'épingle passée derrière la veine, et par l'étranglement de cette veine et de la peau ; les 2 autres l'ont été par la ligature sous-cutanée, suivant le procédé de M. Gagnebé, publié en 1829 par ce médecin. Les 3 malades que j'ai opérés suivant ce dernier procédé sont moins bien guéris que les trois autres ; ils sont sortis en ayant retiré peu de fruit de l'opération. L'un d'eux a été pris d'un érysipèle phlegmoneux qui a mis ses jours en danger. L'année dernière, pareil accident m'était arrivé. Les 3 autres individus que j'ai opérés suivant mon

______

(1) Voyez tome II, pag 381 *de l'Hématocèle.*
(1) Voyez tome I, page 420, *Varices et varicocèles.*

procédé sont sortis dans un état satisfaisant ; leurs veines variqueuses étaient considérablement affaissées ; et s'ils ne guérissent pas complétement, ils auront au moins éprouvé une amélioration notable. Le procédé de M. Gagnebé est plus difficile, plus compliqué que l'autre. Sans doute on coupe avec lui plus facilement et plus promptement la veine qu'en étranglant celle-ci avec un fil dont on en toure la peau ; mais je le crois plus dangereux, et comme disposant plus que l'autre aux phlébites et aux érysipèles phlegmoneux.

Sarcocèle. — Nous avons extirpé trois testiculeux dégénérés, squirrheux ou cancéreux. Ces opérations ont été suivies de succès. Vous avez pu vous convaincre, à l'occasion de cette opération, des avantages de la ligature du cordon en masse. On a beaucoup discuté à ce sujet. Dès que le sarcocèle est isolé et qu'on a mis à découvert le cordon jusqu'aux limites du mal, le chirurgien s'occupe de la séparation des parties qu'il doit enlever. Deux méthodes fort distinctes résultent de la dissidence des praticiens à ce sujet. Dans l'une, on lie le cordon ou ses vaisseaux avant d'en opérer la section ; dans l'autre, on suit une marche tout opposée, et chacune d'elles renferme un grand nombre de procédés divers. Paul d'Égine embrassait, comme Celse, tout le cordon dans une forte ligature entre l'anneau et le corps malade. Presque tous les opérateurs se sont comportés de tout temps de la même manière ; mais il en est qui pensent que la ligature doit être placée aussi près que possible de l'anneau, tandis que d'autres l'appliquent immédiatement au-dessus de l'épididyme ; quelques uns le posent sur un point intermédiaire. Si on en voit qui le serrent sur-le-champ aussi fort que possible, plusieurs, au contraire, n'exercent qu'une constriction suffisante pour empêcher le sang de couler. Il y en a même qui ne l'étreignent que par degrés et en y revenant chaque jour, jusqu'à ce que les tissus soient complétement tranchés. Paré, Heister, conseillent de passer un fil en plusieurs doubles au travers de cette tige, et d'en lier ensuite séparément les deux moitiés. Voulant laisser le canal déférent tout-à-fait libre, Ravaton place son fil comme Paré; mais il n'en lie que la moitié qui lui paraît renfermer les vaisseaux. Quelques chirurgiens, enfin, portent très haut une ligature d'attente, en appliquent une autre un pouce plus bas, avec laquelle ils étranglent les vaisseaux avant d'exciser les parties au-dessous. Enfin il y en a qui ont imaginé d'interposer entre la ligature et le cordon spermatique une petite compresse, tandis que d'autres ont mis simplement une plaque de plomb.

Les chirurgiens qui amputent d'abord le testicule avant de lier le cordon n'ont pas moins varié sur les soins que réclame ensuite le cordon. Cheselden a, un des premiers, proposé d'en lier isolément les artères. Ledran veut qu'on l'entoure d'une ligature d'attente, qu'on en froisse ensuite les vaisseaux à quelque distance avec les doigts, et qu'on ne serre le fil que dans le cas où le froissement serait insuffisant pour arrêter l'hémorrhagie. J.-L. Petit appliquait une petite compresse graduée sur l'anneau, et n'employait pas de ligatures. Pouteau se bornait à tenir le bout du cordon renversé sur le pubis. Après l'avoir disséqué soigneusement, Runge le tordait plusieurs fois sur lui-même avant d'en séparer le testicule, et il n'appliquait point de ligature. D'autres chirurgiens enfin soutiennent que toutes ces précautions sont inutiles, et que l'hémorrhagie n'est point à craindre.

La ligature en masse conserve encore beaucoup de partisans, de même qu'il y a aussi beaucoup de chirurgiens qui se bornent à isoler, à lier séparément les vaisseaux avant de couper le cordon. Bichat, M. Roux, Ch. Bell, ont recommandé de le diviser jusqu'au canal déférent, d'en saisir alors et d'en lier les artères avant de couper le canal déférent; d'autres détachent le sarcocèle aussitôt qu'il est séparé de ses enveloppes, et cherchent immédiatement après, soit avec un crochet ou le tenaculum, soit avec des pinces, dans le bout supérieur de cette tige les vaisseaux qui peuvent fournir du sang. Chez le plus grand nombre des sujets, les artères du cordon étant assez peu volumineuses pour qu'on puisse sans crainte les abandonner à elles-mêmes après en avoir opéré la section, on conçoit que le froissement suivant la méthode de Ledran, la compression de J.-L. Petit, la torsion ou le renversement de Runge ou de Pouteau puissent suffire; mais la ligature des artères présente plus de sûreté contre des hémorrhagies, dont on a dû observer un assez grand nombre d'exemples.

En liant le cordon en masse ou seulement en partie, en exerçant sur lui une constriction immédiate ou graduée, la guérison aura lieu de même. L'important serait donc tout simplement de savoir quel est réellement le plus avantageux ou le plus prudent, le plus facile ou le plus sûr, de lier le cordon en masse ou de n'appliquer la ligature sur les vaisseaux capables de fournir du sang, qu'après avoir séparé le testicule du cordon. Les antagonistes de la première méthode se fondent, pour la rejeter, sur le danger de comprendre dans le même fil le canal déférent, les filets nerveux du plexus rénal qui l'accompagne, le rameau fourni par le nerf génito-crural, et tous les autres tissus qu'il n'est pas indispensable d'embrasser; sur ce qu'une ligature pareille doit produire une douleur violente, et faire courir le risque de voir survenir des convulsions et même le tétanos; enfin sur ce que le lien est parfois longtemps à couper les parties, et tarde considérablement à pouvoir être enlevé de la plaie. Quelques uns ont ajouté que la constriction d'une aussi grande quantité d'éléments divers permettrait bientôt au ruban de se relâcher, et qu'il resterait insuffisant pour fermer les artères. A tout cela, messieurs, on peut répondre que l'étranglement immédiat ne cause une douleur un peu vive que pendant une seconde, s'il va jusqu'à rompre la continuité des filaments nerveux et du canal déférent; qu'on n'a jamais vu d'hémorrhagies par les vaisseaux ainsi étranglés; que le tétanos et les autres accidents nerveux ne sont pas plus à craindre par cette méthode que par toute autre. J'ai vu pratiquer cette opération un grand nombre de fois par M. Gourand à l'hôpital de Tours, par Richerand et M. J. Cloquet à l'hôpital Saint-Louis, par M. Bougon à l'hospice de Perfectionnement; je l'ai pratiquée moi-même un grand nombre de fois; de telle sorte que je puis affirmer avoir été témoin de plus de cent cas de castration avec ligature en masse du cordon, et je n'ai jamais vu se développer des inconvénients qu'on pût véritablement lui attribuer. Aussi je pense que cette méthode est la seule qui mérite aujourd'hui d'être généralisée.

Par la ligature isolée, la réussite, il est vrai, n'est pas moins constante, quand on prend les précautions convenables; mais il est certain aussi qu'elle offre plus de difficultés, qu'on a quelquefois de la peine à trouver les vaisseaux, que les tâtonnements auxquels on est alors obligé de se livrer allongent beaucoup l'opération sans profit, et que plus d'une fois, malgré elle, des hémorrhagies abondantes ont menacé les jours de l'opéré.

Vous avez vu, messieurs, que chez deux de nos malades atteints de sarcocèle cette année, j'ai été obligé de poursuivre la maladie à laquelle participait le cordon des vaisseaux spermatiques jusque dans la fosse iliaque, après avoir ouvert la paroi antérieure du canal inguinal. J'ai lié en masse le cordon là où il était encore sain; le succès a été aussi complet que dans les cas les plus simples. J'ai déjà poursuivi plusieurs fois de cette manière le sarcocèle et le cordon des vaisseaux spermatiques très haut, après avoir ouvert ainsi le canal inguinal, et cette manœuvre ne m'a réellement pas paru trop difficile.

Blennorrhagies. — Nous avons eu un grand nombre de

blennorrhagies; et, quoique très commune, cette maladie, sur laquelle on a tant écrit et sur laquelle on écrit tant chaque jour encore, nous a offert un sujet digne d'intérêt.

Rien n'est plus facile que d'arrêter une blennorrhagie urétrale chez l'homme, et rien n'est plus difficile que de l'empêcher de revenir. C'est une chose dont vous aurez souvent l'occasion de vous convaincre dans votre pratique. A l'aide du copahu ou du cubèbe, seuls ou combinés, il est bien rare qu'on ne réussisse pas à couper une blennorrhagie au bout de trois, quatre, cinq ou six jours; mais il est rare aussi, si on cesse l'emploi du remède, qu'elle ne reparaisse, et souvent même plus forte qu'avant l'administration du remède; et cela est si positif, messieurs, qu'il en résulte ce principe en thérapeutique que je vous engage à toujours appliquer dans votre pratique, qu'il faut continuer pendant un certain nombre de jours encore, après la cessation de l'écoulement, l'emploi des remèdes qui ont réussi à le faire cesser. Voici comment je me comporte. L'écoulement arrêté, je continue la prescription des mêmes remèdes pendant deux ou trois jours et aux mêmes doses, puis je les suspends un jour; je les reprends ensuite pendant deux ou trois jours, puis je les cesse pendant deux ou trois, pour les reprendre de nouveau pendant deux jours, et les cesser pendant deux ou trois, et cela ainsi de suite pendant une quinzaine de jours, après lesquels je cesse tout-à-fait.

L'action des remèdes employés pour tarir les écoulements est variable. Le cubèbe est un médicament qui est toujours mieux supporté par les malades que le baume de copahu; il irrite beaucoup moins que lui l'estomac et les intestins; on peut sans crainte l'administrer jusqu'à la dose d'une once. Ordinairement je débute par 3 gros à prendre en trois fois dans le cours de la journée (3 gros par jour), puis je passe à 1 gros 1/2 par dose, ensuite à 2 gros, de manière à arriver jusqu'à 6 gros dans le cours de la journée. Mais, pour que le cubèbe agisse comme vous le désirez, il faut être sûr de ses qualités. C'est un médicament qui s'avarie facilement ; il doit être frais pour qu'il agisse bien.

Le copahu a, il faut en convenir, une action plus certaine, plus énergique, plus efficace que le poivre cubèbe; mais il a aussi de grands inconvénients : il est d'abord très irritant, il a ensuite un goût détestable; aussi a-t-on cherché à le masquer par mille moyens : on l'a donné sous forme de dragées, de pilules, on l'a enveloppé dans des capsules gélatineuses, etc. Cette dernière préparation est préférable à toutes les autres, il en faut convenir, mais elle ne réussit pas plus que les autres à en diminuer l'âcreté; il produit souvent des douleurs dans l'estomac et les intestins, des vomissements, de la diarrhée, des coliques violentes, des éruptions, etc., etc. Tout cela est très fâcheux, messieurs, car l'action de ce médicament est réellement très puissante, et, à la dose d'un gros ou deux par jour, lorsqu'il est absorbé, il produit les meilleurs effets. Je dis quand il est absorbé, car il réussit moins bien lorsqu'il produit de la diarrhée ou des vomissements. La combinaison du cubèbe et du copahu, que j'ai essayée (1) et que j'emploie, obvie à la plupart des inconvénients que les auteurs et tous les praticiens ont signalés, et je m'applaudis tous les jours de l'action des formules que j'emploie.

On a vanté dans ces derniers temps un mélange d'alun et de cubèbe ; j'en ai fait l'essai dans cet hôpital, mais j'ignore si ce mélange vaut mieux que le cubèbe seul. Aujourd'hui (27 août) sortent de l'hôpital deux malades atteints de blennorrhagie urétrale, et qui ont été soumis pendant huit jours de suite à l'emploi de ce mélange d'alun et de cubèbe par parties égales. Ce médicament n'a produit sur eux aucun effet; mis à l'usage du baume de

____

(1) Voyez tome Ier, page 492, *Traitement de la gonorrhée.*

copahu et du cubèbe, ils ont été complétement guéris en quelques jours.

Calculs urinaires. — Nous avons eu seulement 3 exemples de calculs urinaires. Chez l'un d'eux nous n'avons fait aucune tentative, soit de lithotritie, soit de taille; je vous dirai pourquoi tout-à l'heure. Chez le second, jeune garçon qui était dans les meilleures dispositions possibles, et qui avait un calcul très volumineux, j'ai pratiqué la taille bilatérale. Pendant quinze jours le malade a été fort bien; mais il s'est déclaré après cette époque une inflammation profonde dans le tissu cellulaire du bassin, et le malade a succombé. Le troisième sujet avait des calculs urinaires dans le prépuce; ces calculs, au nombre de 56, ont pu lui être extraits facilement à l'aide d'une opération qui a été sans danger, je veux parler de l'incision du prépuce.

Le premier malade, sur lequel nous n'avons fait aucune tentative de lithotritie ou de taille, nous offre un exemple assez remarquable des erreurs que l'on peut commettre au sujet de la présence ou de l'absence de calculs dans la vessie. Ce malade était un paysan qui, ayant éprouvé de la douleur dans les reins et la vessie, de la difficulté à uriner, fut sondé par un chirurgien de province, qui le déclara atteint de la pierre, et l'envoya à Paris pour y être traité de cette maladie. Je le reçus dans cet hôpital. Sa constitution était fortement altérée : il était pâle, amaigri, sans appétit, et avait une fièvre continue; je le sondai et ne trouvai rien. A plusieurs reprises je recommençai l'opération du cathétérisme, et je ne fus pas plus heureux. Ce malade, convaincu qu'il avait la pierre, me sollicitait tous les jours de le tailler ou de le broyer. De mon côté, je soupçonnais plutôt une maladie des reins ou de la prostate. L'état d'épuisement du malade augmenta chaque jour, et il finit par succomber. A l'autopsie je vous ai fait voir les voies urinaires : il n'y avait point de calculs ni dans les reins ni dans la vessie, mais bien une néphrite chronique et une cystite.

Cette observation, messieurs, ne doit pas être perdue pour vous ; elle vous prouve que des chirurgiens peuvent facilement se tromper, et croire à l'existence dans la vessie de pierres alors qu'il n'y en a pas, et que les malades peuvent aussi facilement, et plus facilement encore, s'abuser sur ce point.

Le diagnostic des calculs vésicaux n'est pas toujours aussi facile que vous le pensez ; beaucoup de praticiens habiles ont commis de graves erreurs à ce sujet. Je vais m'arrêter un peu sur ce point. La plupart des sujets affectés de la pierre éprouvent une douleur sourde, une sorte de pesanteur au fondement, douleur qui augmente par les mouvements, par les secousses quand ils vont en voiture, montent à cheval ou éprouvent le moindre cahot. Les urines déposent un sédiment blanchâtre, des mucosités floconneuses, quelquefois filantes, tenaces, et sont assez souvent sablonneuses, bourbeuses, comme purulentes, fétides et sanguinolentes. Lors de leur émission, il arrive parfois qu'elles se suspendent tout-à-coup, et qu'un simple changement de position du corps leur permet de repartir avec liberté, comme si une soupape s'était momentanément arrêtée sur l'entrée de l'urètre. Les douleurs augmentent sensiblement à mesure que la vessie se vide, et surtout immédiatement après. L'extrémité de la verge est le siége d'un prurit qui porte le malade à se la tirailler continuellement, ce qui fait qu'une extrême longueur du prépuce ou du pénis, chez les enfants en particulier, peut être regardée comme un symptôme de la pierre. Les malades ont des envies fréquentes d'uriner, et quelques uns d'entre eux rendent de temps en temps des graviers et des fragments assez considérables de pierre. Mais ces signes sont loin de se rencontrer réunis chez la plupart des calculeux ; plusieurs même n'en présentent aucun. D'un autre côté, diverses affections des voies urinaires étrangères à la présence d'une pierre, en ont maintes fois simulé l'ensemble.

Un catarrhe de la vessie, par exemple, est dans ce cas. S'il y a irritation, inflammation de l'entonnoir urétral, la douleur, les envies fréquentes d'uriner, les tiraillements de la verge, pourront exister comme s'il y avait une pierre. La pesanteur au fondement peut être produite par le gonflement de la prostate. Les dépôts de graviers se rencontrent dans les urines d'une foule de personnes qui n'ont point de calculs. Enfin la suspension subite de la sortie des urines, quoique la vessie ne soit pas vidée, se présente dans une foule d'autres circonstances. Une maladie de la prostate, des tumeurs fongueuses, encéphaloïdes, etc., développées dans le bas-fond de la vessie, peuvent encore en imposer pour une pierre. Une masse polypeuse pédiculée, développée sur la paroi inférieure de l'urètre, et qui viendrait à se prolonger dans le col de la vessie, pourrait aussi donner lieu à une erreur. En 1829, j'ai observé un fait de cette espèce à l'hôpital Saint-Antoine. Plusieurs fois, chez cet homme, le cours des urines avait été subitement suspendu avant que la vessie fût entièrement vidée. Il mourut, et à l'autopsie nous vîmes que la luette vésicale donnait naissance à une tumeur semblable aux masses fibreuses de l'utérus par sa densité et par sa structure. Cette tumeur, dont le pédicule était mince, fortement aplati dans la direction de l'urètre, offrait le volume d'un petit œuf de poule. Pour peu qu'elle fût poussée en avant, elle fermait le canal excréteur de l'urine, à la manière d'un bouchon.

Tous ces signes dits rationnels, vous le voyez, messieurs, ne sont donc pas concluants pour prononcer sur l'existence d'une pierre; et la preuve, c'est que dans un assez grand nombre de circonstances, des chirurgiens habiles, se fondant uniquement sur ces signes, ont taillé des sujets qui n'avaient pas la pierre.

On voit, dans le Journal de Desault, Leblanc convenir d'avoir taillé un malade qui n'avait point de pierre. Desault paraît être tombé lui-même, comme Cheselden, dans cette erreur. M. S. Cooper affirme en connaître 7 exemples appartenants à différents chirurgiens. M. Moreau a rassemblé la plupart des cas relatifs à ce genre de méprises. J'ai pu de mon côté en constater 4. La première fois, le malade s'est parfaitement rétabli. La seconde tentative eut lieu chez un enfant qui a succombé; la troisième appartient à un établissement public de la capitale, et le malade n'a pas non plus survécu; la quatrième concerne un jeune médecin de Paris qui a guéri, et qui exerce encore dans la capitale. Toutes ces opérations ont été exécutées par des hommes habiles et exercés; de là l'hésitation et le doute qui doivent s'emparer de l'esprit, alors que toutes les preuves ne sont point rassemblées en faveur de l'existence d'une pierre.

Les signes physiques, ou ceux qu'on obtient par le cathétérisme eux-mêmes à l'aide d'une sonde d'argent, de cuivre, d'or ou de platine, pleine ou creuse, peuvent donner lieu à des erreurs. Dans la majeure partie des cas, sans doute, les recherches faites à l'aide de ces instruments donnent promptement la certitude qu'il existe une pierre; mais, par cela seul qu'on n'en trouve pas, qu'on ne sent point le choc de l'instrument contre la pierre, on ne peut pas dire qu'elle n'existe pas; les petites pierres échappent parfois aux manœuvres les plus habiles. La vessie présente quelquefois des vacuoles assez profondes pour que, en passant au-dessus, la sonde ne donne la sensation d'aucun corps solide. J'ai vu plusieurs fois, immédiatement en arrière de la prostate, une excavation, soit à droite, soit à gauche, soit dans toute l'étendue du bas-fond de la vessie, excavation où des pierres d'un certain volume échappent aisément aux recherches de l'opérateur. M. Camus, M. Belmas, en ont cité des exemples. M. Bouchacourt a prouvé que chez certains sujets, et principalement chez des individus avancés en âge, cette cavité secondaire, occupant le bas-fond de la vessie, limitée en haut par la prostate, en arrière par l'orifice des uretères et la portion des parois vésicales qui les sépare, encaisse le calcul, le fixe, et s'accompagne ordinairement d'une ulcération assez étendue des parois vésicales. Le calcul ne peut, dans ces cas-là, être reconnu qu'assez difficilement; quelquefois il est comme pincé dans un cul-de-sac particulier, soit que la membrane muqueuse fasse tout simplement hernie par une éraillure des fibres charnues, comme il arrive si souvent dans ce qu'on appelle *vessie à colonnes*, soit qu'un véritable kyste se soit formé autour de la pierre, comme Fabrice de Hilden et Meckel disent l'avoir observé, et comme M. Gensoul m'a dit en posséder un exemple. J'ai vu en 1833, à l'hôpital de la Pitié, la vessie d'un homme mort d'ischurie, et chez lequel cette cavité communiquait par un orifice de six lignes avec une seconde poche de la capacité d'un demi-litre qui contenait un calcul. J'ai vu depuis deux autres cas presque tout-à-fait semblables. Sur une vessie que me montra M. Sanson, j'ai vu 7 calculs placés dans l'un des trois lobes dont se composait la vessie. En effet, messieurs, si le corps étranger ne se présente pas tout-à-fait libre par aucun point de sa surface, le cathétérisme n'en indiquera point la présence, et ce n'est qu'en variant, par la distension de la vessie par l'urine ou des injections, la position du malade, qu'on pourra espérer atteindre la pierre. On a pensé que lorsque la difficulté venait du petit volume de la pierre ou de ce que ses frottements étaient trop légers pour être exactement perçus, l'auscultation sur l'hypogastre pouvait être de quelque secours pendant que l'instrument manœuvrait dans la vessie. M. Ashmead se fondant sur ce que l'air est meilleur conducteur du son que les liquides, a imaginé d'en remplir la vessie pour se servir plus utilement de l'aus-

cultation, et de cette manière ne laisser échapper aucun
son et apprécier le moindre choc sur la pierre. Lorsqu'on
visse une plaque du stéthoscpe sur le pavillon d'une sonde
ordinaire, j'ai remarqué avec M. Moreau de Saint Ludgère
qu'on entend mieux que de toute autre façon les bruits du
calcul. Mais, messieurs, ne vous faites pas illusion sur la
valeur de ces moyens de perfectionnement : toutes les fois
que la sonde touche franchement la pierre, le chirurgien
la sent aussi bien avec la main qu'au moyen de l'auscultation ; et si le cathétérisme n'en a point donné la sensation
je vous conseille de ne point affirmer qu'il existe une
pierre en ne vous fondant que sur le témoignage de l'auscultation.

Beaucoup d'autres causes peuvent encore en imposer
pour une pierre ; telles sont les exostoses derrière les pubis,
celles du sacrum, des os coxaux, les kystes osseux développés dans l'épaisseur des parois de la vessie. La saillie
sacro-vertébrale a été prise quelquefois pour une pierre. La
contexture de la vessie est la source la plus fréquente des
erreurs. J'ai souvent éprouvé qu'en faisant glisser le bec de
la sonde de la ligne médiane vers les côtés, on produit un
mouvement de saccade d'où résulte la sensation d'une résistance, d'inégalités bien propres à tromper : cela tient à
ce que l'intérieur de la vessie est souvent rugueux et bos-
selé, à ce que les fibres de sa membrane musculeuse sont
réunies en faisceaux. Cela peut dépendre aussi de la présence de masses fibrineuses, squirrheuses, ou de toute
autre nature, développées à la face interne. Pour peu qu'il
y ait du doute, le chirurgien doit introduire un ou deux
doigts de la main gauche dans le rectum, afin de soulever
le bas-fond de la vessie et de favoriser les diverses manœuvres du cathétérisme ; on arrive souvent de cette manière
à sentir des calculs qui avaient échappé jusque là.

Si, dans bon nombre de circonstances, on a cru trouver
des calculs qui n'existaient pas et pratiqué la taille, bien

souvent aussi on n'a pas trouvé de pierres dans la vessie alors qu'elles existaient réellement, et qu'elles avaient même un énorme volume. Un mendiant qui était persuadé avoir la pierre, et dans la vessie duquel on n'avait rien trouvé, lègue son corps aux chirurgiens. Le malade meurt. On trouva que la vessie et la pierre étaient passées dans le scrotum. Bartholin a vu quelque chose d'analogue. Lapeyronie, d'Alembert, A. Portalier, l'horloger dont parlent Deschamps, Sabatier et Richerand, avaient aussi chacun un énorme calcul dans la vessie, quoiqu'ils n'en présentassent presque aucun symptôme. M. Texier cite un autre cas de ce genre relaté par M. Marjolin : il fallut scier les pubis pour extraire le calcul, tant celui-ci était volumineux.

Toutes ces observations, tous ces faits remarquables doivent, messieurs, vous rendre très réservés alors que vous avez à vous prononcer sur l'existence d'un calcul, et qu'il existe des doutes à ce sujet.

Cystites. — Nous avons eu plusieurs cas de cystites chroniques qui ne nous ont présenté que peu d'intérêt. Il n'en est pas de même d'un cas de cystite aiguë compliquée de néphrite; la mort en a été le résultat, et à l'autopsie nous avons trouvé une cystite couenneuse. Toute la muqueuse vésicale était recouverte d'une fausse membrane d'une grande épaisseur. Ce cas-là est fort rare.

Rétrécissements de l'urètre. Les rétrécissements de l'urètre ont été fort communs. Ceux qui résultaient de gonorrhées étaient presque tous situés dans la portion membraneuse; nous en avons observé cependant un situé très en avant; il était derrière la fosse naviculaire, et compliqué même d'une fistule. Un autre rétrécissement siégeait à l'orifice externe de l'urètre. Rien ne semble plus facile au premier abord que de guérir un rétrécissement de l'orifice de l'urètre, une coarctation du méat urinaire, et cependant rien n'est plus difficile; on croit qu'une simple incision suivie de la présence d'un corps dilatant pendant un certain temps, doit suffire pour rendre à l'urètre une dilatation suffisante; mais il n'en est pas ainsi : la petite plaie que vous avez faite se cicatrise malgré cela, et la maladie se reproduit très vite. Il faut faire une incision beaucoup plus grande qu'elle ne paraît nécessaire au premier abord, et maintenir pendant très long-temps dans cette plaie une sonde ou une bougie pour obtenir une dilatation suffisante.

Maladies de la prostate. — Les maladies de la prostate ont été assez nombreuses, et se sont présentées à nous sous la forme de rétention d'urine. Tout homme âgé de cinquante à soixante ans qui se présente avec une rétention d'urine ou une incontinence d'urine survenue brusquement, ou presque brusquement, qui n'avait pas dans son jeune âge de difficulté à uriner, qui n'a pas été atteint de rétrécissement de l'urètre, est presque certainement atteint d'une maladie de la prostate. Ces malades sont très faciles à sonder, ce qui détruit nécessairement l'idée de l'existence d'un rétrécissement du canal de l'urètre. Lorsqu'ils succombent, ils présentent toujours des tumeurs dans la prostate. Arrêtons-nous un instant sur ce sujet, messieurs, car il mérite toute votre attention. J'ai essayé de rapprocher ces tumeurs de la prostate dont sont affectés certains individus, des corps fibreux qui se développent dans l'utérus. Vous savez que les corps fibreux de cet organe se développent tantôt très près de la muqueuse utérine, et qu'ils y font bientôt saillie, qu'ils finissent souvent par s'engager dans le col utérin, et de là dans le vagin où ils constituent ce qu'on nomme vulgairement les polypes fibreux de l'utérus; que d'autres fois, ils sont très rapprochés de la membrane séreuse, font saillie dans la cavité abdominale, et donnent lieu aux tumeurs dites fibreuses péritonéales. Si, au contraire, ils se développent et demeurent dans l'épaisseur du tissu de l'utérus, ils y forment ce qu'on nomme les corps fibreux proprement dits, et présentent quelquefois des masses d'un volume et d'un poids extraordinaires. Eh bien, messieurs, je trouve une grande analogie entre les tumeurs de la prostate et les corps fibreux de l'utérus : 1° il y a de ces tumeurs fibreuses prostatiques qui se développent du côté de la cavité vésicale, qui se pédiculent absolument comme les polypes fibreux de l'utérus en s'enveloppant de la muqueuse vésicale. Ces tumeurs à pédicule plus ou moins allongé peuvent acquérir le volume d'une noix ou de la moitié d'un œuf même ; 2° les corps fibreux peuvent se développer dans l'épaisseur même de la prostate, être au nombre de plusieurs, et acquérir un volume semblable aux précédentes ; 3° enfin, elles peuvent se développer à la surface périnéale et rectale de la prostate et saillir au périnée, du côté du bassin ou du rectum.

Voilà bien, comme vous le voyez, une grande analogie de siége. Il y en a aussi une très grande sous le rapport de la structure. Ce sont de véritables corps fibreux, et non pas une hypertrophie de la prostate comme on l'a dit. Je ne regarde pas ces tumeurs comme des dégénérescences de l'organe, mais bien comme des productions nouvelles. Il n'est pas étonnant qu'on ait eu cette idée pour les tumeurs de la prostate, puisque pendant long-temps on a cru que les corps fibreux de la matrice n'étaient autre chose que l'hypertrophie du tissu propre de la matrice.

Quand les tumeurs prostatiques de la première espèce sont pédiculées, elles viennent former une espèce de bouchon qui ferme l'orifice supérieur de l'urètre, et donnent ainsi naissance à une rétention d'urine. Si elles sont développées dans l'épaisseur de la prostate, elles soulèvent le trigone vésical et le poussent en avant de manière à lui faire représenter une soupape qui s'applique d'autant plus fortement sur l'orifice de l'urètre que les malades font plus d'efforts pour vaincre l'obstacle qui les empêche de pouvoir uriner librement. Il est donc facile de se rendre compte des phénomènes qu'ils présentent, et surtout de la facilité qu'on a de les sonder, alors même qu'il leur est impossible d'uriner, quoiqu'ils n'aient ni rétrécissement de l'urètre, ni paralysie de la vessie.

Luxations. — Nous avons eu un individu atteint de luxation du coude en arrière, et qui n'est venu chercher du secours à l'hôpital que quinze ou vingt jours après son accident. La réduction n'en a pas pour cela été plus difficile, et le malade est parfaitement bien guéri.

Nous avons un assez grand nombre de luxations du bras, récentes, ou à quinze jours ou trois semaines ; elles ont toutes été réduites à la première tentative qui a été faite. Ces luxations ont justifié parfaitement bien la classification que j'en ai faite il y a 5 ou 6 ans, et confirmé la valeur des signes que j'avais attribués à chacune d'elles (1).

Rhumatismes articulaires aigus. — J'ai à vous noter, à l'égard des rhumatismes articulaires aigus, un résultat thérapeutique assez bon à connaître. J'emploie sans doute, contre les rhumatismes articulaires très aigus, les saignées générales, les sangsues et tous les autres moyens antiphlogistiques ordinaires ; mais celui dont j'ai fait usage avec le plus d'avantages, c'est le vésicatoire monstre. J'enveloppe entièrement l'articulation enflammée avec un vésicatoire ; et je dépasse même assez souvent les limites de l'articulation. Ce traitement, messieurs, paraît fort peu raisonnable au premier abord ; mais ceux d'entre vous qui ont suivi les malades sur lesquels je les ai employés ont dû remarquer d'abord que cet irritant n'aggravait jamais la maladie ; ensuite que, presque toujours, les malades se sont trouvés soulagés. Le lendemain de l'application du vésicatoire, ils souffraient encore sans doute, mais beaucoup moins de la douleur articulaire que de celle du vésicatoire.

Arthropathies. — Les vésicatoires sont également avantageux dans les inflammations chroniques des articulations,

(1) Voyez tome 1er, *luxations de l'humérus.*

et c'est ce genre de médication qui mérite le plus de se répandre, surtout quand il s'agit des affections des parties molles. Il s'agit toujours du vésicatoire monstre, et non pas du petit vésicatoire, comme l'emploient beaucoup de praticiens dans les tumeurs blanches; c'est sous cette forme seulement qu'ils réussissent. J'ai vu des hydarthroses qui duraient depuis des mois et des années, et qui ont disparu très rapidement sous l'influence de ces vésicatoires monstres. Quand il y a des fongosités développées en même temps que de l'épanchement, l'efficacité de ces vésicatoires existe toujours sans doute, mais elle est moindre, car vous savez (1) combien cette variété de la maladie est tenace. Néanmoins les vésicatoires les affaissent, et procurent encore un grand bien. Quand il y a des corps étrangers dans les articulations, les vésicatoires deviennent moins efficaces encore; ils ne paraissent enfin jouir de toute leur puissance que lorsqu'il s'agit de faire résorber des épanchements de liquides séreux et synoviaux. Nous n'avons eu qu'à nous féliciter cette année d'avoir employé ces vésicatoires contre les tumeurs blanches siégeant dans les parties molles des articulations.

Fractures. — Nous avons eu à traiter cette année 56 fractures. C'est à l'appareil inamovible dextriné que nous avons eu recours pour les traiter, et vous avez vu les succès que nous en avons obtenus. Chaque jour vient me confirmer dans les avantages de ce mode de traitement que j'ai substitué à tous les autres genres d'appareils inamovibles de Moscati, Larrey, Seutin, etc.; ils me sont tellement démontrés, que je ne comprends pas que des chirurgiens puissent encore avoir recours aux anciennes méthodes de traitement, telles que bandelettes séparées, paillassons, attelles, etc., etc. Je vous ai d'ailleurs assez donné de dé-

(1) Voyez tome II, page 18. *Tumeurs blanches.*

tails, dans des leçons spéciales que j'ai faites sur ce sujet, pour n'avoir point à y revenir (1).

Fractures du col du fémur. — Je m'arrêterai un instant sur les fractures du col du fémur, et sur la manière dont nous les traitons. — Nous avons reçu 3 fractures du col du fémur cette année, l'une, chez une femme de 83 ou 84 ans, les autres sur des femmes moins âgées. Vous savez tous les dangers qui résultent pour les vieillards d'une longue immobilité au lit, et dans la même position. Vous savez que les escarres qui surviennent si communément chez eux alors qu'ils se trouvent dans ces conditions, deviennent une cause d'épuisement qui seule peut amener la mort; s'ils sont assez heureux pour ne point avoir d'escarres, ils s'étiolent, s'affaissent, et meurent souvent aussi. S'il est vrai que les fractures intra-capsulaires du col du fémur ne puissent se consolider, il devient donc inutile d'astreindre les malades qui en sont affectés à l'emploi d'aucun appareil fatiguant. Aussi me suis-je résigné à obliger les malades atteints de fracture du col du fémur à sortir du lit et à marcher à l'aide de béquilles après dix ou quinze jours de l'existence de leur fracture. Voyez aussi ce qui se passe dans nos salles (2). Cette femme de 83 ans et plus se lève, marche avec ses béquilles sans souffrance, et sa constitution n'est pas du tout altérée; elle mange, digère, et dort bien. J'ai la conviction qu'elle serait morte si on l'avait soumise, soit à la position sur un double plan incliné pendant 70, 80 ou 100 jours, soit à l'application des divers appareils à extension permanente, appareils douloureux, dangereux, et toujours inefficaces, qui ont été imaginés contre cette fracture, et si elle était guérie elle n'aurait pas moins boité qu'avec notre traitement. Les deux

(1) Voyez tome II, page 457. *Considérations pratiques sur le traitement des fractures.*

(2) Leçon du 31 août 1840.

autres femmes, moins vieilles que celle-ci, sont absolument dans le même état, et guériront sans accident.

Gangrène sénile. — Nous avons eu cette année un cas assez curieux de gangrène sénile du pied et de la jambe. C'était chez un boucher très vigoureux; il est mort après quelques jours de son entrée à l'hôpital. Nous n'avons trouvé aucune altération dans les artères du membre sphacélé, ni dans les artères du voisinage, ni dans le cœur et les gros vaisseaux qui ait pu donner l'explication de la maladie. Ces artères étaient saines; il n'y avait ni inflammation, ni caillots, ni fausse membrane, ni ossification, rien enfin. Voilà déjà plusieurs cas semblables que j'observe, et dans lesquels je n'ai pu trouver aucune raison satisfaisante des phénomènes observés. Cette maladie exige donc de nouvelles recherches, car il ne faut pas s'en tenir à ce qui a été fait à son sujet.

Amputation des mâchoires. — Nous avons pratiqué 6 amputations de la mâchoire inférieure pour des cancers de cette partie de la face. Nous avons eu 3 succès; 5 opérés sont morts. Nous avons employé chez ces malades, quand l'état des parties molles le permettait, une modification assez utile, et dont je vais vous parler.

Nous avons pratiqué une seule amputation de la mâchoire supérieure. Le malade a guéri de l'opération; mais il est à craindre qu'il y ait une récidive du cancer pour lequel j'avais pratiqué cette grave opération, car à l'époque de la sortie du malade, la plaie était presque cicatrisée; mais il y avait dans le fond de la cavité, qui n'était pas encore fermée, quelques végétations de nature suspecte. Cette observation a été publiée dans le numéro du 28 janvier 1840 de *la Lancette*, ou *Gazette des hôpitaux*, par M. L... F... (Voici cette observation telle qu'elle a été publiée dans ce journal.)

Cancer de la face. — *Ablation de toute la mâchoire supérieure du côté gauche.* — Au n° 4 de la salle Saint-Ferdinand se trouve un sujet d'observation d'un de ces cas affreux et difficiles dont la cure à entreprendre demande autant de résolution de la part du malade que de celle du chirurgien. Il s'agit d'un homme portant à la joue gauche un énorme cancer sous forme de tumeur ovalaire ayant sa plus grande saillie au-devant de la fosse canine et s'étendant en largeur depuis le côté du nez jusqu'à l'articulation temporo-maxillaire et le long du bord externe de la mâchoire inférieure, et, en hauteur, depuis la commissure des lèvres jusqu'au-dessus de la fosse zygomatique en dehors de l'orbite. Cette affection, datant seulement du mois d'octobre dernier, avait commencé par attaquer d'abord le bord alvéolaire et l'arcade dentaire du maxillaire supérieur, puis, avait pris un accroissement si rapide qu'en fort peu de temps la tumeur avait gagné dans tous les sens les dimensions que nous venons d'indiquer. En dedans de la bouche, une masse informe de chairs molles et dégénérées déprimant la langue et s'étendant jusqu'au voile du palais, qui y était même compris, remplaçait la voûte palatine de ce côté. A l'extérieur, la tumeur, offrant plusieurs bosselures, était recouverte par une peau amincie, d'un rouge violet, mais heureusement non encore ulcérée; sous la pression, qui n'occasionnait pas de douleur, le ramollissement n'était manifeste en aucun point, quoique la consistance fût bien différente sur toute la surface altérée; le gonflement, arrivé au bord supérieur de l'orbite avait occasionné l'occlusion de la paupière et soulevé l'œil, qui cependant était demeuré sain, car le malade voyait très bien en écartant ses deux paupières avec les doigts; mais l'axe visuel, en conséquence du soulèvement dont nous venons de parler, était dévié dans le sens du prolongement de la tumeur, c'est-à-dire oblique de bas en haut et de dehors en dedans.

Tel était l'état de ce malheureux, qui ne s'abusait point sur l'horreur de sa position, et en était effrayé moins encore par ce qu'il voyait des ravages de cette affection, que par ce qu'il connaissait des dangers de la terrible cause qui les avait produits. Aussi, menacé d'une mort affreuse, et sans aucun doute peu éloignée, il venait avec la plus vive instance implorer telle ressource que ce fût pour pouvoir y échapper. En vain on lui représenta toutes les difficultés, tous les inconvénients d'une semblable opération ; de plus, on lui fit comprendre que le bénéfice qu'il en retirerait était presque aussi douteux que la chance contraire était certaine..... Le malheureux semblait ne se rattacher qu'avec plus d'ardeur au sentiment de l'existence ; il voulait vivre en dépit de toutes les chances possibles, au prix des plus grandes souffrances, des plus horribles difformités. Ce fut encore inutilement que M. Velpeau, peu soucieux de cette opération, l'engagea à se recommander aux soins d'autres chirurgiens qui entreprendraient peut-être sa guérison avec moins de répugnance ou plus de facilité ; le malade répondait qu'il ne se confierait jamais à d'autres mains, et suppliait en grâce qu'on ne le renvoyât pas chez lui, périr misérablement à quelque temps d'ici.

Alors M. Velpeau se décida à l'opérer, en mettant de côté la considération des difficultés du procédé opératoire, et calculant seulement les conséquences possibles de l'opération. Si la vie du sujet pouvait être compromise immédiatement par son résultat, quelques chances aussi la laissaient espérer sauve ; premier motif déjà pour oser la tenter. Mais il fallait de plus songer à la récidive, accident tant à craindre aux yeux de quiconque connaît la désespérante opiniâtreté des cancers de nature encéphaloïde, comme l'était celui-ci : c'était cependant, il nous le semble aussi, un second motif qui devait mieux encourager ce chirurgien ; car, de cette manière, au prix de quelques souffrances, la vie du pauvre patient était au moins sûrement prolongée, même en supposant le cas de récidive qui peut-être encore n'aurait pas lieu, l'individu étant d'ailleurs fort, bien portant, et n'offrant nulle part les traces d'une affection cancéreuse constitutionnelle ; aucun ganglion n'était d'ailleurs engorgé.

Et pourquoi donc rester sourd à l'inspiration de cette hardiesse et de cette intrépidité qui ont valu à nos grands chirurgiens tant et de si beaux succès légitimant alors leur audace, comme il arrive en toutes choses après une tentative heureuse ! Un précepte sacré, d'une rigoureuse observation, dit *qu'il n'est pas permis de tuer* : sans doute : mais, *occidit qui non sanat*, dit aussi un vieil axiome dont l'application ne nous paraît pas moins juste. Or, dans tous les cas comme celui qui nous occupe, où la non-réussite ne doit pas être plus préjudiciable que l'abandon, n'est-il pas d'une humanité et d'une philanthropie plus généreuses d'entendre aussi largement que possible le précepte ci-dessus, et de dire que s'il n'est pas permis de tuer, *il est non moins implicitement défendu de laisser mourir ?*

Ce sont ces sentiments qui ont dirigé M. Velpeau dans sa détermination, et le plus heureux résultat semble devoir suivre son entreprise. Voici d'ailleurs comment il a procédé à l'opération, et quelles en ont été, jusqu'à présent, les suites.

Il n'a pas paru possible à M. Velpeau de découvrir la tumeur, comme d'habitude, au moyen d'une incision faite suivant le diamètre transversal, et qui donne deux lambeaux s'écartant l'un de l'autre par la dissection ; car on n'aurait pas pu relever suffisamment le supérieur, ni abaisser l'autre sans d'autres incisions aux angles, et puis encore la caverne profonde qui devait se trouver après l'opération aurait rendu très difficile leur rapprochement sur la ligne transversale. C'est pourquoi, pour mettre à nu la tumeur en conservant les téguments avec le plus grand soin, M. Velpeau a commencé par faire une incision horizontale à partir de la commissure palpébrale externe et se prolongeant sur une longueur d'environ un pouce au-dessus de l'arcade zygomatique ; puis venant à l'angle interne de l'orbite, il a fait une autre incision verticale qui a détaché les parties recouvrant le dos du nez, a ouvert l'aile de ce côté et séparé totalement la lèvre en deux parties. Alors joignant ces deux incicions, il a abaissé la paupière inférieure en incisant la conjonctive qui s'y réfléchit tout le long du bord inférieur de l'orbite, et disséquant ensuite en dedans de ces deux lignes, il a obtenu un lambeau de peau tiré de dedans en dehors et un peu obliquement de haut en bas, ayant la forme d'un triangle dont la base était représentée par la ligne d'adhérence allant de la commissure labiale gauche à l'extrémité de la première incision faite au-dessus de l'arcade zygomatique. Ce temps de l'opération a été sans contredit le plus douloureux et le plus long, d'abord à cause de l'étendue de surface qu'il a fallu disséquer, et puis à cause de l'attention excessive avec laquelle on a détaché la peau de dessus tant de bosselures, sans l'altérer dans le peu d'épaisseur qu'elle avait en beaucoup d'endroits.

La tumeur étant tout-à-fait découverte, on s'occupa de détacher l'os, et pour cela, M. Velpeau enfonça d'abord un bistouri droit qui fit une incision perpendiculaire à l'extrémité de la première, au-dessus et en arrière de l'arcade zygomatique, dans la fosse de ce nom. Un stylet introduit dans cette ouverture, descendant jusqu'au milieu de la joue, y fit passer un des bouts de la scie à chaînons qui, mise en jeu, coupa l'arcade zygomatique environ à son tiers antérieur, d'arrière en avant et de haut en bas. Ensuite, un poinçon placé à l'intérieur de la paroi externe de l'orbite, à peu près au niveau de son diamètre transversal, et à une profondeur d'environ 8 à 10 millimètres (4 à 5 lignes), y fit, au moyen de quelques coups de maillet, un trou dans lequel une sonde cannelée fut passée et renversée plusieurs fois pour l'agrandir, après quoi la scie à chaînons, introduite en dedans de l'orbite, et sortie en arrière, fut ramenée en devant pour embrasser l'angle supérieur de l'os malaire, qui fut ainsi détaché, en le sciant d'arrière en avant et un peu de dedans en dehors. Puis, venant à la partie inférieure, M. Velpeau fit au voile du palais, ou plutôt à la masse dégénérée qui, à sa place, obstruait l'orifice postérieur des fosses nasales, une large incision en travers, qui lui permit de faire passer une extrémité de la scie à chaînons, qui fut ramenée au dehors le long du plancher des fosses nasales. L'autre extrémité de la scie sortant à l'intérieur de la bouche, on scia toute la voûte du palais, qui fut ainsi divisée horizontalement d'arrière en avant et de dedans en dehors, suivant une ligne droite qui vint tomber au niveau de la portion de lèvre adhérente, entre la seconde et la première dent incisive, qui demeura intacte. Il restait encore l'articulation naso-orbiculaire, qui fut désunie à l'aide des cisailles de Liston, la branche inférieure placée en dedans de la fosse nasale, au-dessous des os propres du nez, et dirigée comme la branche supérieure à l'extérieur, vers l'angle de l'orbite, obliquement, de bas en haut et de dehors en dedans, la section de l'apophyse montante du maxillaire fut ainsi faite d'un seul coup. Enfin, au moyen de quelques tractions qui détachèrent facilement la partie de cet os formant la paroi inférieure de l'orbite, et qui firent également céder son articulation avec la portion du palais qui se trouve entre lui et l'apophyse ptérygoïde du sphénoïde en bas, l'os de la mâchoire supérieure se trouva entièrement enlevé, et avec lui toute la tumeur extraite. Toute cette série d'opérations si peu faciles n'avait duré que moins de dix minutes.

La plaie ayant été abstergée, il n'y eut aucun besoin d'arrêter le moindre écoulement de sang, et quand on se fut bien assuré que toutes les parties formant les parois de cette caverne étaient saines, il fallut songer à la boucher; seulement le lambeau de peau qui aussitôt après sa dissection de dessus la tumeur était devenu bleuâtre et livide, puis aussitôt insensible à l'action des instruments, pouvait

laisser craindre une mortification générale et prochaine ;
c'est pourquoi M. Velpeau, dans le but de la prévenir ou
tout au moins d'en arrêter-l'extension, se décida à éliminer de suite la portion qui lui paraissait la plus altérée, et
qui d'ailleurs était superflue à cause de la concavité de la
nouvelle surface à recouvrir. Il excisa donc tout le long du
côté correspondant au nez et à la lèvre une partie de son
bord suffisante pour rendre le rapprochement facile et juste,
après quoi deux points d'union au haut du nez et à la portion libre de la lèvre ayant fixé le lambeau , il les réunit
par une série d'autres points de suture à surjet , faite dans
toute la longueur de cette incision verticale, et puis il pratiqua le rapprochement des bords de la première incision
au moyen de nouveaux points de suture entortillée.

Dès le surlendemain, toute cette peau présentait une
surface épaissie, rouge, animée, et à l'endroit des solutions
de continuité, les traces d'une inflammation franche,
bonne et modérée; le globe oculaire était parfaitement
sain, mais seulement autour de lui les paupières étaient
boursouflées et le siége de légères ecchymoses, ce qui y fit
pratiquer quelques mouchetures.

Le soir du second jour, le pouls du sujet semblant un
peu fort, M. Velpeau fit faire une saignée au bras.

Depuis lors , l'état général du malade s'est maintenu fort
satisfaisant : les boulettes de charpie introduites à l'intérieur de la plaie par la bouche sont changées avec soin ,
et retirées portant les traces d'un pus de bonne nature ;
les épingles et les fils des sutures ont été tous enlevés, et la
partie opérée soutenue seulement avec quelques bandelettes de diachylum.

Aujourd'hui lundi, cinquième jour après l'opération,
tout promet une belle cicatrisation et un heureux résultat,

Épulis. — Nous avons eu 5 cas d'épulis. Trois ont été
opérés. Je vous ai fait remarquer les avantages qui résultaient de l'emploi de fortes cisailles bien tranchantes à

l'aide desquelles on coupe à droite et à gauche la portion de l'os sur laquelle est la tumeur, de telle sorte qu'en deux coups de cet instrument on enlève la maladie, et on réduit l'opération à très peu de choses et presque à une avulsion de dents. On évite ainsi de cette manière quelquefois l'amputation ou la résection de la mâchoire.

Coarctation de la bouche. — Nous avons eu à traiter et à opérer un malade atteint d'une maladie peu grave sans doute, mais très difficile à guérir. Il s'agissait d'une coarctation de la bouche. On s'imagine qu'une simple incision doit suffire pour élargir convenablement la bouche, et que l'interposition d'un corps étranger, tel que charpie, bandelette cératée, feuilles de plomb, petits crochets, avec lesquels on exerce sur les angles des plaies des tractions continuelles, etc., laissent cicatriser isolément les deux lèvres de la plaie que l'on a faite. Détrompez-vous, messieurs, la cicatrisation se fait malgré tous vos soins, et la coarctation se rétablit comme auparavant, quelquefois même elle est augmentée. Horstius a donné la preuve de la difficulté de guérir la coarctation de la bouche par de simples incisions dans une observation qu'il a faite sur un meunier atteint de cette maladie, Les lèvres de ce malade se rejoignirent en effet opiniâtrément une première, une seconde et une troisième fois après avoir été séparées par l'art. On voit également dans une observation de M. *Bondi* que l'incision pratiquée pour détruire une coarctation des lèvres n'empêcha point l'infirmité de se rétablir, si bien que l'ouverture de la bouche se réduisit au diamètre d'une tête d'épingle.

Quelques praticiens ont cru triompher plus sûrement de l'obstacle en traitant la coarctation des lèvres avec un fil de plomb, enfoncé dans la peau vers la bouche, à l'endroit où la commissure devrait exister, puis à les tordre et couper insensiblement les tissus interposés ; mais ce procédé n'est guère plus sûr que l'incision. A mesure que le fil tranche les parties,

elles se réunissent en dehors. J'ai dû, pour prévenir ces résultats chez notre malade, avoir recours à un autre procédé. Après avoir fait l'incision des parties molles dans une
longueur suffisante, j'ai mis en contact, à l'aide de la suture,
le bord muqueux de la face interne de la joue avec le bord
cutané de chaque plaie, et comme l'agglutination des surfaces muqueuses ne peut se faire, la grandeur de l'incision
s'est parfaitement conservée. Le malade est sorti guéri de
l'hôpital. Le résultat de ce procédé est très satisfaisant,
et j'ai eu lieu de m'en louer dans plusieurs circonstances.

J'ai opéré une fois par la méthode de M. Dieffenbach,
qui est fondée sur les mêmes principes que celle de M. Serres,
et j'ai obtenu un résultat aussi satisfaisant. Il s'agissait
d'une jeune fille dont la bouche avait été coarctée par
suite d'une ancienne dartre rongeante. Ce procédé est très
délicat. Le chirurgien introduit l'extrémité d'un doigt dans
la bouche du malade pour soutenir et protéger la membrane muqueuse qu'on veut conserver. De l'autre main, il
porte une lame de ciseaux sur le bord de l'ouverture coarctée, un peu au-dessus de la commissure, et l'enfonce
avec précaution d'avant en arrière entre la membrane
muqueuse et les autres tissus, jusqu'au niveau du point où
il veut placer l'angle correspondant des lèvres : ayant
coupé d'un seul trait et carrément tout ce qui se trouve
compris entre les branches de son instrument, il fait plus
bas une seconde incision parallèle, et en tout semblable à
la première, en prenant autant de tissus sur la lèvre inférieure qu'il en a pris sur la lèvre supérieure : réunissant
ensuite les deux plaies par une petite section en demi-
lune à leur extrémité postérieure, il isole la bandelette
ainsi taillée et l'excise, toujours sans toucher à la membrane muqueuse, qu'il décolle encore après coup tout autour de la déperdition de substance; après en avoir fait
autant du côté opposé, il écarte doucement les mâchoires
du malade, comme pour allonger la toile qui forme le

fond de la plaie, divise transversalement en deux portions égales cette couche membraneuse jusqu'à 5 lignes de son extrémité génale, la tire en dehors, la renverse sur la commissure labiale qu'il vient de créer sur le bord inférieur, puis sur le bord supérieur de la division où il la fixe , ainsi qu'à la pellicule rouge de chaque bord des lèvres, à l'aide d'un nombre suffisant d'aiguilles fines et courtes, ou de la suture entortillée, soit seule, soit combinée avec la suture entrecoupée.

On modifie avantageusement, je crois, ce procédé de la manière suivante. L'excision des tissus étant opérée, la couche muqueuse étant modérément amincie reste tendue comme une toile au fond de la plaie. Avant de la fendre, on passe tous les fils l'un après l'autre de la bouche dans la plaie, puis de la plaie en dehors, à travers le bord cutané de la division, en commençant par la rangée inférieure pour chaque commissure. Divisant ensuite la membrane entre les deux lignes de fils, je n'ai plus qu'à saisir les deux bouts de ceux-ci, et les nouer pour compléter l'opération. L'opération par ce moyen est plus facile et la suture plus régulière. La couche muqueuse étant ainsi bien tendue et bien ourlée sur les bords saignants de cette plaie, elle s'y colle avec la plus grande facilité dans l'espace de quelques jours, et l'agglutination de ces lèvres artificielles ne peut se faire.

Fistules à l'anus. — Je vous ai entretenus longuement des fistules à l'anus (1); aussi n'y reviendrai-je point. Sur 21 cas de fistules opérées, nous n'avons perdu qu'un seul malade. Ce résultat est digne de remarque, car l'an dernier nous avons eu un moins grand nombre d'opérés, et nous avons perdu plusieurs malades.

Il y a une foule de maladies, messieurs, que nous avons encore eu à traiter, mais qui ne nous ont offert rien qui

(1) Voyez page 347. *Fistule à l'anus.*

sòit digne de vous être rappelé, tels que polypes, hernies étranglées, quelques cas de résection, etc.

Amputations. — Je terminerai ce résumé par vous parler de celles que j'ai pratiquées cette année. Nous avons fait 10 grandes amputations, soit de jambe, de cuisse, de bras ou d'avant-bras; et 8 petites, c'est-à-dire des amputations de doigts ou d'orteil, de métatarsien ou métacarpien; total 18. Nous n'avons perdu qu'un seul malade sur ces 18; il appartient à la classe des grandes amputations. Ce résultat est très beau, et nous serions très heureux s'il pouvait être toujours le même. En effet, messieurs, le danger des amputations a toujours passé pour grand, et il l'est en effet; mais rien n'est variable comme leurs résultats; presque tous les auteurs diffèrent à ce sujet. Ainsi Welschius dit que de 5 amputés qu'il venait de voir à l'Hôtel-Dieu quatre étaient morts. M. Baudens dit que sur 29 amputés par lui ou par ses aides pendant l'expédition de Constantine, 24 sont morts : M. P..... dit, d'une autre part, que sur 20 autres amputés à Bougie pendant l'espace de quatre ans, il n'en est pas mort un seul ! M. Warren en a perdu 8 sur 40 à l'hôpital de Boston, tandis que M. Chelius en a sauvé 27 sur 29 à Heidelberg. Les chirurgiens anglais, admettant que les amputés meurent en plus forte proportion en France que chez eux, l'attribuent à notre mode de pansement; mais examinant le fait en lui-même, M. B. Philipps lut en 1828, à la Société médico-chirurgicale, un mémoire dans lequel il établit une statistique toute différente, et qui prouve que la mortalité en Angleterre est pour le moins aussi grande qu'en France. Une année, je ne perdis que 2 amputés sur 26 à la Charité. L'année précédente, j'en avais perdu 6 sur 21; l'année suivante, j'en ai perdu 4 sur 19; cette année un seul sur 18. Ce n'est pas par une statistique ainsi faite d'une manière aussi vague qu'on peut établir la gravité des amputations; le succès ou l'insuccès de ces opérations dépend avant tout du genre de lésions qui

les exigent, de l'exactitude du diagnostic quant à l'état des
viscères, de l'importance du membre amputé, des lieux,
des précautions au milieu desquels se trouvent les amputés, des soins hygiéniques, du traitement consécutif
qu'on leur applique. Puis, quand les amputés meurent, est-
ce par l'amputation ou malgré l'amputation? Toutes choses étant égales d'ailleurs, les amputations sont plus dangereuses dans les hôpitaux qu'en ville, sous une température extrême que par une chaleur modérée, dans les temps
d'épidémie que sous une constitution hygiénique ordinaire,
chez l'homme que chez la femme, chez le vieillard que
chez l'adulte, et chez l'adulte que chez l'enfant, aux membres inférieurs qu'aux membres supérieurs, près du tronc
que vers les extrémités. J'ajouterai cependant que l'amputation des doigts m'a paru souvent plus grave que celle des
orteils, et que l'amputation des doigts ne menace guère
moins la vie par elle-même que l'amputation du bras. J'ai
vu mourir un assez bon nombre de malades auxquels on
avait amputé des doigts, tant à l'hospice de Perfectionnement qu'à l'hôpital de la Pitié et dans cet établissement. Il
ne faut donc pas se décider trop légèrement à faire cette
opération ; ses dangers viennent de l'inflammation, qui,
par l'intermédiaire des coulisses tendineuses, des gaînes,
des toiles synoviales et du tissu lamelleux très lâche des
faces dorsale et palmaire, soit des phalanges, soit de la main,
se propage avec une facilité et une promptitude effrayante
du côté du poignet, envahit tout à la fois les parties molles,
les articulations et la surface des os, qui deviennent ainsi
le siége d'une suppuration des plus dangereuses, et que
souvent rien ne peut entraver. Débrider la gaîne fibreuse
de chaque doigt qu'on ampute, comme le prescrivent Garengeot, J.-L. Petit, Bertrandi, M. Barthélemy, etc., etc.,
ne préviendrait en aucune manière le développement de
ces redoutables phlegmasies, d'ailleurs étrangères à toute
espèce d'étranglement. M. Champion a conjuré deux fois

les accidents inflammatoires qui surviennent après l'amputation des doigts par l'application de la potasse caustique dans la paume de la main ; mais quand des cataplasmes ou une forte application de sangsues n'en arrêtent pas les progrès dès le début, il n'y a que les nombreuses et profondes incisions qui en triomphent réellement. Le remède est pénible sans doute, mais il s'agit de la vie ou de la mort ; et tout chirurgien qui s'est trouvé à même d'en apprécier la puissance n'hésite pas un instant à les employer.

Je ne quitterai point ce sujet des amputations sans vous dire que l'observation et l'expérience viennent chaque jour me confirmer dans les avantages de l'amputation à la partie inférieure de la jambe ou amputation sus-malléolaire, lorsque l'affection pour laquelle on fait cette opération permet de la pratiquer dans ce point du membre ; il est certain que là l'amputation est beaucoup moins dangereuse que dans le lieu dit d'élection. Vous avez pu vous convaincre ensuite qu'il est possible, après la guérison, de construire des machines assez parfaites pour simuler la portion du membre détruite, et permettre de marcher en laissant à peine voir la difformité. Je vous ai fait voir l'année dernière, dans cet amphithéâtre, une jeune fille amputée par M. Blandin, et qui marchait très librement avec une bottine fabriquée par M. Martin, qui descendait les escaliers sans peine, sautait sur une chaise et masquait complétement sa mutilation. Cette année je vous ai encore donné de nouveaux exemples des avantages de cette bottine. Malheureusement il faut convenir que cette machine est encore trop compliquée, exige la surveillance d'un mécanicien trop habile, et est d'un prix trop élevé pour convenir à tout le monde. Il est à souhaiter qu'il s'ouvre entre les mécaniciens un concours dans le but de rendre cette machine plus simple et moins coûteuse, afin d'en pouvoir permettre l'acquisition aux personnes de la classe peu aisée de la société. Au surplus, cette amputation pratiquée au tiers inférieur de la jambe, qui avait été préconisée par Solingen, et qui avait été ensuite rejetée, puis reprise et de nouveau écartée, est rentrée maintenant dans la pratique. MM. Keate, Riberi, Goyrand d'Aix, Roux, Blandin, Serre de Montpellier, etc., etc., l'ont de nouveau employée. Je crois y avoir eu recours le premier à Paris, en juin 1835, chez un malade qui avait eu le pied écrasé. C'est, j'en suis persuadé, une opération à laquelle on aura plus souvent recours désormais, si on parvient à répandre l'usage de ces bottines, destinées à la fois à masquer la difformité et à remplir assez bien les fonctions du pied naturel.

Enfin, messieurs, pour rendre aussi complet que possible le comte-rendu que j'ai à vous faire de nos observations de cette année, je terminerai par la proportion des morts et des guéris. Dans le cours de cette année scolaire, nous avons eu cinquante-deux morts sur les quinze cents malades environ qui ont été reçus dans nos salles. Sur deux cents opérés, dix ou douze ont succombé : ce qui nous donne environ un mort sur vingt-six ou vingt-sept malades, proportion que nous regardons encore comme heureuse si nous la comparons à celle d'autres années.

FIN DU TOME TROISIÈME ET DERNIER.

TABLE DES MATIÈRES

CONTENUES DANS LE TOME TROISIÈME.

Art. premier. — INFECTION PURULENTE.   1

Considérations générales à l'occasion d'un individu qui
  a succombé à l'infection purulente.   2
Elle se manifeste à la suite d'une plaie ou d'une blessure.   3
Lésions anatomiques qui se rencontrent chez les indivi-
  dus morts à la suite de l'infection purulente   5
Artères. — Veines. — Vaisseaux lymphatiques.. . . .   9
Tissu cellulaire. — Muscles. — Articulations.   10
Os. — Viscères.   11

Obs. I. — Fracture compliquée de la jambe. — Accidents généraux à partir du 12e jour. — Mort le 18e
  jour.—Collections purulentes innombrables et sans
  traces d'inflammation dans le cœur, la rate, le foie,
  les reins, le cerveau, les poumons. — Pus bien reconnaissable dans les caillots fibrineux des cavités
  droites du cœur.   15
  Réflexions pratiques sur cette observation. . . .   18

Obs. II. — Fracture compliquée au coude droit. —
  Mort le 24e jour après avoir éprouvé des symptômes ataxiques et adynamiques. — Abcès dans les
  membres et dans les organes internes. — Matières
  purulentes dans toute l'étendue du système vasculaire.   24
  Réflexions pratiques sur cette observation . . .   29

Obs. III. — Amputation du second os métatarsien. —
  Suppuration abondante et rapide de tout le pied. —
  Ictère générale. — Mort le 10e jour. — Vaste désorganisation au membre malade. — Pus dans toutes
  les veines et dans le cœur. —Grand nombre d'abcès
  sans traces de phlegmasies dans un grand nombre
  d'organes.   51

Réflexions pratiques sur cette observation. . . 38

OBS. IV. — **Phlébite, suite d'une saignée. — Mort** le 18ᵉ jour. — Collection de pus dans les veines, dans l'oreillette et le ventricule droit du cœur 39
Réflexions pratiques sur cette observation. . . . 40

OBS. V. — Fracture des côtes. — Abcès à l'avant-bras. — Résorption purulente. — Mort. 41

OBS. VI. — Amputation pour une maladie lente. — Symptômes de fièvre adynamique. — Mort le 11ᵉ jour de l'opération. — Abcès et tubercules dans le foie. — Traînées purulentes dans le tissu celluleux de la cuisse et de la fesse. 43

OBS. VII. — Blessure au gros orteil avec ouverture de l'articulation. — Signes de résorption purulente. — Fièvre. — Mort le 19ᵉ jour. — Traces de péritonite. — Masses tuberculeuses dans le poumon et le foie. 46
Réflexions pratiques sur cette observation. . . 48

OBS. VIII. — Ulcère au pied. — Gangrène et amputation de la jambe. — Abcès à la cuisse. — Adynamie. — Mort le 24ᵉ jour. — Foyers purulents dans le foie. 50

OBS. IX. — Couches naturelles. — Sueurs abondantes. — Fièvre. — Signes de pleurésie. — Mort le 18ᵉ jour. — Abcès tuberculeux dans le foie, pus dans le tissu de la matrice et dans les veines. 53
Réflexions pratiques sur cette observation . . . 54
Lésions anatomiques qui se rencontrent chez les individus morts à la suite de l'infection purulente. .
Cavités séreuses. 55

OBS. X. — Suppuration étendue et abondante au membre thoracique. — Frissons et points pleurétiques. — Mort 4 jours après l'apparition de ces derniers accidents. — Grande quantité de pus dans la plèvre, sans autres lésions dans les viscères. . . . 56

OBS. XI. — Amputation d'un doigt. — Vaste suppuration à la main et à l'avant-bras. — Mort au bout d'un mois. — Épanchement considérable de pus dans l'une des plèvres. 57

OBS. XII. — Extirpation de tumeurs hémorroïdales. — Fièvre adynamique. — Mort le 7ᵉ jour. — Epan-

chement pleurétique à gauche. — Abcès tubercu-
leux dans les poumons et le foie. 60
   Réflexions pratiques sur cette observation . . . 62
   Mécanisme de l'infection purulente. 64
   Pronostic de l'infection purulente.. 79
Traitement de l'infection purulente. 80
Observations. 84

ART. II.—CRÉPITATION DOULOUREUSE DES TEN-
    DONS. 94
Observation d'un cas de crépitation douloureuse des
   tendons. . . . . Ib.
Définition de la maladie et dénominations diverses . 95
Auteurs qui en ont traité. 96
Crépitation douloureuse des tendons du poignet. . 98
— Du cou-de-pied. 101
Causes de la maladie. . . . .
Symptomatologie et diagnostic différentiel. . . . 104
Nature. — Siége. 106
Traitement. 108
Observations . . . .

ART. III. — ANGINES. 112
Considérations sur le traitement anitpblogistique
   dans les angines. . . . . Ib.
Inefficacité fréquente de ce traitement. 113
Traitement par l'acide hydrochlorique affaibli, le
   nitrate d'argent. . . . . Ib.
Traitement par l'alun. 114
Avantages de ce traitement. 115
Manière d'employer l'alun dans les angines. — Fric-
   tions alumineuses. — Gargarismes alumineux. . 116
Observations.. 117
Emploi de l'alun dans diverses autres inflammations
   de la bouche. 124

ART. IV. — PROCIDENCE DE L'ANUS. 127
Observation d'un individu atteint de procidence de
   l'anus depuis quatorze ans. . . . . Ib.
Variétés de la procidence de l'anus. 128
Du renversement de la muqueuse du rectum seule-
   ment. — Accidents dépendants de cette maladie. 129

Traitement. 130
Réduction — Débridement. — Ablation. 132
Cautérisation. — Procédé de Hey et Dupuytren. . 132
Modification de M. Velpeau. 134

Art. V. — CANCER DES LÈVRES. 138
Observation. 139
Dangers du cancer des lèvres. — Opinion des au-
    teurs à ce sujet. — Observations. . . . . . Ib.
Particularités du cancer des lèvres. 140
Diagnostic différentiel. 141
Traitement. — Caustiques divers. 142
Action du nitrate acide de mercure. . . . . . . Ib.
Enlèvement par l'instrument tranchant. — Incision
    en V. — Incision en demi-lune. 143
Procédé de M. Serres de Montpellier. 145
Observation d'un ulcère syphilitique pris pour un
    cancer de la lèvre. 146

Art. VI. — ADÉNITE LYMPHATIQUE. 147
Observation d'une tumeur lymphatique située dans
    la région susclaviculaire. . . . . Ib.
Considérations anatomiques sur la région susclavi-
    culaire. 148
Extirpation des tumeurs lymphatiques en général. . 153
Modes divers de pansement après l'extirpation des
    tumeurs lymphatiques 154
Description de l'adénite lymphatique. 155
Causes directes. — Causes indirectes. . . . . . Ib.
Traitements divers. 167
Emploi des vésicatoires. 168
Écrasement. — Séton. 171
Extirpation. — Emploi de l'incision semi - lunaire
    dans l'extirpation des ganglions lymphatiques. . 175
Pansement. 176
Extirpation des ganglions lymphatiques dans les di-
    verses régions du corps. 177
Tumeurs lymphatiques du cou. — Tumeurs lym-
    phatiques parotidiennes. . . . . Ib.
Tumeurs lymphatiques sous-maxillaires. 178
Tumeurs lymphatiques mylo-hyoïdiennes. 180
Tumeurs lymphatiques de la région carotidienne. . 182

Tumeurs lymphatiques de l'aisselle.   184
Tumeurs lymphatiques du bras.   190
Tumeurs lymphatiques de l'aine.   191

Art. VII. — TUMEUR SCROTALE CONTENANT UN
    FOETUS.   198
Observation. — Diagnostic différentiel.   199
Observation II, rapportée par Dupuytren.   201
Autres faits cités par les auteurs.   207
Observation III, rapportée par le docteur André de
    Péronne   209
Détails sur l'opération pratiquée par M. Velpeau. .   214
Dissection de la tumeur. . . . .   *Ib.*
Autopsie de l'opéré.   217

Art. VIII. — ABCES DE LA RÉGION ILIAQUE. . .   218
Causes variées de ces abcès . . . .   *Ib.*
Division des abcès iliaques.   219
Abcès situés dans la paroi abdominale iliaque. . .   224
Abcès de la cavité iliaque.   222
Diagnostic des abcès iliaques..   226
Pronostic.   227
Traitement.   228
Traitement des abcès iliaques dépendant d'une ma-
    ladie des os. — D'une maladie de l'intestin cœcum
    ou colon. . . . . , ...   *Ib.*
D'une maladie du rein.   229
D'une maladie des organes génitaux.   230
Traitement des abcès iliaques intra-péritonéaux. .   *Ib.*
Des abcès iliaques sous-péritonéaux.. . . . . .   *Ib.*
Des abcès iliaques sous-aponévrotiques.   31
Des abcès iliaques de la paroi abdominale.   232

Art. IX. — ÉRYSIPÈLES.   235
Division des érysipèles. . . . .   *Ib.*
Angio-leucite.   236
Phlébite externe.   257
Phlegmon diffus.   264
Érysipèle légitime.   280

Art. X. — FISSURES DE L'ANUS.   310
Caractères anatomiques. . . . .   *Ib.*

Causes. — Siége précis. 311
Constriction du muscle sphincter, considérée comme
cause ou effet. 312
Symptômes. 313
Marche de la maladie. 316
Traitement. 317
Gnérison spontanée. . . . . Ib.
Pommades diverses. . . . . Ib.
Traitement de Dupuytren. — De M. Descude. —
De Boyer. . . . . Ib.
Emploi du monésia. — Cautérisation. — Dilatation.
— Incision. 318
Pansement après l'incision. 319
Excision. 321
Appréciation des méthodes de l'incision et de l'exci-
sion. 322

Art. XI. — ACCIDENTS GÉNÉRAUX GRAVES. — SUI-
TES DU CATHÉTÉRISME CHEZ L'HOMME. . . 324
Description de ces accidents. — Faits divers. . . . . Ib.

Art. XII. — RETRACTION PERMANENTE DES
DOIGTS. 332
Causes de la rétraction permanente des doigts. —
Opinion de Dupuytren. 333
Observations faites par ce chirurgien. 335
Opinion de M. Velpeau. 337
Opinion de M. Goyrand. — Observations faites par
ce chirurgien . . . . Ib.
Autre observation par le même. 340
Opinion de M. Sanson aîné. 343
Traitement de Dupuytren. 344
Traitement de M. Goyrand. 345
Appréciation. . . . . Ib.

Art. XIII. — FISTULE A L'ANUS. 347
Des fistules borgnes externes. — Fréquence. . . . 348
Des fistules borgnes internes. — Fistules complètes.
Description de la maladie 349
Siége précis de l'orifice interne des fistules. 350
Diagnostic. 352
Pronostic. 355

Guérisons spontanées. . . . . *Ib.*
Observations 357
Fistules à l'anus incurables. . . . . *Ib.*
Traitement. . . . . *Ib.*
Compression excentrique. . . . . *Ib.*
Incision. 358
Excision. 364

Art. XIV. — ABCÈS FÉTIDES. . . . .
Parties du corps où on les observe. 371
Observations. 372

Art. XV. — ACCIDENTS PRODUITS PAR LE DÉVE-
    LOPPEMENT DE LA DENT DE SAGESSE. . . . 380
Observations. 381

Art. XVI. — ABCÈS DE L'AISSELLE. 397
Divisions.—Phlegmons tubériformes ou superficiels. *Ib.*
Phlegmons érysipélateux. 398
Phlegmons ganglionnaires. 400
Phlegmons profonds. 401
Causes des abcès de l'aisselle. 402
Gravité des abcès profonds. . . . .
Traitement. 405

Art. XVII. — NÉVROMES. 408
Désignations diverses de ces traitements. — Carac-
    tères anatomiques des névrômes. — Siége. . . . . *Ib.*
Volume. — Époques de la vie où elles se développent. 409
Traitement. 411
Division des nevrômes sous le rapport du siége. . 412
Névrômes superficiels du membre thoracique. . . 415
Névrômes superficiels du membre abdominal. . . 416
Névrômes profonds du membre thoracique. . . . 417
Névrômes profonds du membre abdominal. . . . 419
Névrômes du cou. — Névrômes du thorax. 422

Art. XVIII. RÉSUMÉ DE LA CLINIQUE CHIRURGI-
    CALE PENDANT L'ANNÉE SCOLAIRE
    1839 — 1840. 425
Cataractes. . . . . *Ib.*
Conjonctivites. 428

Conjonctivites purulentes. 429
Keratites. 430
Iritis. 431
Amauroses. 433
Maladies des paupières. 434
Compression de l'œil. 436
Maladies de l'orbite. — Tumeurs cancéreuses. —
   Tumeurs érectiles. 437
Tumeurs et fistules lacrymales. 438
Plaies 439
Brûlures. . . . . Ib.
Abcès. 440
Abcès de la face. 441
Abcès du cou. 442
Erysipèles complexes. 445
Hémorrhagies interstitielles 446
Ongle incarné. 448
Maladies des bourses synoviales tendineuses et sous-
   cutanées. 449
Abcès ganglionnaires 452
Extirpation des ganglions lymphatiques. 453
Abcès mammaires. — Maladies des tendons. . . Ib.
Ankylose. 455
Maladies de l'utérus. — Granulations. — Cancers.
   Déviations 456
Vaginites. 459
Tumeurs des grandes lèvres. — Abcès. — Kystes. . 460
Orchites. 461
Hydrocèle de la tunique vaginale. 462
Maladies vénériennes. 463
Varicocèles. 464
Sarcocèle 465
Blennorrhagies uréthrales 469
Calculs urinaires. 471
Cystites. 477
Rétrécissements de l'urètre. . . . . Ib.
Maladies de la prostate. 478
Luxations 480
Rhumatismes articulaires aigus. — Arthropathies. . Ib.
Fractures 481
Fractures du col du fémur. 482
Gangrène sénile 483

TABLE DES MATIÈRES. 5o3

Amputation des mâchoires . . . . *Ib.*
Epulis. 489
Coarctation de la bouche. 490
Fistules de l'anus. 492
Amputations 493

FIN DE LA TABLE DES MATIÈRES.

NOUVELLE PUBLICATION.

TRAITÉ PRATIQUE
DES ACCOUCHEMENTS

PAR F.-J. MOREAU,

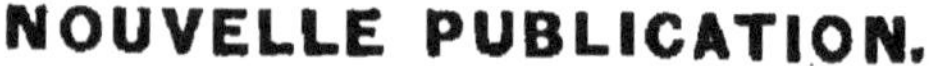

Professeur d'accouchements, des maladies des femmes et des enfants à la Faculté de médecine de Paris,
médecin de la maison d'accouchements (Maternité) de Paris.

2 vol. in-8 de texte et Atlas in-folio de 60 belles planches, avec texte
explicatif, divisé en 15 livraisons, figures noires,   60 fr.
Le même, figures coloriées,   120
Le texte séparément, 2 vol. in-8,   14

La première livraison représente l'anatomie normale des os du bassin;

La deuxième, la direction, les axes, et quatre vices de conformation du bassin;

La troisième, cinq vices de conformation du bassin, et deux tumeurs développées dans l'excavation pelvienne;

La quatrième, deux vices de conformation du bassin et le périnée de la femme;

La cinquième, le plan abdominal et deux coupes d'un bassin d'une femme adulte, avec les parties molles qui le revêtent et les viscères qu'il contient;

La sixième, les organes génitaux d'une femme adulte; les fibres et les vaisseaux, la structure vasculaire et les vaisseaux lymphatiques de l'utérus;

La septième, les nerfs de l'utérus, un vice de conformation de l'utérus et du vagin, et cinq œufs humains abortifs expulsés dans les premiers temps et avant le troisième mois de la conception;

La huitième, un œuf humain abortif expulsé dans le premier mois environ de la conception; un fœtus de trois mois environ avec ses annexes; un utérus avec les annexes du fœtus qui y adhèrent; un squelette du fœtus; les diverses positions de la tête, et la disposition du système vasculaire chez le fœtus;

La neuvième, les rapports de la tête du fœtus avec le détroit abdominal du bassin dans les quatre positions directes et obliques, la forme, le volume, la situation de l'utérus complétement développé par le produit de la conception et les rapports qu'il offre avec les différents organes contenus dans la cavité abdominale; une coupe de l'utérus, pour faire voir une des attitudes du fœtus à terme dans le sein de sa mère;

La dixième, le mécanisme de l'accouchement naturel dans les quatre temps de la première position oblique du sommet, dans le second et le troisième temps de la quatrième position directe du sommet, dans le premier et le second temps de la second position de la face;

La onzième, le mécanisme de l'accouchement naturel dans les cinq temps de la première position des fesses, dans le premier temps de la seconde position des genoux, de la troisième position des pieds et de la quatrième position des fesses;

Les douzième et *treizième*, l'accouchement artificiel, tous les temps de la version dans la première position oblique du sommet;

La quatorzième, l'accouchement artificiel, version dans les présentations des épaules et des bras.

La quinzième, les diverses applications du forceps, et les instruments qui servent dans la pratique des accouchements.